Zur Förderung von Kindern mit spezifischen Sprachentwicklungsstörungen nach dem Response-to-Intervention-Ansatz

BEITRÄGE ZUR SONDERPÄDAGOGIK

Herausgegeben von Herwig Baier, Konrad Bundschuh, Manfred Grohnfeldt, Ulrich Heimlich, Annette Leonhardt und Reinhard Markowetz

Mitbegründet von Alfred Braun †

BAND 31

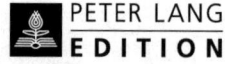

Kathrin Mahlau

Zur Förderung von Kindern mit spezifischen Sprachentwicklungsstörungen nach dem Response-to-Intervention-Ansatz

Kontrollgruppenstudie zur sprachlichen, schulleistungsbezogenen und sozial-emotionalen Entwicklung in unterschiedlichen schulischen Settings

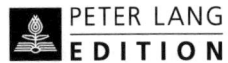

Bibliografische Information der Deutschen Nationalbibliothek
Die Deutsche Nationalbibliothek verzeichnet diese Publikation
in der Deutschen Nationalbibliografie; detaillierte bibliografische
Daten sind im Internet über http://dnb.d-nb.de abrufbar.

Diese Veröffentlichung wurde als Habilitationsschrift der Universität
Rostock angenommen.

Gedruckt auf alterungsbeständigem,
säurefreiem Papier.

28
ISSN 2199-4927
ISBN 978-3-631-70195-9 (Print)
E-ISBN 978-3-631-70366-3 (E-PDF)
E-ISBN 978-3-631-70367-0 (EPUB)
E-ISBN 978-3-631-70368-7 (MOBI)
DOI 10.3726/978-3-631-70366-3

© Peter Lang GmbH
Internationaler Verlag der Wissenschaften
Frankfurt am Main 2016
Alle Rechte vorbehalten.
Peter Lang Edition ist ein Imprint der Peter Lang GmbH.

Peter Lang – Frankfurt am Main · Bern · Bruxelles ·
New York · Oxford · Warszawa · Wien

Das Werk einschließlich aller seiner Teile ist urheberrechtlich
geschützt. Jede Verwertung außerhalb der engen Grenzen des
Urheberrechtsgesetzes ist ohne Zustimmung des Verlages
unzulässig und strafbar. Das gilt insbesondere für
Vervielfältigungen, Übersetzungen, Mikroverfilmungen und die
Einspeicherung und Verarbeitung in elektronischen Systemen.

Diese Publikation wurde begutachtet.

www.peterlang.com

Inhaltsverzeichnis

1 Einleitung ... 13
   1.1 Zum Begriff „Inklusion" ... 14
   1.2 Exkurs: Förderung von Kindern mit sonderpädagogischem Förderbedarf in Europa ... 17
   1.3 Förderung von Kindern mit sonderpädagogischem Förderbedarf in Deutschland und in Mecklenburg-Vorpommern (M-V) ... 19
   1.4 Zielsetzungen und Inhalte der vorliegenden Arbeit ... 22

2 Forschungsstand zur schulischen Förderung bei spezifischen Sprachentwicklungsstörungen und Entwurf eines Förderkonzeptes nach dem Response-to-Intervention-Ansatz ... 27
   2.1 Spezifische Sprachentwicklungsstörungen (SSES) ... 27
      2.1.1 Entwicklung von Kindern mit SSES – Forschungsstand ... 28
          2.1.1.1 Definition ... 28
          2.1.1.2 Prävalenz ... 29
          2.1.1.3 Ursachen ... 30
          2.1.1.4 Symptomatik ... 34
          2.1.1.5 Prognose und spezifische Verlaufsformen ... 36
      2.1.2 Zusammenhänge von SSES und weiteren Entwicklungsstörungen (Komorbiditäten) ... 39
          2.1.2.1 Zusammenhang zwischen SSES und kognitiver Entwicklung ... 41
          2.1.2.2 Zusammenhang zwischen SSES und Lese-Rechtschreibstörungen (LRS) ... 45
          2.1.2.3 Zusammenhang zwischen SSES und Rechenstörung ... 54
          2.1.2.4 Zusammenhang zwischen SSES und eingeschränkten auditiven Verarbeitungs- und Wahrnehmungsfähigkeiten ... 64

- 2.1.2.5 Zusammenhang zwischen SSES und emotional-sozialen Auffälligkeiten ... 71
- 2.1.3 Zusammenfassung und Schlussfolgerungen für die Förderung von Schülerinnen und Schülern mit SSES ... 76
- 2.2 Evidenzbasierte Förderung in der Therapie bei SSES ... 80
  - 2.2.1 Evidenzbasierung ... 80
    - 2.2.1.1 Problemaufriss ... 80
    - 2.2.1.2 Definition ... 81
    - 2.2.1.3 Aktuelle Konzeptionen zur Hierarchisierung von Evidenzen ... 82
    - 2.2.1.4 Evidenzlösung in der Sonderpädagogik ... 85
  - 2.2.2 Sprachtherapieforschung ... 88
    - 2.2.2.1 Effektivität sprachtherapeutischer Verfahren ... 88
    - 2.2.2.2 Probleme bei der Bestimmung von Evidenzen ... 93
    - 2.2.2.3 Evidenzbasierte Trainings- und Förderverfahren ... 98
      - 2.2.2.3.1 Psycholinguistisch orientierte Phonologie Therapie (P.O.P.T., Fox, 2004) ... 98
      - 2.2.2.3.2 Wortschatztherapien ... 102
        - 2.2.2.3.2.1 Elaborationstherapie (Glück, 2003) ... 103
        - 2.2.2.3.2.2 Patholinguistische Therapie (Kauschke & Siegmüller, 2006) ... 104
        - 2.2.2.3.2.3 „Wortschatzsammler" (Motsch & Ulrich, 2012) ... 106
        - 2.2.2.3.2.4 Wortschatzarbeit auf der Grundlage praktischer Erfahrungen (Reber & Schönauer-Schneider, 2009) ... 107
      - 2.2.2.3.3 Kontextoptimierung (Motsch, 2010) ... 110
  - 2.2.3 Zusammenfassung und Schlussfolgerungen für die Förderung von Schülerinnen und Schülern mit SSES ... 113
- 2.3 Konzeptionen schulischer sonderpädagogischer Förderung im Förderschwerpunkt Sprache ... 117
  - 2.3.1 Einführung und Begriffe ... 117
  - 2.3.2 Konzeption in Sprachheilklassen ... 119
    - 2.3.2.1 Sprachtherapeutischer Unterricht – Inhalte und Unschärfe des Konstrukts ... 119

2.3.2.2		Lehrersprache 125
2.3.2.3		Metalinguistische Fähigkeiten 126
2.3.2.4		Handlungsbegleitendes Sprechen 130
2.3.2.5		Sprachtherapeutische Aufbereitung des Curriculums 131

2.3.3 Förderung im integrativen Schulsetting: Der „Gemeinsame Unterricht" 131

    2.3.3.1 Definitionsversuch 135

    2.3.3.2 Inhalte und Umsetzung 136

    2.3.3.2 Gesetzliche Vorgaben 138

2.3.4 Kritik an der bisher praktizierten Feststellung sonderpädagogischen Förderbedarfs 141

2.3.5 Exkurs: Schulische Förderung sprachentwicklungsgestörter Kinder im internationalen Vergleich 143

2.3.6 Zusammenfassung und Schlussfolgerungen für die Förderung von Schülerinnen und Schülern mit SSES 147

2.4 Der Response-to-Intervention-Ansatz 150

  2.4.1 Mehrebenenprävention 153

  2.4.2 Evidenzbasierte Praxis (EBP) 158

  2.4.3 Diagnostik mit Screeningverfahren und curriculumbasierten Messungen (CBM) 159

  2.4.4 Zur Wirksamkeit des RTI-Ansatzes 166

  2.4.5 Kritik am RTI-Ansatz 167

  2.4.6 Zusammenfassung und Schlussfolgerungen für die Förderung von Schülerinnen und Schülern mit SSES 169

2.5 Gesamtzusammenfassung und Ableitung eines inklusiv orientierten Sprachförderkonzeptes nach dem Response-to-Intervention-Ansatz im Rahmen des Rügener Inklusionsmodells 171

  2.5.1 Gesamtzusammenfassung der Förderung bei SSES 171

  2.5.2 Das Rügener Inklusionsmodell (RIM) 173

    2.5.2.1 Diagnostik mit Lernfortschrittsdokumentation 174

    2.5.2.2 Mehrebenenprävention 175

    2.5.2.3 Evidenzbasierte Praxis 178

	2.5.2.4	Fördermaßnahmen in den Lernbereichen Deutsch und Mathematik und im Förderbereich emotional-soziale Entwicklung	178
	2.5.2.4.1	Lernbereich Deutsch	178
	2.5.2.4.2	Lernbereich Mathematik	179
	2.5.2.4.3	Förderbereich emotional-soziale Entwicklung	180
2.5.3		Möglichkeiten sprachlernunterstützender Maßnahmen im RIM	183
	2.5.3.1	Diagnostik und Lernfortschrittsdokumentation im Förderschwerpunkt Sprache	184
	2.5.3.2	Mehrebenenprävention im Förderschwerpunkt Sprache	187
	2.5.3.3	Evidenzbasierte Förderung im Förderschwerpunkt Sprache	193
2.5.4		Überlegungen zu den Stärken und Schwächen der Konzeption	194

3 Methodik ... 201

3.1 Vorbemerkungen ... 201

3.2 Fragestellung und Hypothesen ... 203
3.2.1 Fragestellung ... 204
3.2.2 Ungerichtete Hypothesen ... 204

3.3 Probandengruppen ... 205
3.3.1 Abhängige Variablen ... 207
3.3.1.1 Sprachentwicklungsscreening aller Kinder ... 207
3.3.1.2 Spezifische Sprachentwicklungsdiagnostik ... 208
3.3.2 Bildung und Beschreibung der Stichproben ... 211
3.3.3 Unabhängige Variable ... 230
3.3.3.1 Förderung in unterschiedlichen schulischen Settings ... 230
3.3.3.2 Treatmentkontrolle in der Experimentalgruppe Rügen ... 230

3.3.3.2.1 Treatmentfragebogen Grundschulpädagogen 232
3.3.3.2.2 Treatmentfragebogen Sonderpädagogen 232
3.4 Untersuchungsplan und -durchführung 235
3.5 Messverfahren 238
3.5.1 Marburger Sprachverständnistest (MSVK; Elben & Lohaus, 2000) 238
3.5.2 Elternfragebogen zur Anamnese der Sprachentwicklung (Mahlau, 2010a) 239
3.5.3 Sprachstandserhebungstest für Kinder im Alter zwischen 5 und 10 Jahren (SET 5–10; Petermann, 2010) 240
3.5.4 Test zur Überprüfung des Grammatikverständnisses (TROG-D; Fox, 2011) 243
3.5.5 Lautanalysebogen (Mahlau, 2010b) 244
3.5.6 Untertests "Zahlennachsprechen" und „Buchstaben-Zahlen-Folgen" aus dem HAWIK-IV (Petermann & Petermann, 2010a) 245
3.5.7 Culture Fair Intelligence Test (CFT 1; Weiß & Osterland, 1997) 247
3.5.8 Fragebogen zur Erfassung von Verhaltensauffälligkeiten und -stärken: Strengths and Difficulties Questionnaire (SDQ; Goodman, 1997, 2005) 248
3.5.9 Fragebogen zur Erfassung emotionaler und sozialer Schulerfahrungen von Grundschulkindern erster und zweiter Klassen (FEESS 1–2; Rauer & Schuck, 2004) 249
3.5.10 Münsteraner Screening (MÜSC; Mannhaupt, 2006) 251
3.5.11 Kalkulie (Fritz, Ricken & Gerlach, 2007) 252
3.5.12 Würzburger Leise Leseprobe (WLLP; Küspert & Schneider 1998), Würzburger Leise Leseprobe – Revision (WLLP-R; Schneider, Blanke, Faust & Küspert, 2011) 253
3.5.13 Deutscher Rechtschreibtest für das erste und zweite Schuljahr (DERET 1–2+; Stock & Schneider, 2008a) 254
3.5.14 Deutscher Mathematiktest für erste Klassen (DEMAT 1+; Krajewski, Küspert, Schneider & Visé, 2002) 255
3.5.15 Deutscher Mathematiktest für zweite Klassen (DEMAT 2+; Krajewski, Liehm & Schneider, 2004) 257

3.6 Auswertungsverfahren, statistische Prüfgrößen und Störvariablen 258

4 Ergebnisse 265

4.1 Hypothesenüberprüfung 265

    4.1.1 Sprachentwicklung 265

        4.1.1.1 Ergebnisse zum Ende der Klasse 1 265

        4.1.1.2 Ergebnisse zum Ende der Klasse 2 272

    4.1.2 Schulleistungsfähigkeit 281

        4.1.2.1 Ergebnisse zum Ende der Klasse 1 281

        4.1.2.2 Ergebnisse zum Ende der Klasse 2 284

    4.1.3 Sozial-emotionale Entwicklung 287

        4.1.3.1 Ergebnisse zum Ende der Klasse 1 287

        4.1.3.2 Ergebnisse zum Ende der Klasse 2 296

4.2 Ergebniszusammenfassung 304

    4.2.1 Ergebniszusammenfassung zum Ende der Klasse 1 304

    4.2.2 Ergebniszusammenfassung zum Ende der Klasse 2 307

4.3 Entwicklungsverläufe 310

    4.3.1 Entwicklungsverläufe im Bereich der sprachlichen Entwicklung 310

    4.3.2 Entwicklungsverläufe im Bereich der sozial-emotionalen Entwicklung 313

5 Diskussion und Schlussfolgerung 317

5.1 Diskussion 317

    5.1.1 Methodenkritikische Reflexion der Ergebnisse 317

    5.1.2 Diskussion der Ergebnisse im Bereich der sprachlichen Entwicklung 321

    5.1.3 Diskussion der Ergebnisse im Bereich der schriftsprachlichen Entwicklung 335

    5.1.4 Diskussion der Ergebnisse im Bereich der mathematischen Entwicklung 341

5.1.5 Diskussion der Ergebnisse im Bereich der emotional-
sozialen Entwicklung.. 346
5.1.6 Schlussfolgerungen 354
5.1.7 Ausblick für Forschung, Lehre und Praxis 372

6 Literaturverzeichnis 383

7 Abkürzungsverzeichnis 429

8 Abbildungsverzeichnis 433

9 Tabellenverzeichnis 435

Dieses Werk enthält zusätzliche Informationen als Anhang. Sie können von unserer Website heruntergeladen werden. Die Zugangsdaten entnehmen Sie bitte der letzten Seite der Publikation.

1 Einleitung

Die Frage nach einer qualitativ hochwertigen Beschulung von Kindern mit einem hohen Förderbedarf im Bereich Sprache wird im Kontext zunehmend inklusiver Bildungskonzeptionen immer dringender gestellt. Bereits 1994 wurde in der sogenannten Salamanca Erklärung der UNESCO das Ziel festgehalten, Bildungssysteme inklusiv zu gestalten. So soll allen Menschen ermöglicht werden, an qualitativ hochwertiger Bildung teilzuhaben und ihre Potenziale zu entwickeln. Ende 2008 haben die Teilnehmer der Weltbildungsministerkonferenz diese Notwendigkeit erneut bestätigt und in ihrer Abschlusserklärung alle Mitgliedstaaten aufgefordert, eine inklusive Bildung zu verwirklichen. In Deutschland gilt mit der im Jahr 2009 erfolgten Ratifizierung der UN-Konvention über die Rechte von Menschen mit Behinderungen das in Artikel 24 beschriebene Recht auf eine gemeinsame Beschulung aller Schüler in einer Regelschule. Dort heißt es zum Bereich Bildung: „Die Vertragsstaaten anerkennen das Recht von Menschen mit Behinderungen auf Bildung. Um dieses Recht ohne Diskriminierung und auf der Grundlage der Chancengleichheit zu verwirklichen, gewährleisten die Vertragsstaaten ein inklusives Bildungssystem auf allen Ebenen und lebenslanges Lernen (…)" (UN-Behindertenrechtskonvention, 2012). Die Europäische Union hat die Konvention im Dezember 2010 ratifiziert. Sie wurde bis auf wenige Ausnahmen von allen europäischen Ländern unterzeichnet.

Mit der Ratifizierung ist eine Umstrukturierung des deutschen Bildungswesens zu einem integrativen bzw. inklusiven Bildungssystem verbunden, welches auch die schulischen Rahmenbedingungen für die unterrichtliche Förderung von Schülerinnen und Schülern mit erheblichen Sprachentwicklungsproblemen berücksichtigen muss. Das Schulgesetz in Mecklenburg-Vorpommern besagt beispielsweise, dass Kinder mit dem Förderschwerpunkt Sprache nun nicht mehr vorrangig an Sprachheilschulen oder in Sprachheilklassen, sondern inklusiv an der örtlichen Regelschule gemeinsam mit Kindern ohne Förderbedarf unterrichtet werden sollten (Schulgesetz M-V, 2010; Sonderpädagogische Förderverordnung M-V, 2009).

Problematisch ist, dass zwar die gesetzlichen Grundlagen eine inklusive Beschulung klar favorisieren, doch die eigentlich vorher zu klärende Frage nach der erfolgreicheren Beschulungsform noch gar nicht beantwortet ist. Deutschsprachige Studien, die einen Vergleich zwischen inklusiven und separierenden Unterrichtskonzepten für Kinder mit einem hohen Förderbedarf im Bereich Sprache zum Gegenstand haben, befinden sich noch in der Anfangsphase (Mahlau, 2013; 2012;

Theisel & Glück, 2012; 2011). Erkenntnisse aus der internationalen Literatur lassen sich nicht ableiten, da es die Sonderbeschulung von Kindern mit erheblichen Sprachentwicklungsproblemen nur im deutschsprachigen Raum gibt. Auch die Frage nach effektiven Konzepten inklusiven Unterrichts ist im deutschsprachigen Bereich noch nicht einmal im Ansatz geklärt. Nach Glück, Reber, Spreer und Theisel (2014) sind noch vielfältige Hindernisse und Barrieren, wie die Berücksichtigung von Spracherwerbs- und Kommunikationsstörungen, für eine inklusive Beschulung von Kindern mit hohem Förderbedarf im Bereich Sprache zu bewältigen, um ihnen eine verbesserte Teilhabe in der Gesellschaft zu ermöglichen.

Ein Blick über die Sprachheilpädagogik hinaus zeigt zumindest, dass Inklusion gelingen kann. So scheint die inklusive Beschulung von Kindern in anderen sonderpädagogischen Förderschwerpunkten, z. B. im Förderschwerpunkt „Lernen" (u. a. Koch, Blumenthal & Tresp, 2012; Schnell, Sander & Federolf, 2011; Klemm, 2009; Bless & Mohr, 2007) oder „geistige Entwicklung" (u. a. Sermier Dessemontet, Benoit & Bless, 2011; Cole, Waldron & Majd, 2004) zu vergleichbaren wie oder sogar besseren pädagogischen Effekten als im traditionellen deutschen Sonderschulwesen zu führen. Ob sich eine erfolgreiche inklusive Beschulung jedoch auch für Schüler mit dem Förderschwerpunkt Sprache nachweisen lässt, muss durch differenzierte und umfangreiche Forschungsbemühungen erst geklärt werden. Die in dieser Arbeit entwickelte inklusive Unterrichtskonzeption und die diese Konzeption evaluierende Interventionsstudie sollen dazu beitragen.

1.1 Zum Begriff „Inklusion"

Der Begriff der Inklusion (lat. includere = einbeziehen) wird in Abgrenzung zum Begriff Integration verwendet. Während unter Integration eine nachträgliche Eingliederung betroffener Menschen zu verstehen ist, geht es bei Inklusion darum, die Gesellschaft von Anfang an so zu gestalten, dass jeder Mensch gleichberechtigt in ihr teilhaben und sie mitgestalten kann. Dieses soll unabhängig von individuellen Fähigkeiten, ethnischer wie sozialer Herkunft, Geschlecht oder Alter geschehen. Die Integration gliedert folglich die betroffenen Schüler in die bestehenden schulsystemischen Ansprüche ein, Inklusion kehrt diesen Vorgang um. Nicht der Schüler passt sich dem System Schule an, sondern die Schule passt sich dem Schüler an. Daher betonen inklusive pädagogische Ansätze eine Vielfalt in Bildung und Erziehung als Bereicherung für alle Menschen, da soziale Kompetenzen und gegenseitiger Respekt gefördert werden und niemand mehr vom gemeinsamen Lernen und Leben ausgeschlossen wird (Positionspapier des Verbandes Sonderpädagogik e. V. [vds], 2010).

Der Verband Sonderpädagogik e. V. (2010) versteht unter Inklusion, dass sich alle Bildungseinrichtungen den vielfältigen und individuellen Bedarfen der Menschen anpassen. Dabei bildet Inklusion das Rahmenkonzept von Bildung und Erziehung mit Prävention, Integration, Kooperation, Aktivität und Teilhabe. Drei maßgebliche „Orientierungen" konkretisieren das Hauptziel. Die *Inklusionsorientierung* verweist darauf, dass alle Menschen in einer gemeinsamen Bildung Relevanz, Würde und Anerkennung finden. Die Ausstattung mit Ressourcen (*Ressourcenorientierung*) ermöglicht den Abbau von Barrieren und echte Teilhabe an inklusiver Bildung. Innerhalb der *Subjektorientierung* entwickelt jeder einzelne Mensch im dialogischen Prozess persönliche Stärken und ein positives Selbstkonzept. Voraussetzung für die Umsetzung dieser Ziele ist eine qualitativ hochwertige, individuelle und fachspezifische Förderung, besonders wenn bei den betroffenen Menschen ein zeitweiser Unterstützungsbedarf oder ein sonderpädagogischer Förderbedarf besteht (ebd.).

Weitere Definitionen lassen sich idealtypisch einem eher weiten oder eher engen Verständnis von Inklusion zuordnen (Expertenkommission M-V, 2012). Beim weiten Verständnis besteht eine deutliche begriffliche Nähe zur Integration. Beides, Integration und weites Inklusionsverständnis, wird als eine Form der besonderen Qualität von Unterricht und Erziehung verstanden. Wesentliche Aspekte innerhalb des weiten Inklusionsverständnisses sind die wohnortnahe angemessene Beschulung in der Regelschule, die soziale Integration, Lernen an gemeinsamen Lerngegenständen auf verschiedenen Leistungsniveaus und kooperierende Pädagogenteams aus Regelschul- und Sonderpädagoginnen und -pädagogen. Das enge Inklusionsverständnis beinhaltet eine grundsätzliche Veränderung des gegliederten Schulsystems mit seinen in Jahrgangsstufen festgelegten Leistungsanforderungen und Lerninhalten. Es sieht die zentralen Leistungsvorgaben und Maßstäbe als pädagogisch dysfunktional an, weil sie den individuellen Lernvoraussetzungen der Schüler nicht gerecht werden. Folgt man diesen Gedanken in aller Konsequenz, dann bedeutet eine „inklusive Schule" die Einführung eines ungegliederten Schulsystems ohne Zensuren, sondern mit einer intraindividuellen Leistungsbewertung (Expertenkommission M-V, 2012).

In der vorliegenden Arbeit wird unter *Inklusion* im Sinne des weiten Begriffsverständnisses und damit sinnähnlich zum Begriff der Integration[1] das Annehmen und Wertschätzen eines jeden Kindes mit seinen Stärken und Schwächen, besonderen Begabungen und Förderbedürfnissen verstanden. Die Annahme

---

1 In dieser Arbeit soll im definierten Sinne der Begriff „Inklusion" verwendet werden. Beim Zitieren anderer Autoren wird der Begriff verwendet, der vom jeweiligen Autor eingesetzt wird.

von Heterogenität in den Lernvoraussetzungen der Kinder einer Klasse ist dabei die Voraussetzung für ein pädagogisch individualisiertes Handeln mit dem Kind. Dafür muss ein Angebot frühzeitiger und effektiver Maßnahmen für das erfolgreiche schulische Lernen vorgehalten werden. Dies betrifft alle Schüler, insbesondere diejenigen, die aufgrund ihrer individuellen Lernvoraussetzungen eine spezifische Unterstützung und Förderung, beispielsweise im Förderbereich Sprache, benötigen.

Die Deutsche Gesellschaft für Sprachheilpädagogik (dgs; Glück et al., 2014) vertritt in ihrem Positionspapier zur inklusiven Beschulung von Kindern mit dem Förderschwerpunkt Sprache nachdrücklich die Reduzierung sprachlicher Barrieren durch sprachtherapeutische Maßnahmen und die Erfassung individueller Förderbedarfe, welche mit personenorientierten, systembezogenen Maßnahmen von Beratungsprozessen bis hin zu sonderpädagogischem Unterstützungsbedarf mit therapeutischem Charakter reichen kann. Die inklusive Beschulung von Kindern mit dem sonderpädagogischen Förderschwerpunkt Sprache verlangt eine „Pluralität der Wege", welche unterschiedlichste, flexibel kombinierbare Unterstützungsangebote, v. a. aber sprachspezifische Fördermaßnahmen in Fördergruppen und -klassen in unterschiedlichen inklusiven Schulformen, beinhaltet. Unterstützungsangebote sollten spezifisch und qualitativ hochwertig sein. Diese Position wird in der vorliegenden Arbeit ausdrücklich befürwortet und findet in wesentlichen Aspekten, v. a. in der Konzeption eines inklusiven Unterrichtsmodells für den Förderschwerpunkt Sprache, Anwendung.

Entsprechend dieser Position ist die Prävention von Lern- und Entwicklungsproblemen ein zentrales Element einer gelingenden inklusiven Beschulung von Kindern mit einem hohen Förderbedarf im Bereich Sprache. Kinder mit spezifischen Sprachentwicklungsstörungen haben häufig unzureichende Lernvoraussetzungen oder andere schulrelevante Entwicklungsprobleme, die frühzeitig erkannt und ausgleichend gefördert werden sollten, so dass sie möglichst erfolgreich die schulischen Anforderungen bewältigen können. Liegen bereits ausgeprägte Sprachentwicklungsstörungen vor oder können Sekundärsymptomatiken wie Lernschwierigkeiten nicht vermieden werden, gilt es, das Kind in seiner individuellen Entwicklung möglichst optimal zu fördern. Das heißt, dass Inklusion nicht als falsch verstandenes Alibi für das Akzeptieren eines problematischen Entwicklungsverlaufes umgesetzt wird, wie es die Aussagen einiger Autoren (z. B. Schumann, 2013) vermuten lassen. Es gilt, die Lern- und Entwicklungsprobleme zeitnah zu erkennen und durch individualisierte, qualitativ hochwertige Fördermaßnahmen zu minimieren oder abzubauen. Neben der individuellen Förderung in den Sprachentwicklungs- und Lernbereichen stehen auch die soziale Integration und eine gesunde emotionale und soziale Entwicklung im Mittelpunkt inklusiver pädagogischer Bemühungen. Übergreifendes Ziel ist die Gestaltung einer inklusiven Schule, in der alle Kinder angemessen gefördert werden. Dies gelingt durch einen Unterricht, in dem die Pädagogen jedem Kind Wertschätzung und Fürsorge entgegenbringen, und in welchem Unterrichtsinhalte so differenziert aufbereitet werden, dass Kinder unabhängig von ihren Lernvoraussetzungen auf der Grundlage individueller Lernerfolge ein gesundes Selbstkonzept entwickeln können.

Um die Umsetzung der UN-Behindertenrechtskonvention in den deutschen Bundesländern konstruktiv zu begleiten, wurden „Eckpunkte zur Verwirklichung eines inklusiven Bildungssystems" an der Monitoring-Stelle zur Umsetzung der Behindertenrechtskonvention am Deutschen Institut für Menschenrechte in Berlin entwickelt (Deutsches Institut für Menschenrechte, 2011). Diese Monitoring-Stelle misst die Umsetzung und die Einhaltung des Rechts aller Menschen auf eine inklusive Beschulung bei den schulischen Reformen der Bundesländer anhand von vier Eckpunkten (Verfügbarkeit, Zugänglichkeit, Akzeptierbarkeit und Anpassungsfähigkeit), auf deren Grundlage Empfehlungen an die Länder, die Kultusministerkonferenz und den Bund ausgesprochen werden (ebd.).

Ein allgemeingültiges Konzept für Inklusion gibt es nicht. Dies zeigt sich insbesondere dann, wenn man einen Blick über die Grenzen Deutschlands in die Länder der Europäischen Union wirft.

1.2 Exkurs: Förderung von Kindern mit sonderpädagogischem Förderbedarf in Europa

Nach Angaben der *European Agency for Special Needs and Inclusive Education* (2013, 2003) kann innerhalb der Länder der Europäischen Union ein grundsätzliches Bestreben festgestellt werden, eine inklusive Beschulung von Schülerinnen und Schülern mit sonderpädagogischem Förderbedarf in Regelschulen umzusetzen. Universitäten entwickeln Studiengänge, in denen künftigen Lehrkräften inklusive Unterrichtsmodelle vermittelt werden, es werden in unterschiedlichem Umfang zusätzliche Mitarbeiter eingestellt sowie Materialien, Fort- und Weiterbildungen organisiert.

So begannen 2013 die dänischen Schulen mit der Umsetzung des 2012 verabschiedeten neuen Gesetzes zur sonderpädagogischen Förderung und Inklusion. Dazu gehört u. a. die Einrichtung eines Förderzentrums für Inklusion und sonderpädagogische Förderung, das Informationen über Berichte und Ergebnisse inklusiver Beschulung liefert und neue Forschungs- und Entwicklungsmaßnahmen auf diesem Gebiet einleitet. Diese Organisation wird von einem Gremium beraten, das sich aus Wissenschaftlerinnen und Wissenschaftlern, Schulleitungen,

Lehrenden und Schülerinnen und Schülern mit besonderem Unterstützungsbedarf zusammensetzt. Bis 2015 sollen mindestens 96% der dänischen Schülerinnen und Schüler in Regelschulen unterrichtet werden. In Portugal fand eine Initiative zur Sensibilisierung für Barrierefreiheit im Internet und die Sicherstellung der Zugänglichkeit von Schul-Internetseiten für Schüler mit Förderbedarf statt. Für diese werden seit 2013 Schulbücher auf CD-ROM zur Verfügung gestellt. In Schweden wird aktuell eine Bildungsreform der Sekundarstufe II für junge Menschen mit kognitiver Behinderung umgesetzt, mit dem Ziel, die Schülerinnen und Schüler optimal auf das Berufsleben vorzubereiten und ihnen die aktive Teilnahme an der Gesellschaft zu ermöglichen. In Schottland wurde ein Best-Practice-Leitfaden erarbeitet, der 2012 veröffentlicht wurde und u. a. Vorschläge macht, wie die Rechte von Kindern und Jugendlichen mit sonderpädagogischem Förderbedarf in die Praxis umgesetzt werden können.

Laut Aussage der *European Agency for Special Needs and Inclusive Education* (2003) ließen sich die europäischen Länder vor zwölf Jahren anhand ihrer Bildungspolitik in drei Gruppen einordnen: Die einen Länder, wie z. B. Spanien, Griechenland, Italien, Portugal, Schweden, Island, Norwegen und Zypern, verfolgten bereits damals eine Praxis, in der fast alle Schüler in regulären Schulen unterrichtet wurden. Dies wurde durch eine große Spannbreite an sonderpädagogischer Unterstützung in den Regelschulen verwirklicht. In anderen Ländern, u. a. Dänemark, Deutschland, Frankreich, Irland, Luxemburg, Österreich, Finnland oder Großbritannien, hatte sich ein kombiniertes System entwickelt. Dieses verfolgte verschiedene Förderansätze nebeneinander und bot neben den beiden Fördersystemen Regelschule und Sonderschule vielfältige sonderpädagogische Unterstützung an. In den Ländern der dritten Gruppe gibt bzw. gab es zwei getrennte Bildungssysteme. Schülerinnen und Schüler mit sonderpädagogischem Förderbedarf wurden fast ausschließlich in Sonderschulen bzw. Sonderklassen unterrichtet (z. B. in Belgien). Die Voraussetzungen zur Umsetzung eines inklusiven Bildungssystems sind folglich historisch sehr unterschiedlich und ein direkter Vergleich zwischen den Ländern ist bis heute schwierig.

Neben den geschichtlich gewachsenen Bildungsstrukturen unterscheiden sich die Definitionen und Kategorien von sonderpädagogischem Förderbedarf innerhalb der Europäischen Union. Während z. B. Dänemark nur zwei Arten von sonderpädagogischem Förderbedarf definiert, unterscheiden die meisten Länder sechs bis zehn Kategorien. Liechtenstein weicht von diesem Kategorisierungssystem völlig ab und verwendet keine verschiedenen Arten von sonderpädagogischem Förderbedarf, sondern formuliert die Art der jeweiligen Unterstützung.

Alle Unterschiede zwischen den Ländern stehen in engem Zusammenhang mit rechtlichen, administrativen, finanziellen und verfahrenstechnischen Vorgaben. Daher erweist sich ein Ländervergleich hinsichtlich qualitativer Kriterien als nicht sinnvoll. Quantitative Indikatoren (Zahlen) sind zwar einfacher zu erheben, aber auch uneindeutig in Bezug auf einen interpretierenden Vergleich. So können manche Länder wegen des dezentralen Charakters ihrer Bildungssysteme keine exakten Zahlen angeben (Schweden, Finnland, Dänemark). Fest steht, dass manche Länder weniger als 1% aller Schülerinnen und Schüler in Sonderschulen oder Sonderklassen beschulen (Norwegen), andere bis zu 6% (Schweiz) (Europäische Agentur für Entwicklungen in der Sonderpädagogischen Förderung, 2003).

Deutschland nimmt im europäischen Vergleich mit einem Anteil von 4,88% Schülern in Sondersystemen im Schuljahr 2011/2012 eine mittlere Stellung ein. Im Folgenden sollen die Anteile von Kindern mit sonderpädagogischem Förderbedarf in Gesamtdeutschland und in Mecklenburg-Vorpommern sowie die Verteilung innerhalb der Beschulungssettings näher betrachtet werden.

1.3 Förderung von Kindern mit sonderpädagogischem Förderbedarf in Deutschland und in Mecklenburg-Vorpommern (M-V)

Nach Angaben des Statistischen Bundesamtes (Malecki, 2013) lernten im Schuljahr 2011/2012 in Deutschland von den insgesamt 479529 Schülern mit sonderpädagogischem Förderbedarf 365715 (76,3%) in Förderschulen bzw. in Sonderklassen, 113814 (23,7%) in inklusiven Schulformen. Einen sonderpädagogischen Förderbedarf wurde in Deutschland rund 6,3% aller Schüler bescheinigt. Im Vergleich zum Stand von vor zehn Jahren zeigt sich für alle Schulformen mit Ausnahme der Förderschulen ein Anstieg des Anteils der Schülerinnen und Schüler mit sonderpädagogischem Förderbedarf an der Gesamtschülerschaft. Seit Inkrafttreten der UN-Behindertenrechtskonvention im Jahr 2009 ging die absolute Zahl der Schüler mit sonderpädagogischem Förderbedarf an Förderschulen um 22077 Schüler zurück. Im gleichen Zeitraum stieg die Anzahl der inklusiv beschulten Kinder mit sonderpädagogischem Förderbedarf um 24177 an. Bemerkenswert ist, dass dieser Wandel mit einer Zunahme der Feststellungen sonderpädagogischen Förderbedarfs in der Gesamtschülerzahl verbunden ist. Im Schuljahr 2002/2003 betrug der Anteil der Kinder in Förderschulen noch 4,8%, der Anteil der inklusiv beschulten Kinder 0,7%. Im betrachteten Schuljahr 2011/2012 stieg der Anteil der inklusiv beschulten Kinder auf 1,5%. Dabei ist eine unterschiedliche Entwicklung in den einzelnen Bundesländern zu erkennen, die ihre Ursache vermutlich in ungleichen Kriterien und Verfahren hat, nach denen ein sonderpädagogischer Förderbedarf bestimmt wird. Weiterhin sind die rechtlichen Regelungen, die Rahmenbedingungen für einen inklusiven Unterricht und die Förderangebote an Regelschulen länder- und schulträgerabhängig.

In einigen der neuen Bundesländer, so in Brandenburg, M-V und Thüringen, ist innerhalb von zehn Jahren der Anteil der Schülerinnen und Schüler, die an Förderschulen unterrichtet wird, um mehr als 20 Prozentpunkte zurückgegangen[2], im Saarland und in Niedersachsen dagegen wurden im Schuljahr 2010/2011 bei 100% aller Schüler mit sonderpädagogischem Förderbedarf in separaten Klassen bzw. in Sonderschulen unterrichtet. Insgesamt ist jedoch für die Mehrzahl der deutschen Bundesländer ein Rückgang des entsprechenden Anteils zu konstatieren (Malecki, 2013; Statistisches Bundesamt, Schulen auf einen Blick, 2012).

Die nachfolgende Grafik stellt den Anteil der Kinder dar, die in inklusiven Kontexten beschult werden. Sowohl in Bundesdeutschland als auch im Bundesland M-V ist der Verlauf zu Gunsten einer inklusiven Beschulung gegeben. In M-V wurden in den gezeigten Schuljahren bereits mehr Kinder inklusiv beschult als im bundesdeutschen Durchschnitt (Abbildung 1).

Abbildung 1: Entwicklungstrend: Schüler mit sonderpädagogischem Förderbedarf im inklusiven Unterricht im bundesdeutschen Mittel und in M-V (Dietze, 2013; 2012)

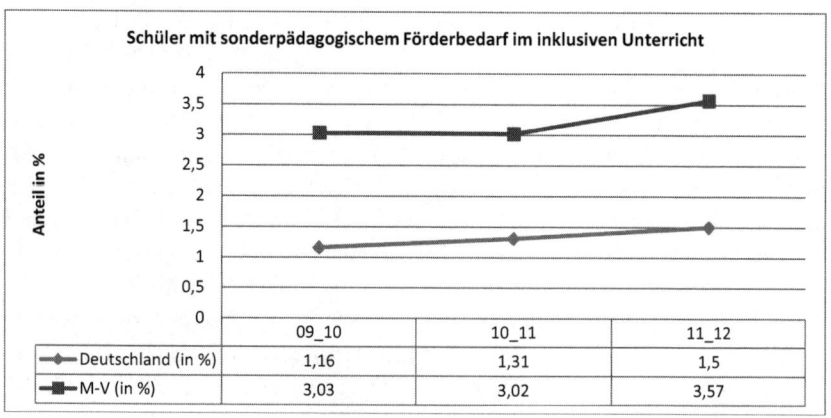

---

2 In absoluten Zahlen: Es wurden in M-V im Schuljahr 2002/2003 13218 Schüler in Förderschulen unterrichtet, im Schuljahr 2011/2012 waren es 9065 Schüler an Förderschulen, also 4153 Schüler weniger. In diesem Zeitraum stieg die absolute Zahl der inklusiv unterrichteten Schüler von 1092 auf 3958.

Schaut man sich die Verteilung der Anteile der einzelnen sonderpädagogischen Förderschwerpunkte an, dann zeigt sich zwischen den bundesdeutschen Angaben und den Länderangaben für M-V ein Unterschied in den Anteilen der sonderpädagogischen Förderbereiche. So lernten im Schuljahr 2011/2012 23,8% Kinder mit einem sonderpädagogischen Förderbedarf im Bereich emotional-soziale Entwicklung bundesweit, in M-V dagegen 63,2% in inklusiven Schulen. Im Förderbereich Sprache werden bundesweit 15,6%, in M-V 11,2% inklusiv beschult. Ein besonders großer Unterschied zeigt sich für den Anteil der Kinder im Förderschwerpunkt Lernen. So werden 44,8% aller Kinder bundesweit inklusiv unterrichtet, in M-V sind es lediglich 14,2% (Statistisches Bundesamt, Schulen auf einen Blick, 2012). Der prozentual recht hohe Anteil an inklusiv beschulten Schülern in M-V lässt sich folglich darauf zurückführen, dass sehr viele Kinder mit dem sonderpädagogischen Förderbedarf emotional-soziale Entwicklung in inklusiven Kontexten lernen. Die Schülerinnen und Schüler mit den sonderpädagogischen Förderschwerpunkten Lernen und Sprache werden jedoch noch deutlich weniger häufig inklusiv unterrichtet als es der bundesweite Durchschnittswert erwarten lassen würde und insbesondere als es die Monitoringstelle des Deutschen Instituts für Menschenrechte (2011) fordert.

Zusammengefasst lässt sich folglich feststellen, dass Deutschland im Vergleich zu vielen seiner europäischen Nachbarn noch einen deutlichen Entwicklungsbedarf bei der Umsetzung eines inklusiven Bildungssystems hat. Auch wenn die Tendenz eindeutig eine Bemühung der Bildungsinstitutionen in Richtung inklusiven Unterrichts zeigt, werden noch sehr viele Schüler in Förderklassen bzw. -schulen unterrichtet. Ziel sollte es folglich sein, den relativ hohen Anteil von Kindern mit sonderpädagogischem Förderbedarf in Sondersystemen abzubauen und inklusive Beschulungsmaßnahmen stringenter voranzutreiben. Voraussetzung dafür ist die Entwicklung und Evaluierung von inklusiven Unterrichtskonzeptionen, die für alle Kinder einen qualitativ hochwertigen Unterricht umsetzen. Besonders vor dem Hintergrund, dass sowohl zahlreiche internationale als auch nationale Untersuchungen (Schnell, Sander & Federolf, 2011; Klemm, 2009; Lehmann & Hoffmann, 2009; Myklebust, 2006) eine erfolgreichere Lernentwicklung bei Kindern mit dem Förderschwerpunkt Lernen in inklusiven im Vergleich zu segregierenden Kontexten nachgewiesen haben, sollten für den Förderschwerpunkt Sprache ebenfalls inklusive Beschulungskonzepte entwickelt werden.

Eine inklusive Unterrichtskonzeption für den Förderbereich Sprache hat dessen hohe Komplexität und Dynamik zu beachten. Störungen im Bereich der Sprachentwicklung gehören zu den häufigsten Entwicklungsrisiken im Kindesalter und betreffen mit ca. 6% Prävalenz eine besonders große Gruppe von Kindern (Kohn,

Wyschkon, Ballaschk, Ihle & Esser, 2013; von Suchodoletz, 2013; 2003). So beeinflusst die Sprachfähigkeit in besonderem Maße den Bildungsweg von Menschen. Conti-Ramsden, Durkin, Simkin und Knox (2009) zeigten in einer Studie zu Ergebnissen der Britischen Nationalen Bildungsprüfungen, dass ein hoher Einfluss von Schriftsprachfähigkeiten und Sprachfähigkeiten auf den Schulerfolg vorliegt. Dockrell, Lindsay und Palikara (2011) stellten fest, dass die Leistungsfähigkeit im Sprachverstehen und Schriftsprachfähigkeit elfjähriger Kinder mehr als 50% der Leistungsvarianz in Englisch, Mathematik und in den Naturwissenschaften im Alter von 14 Jahren erklären. Kinder mit spezifischen Sprachentwicklungsstörungen sind massiv in ihrem Lernvermögen beeinträchtigt. So zeigen nach einer Studie von Chuang, Hsu, Chiu, Lin, Tzang und Yang (2011) zwei Drittel der Kinder mit umschriebenen Sprachentwicklungsstörungen komorbide Störungen. Dabei hat über die Hälfte Probleme im Erwerb der Schriftsprache, in den mathematischen Fähigkeiten und psychische Auffälligkeiten (zusammengefasst in von Suchodoletz, 2013). Es ist folglich davon auszugehen, dass Kinder mit spezifischen Sprachentwicklungsstörungen doppelt in ihrer Entwicklung beeinträchtigt sind, da sie sowohl in der sprachlichen Entwicklung als auch im Lernen und ggf. in der psychosozialen Entwicklung Auffälligkeiten aufweisen.

Daher sind die in Deutschland noch nicht beantworteten Fragen, wie ein inklusives Beschulungskonzept für den Förderschwerpunkt Sprache aussehen könnte und ob ein inklusives oder ein segregatives Beschulungssetting bei Kindern mit spezifischen Sprachentwicklungsstörungen die sprachliche, die schulische und die emotional-soziale Entwicklung am besten unterstützt, von hoher pädagogischer Relevanz und führen in der vorliegenden Arbeit zu folgenden Zielsetzungen und konzeptionellen Überlegungen.

1.4 Zielsetzungen und Inhalte der vorliegenden Arbeit

Die wesentlichen Zielsetzungen dieser Arbeit sind es,

- gegenwärtige theoretische und empirische Erkenntnisse zum Bereich der spezifischen Sprachentwicklungsstörungen und deren Zusammenhang mit weiteren Entwicklungsstörungen (Komorbiditäten) und zum Forschungsstand evidenzbasierter Fördermaßnahmen im Bereich der Sprachheilpädagogik sowie die aktuellen Gegebenheiten der schulischen Förderung in M-V für einen sprachheilpädagogischen Unterricht zu analysieren,
- vor dem Hintergrund einer inklusionsorientierten Bildungspolitik und der besonderen sprachlichen und schulischen Voraussetzungen spezifisch sprachentwicklungsgestörter Kinder ein schulisches Sprachförderkonzept in

Anschluss an den Response-to-Intervention-Ansatz (RTI) für die ersten zwei Grundschuljahre zu entwickeln,
- mittels einer explorativen, hypothesengenerierenden, quasi-experimentellen Feldstudie empirische Erkenntnisse, die den Einfluss schulischer Förderung unter inklusiven vs. segregativen Bedingungen auf die Entwicklung von Kindern mit spezifischen Sprachentwicklungsstörungen aufzeigen, zu gewinnen,
- die Ergebnisse mit bisherigen Formen der Förderung in Sprachheilklassen und im Regelunterricht mit den Möglichkeiten des „Gemeinsamen Unterrichts" zu kontrastieren,
- die Frage zu diskutieren, ob die Grundideen des RTI-Ansatzes auch im Förderbereich Sprache eine sinnvolle Orientierung für die praktische Arbeit darstellen (Stärken und Schwächen des RTI-Ansatzes für den Förderbereich Sprache in Deutschland),
- Impulse für eine Diskussion innerhalb der Forschungsbereiche *Sprachheilpädagogik* und *Inklusionspädagogik*, die eine Grundlage für weiterführende Studien zur Beschulung insbesondere von Kindern mit spezifischer Sprachentwicklungsstörung bilden können, zu geben.

Die Umsetzung dieser Ziele und die Beantwortung der Forschungsfragestellung setzen einen im **zweiten Kapitel** dieser Arbeit enthaltenen theoretischen Überblick über die relevanten Themenbereiche voraus.

Da die Förderung der Kinder mit spezifischen Sprachentwicklungsstörungen Gegenstand der vorliegenden Arbeit ist, erfolgt zunächst eine Darstellung der Problematik „Spezifische Sprachentwicklungsstörungen". Das *erste Unterkapitel* (2.1) beginnt mit einem Forschungsüberblick, der die aktuelle Definition, Angaben zur Prävalenz, zu den Ursachen, zur Symptomatik, zur Prognose und zu Verlaufsformen spezifischer Sprachentwicklungsstörungen beinhaltet. Anschließend werden in der Fachliteratur vorhandene Erkenntnisse zum Zusammenhang zwischen spezifischen Sprachentwicklungsstörungen und weiteren Entwicklungsstörungen aufgezeigt. Dazu werden zentrale theoretische Modelle und empirische Erkenntnisse referiert. Es werden umfassend die Verbindungen zur kognitiven Entwicklung, zu den Problembereichen der Lese-Rechtschreibstörung und der Störung mathematischer Fähigkeiten, zu eingeschränkten auditiven Wahrnehmungs- und Verarbeitungsfähigkeiten und zu emotional-sozialen Auffälligkeiten dargelegt. Abschließend werden die Erkenntnisse zusammengefasst und Schlussfolgerungen für die schulische Förderung gezogen. Die Bedeutung dieses Abschnitts liegt in der Ableitung sprachförderlicher und sprachtherapeutischer Anteile für die zu entwickelnde inklusive Unterrichtskonzeption sowie in der daraus erfolgenden Generierung der Hypothesen für die vorliegende Untersuchung, die die Verbindung zwischen Störungen der Sprachentwicklung und weiteren Entwicklungsbereichen berücksichtigen.

Unter dem Gliederungspunkt 2.2 erfolgt ein Exkurs in die gegenwärtige Situation der evidenzbasierten Förderung im Bereich der Sprachtherapie. Nachdem auf theoretischer Basis aktuelle Konzeptionen von Evidenzhierarchien im Überblick dargelegt werden, wird eine Auswahl der in Deutschland zurzeit als am besten bewerteten Therapieverfahren der sprachlichen Ebenen, vorgestellt, Studien und deren Design zur Wirksamkeit referiert und abschließend bewertend eingeordnet. Die Bedeutung dieses Unterkapitels für die vorliegende Studie besteht darin, aus der Menge von Therapieverfahren die wirksamsten Fördermöglichkeiten für Kinder mit spezifischen Sprachentwicklungsstörungen herauszufiltern und als Bestandteil eines inklusiven Unterrichtskonzepts in dieses zu implementieren (= Teil des Treatments in der Experimentalgruppe).

Die Konzeptionen sonderpädagogischer schulischer Förderung unter besonderer Berücksichtigung des Förderschwerpunktes Sprache werden unter Punkt 2.3 beleuchtet. Die Ausführungen in diesem Unterkapitel legen aktuelle Ansichten zum Konstrukt „Sprachtherapeutischer Unterricht"[3] und seiner wesentlichen Bestandteile dar. Weiterhin werden empirische Erkenntnisse zur Förderung in integrativen bzw. inklusiven und segregativen Settings gegenübergestellt und gewertet. Inhaltlich ergänzt wird dieses Unterkapitel durch eine Analyse der aktuellen rechtlichen Vorgaben des Bundeslandes M-V zur Förderung von Kindern mit sonderpädagogischem Förderbedarf. Abschließend wird auf Aspekte schulischer Förderung sprachentwicklungsgestörter Kinder im Kontext internationaler Beschulung eingegangen, um auch über die Grenzen Deutschlands nach Möglichkeiten einer qualitativ hochwertigen schulischen Förderung zu suchen. Die Bedeutung dieses Abschnitts für die vorliegende Arbeit liegt in der Analyse bisher anerkannter Förderkonzeptionen, die zum einen Hinweise auf zentral bedeutsame Fördermethoden bei Kindern mit spezifischen Sprachentwicklungsstörungen geben und zum anderen das Treatment der Kontrollgruppen der Untersuchung bilden.

Darauf aufbauend findet unter Punkt 2.4 in Ableitung wirksamer inklusiver Fördermöglichkeiten die Darstellung des RTI-Ansatzes und seiner basalen Bausteine statt. Als wesentliche Neuerungen umfasst das Konzept das Mehrebenenmodell, die evidenzbasierte Praxis und ein Monitoring der Lern- und

---

3   Die Begriffe „sprachtherapeutischer Unterricht" und „sprachheilpädagogischer Unterricht" werden in der Fachliteratur (Westdörp, 2010) wie auch in dieser Arbeit synonym verwendet.

Entwicklungsbereiche. Es werden US-amerikanische Studien zur Wirksamkeit des RTI-Ansatzes bzw. seiner einzelnen Bausteine dargelegt. Zum Schluss werden in einer Zusammenfassung für eine inklusive Beschulung sprachentwicklungsgestörter Kinder als sinnvoll extrahierte, Schlussfolgerungen gezogen sowie weitere, insbesondere für den Diskussionshintergrund notwendige, Erkenntnisse abgeleitet.

Eine abschließende Zusammenfassung erfolgt unter Punkt 2.5. Er enthält die Herleitung eines Sprachförderkonzeptes nach dem RTI-Modell, welches an die rechtlichen, materiellen und personellen Voraussetzungen des Bundeslandes M-V adaptiert ist und dient gleichzeitig der Überleitung zur eigenen Feldstudie. In diesem Abschnitt werden darüber hinaus besondere Fördermaßnahmen in den Lernbereichen und im emotional-sozialen Entwicklungsbereich vorgestellt, da – wie unter Punkt 2.1 dargelegt – Kinder mit spezifischen Sprachentwicklungsstörungen häufig auch in weiteren Lern- und Entwicklungsbereichen beeinträchtigt sind. Daher sind zum erfolgreichen Gelingen einer inklusiven Beschulung neben der gezielten Förderung der Sprachfähigkeiten auch komplexere präventive und inklusive Fördermaßnahmen notwendig. Das Sprachförderkonzept ist Teil des Rügener Inklusionsmodells (RIM), welches unter der Leitung von Prof. Dr. Bodo Hartke durchgeführt und in der Fachliteratur umfassend vorgestellt (Mahlau, Blumenthal, Diehl, Schöning, Sikora, Voß & Hartke, 2014; Mahlau, Sikora, Blumenthal, Diehl, Voß & Hartke, in Vorb.; Diehl, Mahlau, Voß & Hartke, 2012; Hartke, Diehl, Mahlau & Voß, 2012; Mahlau, Diehl, Voß & Hartke, 2011a) und evaluiert (Voß, Blumenthal, Sikora, Mahlau, Diehl & Hartke, 2014; Hartke, Blumenthal, Diehl, Mahlau, Sikora & Voß, 2013; Voß, Blumenthal, Diehl, Ehlers, Mahlau & Hartke, 2013; Voß, Blumenthal, Diehl, Ehlers, Mahlau & Hartke, 2012) wurde. Abschließend erfolgt eine kritische Reflexion der Sprachförderkonzeption nach dem US-amerikanischen RTI-Ansatz, um Chancen und Grenzen einer Übertragung auf die bildungspolitischen Verhältnisse in Deutschland aufzuzeigen.

Um zu prüfen, ob die Sprachförderung nach dem RTI-Ansatz auch hierzulande eine Möglichkeit gelingender Beschulung für Kinder mit spezifischen Sprachentwicklungsstörungen bietet, erfolgt im **dritten bis fünften Kapitel** dieser Arbeit die Darstellung einer explorativen, hypothesengenerierenden Feldstudie. Diese geht in einem Dreigruppenvergleich zwischen der inklusiven Beschulung nach dem RIM, der Beschulung in Regelklassen und den segregativen Unterricht in Sprachheilklassen der Frage nach der effektivsten Beschulung nach. Nach einer Darlegung zentraler Vorüberlegungen (Punkt 3.1) werden die Fragestellung und die Hypothesen (Punkt 3.2) hergeleitet. Davon ausgehend erfolgt die Beschreibung der Methodik einschließlich der Beschreibung der teilnehmenden Probandengruppen (Punkt 3.3), des Untersuchungsplanes und der Untersuchungsdurchführung

(Punkt 3.4) und eine ausführliche Darlegung der eingesetzten Untersuchungsmaterialien (Punkt 3.5). Die zur Anwendung kommenden statistischen Auswertungsverfahren und Prüfgrößen werden erläutert (Punkt 3.6) und die Ergebnisse im Kapitel 4 dargestellt. Im Kapitel 5 werden die Ergebnisse vor dem Hintergrund der in Kapitel 2 analysierten Literatur eingeordnet und das RTI-Konzept hinsichtlich seiner Effektivität im Vergleich zu den anderen beiden Beschulungsformen beurteilt. Die Arbeit endet mit einem Ausblick auf noch zu bearbeitende Forschungsfragestellungen sowie pädagogische Implikationen für die universitäre Lehre und die schulische Praxis, die sich aus den Ergebnissen der vorliegenden Untersuchung ableiten lassen.

In der Arbeit wird aus Gründen der besseren Lesbarkeit für Personen und Berufsbezeichnungen überwiegend die maskuline Form verwendet, wobei die feminine Form selbstverständlich mit eingeschlossen ist.

2 Forschungsstand zur schulischen Förderung bei spezifischen Sprachentwicklungsstörungen und Entwurf eines Förderkonzeptes nach dem Response-to-Intervention-Ansatz

2.1 Spezifische Sprachentwicklungsstörungen (SSES)

Der Erwerb der sprachlichen Fähigkeiten gehört zu den zentralen Entwicklungsaufgaben im Kindesalter. Obwohl die meisten Kinder eine ungestörte Sprachentwicklung durchlaufen, ist kein anderer Bereich so häufig von Störungen betroffen wie die Sprachentwicklung. Bei Anwendung der ICD-10 (Dilling, Mombour, Schmidt & Schulte-Markwort, 2011) wird von einer Häufigkeit von fünf bis acht Prozent ausgegangen. Das Erlernen der Sprache spielt auch für weitere Bereiche, wie die kognitive, emotionale und soziale Entwicklung, eine erhebliche Rolle. So kann eine eingeschränkte Sprachentwicklung negative Auswirkungen auf zentrale Bereiche des alltäglichen Lebens, beispielsweise beim schulischen Lernen, haben (u. a. Ritterfeld, Starke, Röhm, Latschinske, Wittich & Moser Opitz, 2013; Mahlau, 2008; Gasteiger-Klicpera & Klicpera, 2005). Bei mehr als 50% der Kinder mit umschriebenen Sprachentwicklungsstörungen kommt es zu Problemen im Bereich des Lesens und Schreibens (Gasteiger-Klicpera & Klicpera, 2005; Arand, 1998). Untersuchungen zeigen, dass sprachliche Probleme häufig mit Schwierigkeiten im kognitiven Bereich assoziiert sind (u. a. Mahlau & Jeschke, 2014; Dannenbauer, 2009; Amorosa, 2008).

Kinder mit umschriebenen Sprachentwicklungsproblemen sind zudem einem erhöhten Risiko für psychiatrische Störungen ausgesetzt (Grimm, 2003). Bei ca. 40–80% der betroffenen Kinder treten neben der spezifischen Sprachentwicklungsstörung zusätzlich Störungen der Aufmerksamkeit, des Sozialverhaltens und der emotionalen Befindlichkeiten auf (Amorosa, 2008). Zu beachten ist auch, dass sich Kinder mit spezifischen Sprachentwicklungsstörungen von Kindern mit normaler Sprachentwicklung bezüglich der Qualität ihrer Freundschaften unterscheiden (Durkin & Conti-Ramsden, 2007).

Im Folgenden wird umfassend auf das Auftretensbild einer spezifischen Sprachentwicklungsstörung eingegangen und die Komorbidität mit anderen Entwicklungsbereichen im Überblick dargestellt.

2.1.1 Entwicklung von Kindern mit SSES – Forschungsstand

2.1.1.1 Definition

Als *spezifische Sprachentwicklungsstörun* (im Folgenden SSES) wird eine Sprachentwicklungsauffälligkeit bzw. -störung bezeichnet, die durch einen verspäteten Sprechbeginn und einen verzögerten, inkonsistenten und desynchronisierten Verlauf der Sprachentwicklung bei normaler nonverbaler Intelligenz gekennzeichnet ist (Dannenbauer, 1989). Die SSES wird durch die Weltgesundheitsorganisation (F80.0 bis F80.2; ICD-10, Dilling et al., 2011) als eine umschriebene Entwicklungsstörung definiert, bei der die Fähigkeit des Kindes, die expressiv und rezeptiv gesprochene Sprache zu gebrauchen, deutlich unterhalb des seinem Intelligenzalter angemessenen Niveaus liegt. Dabei sind die Verläufe einer normalen Sprachentwicklung von frühen Stadien an beeinträchtigt. Weiterhin wird eine Reihe von Ausschlusskriterien benannt. So werden Kinder ausgeschlossen, bei denen die Ursache für ihre Sprachstörung im sensorischen Bereich liegt (z. B. gehörlose oder blinde Kinder), die neurologische Auffälligkeiten haben (z. B. Aphasien), in den nonverbalen kognitiven Fähigkeiten beeinträchtigt sind (z. B. durch eine geistige Behinderung), auffällige emotionale Störungen oder Probleme in den zwischenmenschlichen Beziehungen erkennen lassen (z. B. eine schwere Verhaltensstörung) (Fromm, Schöler & Scherer, 1998; Häring, Schakib-Ekbatan & Schöler, 1997). Nach der ICD-10 kann sich ein begleitender partieller Hörverlust nachweisen lassen, der jedoch nicht so schwer sein darf, dass er die Sprachstörung verursacht haben kann (Dilling et al., 2011). Nicht selten treten begleitend auditive Wahrnehmungs- und Verarbeitungsstörungen auf. Nach Fromm et al. (1998) ist die SSES „als Folge eines qualitativ andersartigen, gestörten Spracherwerbs" (ebd., 22) anzusehen. Für den deutschsprachigen Raum konnte Grimm (2003) anhand unterschiedlicher linguistischer Analysen zeigen, dass Kinder mit SSES mit dem Spracherwerb nicht nur verzögert beginnen, sondern strukturell abweichende Sätze produzieren, die im normalen Sprachentwicklungsverlauf nicht vorkommen.

In der Fachliteratur werden die genannten Ausschlusskriterien der WHO zunehmend in Frage gestellt. So nimmt man an, dass die intellektuellen Fähigkeiten von Kindern mit einer SSES überschätzt wurden: *„In spite of their normal-range nonverbal IQ, children with SLI have performed less well than their age peers on a wide range of nonverbal cognitive tasks"* (Johnston 1993, 582). Weiterhin werden als spezifisch sprachliches Problem *„auditory processing of rapid transient stimuli"* (Adams & Gathercole 1996, 217), also Probleme in der auditiven Wahrnehmung und Verarbeitung, diskutiert.

Im *Diagnostic and Statistical Manual of Mental Disorders* (DSM-5) werden expressive und gemischt expressiv-rezeptive Sprachdefizite im Gegensatz zur ICD-10 nicht getrennt beschrieben, sondern unter dem Störungsbild *Language Disorder* als ein gemeinsames Störungsbild mit unterschiedlichem Schweregrad zusammengefasst (American Psychiatric Association, APA, 2013). Sowohl expressive als auch rezeptive Fähigkeiten müssen diagnostisch erfasst werden, um die jeweiligen Beeinträchtigungen darzustellen (APA, 2013). Neben Störungen in der Artikulation sowie im Sprachverständnis und in der Sprachproduktion zeigen Kinder Probleme in den pragmatischen Fähigkeiten. Die betroffenen Kinder können Schwierigkeiten in der sozialen Interaktion haben, wobei das Ausmaß der Beeinträchtigung jedoch nicht die Kriterien einer Störung des Autismusspektrums erfüllen darf (Conti-Ramsden & Durkin, 2012). Im DSM-5 (APA, 2013) werden Probleme in der verbalen und nonverbalen Kommunikation als *Social (Pragmatic) Communication Disorder* bezeichnet. Bisher konnte sich kein Klassifikationssystem interdisziplinär durchsetzen, was dazu führt, dass in der Praxis die individuellen Beeinträchtigungen eines Kindes oft über eine Beschreibung der Defizite auf den einzelnen Sprachebenen erfolgt (von Suchodoletz, 2013).

Eine Ergänzung zu den ICD-10- und DSM-5-Diagnosen stellt die speziell auf die Besonderheiten des Kindes- und Jugendalters ausgerichtete „Internationale Klassifikation der Funktionsfähigkeit, Behinderung und Gesundheit bei Kindern und Jugendlichen" (ICF-CY) dar. Es erfasst Probleme mit Körperfunktionen und -strukturen, Einschränkungen der Aktivität und Teilhabe sowie relevanter Umweltfaktoren (Hollenweger & Kraus de Camargo, 2013). So kann das individuelle Störungsbild eines Kindes zusätzlich auf mentaler, körperlicher oder sozialer Ebene abgebildet werden, um die spezifische Sprachentwicklungsstörung aus einer breiteren Perspektive heraus zu erfassen und neben den sprachlichen Symptomen auch komorbide Beeinträchtigungen und die kumulativen Effekte der verschiedenen Problembereiche herauszustellen (Dempsey & Skarakis-Doyle, 2010; Campbell & Skarakis-Doyle, 2007).

2.1.1.2 Prävalenz

Die Angaben zur Prävalenz von SSES variieren in Abhängigkeit von den verwendeten Testverfahren und Diagnosekriterien. In der Literatur finden sich Angaben über eine Auftretenshäufigkeit, die zwischen 2 und 30% liegt (von Suchodoletz, 2010). Bei Anwendung der ICD-10 kann von einer Prävalenz von 5 bis 8% ausgegangen werden. Im DSM-5 finden sich Angaben von 5% für umschriebene Störungen der Sprachproduktion und 3% mit zusätzlichen Problemen im Bereich des Sprachverständnisses (APA, 2013). Tomblin, Records, Buckwalter, Zhang,

Smith und O'Brien (1997) berichten von 7,4% für umschriebene Sprachentwicklungsstörungen, die sie bei einer Untersuchung an fast 7000 Kindern im Alter von fünf bis sechs Jahren durchgeführt haben. Eine ähnliche Auftretenshäufigkeit von 6,9% haben Law, Dockrell, Williams und Seeff (2000) bei Dreijährigen mit umschriebenen Sprachentwicklungsstörungen gefunden. Wie auch bei anderen Entwicklungsstörungen sind Jungen häufiger betroffen als Mädchen. In der Untersuchung von Tomblin et al. (1997) zeigten sich bei 6% der Mädchen und bei 8% der Jungen Störungen in der Sprachentwicklung. Robinson (1991) ermittelte sogar ein zwei- bis dreimal häufigeres Auftreten bei Jungen.

2.1.1.3 Ursachen

Die Ursachenforschung beleuchtete in den letzten Jahren v. a. den Bereich der phonologischen Informationsverarbeitung. Studien (Schöler & Schakib-Ekbatan, 2001; Grimm, 1999; Häring, Schakib-Ekbatan & Schöler, 1997) ermittelten insbesondere Einschränkungen in sprachrelevanten Informationsverarbeitungsbereichen, vermutlich aufgrund genetischer Bedingungen. Eine international anerkannte Theorie zur Erklärung des qualitativ andersartig verlaufenden Spracherwerbs wird von Locke (1995) formuliert, der die defizitären Informationsverarbeitungsmechanismen auf biologische Ursachen zurückführt. Dabei bietet dieser neurolinguistische Ansatz auch eine Erklärung für den „abrutschenden IQ", die sich in Studien mit sprachentwicklungsgestörten Kindern immer wieder auch im Bereich der nonverbalen Intelligenz zeigt (Mahlau & Jeschke, 2014; Mahlau, 2008; Gasteiger-Klicpera & Klicpera, 2005; Dannenbauer, 2001a).

Locke (1995) geht von einer genetisch disponierten Störung aus, die den Spracherwerbsprozess in kumulativer Weise beeinflusst. In der neurolinguistischen Theorie wird ein Spracherwerbsprozess in vier Phasen angenommen, in denen die Hemisphären sich zu unterschiedlichen Zeitpunkten aktiv verhalten. Die Entwicklung der neurolinguistischen Kapazität erfolgt in einer festgelegten, zeitlich begrenzten Abfolge von sich überlappenden sensiblen Phasen, in denen spezielle neuronale Ressourcen und Mechanismen eine wichtige Rolle spielen. Der Erwerb und die Analyse der aus der sprachlichen Umwelt wahrgenommenen Äußerungen erfolgen in unterschiedlichen Bereichen der Hemisphären. Die erste Phase ist hauptsächlich affektiv und dient dem vokalen Lernen. Die zweite Phase, die ab dem fünften Lebensmonat beginnt, ist sowohl affektiv als auch sozial. In dieser sehr wichtigen Phase ist das Kind in der Lage, prosodische Muster als unanalysierte Ganzheiten zu speichern und zu reproduzieren. Zentral ist hier die Sammlung und Speicherung von Wörtern der Muttersprache (Wortschatz). Die zweite Phase entspricht der Phase der Einwort-Äußerungen und ist beendet, wenn die in der Sprachentwicklung wichtige 50-Wortgrenze erreicht ist. Die beiden ersten Phasen sind neurologisch grundsätzlich rechtshemisphärisch und werden in der dritten Phase durch die Aktivierung der linken Hemisphäre unterstützt. Die Aufgabe der linken Hemisphäre ist es nun, die bis zu diesem Zeitpunkt gespeicherten Wörter mit Hilfe eines so genannten Struktur-Analyse-Systems zu analysieren und darin Strukturen und Regeln zu induzieren. Dadurch wird es dem Kind möglich, Einheiten, die es für alle sprachstrukturellen Bereiche (Morphologie, Syntax, Phonologie und Lexikon) benötigt, sprachkombinatorisch zu nutzen. Zentrale Voraussetzung für den Eintritt in diese Phase ist ein ausreichendes Wortmaterial sowie ein genetisch festgelegter Zeitpunkt, der ungefähr für das Alter von 18 bis maximal 28 Monaten angegeben wird. Ist dieser Zeitpunkt überschritten, ist das linguistische Zeitfenster, in dem ein unkomplizierter Spracherwerb erfolgen kann, verpasst.

In der vierten Phase, mit ca. drei Jahren, beginnt das lexikalische Lernen. Ein hervorstechendes Merkmal dieser Phase sind „falsche" Äußerungen, beispielsweise in Form von Über- oder Untergeneralisierungen innerhalb der Grammatik oder der Lexik.

Im Alter von ungefähr fünf Jahren kommt es innerhalb der vierten Phase zum Zusammenspiel beider Hemisphären, so dass das sprachliche Lernen differenzierter wird. Diese Phase endet praktisch nie, es finden Erweiterungen der erlernten grammatischen Strukturen und der individuelle Ausbau des Lexikons statt. Das erfolgreiche Durchlaufen einer Phase wird als Voraussetzung für die nachfolgende Phase angesehen: *„Linguistic capacity develops in critically timed phases that occur gradually and sequentially"* (Locke 1994, 609).

Zur Erklärung des gestörten Spracherwerbs stellt v. a. der Übergang von der zweiten zur dritten Phase einen kritischen Zeitpunkt dar (Dannenbauer, 2001a; Grimm, 1999). Zu diesem Zeitpunkt kommt es zu einem Aktivitätswechsel der beiden Hemisphären. Während in den ersten beiden Phasen die rechte Hemisphäre die Speicherung prosodischer Informationen und unanalysierter prosodischer Muster als Sprachmaterial übernimmt, tritt im Alter von ungefähr 20 Monaten die linke Hemisphäre in Aktion. Deren Aktivität, nämlich die Analyse des sprachlichen Materials zur Induktion von z. B. grammatischen Regeln, baut auf den bereits erlernten sprachlichen Einheiten auf. Ein sprachlich normal entwickeltes Kind beherrscht zu diesem Zeitpunkt mindestens 50 Wörter, die somit der linken Hemisphäre zur Analyse und Regelinduktion zur Verfügung stehen. Spezifisch sprachentwicklungsgestörte Kinder haben jedoch zu diesem Zeitpunkt weitaus weniger Sprachmaterial zur Verfügung. Denn Kinder mit einer SSES beginnen ihre sprachliche Entwicklung oft als so genannte *late talkers*. Das bedeutet, dass der

Beginn der Sprachentwicklung erst zu einem Zeitpunkt einsetzt, zu dem sprachlich normgerecht entwickelte Kinder schon mehrere hundert Wörter beherrschen und sich in Mehrwortäußerungen ausdrücken. Rescorla, Mirak und Singh (2000) wiesen nach, dass dreijährige englischsprachige *late talkers* ein expressives Sprachverhalten zeigen, das bei sprachentwicklungsnormalen Kindern auftritt, die ca. ein halbes bis ein Jahr jünger sind. Insbesondere der Wortschatzerwerb erscheint verzögert. So sprechen Kinder mit SSES im Alter von 2;0 Jahren erst durchschnittlich 18 Wörter, normal wären 50 Wörter, mit 2½ Jahren 89 Wörter und mit 3;0 Jahren 195 Wörter (Braun, 1999). Besonders problematisch ist, dass es den Kindern nicht gelingt, den verspätet beginnenden Spracherwerb aufzuholen. Sondern dass sie – im Gegenteil – die Sprache langsamer und mit Plateaubildungen erwerben (Grimm, 2003). Die folgende Abbildung 2 verdeutlicht dies in beeindruckender Weise.

Abbildung 2: Wortschatzerwerb bei sprachnormalen Kindern und Kindern mit SSES (nach Angaben von Braun, 1999)

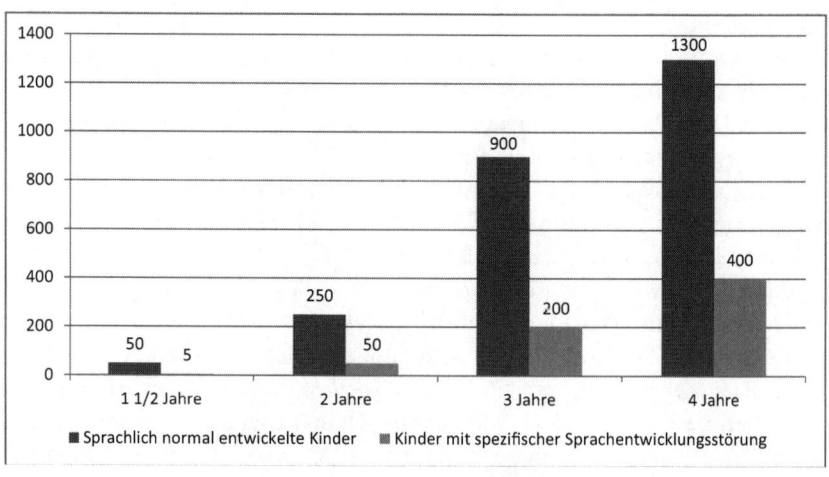

Es ist ersichtlich, dass sich bei sprachnormal entwickelten Kindern ab einem Alter von ungefähr zwei Jahren ein rascher Anstieg des Wortschatzes, der sogenannte Wortschatzspurt, vollzieht. Besonders problematisch ist, dass dieser bei den *late talkers*, bei denen eine erhöhte Möglichkeit besteht, eine SSES zu entwickeln, ausbleibt. In der Studie von Rescorla und Team (2000) erreichten die *late talkers* die 50-Wortgrenze erst zehn Monate später, im Alter zwischen 2;2 und 2;4 Jahren. Dabei zeigt sich der fehlende Wortschatzspurt auch in einer Analyse des Vokabulars der Kinder (*types*). Bezogen auf die Gesamtzahl aller Äußerungen produzieren *late talkers* nicht weniger, sondern immer wieder die gleichen *types* (Kauschke, 2000). Das ist ein Hinweis darauf, dass die Gruppe der *late talkers* bereits in diesem Alter nicht nur zeitlich, sondern auch qualitativ vom normalen Spracherwerb abweicht (Reif, Schulz & Penner, 2003). Folglich fehlt die Grundlage für die Analyse und Regelinduktion in der linken Hemisphäre. Da das Einsetzen der Aktivität der linken Hemisphäre jedoch in einem bestimmten Zeitfenster erfolgen muss, angegeben wird ein Alter von ca. 28 Monaten, wird der optimale Zeitpunkt von den Kindern mit einer sich entwickelnden SSES verpasst. „Die biolinguistische Uhr ist [..] abgelaufen, bevor die notwendigen neuronalen Systeme aktiviert werden konnten" (Grimm 1999, 146). So verhält sich die Inaktivierung letztlich wie eine Schädigung (Locke, 1997). Der unzureichende bzw. verzögerte Aufbau des Lexikons ist demnach das „Initialsymptom" (Kauschke 2000, 206), das innerhalb der weiteren Sprachentwicklung zu Störungen auch auf anderen sprachlichen Ebenen führen kann: „*Children with a small mental lexicon are inescapably at risk. For them, a lexicon denied may be a grammar denied*" (Locke 1997, 282).

Nach Grimm (1999) handelt es sich dabei um eine fundamentale Störung des Sprachlernprozesses, der deutlich langsamer und anders strukturiert verläuft als bei sprachlich nicht beeinträchtigten Kindern. Dabei ist die Störung „multikausal bedingt und hat eine biologische Wurzel" (ebd., 122).

Nach ungenutztem Verstreichen der sensiblen Zeitspanne setzen kompensatorische Mechanismen ein, die bevorzugt die dafür nicht optimal geeignete rechte Hemisphäre betreffen. Dafür gibt es sogar ein organisch nachweisbares Symptom, die normalerweise nicht vorhandene funktionale und anatomische Symmetrie des *planum temporale*, die sich bei Kindern mit SSES zeigt (Locke, 1997). Nach Locke führen die neuronalen Kompensationsversuche zu einer Überentwicklung der rechten Hemisphäre, die als neuroanatomische Besonderheit bei einer größeren Anzahl von spezifisch sprachentwicklungsgestörten Kindern tatsächlich gegeben ist (Gauger, Lombardino & Leonard, 1997). Der gesamte Sprachlernprozess ist und bleibt in den folgenden Jahren verlangsamt und mühsam. Denkbar wäre zudem, dass für die nun überlasteten und dadurch ineffizient arbeitenden neuronalen Strukturen der rechten Hemisphäre intellektuelle Einbußen hingenommen werden müssen. Hinweise dafür lassen sich aus Studien ableiten, die eine scherenartige Entwicklung intellektueller Fähigkeiten zeigen. Man spricht vom „abrutschenden IQ" (Dannenbauer, 2001a).

Grimm (1999) bezeichnet die Überlegungen von Locke als „ein hervorragendes Beispiel für die Metatheorie der Entwicklungsbiologie" (Grimm 1999, 144) und auch Dannenbauer (2001a, 109) erscheint sie „in weiten Teilen plausibel".

2.1.1.4 Symptomatik

Auf der Grundlage dieser Theorie lassen sich erste Symptome für eine SSES bereits deutlich vor dem eigentlichen Spracherwerb vermuten. So zeigen sich Symptome für den Nichterwerb des notwendigen Wortmaterials bereits in den ersten beiden Phasen, die von den letzten Gestationsmonaten bis ungefähr zum Alter von 1½ Jahren reichen. Grimm (2003) postuliert für die vorsprachliche Phase sogenannte Vorläuferfähigkeiten, welche sich als sprachrelevante Operationen der Kognition, wie die Fähigkeit zur Objektkategorisierung, das Gedächtnis für Sprache, konventionalisierte Gesten und referentielle Gesten, verstehen. Deren intaktes Funktionieren und Interagieren stellt eine Voraussetzung für den erfolgreichen Spracherwerb dar und erscheint bei Kindern mit der potentiellen Gefahr für die Ausbildung einer SSES unzureichend entwickelt.

Rothweiler (2001a) vermutet eine „typische Sprachstörungskarriere" eines Kindes mit einer SSES. Diese beginnt mit einem verspäteten Wortschatzerwerb, wobei die Fachwissenschaft noch nicht ausreichend die Frage geklärt hat, wie sich dieses Symptom auf die Entwicklung der unterschiedlichen Sprachebenen auswirkt. Der verspätete Wortschatzerwerb könnte für weitere, nachfolgende Probleme auf der semantisch-lexikalischen Ebene verantwortlich sein (Rothweiler, 2001a; Kauschke, 2000), von denen ca. 23% bis 40% der Kinder mit SSES betroffen sind (Motsch & Ulrich, 2012). Nach Kauschke und Rothweiler (2007) sind zwei Formen lexikalischer Störungen zu unterscheiden. Zum einen bezieht sich das quantitative Defizit auf einen zu geringen Wortschatzumfang, d. h., dass das Kind zu wenige lexikalische Einträge in seinem mentalen Lexikon speichert. Zum anderen kann ein qualitatives Defizit auf einen misslingenden Wortabruf zurückzuführen sein, der seine Ursache in semantischen oder phonologischen Speicher- und Abrufproblemen hat. Dabei erschweren eine unvollständige Speicherung von semantischen (Lemmaebene) oder phonologischen Merkmalen (Lexemebene) oder auch eine zu geringe Vernetzung der eingetragenen Lexeme die Aktivierung und den Abruf der Wörter (Kannengieser, 2012; Motsch & Ulrich, 2012; Glück, 2010). Dies macht sich nicht nur in der produktiven Modalität bemerkbar, sondern bereits in der rezeptiven, in dem bereits die Identifizierung von Wörtern nicht gelingt (Sprachverständnis). Symptomatisch fallen lexikalische Erwerbsstörungen v. a. in der Sprachproduktion auf, die nach Rothweiler (2001b), neben dem wichtigsten Symptom des geringen Wortschatzes durch falsche Antworten, unvollständige Phrasen mit Selbstkorrekturen, Ersetzungen und Paraphasien (mit phonologischer oder semantischer Ähnlichkeit zum Zielwort), Neologismen, Umschreibungen, unkonkrete Wörter (Ding, Sache, Zeug), Füllelemente (hm, ähm, …), Initiatoren (und dann), Wiederholungen, verzögerte Antworten, Stereotype (Wie heißt das noch?,

Fällt mir nicht ein., Weiß ich nicht.) und Vermeidungsverhalten bis hin zum Schweigen gekennzeichnet ist. Häufig führen die lexikalischen Probleme auch zu unspezifischen Symptomen und zu einer ausgeprägten Begleit- und Folgesymptomatik. So zeigen lexikalisch beeinträchtigte Kinder ein geringes Neugierverhalten und fragen kaum nach ihnen unbekannten Wörtern.

Darüber hinaus zeigen sich auch auf anderen Sprachebenen zahlreiche Symptome. Elsen (1999) konnte bei sprachlich normal entwickelten Kindern zeigte, dass der Wortschatzspurt erst einsetzt, wenn eine gewisse Komplexität im Bereich der Phonologie (Laute, Silben, Akzentstruktur) beherrscht wird. Bei Kindern mit SSES fallen sehr früh Probleme im phonetisch-phonologischen Bereich auf, wie inkonsistent verwendete Wortformen und eine sehr lang anhaltende unverständliche Aussprache (Fox, 2004). So liegt die Vermutung nahe, dass die Verarbeitungsdefizite auf der Ebene der Aussprache neben der lexikalischen Problematik, den weiteren Verlauf des Spracherwerbs zusätzlich negativ beeinflussen.

Im weiteren Verlauf der Sprachentwicklung gehen die Leistungen zwischen Kindern mit SSES und sprachlich normal entwickelten Gleichaltrigen immer weiter auseinander, man spricht auch von einer scherenartigen Entwicklung. Ein solcher Sprachrückstand ist für die betroffenen Kinder nicht mehr aufholbar und zeigt sich in den sich nun entwickelnden massiv gestörten sprachlichen Besonderheiten, v. a. im Bereich der Syntax und der Morphologie. Die auch als „Dysgrammatismus" bezeichnete Symptomatik kann über Jahre hinweg das Erscheinungsbild der SSES so stark dominieren, dass sie das einzige Problem mancher Kinder zu sein scheint (Dannenbauer, 2001b). Symptomatisch fallen die Kinder durch gravierende Probleme, z. B. im Bereich der Morphologie bei der Bildung von Pluralformen oder Flexionen, auf (Schrey-Dern, 2007).

Im Schulalter stellt der Erwerb der Schriftsprache diese Kinder dann vor neue Probleme (Rothweiler, 2001a). So konnten Stothard, Snowling, Bishop, Chipchase und Kaplan (1998) in einer Längsschnittstudie nachweisen, dass Kinder mit signifikant geringeren sprachlichen Leistungen im Vorschulalter in allen Aspekten des primär- und schriftsprachlichen Lernens bis in die Adoleszenz beeinträchtigt sind. Nach Ansicht der Autoren handelt es dabei um eine generalisierte Entwicklungsstörung, die sich in einer erheblichen Anzahl von Nachfolgeproblemen und Sekundärsymptomatiken zeigt. Kinder mit SSES steigen zum einen verspätet in den Spracherwerb ein und benötigen zum anderen auch erheblich mehr Zeit, um Sprache adäquat zu verstehen, zu verarbeiten und um mit ihr zu handeln. Nach Untersuchungen von Grimm (1999) lässt sich dieser Rückstand nicht aufholen, sondern der sprachliche Entwicklungsverlauf bleibt verlangsamt. Es ist davon auszugehen, dass im weiteren Verlauf der Entwicklung der Abstand zwischen den sprachlich normal entwickelten Kindern und den Kindern mit einer SSES zunehmend größer wird. Folgestudien zum sprachlichen Leistungsstand bei ehemaligen entwicklungsdysphasischen[4] Kindern (Aram, Ekelman & Nation, 1984) wiesen nach, dass Sprachprobleme bei 40 bis 100%, abhängig von der untersuchten Stichprobe und den verwendeten Messinstrumenten, auch im Jugend- und Erwachsenenalter persistieren. Bei den meisten der Kinder mit SSES liegt noch im Grundschulalter eine manifeste Sprachentwicklungsproblematik vor, deren Charakter des Störungsbildes sich von einer isolierten Ausprägungsform zu einem komplexen Erscheinungsbild mit Minderleistungen in weiteren Bereichen ändert.

Es kann festgehalten werden, dass sich eine spezifische Sprachentwicklungsstörung in aller Regel nicht „auswächst" (Grimm, 1999) und eine sehr frühzeitige Diagnose mit effektiven therapeutischen Maßnahmen notwendig ist, um eine kumulierende Sprachstörung zu verhindern, die die gesamte Persönlichkeitsentwicklung negativ beeinflussen könnte.

2.1.1.5 Prognose und spezifische Verlaufsformen

In Untersuchungen von Bishop und Adams (1990) sowie Stothard, Snowling, Bishop, Chipchase und Kaplan (1998) konnten Kinder, bei denen mit vier Jahren eine Sprachentwicklungsstörung diagnostiziert wurde, im Alter von fünf, acht und 15 Jahren hinsichtlich ihres Sprachentwicklungsverlaufes und weiterer Entwicklungsleistungen nachuntersucht werden. Als bedeutsamster Faktor für eine langfristige sprachliche Entwicklungsstörung erwies sich der Entwicklungsstand mit vier bzw. fünf Jahren. Kinder, die zum zweiten Messzeitpunkt, also mit fünf Jahren, ihre Sprachentwicklung an die Altersnorm angleichen konnten, erwiesen sich auch mit acht und 15 Jahren als sprachlich unauffällig. Jedoch zeigten sie im Bereich der phonologischen Bewusstheit und in der Lesefertigkeit weiterhin Leistungen, die unter dem Niveau sprachentwicklungsunauffälliger Kontrollkinder lagen. Interessant ist, dass nur knapp die Hälfte (44%) der ursprünglich sprachgestörten Kinder auch noch mit fünf Jahren eine Sprachentwicklungsstörung hatte. Innerhalb des fünften Lebensjahres scheint demnach eine erhebliche Anzahl von sprachentwicklungsauffälligen Kindern ihr Defizit aufholen zu können. Die Kinder, bei denen die Sprachentwicklungsstörung persistierte, zeigten mit acht und auch noch mit 15 Jahren weiterhin Probleme in der Sprachentwicklung. Von den Probanden der Ausgangsstichprobe waren im Alter von 15 Jahren noch 42% sprachgestört, 36% galten als sprachunauffällig und 21% als allgemein entwicklungsverzögert. Auch

---

4 Der Begriff der „Entwicklungsdysphasie" wird in der älteren sprachheilpädagogischen Fachliteratur (s. Braun, 1999) synonym mit dem Begriff der SSES verwendet.

die Betrachtung weiterer Entwicklungsbereiche zeigt das Bild einer kumulativen Störung der stärker bzw. länger sprachentwicklungsbeeinträchtigten Kinder. Von den Probanden, die im Alter von fünf Jahren noch Sprachentwicklungsstörungen aufwiesen, zeigten 75% mit acht Jahren unterdurchschnittliche Leistungen im Schriftspracherwerb. Dagegen konnten diejenigen Kinder, die ihre sprachlichen Defizite bis zum Alter von fünf Jahren aufgeholt hatten, sogar zu 96% eine durchschnittliche Leseleistungen mit acht Jahren erreichten. Dieser Befund steht allerdings im Widerspruch mit dem in derselben Studie ermittelten Ergebnis unterdurchschnittlicher Leistungen in der phonologischen Bewusstheit, die als zentrale Vorausläuferfähigkeit des Schriftspracherwerbs gilt.

Im deutschsprachigen Raum, wenn auch lediglich für eine sehr kurze Zeitspanne, konnte Sachse (2007) die Entwicklung sprachentwicklungsauffälliger Zweijähriger verfolgen. Es zeigte sich, dass ein Drittel der *late talkers* innerhalb eines Jahres alle sprachlichen Rückstände aufholt. Ein weiteres Drittel zeigt weiterhin sprachliche Schwächen, aber eher leichten Grades, und das letzte Drittel ist deutlich sprachentwicklungsgestört. Kinder, die mit zwei Jahren in ihrer Sprachentwicklung grenzwertig waren, konnten zu 86% ihren sprachlichen Rückstand aufholen und galten als sprachnormal. Nur 14% dieser Kinder waren weiterhin sprachlich beeinträchtigt, keines der Kinder verschlechterte sich in Richtung einer Sprachentwicklungsstörung. In der Gruppe der zweijährigen sprachnormalen Kontrollkinder waren nach einem Jahr 95% weiterhin sprachnormal, bei 5% verschlechterte sich der Sprachentwicklungsstand zu sprachlich grenzwertigen Ergebnissen. Diese Studie zeigt, dass sich Sprachentwicklungsauffälligkeiten im frühen Kindesalter spontan bessern können und die Sprachentwicklungsverläufe jüngerer Kinder eine hohe Dynamik aufweisen. Wie die Studie weiterhin zeigt, gilt das tendenziell auch für die umgekehrte Richtung, die Sprachentwicklung kann stagnieren oder einen zu geringen Fortschritt aufweisen.

Whitehurst, Fischel, Arnold und Lonigan (1992) untersuchten *late talkers* zwischen dem dritten und dem sechsten Lebensjahr. In ihrer Studie zeigte sich, dass nach drei Jahren der produktive Wortschatz nur noch bei 10% der ehemaligen sprachentwicklungsauffälligen Kinder unterdurchschnittlich war. In einer großen Zwillingsstichprobe von Dale, Price, Bishop und Plomin (2003) ergaben sich zwischen mehreren sprachlichen Variablen im frühen Alter Zusammenhänge zum späteren Sprachentwicklungsstand. Diese Unterschiede waren allerdings zwischen einer Gruppe mit sprachentwicklungsgestörten Kindern und einer Kontrollgruppe später, aber sprachlich normal entwickelter Kinder (*late bloomers*) so gering, dass sie nicht von praktischer Bedeutung waren.

Beitchman, Brownlie, Inglis, Wild und Mathews (1994; Beitchman, Wilson, Brownlie, Walters & Lancee, 1996) bzw. Johnson, Beitchman, Young, Escabar, Atkinson und Wilson (1999) gelang es, die Entwicklung von insgesamt 284 Kindern über einen Zeitraum von neun Jahren zu verfolgen. Zum ersten Messzeitpunkt waren die Kinder fünf Jahre alt und wurden als sprachentwicklungsnormal bzw. sprachentwicklungsauffällig den entsprechenden Gruppen zugewiesen. Sieben Jahre später, im Alter von zwölf Jahren, konnten 101 sprachlich auffällige und 114 Kontrollkinder nachuntersucht werden. In dieser Untersuchung zeigte sich nun, dass bei 72% der ursprünglich sprachgestörten Kinder die sprachlichen Auffälligkeiten weiterhin persistierten. Ein Aufholen der Sprachentwicklung war im Gegensatz zu den *late talkers* der Untersuchung von Sachse (2007) bei weitaus weniger Kindern gegeben. Im Alter von 14 Jahren zeigten noch 73% der ursprünglichen Stichprobe der sprachauffälligen Kinder eine Sprachentwicklungsstörung. Die Prävalenz bleibt folglich im späteren Kindesalter stabiler. Eine Veränderung der Sprachentwicklungsdynamik hin zur unauffälligen Entwicklung ist zu diesem Zeitpunkt nicht mehr so häufig gegeben.

Scarborough und Dobrich (1991) vermuten, dass das Erreichen eines normalen Sprachentwicklungsstandes nur scheinbar gelingt, da der unauffällige Spracherwerb im Vorschulalter ein Plateau erlangt und tendenziell von den sprachentwicklungsauffälligen Kindern ebenfalls erreicht werden kann. Jedoch fallen bei den nächsthöheren Anforderungen an ihre sprachlichen Kompetenzen, z. B. mit dem Schulbeginn der Schriftspracherwerb, ihre Leistungen wiederum hinten denen der sprachnormalen Kinder zurück.

Im deutschsprachigen Raum lassen sich vergleichsweise wenige Studien mit eher geringen Probandenzahlen über die langfristige Prognose von sprachentwicklungsgestörten Kindern finden. Kiese-Himmel (1997) untersuchte 25 Kinder, die im Kindergarten- und Vorschulalter die Kriterien einer SSES erfüllten, im Grundschulalter wiederholt. Von diesen Kindern zeigten 42% eine persistierende Sprachstörung, bei der Hälfte waren noch Auffälligkeiten auf der phonetisch-phonologischen Ebene feststellbar.

Von einer ungünstigen Prognose berichten Schakib-Ekbatan und Schöler (1998). Sie analysierten sehr detailliert die Entwicklung von fünf Kindern mit SSES über zehn Jahre (6;9-7;10 bis 17;0-16;0) in Einzelfallanalysen. Bei allen Kindern wurde eine verspätet einsetzende bzw. früh stagnierende Sprachentwicklung beobachtet. Im Jugendalter zeigten sich noch gravierende Leistungseinschränkungen. Nach Aussage der Autoren stagniert das Sprachentwicklungsniveau der Jugendlichen auf einem Niveau, das sprachnormale Grundschüler im zweiten oder dritten Schuljahr erreicht haben. Dies betrifft insbesondere den Bereich der

Grammatik und Nachsprechleistungen von Sätzen, Zahlenfolgen und Kunstwörtern. Letzteres erhebt eher den Bereich der auditiven Verarbeitung und Wahrnehmung. Interessanterweise gelingt es den Jugendlichen im Alltag überwiegend sprachlich unauffällig zu werden. Sie konnten für den umgangssprachlichen Bereich adäquate Routinen entwickeln. Schakib-Ekbatan und Schöler (1998) verweisen darauf, dass sich vor dem Hintergrund der betrachteten Einzelfälle die Heterogenität der Gruppe der Kinder mit SSES zeigt. Sie unterscheiden sich voneinander in ihren individuellen Entwicklungsverläufen sowohl im sprachlichen Leistungsbereich als auch im schulischen Werdegang.

Auch Rutter, Mawhood und Howlin (1992) verfolgten die Sprachentwicklung von ursprünglich sprachentwicklungsgestörten Kindern bis in das Erwachsenenalter. Probanden, die mit sieben Jahren von einer Sprachentwicklungsstörung betroffen waren, wurden mit 24 Jahren erneut untersucht. Bei 80% dieser nun erwachsenen Probanden lagen die rezeptiven Sprachleistungen im Normbereich. In den expressiven Sprachfähigkeiten erreichte nur ein Drittel eine durchschnittliche Leistung. Besonders schlecht zeigten sich die schriftlichen Leistungen. Hier konnten nur knapp 10% eine zufriedenstellende Leistung erreichen.

Wie bereits oben beschrieben, sind SSES häufig mit Auffälligkeiten in der sozio-emotionalen und kognitiven Entwicklung, sowie Problemen beim Schriftspracherwerb und der schulischen Leistung verbunden. In zwei prospektiven Längsschnittstudien, der Ottawa Language Study von Beitchman und Kollegen sowie der Manchester Language Study um Conti-Ramsden und Team konnte belegt werden, dass SSES nicht nur bis ins Erwachsenenalter persistieren, sondern dass die Betroffenen auch geringere akademische Abschlüsse erzielen und vor allem im Bereich der sozial-emotionalen Entwicklung Schwierigkeiten haben (St Clair, Pickles, Durkin & Conti-Ramsden, 2011; Beitchman & Brownlie, 2010). Auf Grund der hohen Komorbiditätsrate und der Relevanz begleitender Auffälligkeiten für die weitere Entwicklung, soll im Folgenden auf den Zusammenhang zwischen gestörter Sprache und in hohem Maße betroffene Entwicklungsbereiche eingegangen werden.

2.1.2 Zusammenhänge von SSES und weiteren Entwicklungsstörungen (Komorbiditäten)

Obwohl die Definition einer SSES eigentlich das Vorliegen weiterer Störungen ausschließt, gibt es in der klinischen Praxis eine Vielfalt an Erscheinungsbildern, die die Kombination einer SSES mit weiteren Störungsbildern nahe legt (von Suchodoletz, 2013). Differentialdiagnostische Maßnahmen vermögen jedoch nicht immer eine Störung von der anderen sicher abzugrenzen (Eisenbraun &

Hintermair, 2011). Neben den spezifischen Kernmerkmalen einer SSES werden in der Literatur eine Anzahl von unspezifischen Merkmalen genannt, die sich als Folge oder auch unabhängig (parallel) davon entwickeln können, so z. B. die Beeinflussung der schulischen Leistungsfähigkeit, Auffälligkeiten im emotionalen und sozialen Bereich oder kognitive Beeinträchtigungen. Dannenbauer (2009) verweist darauf, dass SSES keine stabilen Zustände sind, „sondern komplexe und dynamische Lebensereignisse, bei denen mit Veränderung der Symptomebene, des Bedingungsgefüges, des subjektiven Erlebens der Lebensbedeutsamkeit durch die Betroffenen sowie mit der Entstehung psychosozialer Komplikationen zu rechnen ist" (ebd., 104).

So kann es zum einen zum Auswachsen der Sprachentwicklungsstörung kommen, wie es häufig bei isolierten Störungen auf der phonetischen Ebene zu beobachten ist, zum anderen aber auch zu einer zunehmend komplexeren Entwicklungsstörung, bei der neben den sprachlichen Auffälligkeiten weitere Begleit- und Folgestörungen auftreten, die die Entfaltung der Persönlichkeit lebenslang beeinträchtigen. Das Störungsbild eines Kindes kann neben der sprachlichen Primärsymptomatik bereits so erhebliche Sekundärsymptome aufweisen, das die Grundbehinderung kaum noch als solche zu erkennen ist. Kotten-Sederquist (1982, 175) nennt dies eine „kumulative Sekundärverzerrung des Symptombildes" und stellt es analog der Abbildung 3 dar.

Abbildung 3: Modell einer kumulativen Sekundärverzerrung des Symptombildes von Kotten-Sederquist (1982, 179)

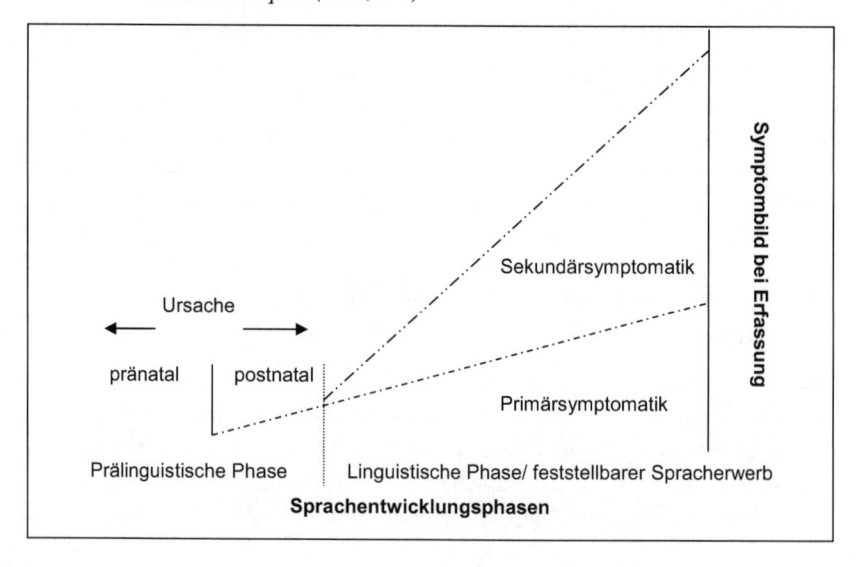

Probleme in der Verarbeitung von sprachlichen Informationen, die die Beeinträchtigung von Sprachproduktion und -verständnis nach sich ziehen, haben auch gravierende Auswirkungen auf schulische Lernprozesse. Das zentrale Medium Sprache und mit zunehmendem Schulalter auch die Schriftsprache sind gleichzeitig Gegenstand, Medium und Steuerungsmechanismus für die Inhalte so gut wie aller Unterrichtsfächer. Kindern mit SSES in Verbindung mit auditiven Verarbeitungsstörungen fehlt für die Verarbeitung und Speicherung die notwendige kognitive Kapazität. Nach Dannenbauer (2009) können viele Kinder gar nicht anders als sich im Laufe des sprachdominierten Unterrichtsvormittags aus dem Geschehen auszublenden und Inhalte somit nur fragmentarisch aufzunehmen. Das unzureichende (Vor)Wissen, der fehlende Wortschatz und die kurze Gedächtnisspanne führen in kurzer Zeit zu erheblichen und vielseitigen Lernproblemen. So haben die betroffenen Kinder nicht nur im Bereich der Schriftsprache Probleme, sondern auch in Fächern wie Mathematik, Fremdsprachen und Sach- und Naturkunde. Dannenbauer (2009) vermutet, dass der Anteil der Kinder, die nicht nach dem Regelschullehrplan unterrichtet werden können, erhöht ist. Eine erhebliche Anzahl von Schülern mit primärer SSES geht vermutlich in Klassen für Lernbehinderte, ihre SSES wurde nicht oder nur unzureichend erkannt.

Im folgenden Abschnitt soll nun differenzierter auf Zusammenhänge zwischen SSES und weiteren Entwicklungsbeeinträchtigungen eingegangen werden.

2.1.2.1 Zusammenhang zwischen SSES und kognitiver Entwicklung
Definition, theoretischer Hintergrund und Problemdarstellung
Nach Buch, Diener und Sparfeldt (2009) sind die kognitiven Fähigkeiten Gedächtnis, Aufmerksamkeit und Problemlösefähigkeit zentrale Faktoren schulischer Leistungen. Sprache und Denken werden im Allgemeinen zu den höheren kognitiven Fähigkeiten gezählt, während Funktionen wie Aufmerksamkeit und Gedächtnis eher als für alle kognitiven Leistungen zugrundeliegend gelten (Nußbeck, 2007a). Im vergangenen Jahrhundert gab es in der Sprachwissenschaft eine kontroverse Diskussion über den Zusammenhang von Kognition und Sprache, die in verschiedene theoretische Vorstellungen mündete. Bedeutsame Modellvorstellungen sind von Piaget (1969) und Wygotsky (1974) entwickelt worden. Piaget vermutet, dass die Sprachentwicklung die Folge bzw. ein Teil der kognitiven Entwicklung ist. In seiner „Theorie der kognitiven Entwicklung" unterscheidet er vier Stufen, die der sensumotorischen Intelligenz, das präoperationale Stadium, die Stufe der konkreten Operationen und die Stufe der formalen Operationen. Jede Stufe unterteilt sich in weitere Substadien. Für die Sprachentwicklung zentral ist die zweite Phase, die ab dem 18. Lebensmonat beginnt und in der das

Kind zwischen einem Objekt und der dazugehörenden mentalen (sprachlichen) Repräsentation unterscheiden kann. Nach dieser Ansicht ist eine kognitive Entwicklung ohne Sprachentwicklung denkbar, umgekehrt aber nicht, der Sprachentwicklung muss die kognitive Entwicklung zwingend vorausgehen (Astington, 2000). Dagegen sieht Wygotsky eine voneinander zunächst unabhängige Entwicklung als gegeben an. Sprache und Kognition entwickeln sich gleichzeitig und unabhängig, also parallel, voneinander. Erst zu einem späteren Zeitpunkt werden beide Funktionen zusammengeführt, so dass das Denken als verinnerlichte Sprache verstanden werden kann. Im Grunde handelt es sich um eine Verzahnung der sprachlichen und der kognitiven Symbolfunktion. Wörter werden zu Trägern von Begriffen und damit ins konzeptuelle Denken eingebunden. Kognitive Konzepte wie Handlung-Wirkung-Zusammenhänge werden sprachlich festgehalten und so kommunizierbar. Wygotsky vermutet, dass die sich ständig verdichtende Verbindung von Sprache und Kognition zu einer beschleunigten Entwicklung auf beiden Seiten führt (Wygotski, 1974).

In den letzen Jahren ist die Diskussion zumindest im deutschsprachigen Raum zum Erliegen gekommen. Es besteht weitgehend Konsens darüber, dass zwischen Kognition und Sprache eine wechselseitige differenzierte Abhängigkeit besteht, die zu verschiedenen Zeitpunkten wirksam ist (Weinert, 2000). Eine genaue inhaltliche Klärung dieser interagierenden Phasen steht noch aus. Das Abhängigkeitsverhältnis könnte darin bestehen, dass die Entwicklung des einen Bereiches der des anderen vorausgehen muss, zu einem anderen Zeitpunkt könnten sie sich gegenseitig beeinflussen. Angenommen wird auch, dass beiden Bereichen gemeinsame Prinzipien zugrunde liegen, wie z. B. Vorausläuferfähigkeiten in der Wahrnehmung (Grimm, 2003). Zwischen dem nichtsprachlichen und dem sprachlichen Erkenntnisgewinn wird v. a. im Bedeutungserwerb ein enger Zusammenhang gesehen. Szagun (1993) verweist darauf, dass die Kognitionsentwicklung der sprachlichen Entwicklung dahin vorausgeht, dass zunächst über ein Wort das semantisch-kognitive Schema vorhanden sein muss, bevor es zum Erwerb der phonologischen Repräsentation kommen kann.

Eine noch ungeklärte Frage ist die nach dem Zusammenhang zwischen einzelnen kognitiven und sprachlichen Komponenten. Spielt beispielsweise der Wortschatz für die Entwicklung kognitiver Strategien eine größere Rolle als andere Sprachbereiche? „Tager-Flusberg [1999] unterscheidet mindestens drei verschiedene Systeme, die unterschiedlich stark von der kognitiven Entwicklung abhängen. Das System der Phonologie und der Grammatik etabliert sich früh, scheint bereichsspezifisch zu sein und sich in einem bestimmten Zeitfenster optimal zu entwickeln. Die Beobachtung dieser schnellen Entwicklung zu einer

Zeit, in der das Kind noch kaum zu höheren kognitiven Leistungen fähig ist, führte zu der Annahme von sensiblen Phasen für die Sprachentwicklung [Lenneberg, 1967] und zur Diskussion um angeborene Fähigkeiten [Chomsky, 1974; Pinker, 1996]" (Nußbeck 2007a, 458). Das Sprachsystem an sich und die Sprachentwicklung im Besonderen sind sehr komplex und beinhalten bestimmte kognitive Komponenten, auf die ein Kind zugreifen können muss.

Es stellt sich die sehr spannende Frage, ob und wenn ja, wie SSES die kognitive Entwicklung beeinflussen können. Auch die umgekehrte Fragestellung, wie bestimmte kognitive Strukturen sich auf Bereiche innerhalb der Sprachentwicklung auswirken, ist von zentralem Interesse in der sprachheilpädagogisch-therapeutischen Fachwissenschaft und sollte Gegenstand weiterer Forschungsbemühungen sein. Auf der Grundlage der beschriebenen vermuteten Zusammenhänge kann davon ausgegangen werden, dass sprachliche Störungen Auswirkungen auf wichtige kognitive Prozesse haben. Mit den wachsenden Anforderungen der Umwelt an einen Menschen wird Sprache „als Instrument, als strukturierendes Symbol- und Mediationssystem für menschliche Aktivitäten des Erkennens, Denkens und Problemlösens" (Dannenbauer 2009, 108) bedeutsamer. Das von Piaget formulierte Niveau formal-operatorischen Denkens wird möglicherweise von Jugendlichen mit SSES nie oder nur eingeschränkt erreicht. Für das notwendige schlussfolgernde, auf Hypothesen basierende, abstrakte Denken ist der Einsatz sprachlicher Mittel notwendig, die die betroffenen Kinder nicht ausreichend zur Verfügung haben. Zu dieser höchsten Form des logischen Denkens, die normalerweise ab ca. elf Jahren vorliegt und Grundlage für das Analysieren und systematische Durchdenken theoretischer Fragestellungen ist, sind Jugendliche mit SSES verspätet, nur teilweise oder nicht in der Lage (Dannenbauer, 2009).

Studien
Bei Kindern mit einer SSES wird *per definitionem* ein nonverbal normaler IQ vorausgesetzt. Das bedeutet aber lediglich, dass *keine generelle* kognitive Beeinträchtigung vorliegt; *spezifische* kognitive Defizite werden jedoch nicht ausgeschlossen. Das Vorliegen spezifischer kognitiver Einschränkungen, v. a. im Bereich der auditiven Merkfähigkeit, stellt sogar eine Ursachenhypothese für eine SSES dar. Um das Vorliegen spezifischer kognitiver Defizite zu überprüfen, wurden vergleichende Untersuchungen durchgeführt (Kushnir & Blake, 1996; Dannenbauer & Chipmann, 1988). Es wurden jedoch keine signifikanten Unterschiede zwischen sprachentwicklungsgestörten Kindern und sprachlich normalen Kindern in kategorialen Aufgaben, wie Klassifizierungsfähigkeit und Symbolverständnis, ermittelt (Grimm, 1999). Dagegen sieht es bei der Kontrolle *sprachverarbeitender* Informationen ganz anders aus. Relevante Bereiche der Informationsverarbeitung, wie die

Geschwindigkeit von phonologischen Verarbeitungsprozessen und die Leistungsfähigkeit des phonologischen Arbeitsgedächtnisses, wurden bei Kindern mit SSES als erheblich beeinträchtigt erkannt (Schöler, Braun & Keilmann, 2003; Schöler & Schakib-Ekbatan, 2001).

Studien, bei denen die Intelligenz*entwicklung* spezifisch sprachentwicklungsgestörter Kinder Gegenstand war (Schöler et al., 2003; Haffner, 1995) zeigten, dass ihr Lern- und Leistungsvermögen erheblich beeinträchtigt ist. So beschreibt Haffner (1995) das Absinken des IQ's eines Jungen mit SSES von 106 auf 86 innerhalb von zwei Jahren. Paul und Cohen (1984) ermittelten bei fünf schwer sprachentwicklungsgestörten Kindern das Abrutschen des IQ's von durchschnittlich 99 auf 63. Auch in Querschnittsuntersuchungen konnte die abgleitende Intelligenzentwicklung dargestellt werden (Dannenbauer, 2001a; Fromm, Schöler & Scheerer, 1998).

In der HEISS-Untersuchung der Forschungsgruppe um Schöler (u. a. Schöler & Spohn, 1998) wurde ebenfalls die allgemeine kognitive Leistungsfähigkeit von Kindern mit SSES untersucht und mit der normalsprechender Grundschüler verglichen. Zu Untersuchungsbeginn erreichten beide Gruppen definitionsgemäß durchschnittliche Leistungen in einem nonverbalen Intelligenztest (Progressive Matrizen; Schmidtke, Schaller & Becker, 1980). Es zeigte sich trotzdem ein statistisch bedeutsamer Unterschied von acht IQ-Punkten zugunsten der sprachnormalen Grundschulkinder. Besonders erstaunlich war der Entwicklungseffekt. Bei allen untersuchten Klassenstufen nahm der IQ mit zunehmendem Alter ab. Bei den untersuchten 94 Kindern mit einer SSES erreichten 70 (74%) der Probanden einen geringeren IQ-Wert. Dabei nahm der Anteil der korrekt gelösten Aufgaben zwar zu, war aber im Vergleich zur Normierungsstichprobe geringer. Es ist davon auszugehen, dass Kinder mit SSES zu diesem Zeitpunkt ihrer Entwicklung ein langsameres Entwicklungstempo aufweisen, welches im bekannten „Schereneffekt" seinen Ausdruck findet. Schöler und Spohn (1998) gehen von wechselseitiger Beeinflussung beider Entwicklungsbereiche aus und vermuten, dass die sprachliche Beeinträchtigung der Grund für die zunehmende kognitive Beeinträchtigung ist. Wobei sich die Frage stellt, worum dies bei Aufgaben der Fall ist, die ganz offensichtlich nicht sprachlich gelöst werden? Eine mögliche Erklärung bietet ein Informationsverarbeitungsansatz, wie er u. a. von Schöler und Schakib-Ekbatan (2001) vertreten wird. Wenn strukturelle und prozessuale Merkmale, also Funktionstüchtigkeit, Kapazität und Geschwindigkeit, als bestimmende Merkmale von Intelligenz angenommen werden, können sich bei Kindern mit SSES, die in ihrer auditiven Informationsverarbeitung eine defizitäre Verarbeitungskapazität und -genauigkeit (Schöler, Braun & Keilmann, 2003) aufweisen, Einschränkungen zeigen. Kinder mit Problemen in diesem Bereich können in nonverbalen Intelligenztests niedrigere Leistungen als altersgleiche sprachentwicklungsnormale Kinder haben, da sie mehr Zeit für das Verstehen der Aufgabenstellungen brauchen oder die Aufgabenstellung innerhalb der Bearbeitung der Aufgabe nicht mehr korrekt erinnern. Dannenbauer (2001a; 2009) ist der Meinung, dass sich eine ursprünglich umschriebene Sprachentwicklungsstörung zu einer allgemeinen Lernbehinderung auswachsen kann. Von ihm genannte realistische Schätzungen vermuten bei ca. 30% der Kinder in den Eingangsklassen an Schulen für Lernbehinderte eine zu Grunde liegende SSES.

Es kann festgehalten werden, dass Kinder mit SSES in den kognitiven Informationsverarbeitungsmechanismen Auffälligkeiten aufweisen, die sich sowohl auf den Gesamtfaktor *Intelligenz* als auch auf das schulische Lern- und Leistungsvermögen negativ auswirken. Dieses Problem hat aller Wahrscheinlichkeit nach eine kumulative Wirkung, wie in den folgenden Abschnitten noch aufgezeigt werden wird. Ein Überdenken des Kriteriums *normale Intelligenz* innerhalb der Definition zur SSES sollte daher Gegenstand künftiger Überlegungen in der Fachwissenschaft sein.

2.1.2.2 Zusammenhang zwischen SSES und Lese- Rechtschreibstörungen (LRS)

Definition, theoretischer Hintergrund und Problemdarstellung

In unserer Kultur stellt die Schriftsprache einen wesentlichen Teil der zwischenmenschlichen Kommunikation dar, sie gilt sowohl als Lerngegenstand als auch Lernmedium und ist damit notwendig für die intellektuelle und kommunikativ-pragmatische Entwicklung eines Menschen. Kinder mit SSES, die häufig Probleme in diesem Bereich aufweisen, sind daher in ihrer Lernentwicklung und in ihren sozialen Entfaltungsmöglichkeiten ein Leben lang benachteiligt.

In der Fachliteratur wird der Schriftspracherwerb als ein Zusammenwirken spezifischer Fertigkeiten der zentralen Verarbeitung (phonologische und orthografische Verarbeitungs- und Kategorisierungsprozesse), sensorischer Abläufe (auditive und visuelle Wahrnehmung) und motorischer Fähigkeiten angesehen, die relativ eigenständig funktionieren, auf verschiedenen Lernstufen eine unterschiedliche Rolle spielen und in einem individuell abhängigen entwicklungsbedingten Zusammenhang stehen (Schulte-Körne, 2002; 2001). Das Erlernen und die korrekte Nutzung der Schriftsprache sind Fähigkeiten, die auf der Grundlage kognitiv-sprachlicher Informationsverarbeitungsstrategien stattfinden (Miles & Miles, 1999). Da sich diese Verarbeitungsprozesse beim Erlernen des Lesens und Schreibens voneinander unterscheiden, werden Lesen und Schreiben innerhalb der Forschung oft separat untersucht und definiert. So bezeichnen Catts und Kamhi

(1989) Lesen als einen kognitiven Prozess, bei dem Bedeutungen von gedruckten Symbolen abgeleitet werden müssen. Dieser Prozess ist sehr komplex und umfasst verschiedenste Teilprozesse. Innerhalb der kognitions- und entwicklungspsychologischen Leseforschung werden schwerpunktmäßig zwei verschiedene Prozesse des Wortlesens thematisiert: das *synthetische Lesen* (Graphem-Phonem-Korrespondenzen, die automatisierte Identifizierung der Buchstaben, Zugriff auf die entsprechenden phonologischen Repräsentationen) und die *direkte automatische Worterkennung*. Nach Mayer (2012) gehören beide Komponenten zur *„reading fluency"*, die als mehrdimensionales Konstrukt verstanden wird, das sowohl die Lesegenauigkeit, die Lesegeschwindigkeit und die Verwendung einer angemessenen Prosodie beim lauten Lesen sowie das Leseverständnis umfasst. Je stärker diese Subkomponenten automatisiert sind, desto mehr kognitive Kapazitäten sind für das Leseverständnis vorhanden (Mayer, 2012).

In der englischsprachigen Leseforschung hat diese Annahme eine theoretische Einbettung in das *‚Simple View of Reading'*-Modell von Hoover und Gough (1990) gefunden.

> *„The Simple View of Reading proposes that reading comprehension is comprised of word recognition and linguistic comprehension" [Gough & Tunmer, 1986]. Simply stated, the word recognition component translated print into linguistic form, and the comprehension component makes sense of the linguistic information"* (Catts, Hogan & Adlof 2009, 25–26).

Nach Nation (2009) werden für das Lesen, als eine sprachbasierte Leistung, phonologische Fähigkeiten als wichtigste Voraussetzung diskutiert, da sich die phonologische Struktur der gesprochenen Sprache in der schriftsprachlichen Struktur wiederfindet. Andere sprachliche Voraussetzungen sind dagegen weniger gut auf den Schriftspracherwerb zu übertragen.

Zwischen den zwei Hauptkomponenten, den Kodierungs- und Dekodierungsprozessen und dem Leseverständnis, gibt es hohe Korrelationen von .74 bzw. .69, wie Untersuchungen an Erst- und Zweitklässlern von Juel, Griffith und Gough (1986) zeigten. Andere Untersuchungen ergaben aber auch, dass beide Komponenten von unterschiedlichen Voraussetzungen abhängig sind (für einen Überblick Goswami & Bryant, 1990). Für das Lesevestehen spielt insbesondere die Semantik eine entscheidende Rolle.

Das wichtigste Ziel des Lesens ist das Verstehen des Gelesenen. Dabei muss beachtet werden, dass nicht zwangsläufig das richtige Dekodieren zum Verstehen führt. Bei semantisch unbekannten, aber phonologisch richtig ausgesprochenen, Wörtern ist ebenfalls kein Verstehen gegeben (Gough, Hoover & Peterson, 1996). In der angloamerikanischen Literatur wird davon ausgegangen, dass das

Leseverständnis alle Aspekte der Sprachfähigkeit betrifft, das folglich eine Verbindung zwischen gesprochener und geschriebener Sprache vorliegt.

„In short, comprehension taps all aspects of language – phonology, semantics, syntax, and pragmatics. Because these factors influence the comprehension of spoken language [Bishop, 1997], it is reasonable to expect that they will also influence the comprehension of written language" (Nation 2009, 44).

Wie beim Lesen so lassen sich auch beim *Schreiben* zwei Teilfertigkeiten unterscheiden, die zu verschiedenen Zeiten erworben bzw. bei unterschiedlichen Anforderungen innerhalb des Schriftspracherwerbs eingesetzt werden: das phonemische oder *lautorientierte Schreiben* und das *orthografische Schreiben*. Beim phonemischen Schreiben verschriftet der Schreibanfänger die hörbaren Laute eines Wortes in Buchstaben. Wichtige Voraussetzungen für dieses Können sind zum einen das Wissen um die Zuordnung von Lauten zu den entsprechenden grafischen Symbolen (Phonem-Graphem-Korrespondenz) und zum anderen das Heraushören der einzelnen Laute des zu schreibenden Wortes. Letzteres stellt einen Teilbereich metaphonologischer Fähigkeiten dar, der als zentrale Voraussetzung für den Schriftspracherwerb gilt und bei Kindern mit SSES häufig schwer beeinträchtigt ist (Hübner, 2014; Mahlau, 2008). Für eine korrekte Schreibweise mit Anwendung orthografischer Regeln bedarf es, ähnlich der automatischen Worterkennung beim Lesen, eines aktivierbaren Gedächtniseintrages (Landerl, Wimmer & Moser, 1997).

Nach der Definition der WHO wird unter einer Lese- und Rechtschreibstörung (LRS) eine umschriebene und bedeutsame Beeinträchtigung in der Entwicklung der Lese- und Rechtschreibfähigkeit verstanden, die nicht allein durch das Entwicklungsalter, Visusprobleme, akustische Beeinträchtigungen oder unangemessene Beschulung erklärbar ist (DIMDI, 2013; Dilling et al., 2011). Es können das Leseverständnis, die Fähigkeit, gelesene Worte wieder zu erkennen, vorzulesen und sämtliche andere Leistungen, für die Lesefähigkeiten nötig sind, betroffen sein. Neben den umschriebenen Lesestörungen treten zudem gravierende Rechtschreibstörungen auf. Beide persistieren oft bis in die Adoleszenz (Behrnd, Steffen, Romonath & Gregg, 2003; Romonath & Gregg, 2003; Romonath, 2000; Schöler, Fromm & Kany, 1998).

Nach Schulte-Körne und Ptok (1998) ist die LRS nicht als Folge anderer Störungen (wie z. B. Intelligenzminderung, grober neurologischer Defizite, unkorrigierter Seh- oder Hörstörungen oder emotionaler Störungen) anzusehen, kann aber zusammen mit diesen auftreten. In der klinischen Beobachtung fallen die Komorbidität mit weiteren Symptomen in den Bereichen der Aufmerksamkeits- und Verhaltensstörungen oder auch anderer Entwicklungsstörungen wie insbesondere des Sprechens und der Sprache auf. Es handelt sich um komplexe, entwicklungsbiologisch und zentralorganisch bedingte Störungen (ebd.).

Die WHO-Definition der LRS wurde hinsichtlich einzelner Aspekte in den letzten Jahren immer wieder kritisiert. So verweist Valtin (1994) darauf, dass die Bedeutung des Intelligenzquotienten fragwürdig ist. Auch Klicpera et al. (1993) konnten feststellen, dass es für die Rechtschreibleistungen in der Grundschule kaum ausschlaggebend ist, ob eine Diskrepanz zwischen Intelligenz und Schriftspracherwerb besteht oder nicht.

Dieses Problem steht im Zusammenhang mit der Frage nach der Verursachung einer LRS, die bereits eine Vielzahl von Diskussionen aufgeworfen hat. Nach dem heutigen Kenntnisstand ist die Relevanz der in den siebziger Jahren favorisierten Umweltfaktoren als gering einzustufen. Auch die noch aktuell diskutierten prä-, peri- und postnatalen Faktoren sowie die Assoziation mit einer gestörten Lateralisation von Hirnfunktionen (Linkshändigkeit) konnte nicht ausreichend bestätigt werden (Schulte-Körne, 2002b).

Zurzeit wird als wahrscheinlichste Ursache der LRS eine eingeschränkte phonologische Verarbeitung gesehen, die auch in bekannte Definitionen Eingang fand. So verstehen Catts und Kamhi (1999), in Anlehnung an die Definition der *Dyslexia Association,* unter einer Lese-Rechtschreibstörung

> *„a developmental language disorder whose defining characteristic is difficulty in phonological processing. This disorder, which is often genetically transmitted, is generally present at birth and persists throughout the lifespan. Phonological processing difficulties include problems storing, retrieving, and using phonological codes in memory as well as deficits in phonological awareness and speech production. A prominent characteristic of the disorder in school age children are difficulties learning to decode and spell printed words. These difficulties, in turn, often lead to deficits in reading comprehension and writing"* (Catts & Kamhi 1999, 63–64).

Diese verschiedenen Faktoren fasst Schulte-Körne in einem sehr vereinfachten Ursachenmodell zusammen (s. Abbildung 4). Er nimmt an, dass basale Störungen innerhalb der auditiven und visuellen Informationsverarbeitung für die Entwicklung einer LRS verantwortlich sind, die wiederum ihre Ursache in einer genetischen Disposition haben können. So geben Familienstudien, Zwillingsuntersuchungen und molekulargenetische Untersuchungen erste Hinweise auf Vererbungsmechanismen und Genorte. Es bedarf jedoch noch weiterer Studien, um gesicherte Aussagen treffen zu können (Schulte-Körne, 2002b).

Abbildung 4: Vereinfachtes Ursachenmodell zur Lese-Rechtschreibstörung nach Schulte-Körne (2002b, 14)

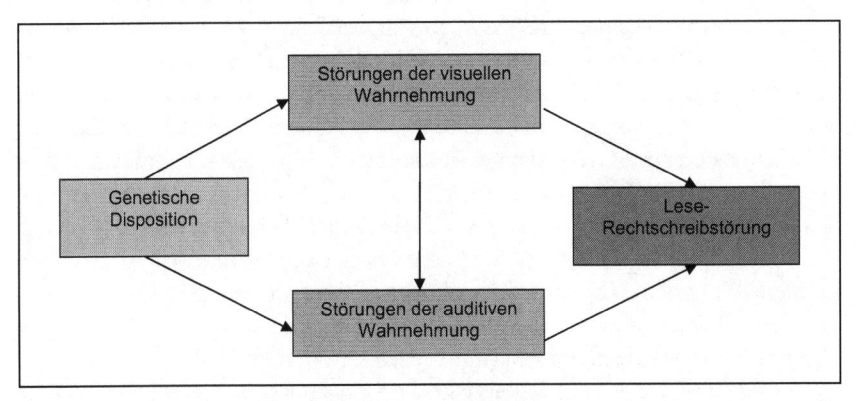

```
        ┌─────────────────────────┐
        │ Störungen der visuellen │
        │      Wahrnehmung        │
        └─────────────────────────┘
            ↗         ↕        ↘
┌──────────────┐              ┌──────────────────┐
│  Genetische  │              │      Lese-       │
│ Disposition  │              │ Rechtschreibstörung │
└──────────────┘              └──────────────────┘
            ↘         ↕        ↗
        ┌─────────────────────────┐
        │ Störungen der auditiven │
        │      Wahrnehmung        │
        └─────────────────────────┘
```

In zahlreichen Studien wird über ungewöhnlich hohe Anteile von Lese- und Lernstörungen bei spezifisch sprachentwicklungsgestörten Kindern berichtet (Catts, 1993; Aram & Hall, 1989). Auch aus dem schulischen Kontext ist hinreichend bekannt, dass spezifisch sprachentwicklungsgestörte Kinder den Erwerb der Schriftsprache nicht ohne Probleme leisten. Als ursächlich werden dabei unzureichende sprachliche und sprachverarbeitende Voraussetzungen vermutet:

> „... *the primary language deficit experienced by preschool children with dyslexia is difficulty in phonological processing. Children with dyslexia generally have significant problems in phonological awareness. Many also have difficulties in other aspects of phonological processing, including phonological storage and retrieval, speech perception, and complex phonological production*" (Catts & Kamhi 1999, 64).

Dabei nehmen Catts und Kamhi (1999, 64) in ihrer aktuellen Erklärung zur *dyslexia*-Definition einen engen Zusammenhang zwischen sprachlichen Auffälligkeiten und gestörtem Schriftspracherwerb an: „*According to our definition, dyslexia is much more than a reading disability; it is a disorder in the development of spoken and written language.*"

Als zentrale Voraussetzung für das Leseverständnis wird das Sprachverständnis diskutiert. In Untersuchungen wurde festgestellt, dass Kinder mit geringem Leseverständnis häufig auch ein geringes Sprachverständnis zeigen. Beispielsweise wurden in einer Untersuchung von Nation und Snowling (1997) Kinder nach den Inhalten einer zuvor gehörten Geschichte gefragt. Kinder mit geringem Leseverständnis konnten die „Höraufgabe" weniger gut erfüllen als normal lesende Kinder. Das zeigt auch, dass ein geringes Leseverständnis generell mit Sprachproblemen im Bedeutungserwerb einher geht, welches sich bei schwachen

Lesern auch als unbemerktes Sprachproblem, als „*hidden language impairment*", erweisen kann. Kinder mit gravierenden und anhaltenden Leseproblemen sollten daher auf das Vorliegen einer SSES überprüft werden. Obwohl die schriftsprachlichen Fähigkeiten sich bei Kindern mit SSES als extrem heterogen zeigen, haben sie als Gemeinsamkeit sehr oft ein eingeschränktes Leseverständnis (Snowling, 2009; Catts, Fey, Zhang & Tomblin, 2002; Bishop & Adams, 1990). In der Literatur nicht klar beantwortet ist die Frage, wie gering die Fähigkeit sein muss, damit es sich um eine Störung handelt. So unterscheiden die Kriterien in den Studien sich häufig von klinischen Definitionen, wie die in der DSM-5 (APA, 2013) bzw. in der ICD-10 (Dilling et al., 2011). Nation kommt nach einer kurzen Diskussion dieser Problematik zu dem Schluss, dass, unabhängig vom jeweiligen SLI-Kriterium der einzelnen Studien, Kinder mit schwachem Leseverständnis „*substantial numbers of poor comprehenders merit a diagnosis of SLI*" (Nation 2009, 47).

Die Ergebnisse der aufgezeigten Untersuchungen lassen den Schluss zu, dass es eine Verbindung zwischen Sprach- und Leseverständnisstörung gibt. Es stellt sich die Frage, wieso diese nicht wesentlich offensichtlicher ist. In Studien aus Großbritannien zeigen zwischen 10 und 15% aller Kinder in einem Alter von sieben bis elf Jahren Probleme im Leseverständnis (Yuill & Oakland, 1991). Rückblickend erhoben hatte diese Kindergruppe verbale Defizite, darüber hinaus zeigten einige Probanden eine klinisch bedeutsame Sprachstörung, eine SLI. Diese Auffälligkeiten blieben jedoch im Kontext der Schule weitgehend unbemerkt. Die Vermutung ist, dass diese Kinder trotz des geringen Leseverständnisses relativ gut phonologisch dekodieren können und dass dies im Grundschulbereich die „augenscheinlichere" Form der Lesefähigkeit darstellt. Kinder mit Problemen im Synthetisieren werden wesentlich häufiger erkannt als Kinder mit Leseverständnisstörungen. „*Thus, serious reading and language impairments are not always obvious in children who appear, superficially at least, to read well*" (Nation 2009, 49).

Aus linguistischer Sicht stellt die Komponente des „Sprachverständnisses" die Verbindung zur gesprochenen Sprache dar. Es gibt eine Vielzahl von Untersuchungen aus dem angloamerikanischen Raum, die dieses Modell als theoretische Basis ihren Untersuchungen zugrunde gelegt haben (u. a. Catts et al., 2009; de Jong & van der Liej, 2002; Aaron, Joshi & Williams, 1999). Gough, Hoover und Peterson gelang bereits 1996 eine Metaanalyse von 17 Studien, die die Beziehung zwischen Leseverständnis, Wortabruf und Sprachverständnis zum Gegenstand hatten. Sie fanden einen altersabhängigen bzw. unterrichtszeitabhängigen Bezug zwischen den einzelnen Komponenten. Der Wortabruf spielte in den niedrigeren, das Lese- bzw. Sprachverständnis in den höheren Klassen eine zentrale Rolle. Catts, Hogan und Adlof (2009) beschreiben sich aus diesem Modell ergebende drei Subgruppen mit Problemen im Lese-Rechtschreiberwerb, die sich aus ihren Stärken bzw. Schwächen im Wortabruf (*word recognition*) und im Hörverstehen (*listening comprehension*) ergeben (Abbildung 5).

Abbildung 5: Subgruppen von Risikokindern im Schriftspracherwerb *(nach Catts, Hogan & Adlof, 2009)*

		listening comprehension	
		gut	schlecht
word recognition	schlecht	gutes Leseverständnis gestörter Wortabruf	gestörtes Leseverständnis gestörter Wortabruf (häufig bei Kindern mit SSES)
	gut	ungestörter Leseerwerb	gestörtes Leseverständnis guter Wortabruf (Hyperlexiker)

Erläuterung: SSES – spezifische Sprachentwicklungsstörung

So hat eine Subgruppe Probleme in der *word recognition*, aber ein ausreichendes Lese- und Sprachverständnis, die andere Gruppe zeigt ein umgekehrtes Störungsbild, hat ein geringes Leseverständnis, kann aber in unauffälliger Weise die Wörter abrufen (sogenannte Hyperlexiker). Die dritte Subgruppe zeigt in beiden Bereichen Einschränkungen. In der letzten Gruppe lassen sich besonders häufig Kinder mit SSES finden.

Im Folgenden sollen Untersuchungen zum Schriftspracherwerb spezifisch sprachentwicklungsgestörter Kinder aufgeführt und vergleichend analysiert werden.

Studien
Nach einer Untersuchung von Klicpera et al. (1993) sind ca. 50% der spezifisch sprachentwicklungsgestörten Kinder von einer Lese-Rechtschreibproblematik betroffen, sprachlich unauffällige Kinder haben dagegen nur zu 10 bis 20% Probleme beim Schriftspracherwerb (dazu auch Amorosa & Noterdaeme, 2002 sowie Weindrich, Jennen-Steinmetz, Laucht, Esser & Schmidt, 2000).

In älteren Untersuchungen sind retrospektive Analysen von klinischen Aufzeichnungen und Übersichten der späteren schulischen Leistungen zu finden, die eine Verbindung zwischen Sprachstörung und Lesefähigkeit zeigen (u. a. Aram & Nation, 1980; Hall & Tomblin, 1978). Jüngere Forschungen begannen mit sprachgestörten Kindern im Kindergarten- oder Vorschulalter und beobachteten ihren

Lernfortschritt in den frühen Schuljahren (u. a. Menyuk, Chesnick, Liebergott, Korngold, d'Agostino & Belanger, 1991; Aram, Ekelman & Nation, 1984) und, seltener, in den späteren Schuljahren (Romonath & Gregg, 2003; Romonath, 2000; Nauclér & Magnusson, 1998). Die Studien zeigen übereinstimmend, dass Kinder mit sprachlichen Problemen ein erhöhtes Risiko beim Erlernen des Lesens und Schreibens haben. Die Auswirkungen lassen sich bis zum Ende der Schullaufbahn (Neumann & Uhlig, 2004; Romonath & Gregg, 2003) nachweisen. Neben den lang anhaltenden Problemen im Bereich der sprachlichen Fähigkeiten, deren Restauffälligkeiten in der gesprochenen Sprache noch im späteren Kindes- und Jugendalter festgestellt werden können (Leonard, 1997), sind allgemeine Bildungsprobleme häufig (Romonath, 2000).

Interessant ist, dass, obgleich in zahlreichen Untersuchungen ein Zusammenhang zwischen Schriftspracherwerb und SSES aufgezeigt werden konnte, noch weitgehend ungeklärt ist, welche eingeschränkten Voraussetzungen konkret welches Defizit in der Schriftspracherwerbsleistung verursacht.

Bishop und Adams (1990) fanden in der *„mean length of utterance"* (MLU) eine Vorhersagemöglichkeit für die Lesefähigkeit. Ende der 80er Jahre konnten Tallal, Curtis und Kaplan (1989, 1988) Daten vorlegen, die zeigten, dass Defizite beim Verständnis gesprochener Sprache Leseschwierigkeiten voraussagen. In weiteren Studien wurde gezeigt, dass Kinder mit lexikalisch-syntaktischen Schwächen ein weitaus höheres Risiko für Lese-Rechtschreibstörungen haben als Kinder mit Problemen, die sich lediglich auf die Artikulation beschränken (Bishop & Adams, 1990; Tallal et al., 1989; Shriberg & Kwiatkowski, 1988). Nach Nauclér und Magnusson (1998) ist es (noch) nicht möglich, vorherzusagen, welche sprachentwicklungsgestörten Kinder das höchste Risiko haben, eine Lese-Rechtschreibstörung zu entwickeln.

Als weiterer wichtiger und besonders guter Prädiktor für die Lesefähigkeit haben sich die metaphonologischen Fähigkeiten erwiesen (Mahlau, 2008; Hartmann, 2002; Nauclér & Magnusson, 1998; Bishop & Adams, 1990). So zeigten Ergebnisse einer Langzeitstudie von Nauclér und Magnusson (1998; Magnusson & Nauclér, 1990), dass es Zusammenhänge sowohl zwischen sprachlichen als auch zwischen metasprachlichen Fähigkeiten und dem Schriftspracherwerb gibt. Zu Beginn der Schullaufbahn sind bei sprachentwicklungsgestörten Kindern bestimmte Aspekte des Lesens und Schreibens, wie die Dekodierungsfähigkeit, das laute Lesen oder Leseverständnisaufgaben, signifikant schlechter ausgeprägt als bei altersgleichen sprachlich normal entwickelten Vergleichsgruppen (de Montfort-Supple, 1998; Klicpera & Gasteiger-Klicpera, 1998). In fortgeschrittenen Schuljahren kommt als besondere Schwäche ein eingeschränktes Leseverständnis zum Tragen, das sich auch noch in den Jugendjahren nachweisen lässt. Die Autoren fassen zusammen „*early linguistic and metalinguistic problems appear to persist and be manifested as reading and writing difficulties*" (Nauclér & Magnusson 1998, 272).

Klicpera et al. (1993; Klicpera & Gasteiger-Klicpera, 1998) stellten fest, dass die schriftsprachlichen Probleme spezifisch sprachentwicklungsgestörter und lese- rechtschreibgestörter Grundschulkinder nicht alle Aspekte des Schriftspracherwerbs in gleicher Weise betreffen. So ist das Rechtschreiben weit stärker beeinträchtigt als das Lesen. Kinder mit Störungen der *Leseentwicklung* zeigen spezielle Schwierigkeiten beim Erlesen unbekannter Wörter, da sie Schwierigkeiten beim phonologischen Rekodieren hatten. Die Leistungsfähigkeit der Kinder mit SSES lag dabei unter dem schwacher Leser der Grundschule. Trotzdem gelang ihnen grundsätzlich das phonologische Rekodieren. Besonders viele Fehler begingen sie beim *Schreiben* von Wörtern mit komplexen Phonemfolgen. Es zeigten sich erhebliche Schwierigkeiten bei der Phonemanalyse. Die Auswertung eines Rechtschreibtests ergab, dass sie sich dabei auf ein eher segmentweises Rekodieren stützen. Klicpera et al. (1993) schlussfolgern, dass der Mangel an phonematischer Bewusstheit bei den Kinder mit SSES ein Hemmnis für das Erlernen des Lesens und Schreibens darstellt (s. auch Arand, 1998).

In einer Längsschnittstudie von Catts (1993) wurde sich ebenfalls mit der Beziehung zwischen SSES und Lesestörungen befasst. Die Probanden zeigten insbesondere lexikalische Auffälligkeiten und geringe metaphonologische Fähigkeiten im Vorschulalter. An der Untersuchung nahmen 56 Probanden mit SSES und 30 sprachlich normal entwickelte Kinder teil. Alle Probanden wurden im Kindergartenalter hinsichtlich ihres Sprachentwicklungsstandes und ihrer phonologischen Bewusstheit untersucht. In der ersten und zweiten Klasse erfolgte dann die Erhebung der Lesefähigkeit (Worterkennung, Leseverständnis). Dabei wurde angenommen, dass die im Kindergartenalter festgestellten Sprachfähigkeiten den Grad der Leseentwicklung in den ersten beiden Schuljahren beeinflussten. Die Auswertung der Ergebnisse zeigte, dass die Gruppe der Kinder mit SSES in beiden Schuljahren eine geringere Leseentwicklung als die sprachlich normal entwickelten Kinder hatte. Besonders eine Untergruppe von Kindern mit starken Auffälligkeiten in den Bereichen Syntax und Semantik fiel durch signifikant schlechtere Ergebnisse als die sprachnormale Vergleichsgruppe auf. Kinder mit isolierten Störungen auf der phonetischen Ebene zeigten dagegen ähnlich gute Ergebnisse wie die sprachlich normal entwickelten Probanden. Aus diesen Ergebnissen schlussfolgert Catts (1993), dass die semantisch-syntaktischen Fähigkeiten wesentliche Prädiktoren für die Lesefähigkeit sind. In der gleichen Untersuchung wurde festgestellt, dass die phonologische Bewusstheit und die Schnellbenennung bessere Maße für die Worterkennung in der ersten Klasse waren als standardisierte Sprachentwicklungstests. Catts (1993) nimmt an, dass die metaphonologischen Fähigkeiten eine weitaus größere Rolle in der Einschätzung der Lesefähigkeit spielt, wenn die Leseentwicklung durch die Worterkennung bestimmt wird, als wenn andere Lesefähigkeiten beurteilt werden.

Trotz der offensichtlichen Zusammenhänge zwischen gestörter Sprache und Schriftsprache gab es in der englischsprachigen Fachliteratur lange Zeit kontroverse Diskussionen, die sich insbesondere auf die Art der Beziehung zwischen SSES und LRS bezogen. Es entstanden aus dieser Kontroverse drei unterschiedliche Hypothesen. Die Vertreter der *co-occurrence hypothesis* (Byrne, 1981) vermuteten keine direkte Verbindung zwischen sprachlichen und dyslexischen Auffälligkeiten. Die Verfechter der *structural hypothesis* (Scarborough, 1990) waren der Ansicht, dass es eine geschlossene Verbindung zwischen primärsprachlichen und schriftsprachlichen Auffälligkeiten gibt, welches sich als Defizit eines generellen Mechanismus' für beide Probleme zeigt. Die Vertreter der *processing limitation hypothesis* (Shankweiler & Crain, 1986) erklärten alle mit LRS verbundenen Auffälligkeiten durch ineffizient arbeitende phonologische Prozesse. *„Dyslexic children are assumed to master all the necessary linguistic structures, and their syntactic difficulties are claimed to be consequences of their working memory limitations"* (Plaza et al. 2002, 505). Wie die beschriebenen Untersuchungen zeigten, die Defizite in der phonologischen Bewusstheit und in der Schnellbenennung als ursächlich für Lese- Rechtschreibstörungen erachten, wird derzeit die dritte Hypothese durch empirische Daten am Stärksten gestützt.

Insgesamt betrachtet, gibt es sowohl im deutschsprachigen als auch im angloamerikanischen Raum zahlreiche Evidenzen für einen Zusammenhang zwischen SSES und LRS, die im schulischen Kontext frühzeitig erkannt und in besonderem Maße unterstützt werden sollten. Darüber hinaus gibt es eine Reihe offener Fragen, wie sich z. B. die Effektivität von kombinierten Trainingsstudien bei Kindern mit SSES und eingeschränkten metaphonologischen Fähigkeiten darstellt oder welche sprachlichen Symptome sich auf welchen Bereich des Schriftspracherwerbs auswirken.

2.1.2.3 Zusammenhang zwischen SSES und Rechenstörung

Definition, theoretischer Hintergrund und Problemdarstellung
In der allgemeinen Mathematikdidaktik wird im Sinne des prozessbezogenen Lernens auf eine starke Berücksichtigung sprachlicher Handlungsfähigkeit Wert gelegt. Die Bedeutung der Sprachkompetenz für den Mathematikunterricht wirft die Frage auf, in wie weit Kinder mit einer SSES im Mathematikunterricht

vor sprachlichen Barrieren stehen, die ihnen einen ungestörten Erwerb mathematischer Kompetenzen verwehren. Studien an mehrsprachig aufgewachsenen Kindern (Heinze, Herwartz-Emden & Reiss, 2007) sowie an einsprachig aufwachsenden Kindern mit Sprachauffälligkeiten verweisen darauf, dass die mathematische Entwicklung im Vergleich zu sprachlich normal entwickelten Kindern problematisch verläuft (Ritterfeld, Starke, Röhm, Latschinske, Wittich & Moser Opitz, 2013).

„Dyskalkulie" als Fachbegriff für Störungen der Rechenfähigkeit umfasst entwicklungsbedingte Rechenstörungen. Die Weltgesundheitsorganisation definiert die Dyskalkulie in der ICD-10 und zählt sie dort zu den umschriebenen Entwicklungsstörungen schulischer Fertigkeiten unter F81.2 (DIMDI, 2013). Danach besteht die Rechenstörung in einer umschriebenen Beeinträchtigung von Rechenfertigkeiten, die nicht allein durch eine allgemeine Intelligenzminderung oder eine unangemessene Beschulung erklärbar ist. Die Diskrepanzdefinition wird durch die von den Kindern zu erwartende durchschnittliche Intelligenz begründet. Diese Diskrepanz muss sich in einem Unterschied von eineinhalb bis zwei Standardabweichungen zwischen dem Intelligenz- und dem Wert im mathematischen Leistungstest zeigen (Ricken, 2009). Das Defizit betrifft vor allem die Beherrschung basaler Rechenfertigkeiten (Addition, Subtraktion, Multiplikation und Division), eher weniger die höheren mathematischen Fertigkeiten (wie Algebra, Trigonometrie). Diese Definition ist in der Fachwelt wegen des darin enthaltenen Diskrepanzkriteriums durchaus umstritten, weil danach Kinder mit geringem IQ nur sehr geringe mathematische Leistungen aufweisen dürfen. Erworbene Rechenstörungen werden per definitionem ausgeschlossen, da die Störung ihren Ursprung in der Kindheit aufweist, einen stetigen Verlauf haben und sich in Abhängigkeit von den sich wandelnden Anforderungen an das Kind verändern muss. Dies betrifft die Akalkulie (R48.8), weiterhin Rechenschwierigkeiten bei Lese- oder Rechtschreibstörung (F81.1) und solche, die hauptsächlich auf einem unangemessenen Unterricht (Z55.8) zurück zu führen sind. Wenn neben der gestörten Rechenfertigkeit auch noch geringe Lese- und Rechtschreibleistungen vorliegen, handelt es sich um eine kombinierte Störung schulischer Fertigkeiten (F81.3), welche jedoch eine schlecht definierte Restkategorie darstellt (DIMDI, 2013).

Im „Diagnostischen und Statistischen Manual Psychischer Störungen" (APA, 2003; Saß, Wittchen, Zaudig & Houben, 2003, 87) dagegen wird die Diagnose „Dyskalkulie" unabhängig von einer Lese-Rechtschreibstörung vorgenommen. Kindern mit Schwierigkeiten in beiden Bereichen erhalten beide Diagnosen. In der DSM-IV-TR sind die Merkmale einer Dyskalkulie näher ausgeführt. So muss das Hauptmerkmal einer Rechenstörung die geringe Ausprägung der Rechenfähigkeiten sein, welche mit individuell durchgeführten standardisierten Tests für mathematisches Rechnen und Denken zu erheben sind. Diese müssen wesentlich unter dem liegen, was auf Grund des Alters, der gemessenen Intelligenz und altersgemäßen Bildung einer Person zu erwarten wäre. Die Rechenstörung behindert dabei deutlich die schulischen Leistungen oder die Aktivitäten des täglichen Lebens, bei denen Rechenleistungen erforderlich sind. Sollte zusätzlich ein sensorisches Defizit vorliegen, so müssen die Rechenleistungen wesentlich geringer sein, als sie bei diesem Defizit zu erwarten wären (Jacobs & Petermann, 2007).

Genaue Angaben zu möglichen Ursachen stehen in der Forschung noch aus. In der älteren Fachliteratur wurden ein Mangel an Begabung, ungünstige Faktoren im schulischen oder elterlichen Umfeld oder im Lernstoff diskutiert. Aktuelle Annahmen deuten jedoch darauf hin, dass die Dyskalkulie bei jedem Betroffenen durch viele verschiedene Einflussfaktoren bedingt wird. So unterscheiden Jacobs und Petermann (2007) verschiedene Erklärungsansätze zur Entstehung der Dyskalkulie. Die bekanntesten sind der entwicklungspsychologische Ansatz und das neurolinguistische Erklärungsmodell. Nach dem entwicklungspsychologischen Ansatz, dem die Entwicklungspsychologie von Piaget zugrunde liegt, erfolgen der Aufbau und die Verinnerlichung von Zahlbegriffen und mathematischen Operationen in aufeinander aufbauenden Phasen. Dabei ist das Erreichen einer Phase die Voraussetzung für die nächste. Bei Störungen innerhalb einer Phase können die darauffolgenden nicht erfolgreich erworben werden. Der neuropsychologische Erklärungsansatz geht von einer Dyskalkulie als einer Teilleistungsstörung aus. Dabei wird die Rechenstörung als eine umschriebene Entwicklungsstörung sehr unterschiedlicher Funktionen, wie der räumlichen Orientierungsfähigkeit, der auditiven und visuellen Wahrnehmung, der Motorik und des Gedächtnisses, angesehen. Eher die Ausnahme sind Rechenprobleme, die auf depressiv bedingte Leistungsblockierungen, angstbedingte Konzentrationsstörungen oder ein ungünstiges Selbstkonzept zurückzuführen sind. Diese stellen nur einige Erklärungsansätze dar, die nicht auf jeden einzelnen Schüler in genau dieser Form zutreffen müssen (Beratungsstelle der Universität Bielefeld, Pädagogische Psychologie, 2013).

Landerl und Kaufmann (2008) referieren Studien, die eine genetische Komponente als mit verursachend nahe legt. So zeigen Zwillings- und Familienstudien eine deutliche Häufung von Rechenstörungen in Familien. Lonnemann, Linkersdörfer, Hasselhorn und Lindberg (2011) verweisen auf neurokognitive Korrelate. Sie berichten über Befunde, die zeigen, dass verschiedene Ursachen für das Zustandekommen einer Dyskalkulie verantwortlich sein können, denen spezifische Störungen auf neuronaler Ebene ursächlich sind.

Ricken (2009) verweist darauf, dass entgegen der ICD-10-Definition umweltliche Bedingungen durchaus eine Rolle bei der Entstehung von Rechenschwierigkeiten spielen. So sind schulische Anregungen, wie ein adäquates Üben oder ein zielgerichtetes Vermitteln effektiver mathematischer Lösungsstrategien sehr wichtig, um Rechenstörungen zu vermeiden. Auch familiäre Bedingungen, wie ein anregungsreiches Umfeld, haben vermutlich einen gewissen Einfluss, wobei diese noch nicht ausreichend untersucht sind, um verallgemeinerbare Aussagen treffen zu können.

Die Prävalenzangaben zur Dyskalkulie weisen im internationalen Vergleich eine Schwankungsbreite zwischen 3,6% und 10,9% auf, wobei insgesamt über überraschend ähnliche Prävalenzen zwischen den Ländern berichtet wird (Landerl & Kaufmann, 2008). Nach Ricken (2009) sind ungefähr 15% aller Kinder und Jugendlichen so stark von Rechenschwierigkeiten betroffen, dass sie sich deutlich von ihren Klassenkameraden unterscheiden. Beim Anlegen strengerer Kriterien, wie denen der ICD-10, geben für den deutschsprachigen Raum von Aster, Kucian, Schweiter und Martin (2005) eine Prävalenz von 4,4% bis 6,6% an. Die Schwankungsbreite bei den Angaben ist zum einen darauf zurückzuführen, dass unterschiedlich normierte, standardisierte Rechentests eingesetzt werden und zum anderen, dass Kinder mit Dyskalkulie häufig auch andere Lern- und Verhaltensstörungen aufweisen, wobei die Rechenstörung als komorbide Störung nicht hinreichend kategorisiert wird (Jacobs & Petermann, 2007).

Bemerkenswert ist, dass im Gegensatz zu anderen Entwicklungsstörungen, wie der Legasthenie oder der SSES, von der Dyskalkulie Jungen nicht stärker betroffen sind als Mädchen (Gross-Tsur, Manor & Shalev, 1996). Es liegen sogar Hinweise darauf vor, dass Mädchen häufiger eine Dyskalkulie haben als Jungen (Fischbach, Schuchardt, Brandenburg, Klesczewski, Balke-Melcher, Schmidt, Büttner, Grube, Mähler & Hasselhorn, 2013; Schwenck & Schneider, 2003; von Aster, Deloche, Dellatolas & Meier, 1997). Wehrmann (2003) zitiert eine Studie von Klauer (1992), in der bei 546 Kindern eine Dyskalkuliesymptomatik bei 5,3% der Mädchen und bei 3,5% der Jungen festgestellt wurde. Landerl und Kaufmann (2008) gehen jedoch von einer Geschlechterverteilung von 1 : 1 aus. Insgesamt kann eine Prävalenz zwischen 4% und 7% als gesichert angenommen werden (Hasselhorn & Schuchardt, 2006). Isolierte Rechenstörungen und auch Rechenstörungen, die mit Lese-Rechtschreibstörungen kombiniert auftreten, weisen damit eine ähnlich hohe Auftretenshäufigkeit auf wie andere Teilleistungsstörungen (Jacobs & Petermann, 2007; Petermann, 2003).

Hinweise für ein diagnostisches und therapeutisches Vorgehen lassen sich aus unterschiedlichen Modellen ableiten (Schneider, Krajewski & Schwenck, 2010), so beispielsweise aus dem Modell der mathematischen Kompetenzentwicklung nach Fritz, Ricken und Gerlach (2007). Krajewski (2008) stellt fest, dass in vielen Handanweisungen zur Feststellung eine Rechenstörung auch eine Vielzahl unterschiedlichster Einzelsymptome aufgeführt wird. Schwierigkeiten werden bei der phonologischen und visuellen Informationsverarbeitung vermutet. So zeigen sich Unsicherheiten in der Serialität, in der Richtung und in der visuellen Wahrnehmung. Dabei wird davon ausgegangen, dass keine typischen Dyskalkuliefehler vorliegen, sondern sich eher eine hohe Quantität an Fehlern beobachten lässt. Symptomatisch können sich Kinder mit einer Rechenstörung am Ende der zweiten Klasse noch nicht im Zahlenraum bis 100 orientieren, häufig bereitet sogar der Zahlenraum bis 20 noch große Probleme. Selbst zum Ende der Grundschulzeit werden das Fingerrechnen und umständliche Zählstrategien eingesetzt. Die betroffenen Kinder bauen keine sicher abrufbaren Gedächtnisinhalte auf, gerade die Zehnerüberschreitung bereitet erhebliche Probleme. Ähnliche Aufgabenstellungen werden nicht als solche erkannt und jede Aufgabe wieder neu erarbeitet. Zwischenergebnisse oder sogar die Aufgabenstellung selbst werden oft vergessen. Für die umständlichen Rechenwege wird viel Zeit benötigt, was dazu führt, dass Aufgaben nicht vollständig gelöst werden. Bei Kindern mit Rechenstörungen werden im Verlauf der Grundschule die Lücken im Mathematikunterricht immer gravierender und führen zu einer scherenartigen Entwicklung zwischen Anforderungen des Mathematikrahmenplans und der Leistungsfähigkeit des betroffenen Kindes (Jacobs & Petermann, 2007). Darüber hinaus weisen viele Kinder psychische Sekundärsymptome wie Angst, Vermeidung, depressive Züge, Aggressionen und weitere Auffälligkeiten im Sozialverhalten auf (Lukow, 2012).

Rechenschwache Kinder mit Begleitstörungen, wie Aufmerksamkeitsproblemen oder LRS, zeigen stärker ausgeprägte und umfangreichere Defizite beim Rechnen als dies bei Kindern mit einer isolierten Störung des Rechnens der Fall ist. Neben der Dyskalkulie können auch neuropsychologische sowie externalisierende und internalisierende Störungen auftreten. Nach Jacobs und Petermann (2007) konnten Proctor, Floyd und Shaver (2005) bei der Hälfte der Kinder mit Rechenstörungen eine oder mehrere zusätzliche kognitive Funktionsbeeinträchtigungen nachweisen.

„Allerdings gibt es zwischen den Studien deutliche Unterschiede, wie häufig diese Kombinationen nun tatsächlich auftreten. Badian [1983] berichtet etwa, dass von 6,4% als dyskalkulisch diagnostizierten Kindern beachtliche 43% auch deutliche Beeinträchtigungen der Leseleistung aufwiesen" (Landerl & Kaufmann 2008, 98). In britischen Studien wurden sogar über 60% an kombinierten LRS-Dyskalkuliestörungen nachgewiesen (Lewis, Hitch & Walker, 1994). Und auch von Aster und Team (2005) konnte für eine kleine deutschsprachige Studie an 337 Probanden der zweiten Jahrgangsstufe nachweisen, dass Kinder mit Dyskalkulie zu 70% eine zusätzliche LRS haben. Etwas geringer ist die Komorbidität der Rechenstörung mit Aufmerksamkeitsdefizit-/Hyperaktivitätsstörung (ADHS). Doch immerhin noch 26% der rechenschwachen Schüler weisen eine Aufmerksamkeitsstörung auf (Gross-Tsur, Manor & Shalev, 1996).

In der Fachliteratur lassen sich Angaben zu Komorbidität zwischen Rechenstörungen und SSES sehr viel seltener finden. Tallal, Allard, Miller und Curtiss (1997 zit. in Seiffert, 2012, 72) konnten in einer Längsschnittuntersuchung zeigen, dass bei 67 Probanden mit SSES auch eine hohe Anzahl von Kindern Probleme im mathematischen Lernen hatten.

Erklärungsansätze lassen sich aus den einer SSES zugrundeliegenden Störungsmustern ableiten. In der Fachliteratur werden (s. Ritterfeld et al., 2013) im Wesentlichen zwei Erklärungsansätze unterschieden: In der sogenannten *Epiphänomen-Hypothese* werden die Mathematikprobleme als Folge der Spracherwerbsprobleme betrachtet. So ist z. B. das Erlernen phonologisch komplexer, neuer Wörter bei Störungen auf der semantisch-lexikalischen Ebene deutlich erschwert. Eine andere Erklärung ist die *Drittfaktor-Hypothese*, die eine gemeinsame Ursache der Störung in einem eingeschränkten Arbeitsgedächtnis vermutet.

Nach der *Epiphänomen-Hypothese* haben Kinder mit einer SSES große Probleme neue Wörter zu verstehen und zu erlernen, sich folglich die notwendigen Fachwörter und Rechenschritte einzuprägen. Lorenz (1996) spricht von der Mathematik als der „1. Fremdsprache", da allein im Mathematikunterricht der Grundschule bis zu 500 neue Begriffe eingeführt werden. Viele Fachwörter klingen phonologisch ähnlich und stellen inhaltliche Abstrakta dar (Seiffert, 2012). So ist der Erinnerungs- und Abrufeffekt dadurch erschwert, dass wenig handelnde Erfahrungen und oft nur geringes semantisches Vorwissen mit dem neu zu erlernenden Wort verbunden sind, die ein festes Einbinden des Lexems in das mentale Lexikon erschweren. Das Beherrschen der mathematischen Fachsprache ist jedoch eine notwendige Voraussetzung für ein erfolgreiches Verstehen mathematischer Zusammenhänge und Regelhaftigkeiten.

Grund für Schwierigkeiten beim Erlernen neuer Wörter sind die eingeschränkten Wortlernleistungen der Kinder mit SSES (Heinzl & Seibt, 2014; Seiffert, 2012). Kinder mit normaler Sprachentwicklung vermögen es, unmittelbar vom sprachlichen und situationalen Kontext auf die Eigenschaften eines neuen Wortes zu schließen. Carey (1978) fand heraus, dass Kinder bereits nach einer einzigen Präsentation eines neuen Wortes ein beträchtliches Verständnis für die Wortbedeutung entwickeln. In Untersuchungen erkannten sie das neue Wort auch noch einige Wochen später. Diese Leichtigkeit und anscheinende Mühelosigkeit des Wortlernens wird nach Carey *fast mapping* genannt.

Um die Worterwerbsdefizite von Kindern mit SSES detaillierter zu analysieren, müssen ihre Wortlerntechniken unter Laborbedingungen erfasst werden. Diese sehr spezielle Untersuchungsmethode basiert auf einer ersten Arbeit von Carey (1978). In einer einfachen Kommunikationssituation lernt das Kind praktisch „nebenbei" durch einen eindeutigen situationalen und sprachlichen Kontext ein Wort. Mit Hilfe dieses experimentellen Ansatzes lassen sich auch Erkenntnisse über Wortschatzdefizite bei sprachentwicklungsgestörten Kindern erheben. Da die zentrale Bedeutung beim Erlernen neuer Wörter in seiner Schnelligkeit und Leichtigkeit durch das *fast mapping* gesehen wird, liegt die Vermutung nahe, dass dieser spezifische Lernprozess bei Kindern mit Worterwerbsproblemen nicht optimal funktioniert.

Eine der ersten Untersuchungen, die quantitative Daten über das Wortlernen bei sprachentwicklungsgestörten Kindern brachte, wurde von Haynes (1982) durchgeführt. Haynes verglich die Wortlernleistung 9-jähriger sprachentwicklungsgestörter Kindern mit der von sprachentwicklungsgleichen 7-jährigen Kontrollkindern. Die Kinder mit Sprachstörungen waren signifikant schlechter als die jüngeren Kontrollkinder. Sie erreichten nur einen Prozentsatz, der knapp über dem Zufallsniveau dieser Aufgabe lag. Analysiert man die Antworten qualitativ, so wird deutlich, dass sich die Kinder mit SSES oft für Items entschieden, die sich phonologisch stark vom Zielwort unterschieden, während die Kontrollkinder bei falscher Beantwortung der Frage Items wählten, die dem Zielwort phonologisch ähnlich waren (Haynes, 1982). Diese Ergebnisse lassen einige wichtige Schlüsse zu. Sie zeigen, dass spezifisch sprachentwicklungsgestörte Kinder grundlegende Probleme beim Erlernen neuer Wörter haben. Sie weisen auf einen deutlich phonologischen Aspekt der Wortlernprobleme hin, da sie sich weitaus weniger an die korrekte Wortform erinnern konnten als die sprachnormalen Kontrollkinder und ihre Fehler kaum Anhaltspunkte für ein persistierendes phonologisches Wissen gaben. Auch nachfolgende Studien mit Aufgaben zum *fast mapping* verstärken die Vermutung einer phonologischen Speicherschwäche (für den deutschsprachigen Raum Rothweiler, 1999; international Gathercole, 1993; Dollaghan, 1987). Es liegt nahe, dass neu zu erlernende Wörter, wie der mathematische Fachwortschatz, hinsichtlich ihres Umfangs, aber insbesondere auch hinsichtlich ihrer phonologischen Komplexität Kindern mit SSES besondere Schwierigkeiten bereiten.

In Studien konnte zeigt werden, dass „die Schwierigkeiten beim Mathematiklernen der Kinder mit Sprachstörungen den Schwierigkeiten rechenschwacher Schülerinnen und Schülern ohne Sprachprobleme ähneln" (Ritterfeld et al. 2013, 138).

So sind analog der Drittfaktor-Hypothese v. a. im Bereich der auditiven Wahrnehmung und Verarbeitung Defizite zu vermuten. Beispielsweise zeigen beide Schülergruppen Probleme, sich vom zählenden Rechnen zu lösen, Kopfrechenaufgaben zu automatisieren und Einsicht in Zahlbeziehungen zu gewinnen. Bei vielen Kindern mit SSES ist die auditive Figur-Grund-Diskrimination nicht ausreichend entwickelt. Die Kinder orientieren sich nicht am sprachlichen Output der Lehrerin, sondern an im Klassenraum vorhandenen Geräuschen, die in Grundschulklassen oft sehr massiv sind. Da die Kinder ihre Aufmerksamkeit ganz bewusst auf das Unterrichtsgeschehen lenken und gleichzeitig die störenden Geräusche, die ihre Wahrnehmung überlagern, bewusst ausblenden müssen, ist ihre Konzentration auf das Wesentliche nur von kurzer Dauer. Auch die sehr häufig auftretenden Probleme sprachentwicklungsgestörter Kinder in der phonematischen Differenzierung stellen eine erhebliche Hürde im Mathematikunterricht dar. So kommt es zu Verwechslungen von Endungen, wie „zehn" vs. „zig", oder von ähnlich klingenden Zahlen „drei" oder „zwei". Beeinträchtigte Lernprozesse in der Analogiebildung und in der Entwicklung des Stellenwertsystems sind die Folge.

Ein weiterer Problembereich ist die auditive Merkfähigkeit. Kinder mit SSES sind nur eingeschränkt in der Lage, sich polysilbische Wörter wie achthundertvierunddreißigtausendneunhundertsechsundvierzig zu merken und korrekt als Zahl aufzuschreiben. Probleme in der auditiven Merkfähigkeit werden auch bei Sach- und Textaufgaben deutlich. Kinder mit SSES können sich einzelne Aspekte wie „weniger", „legen dazu" oder „werden weggenommen" am Satz- bzw. Textzusammenhang nicht hinreichend merken. Auch der Bedeutungsgehalt der Wörter des Sachaufgabentextes erschließt sich Kindern mit SSES nicht ohne zusätzliche visuelle oder strukturierende Unterstützung. Ritterfeld et al. (2013) vermuten, dass die Kinder bereits beim Verstehen der Aufgabe Probleme haben, wenn die Erklärung sich ausschließlich auf den sprachlichen Kanal beschränkt.

Besondere Schwierigkeiten haben Kinder mit SSES in der Serialität, d. h. im Merken der korrekten Reihenfolge. Dabei stehen die Kinder noch vor der zusätzlichen kognitiven Hürde, dass im Deutschen die Zahlen z. T. andersherum ausgesprochen als geschrieben werden. Auch in sachbezogenen Aufgaben muss die Reihenfolge von Wörtern in Sätzen beachtet werden. „Ein Lehrer verdient 1992€ im Jahr. Wie viel verdient er monatlich?" ist etwas anderes als „Ein Lehrer verdient 1992€ im Monat. Wie viel verdient er im Jahr?"

Da das Wissen über Wortbedeutungen, gerade bei Wörtern, die keinen Gegenstand und keine Handlung abbilden, bei Kindern mit SSES als grundsätzlich gestört angenommen werden kann, sind mathematische Aufgaben mit Präpositionen, wie unter, über, nach, vorher usw., sehr schwierig zu erfassen.

Daneben sind für Kinder mit SSES weitere Aspekte des mathematischen Fachwortlernens erschwert. So gibt es zahlreiche Situationen, in denen Interferenzen zwischen fachlichen und eher umgangssprachlichen Wortbedeutungen auftreten bzw. Situationen, in denen der Wortschatz sehr stark auf ein vereinfachtes Niveau herunter gebrochen wird, welches schon mit anderen Wortbedeutungen besetzt ist (Krauthausen, 2007). Lorenz (2005) gibt diesbezüglich einige anschauliche Beispiele. So hat der „Scheitel einer Kurve erstaunlicherweise kaum Haare" und „eine Straße kann gerade sein, eine Zahl auch, obwohl sie krumm aussieht" (ebd., 190).

Ebenfalls sehr schwierig für Kinder mit SSES ist der Anstieg des sprachlichen Niveaus im Mathematikunterricht. So sollen die Schüler Fähigkeiten im Argumentieren, Begründen und im sprachlichen Darstellen erlangen. Auch die Methoden eines offenen, entdeckenden Mathematikunterrichts sind für Kinder mit sprachlichen Problemen nicht immer ein optimales Lernumfeld. Das Verfassen von Lerntagebüchern und mathematischen Aufsätzen, das Geben von sprachlich klar dargelegten Begründungen, oder das Argumentieren in Rechenkonferenzen können für diese Kinder eine unüberwindliche sprachliche Hürde darstellen. Diese Probleme zeigen sich zunehmend in den höheren Klassen, wenn der Anspruch an die sprachlichen Anforderungen im Mathematikunterricht steigt (Krauthausen, 2007).

Studien
Dafür, dass der Mathematikdidaktiker Jens Holger Lorenz der Meinung ist, dass der „Konflikt zwischen Sprache und Mathematik [...] im Unterricht ausgetragen" wird (Lorenz 2005, 194) ist der Zusammenhang zwischen SSES und der Störung mathematischer Fertigkeiten bemerkenswert selten Gegenstand einschlägiger Untersuchungen. In der deutschsprachigen Fachliteratur sind mit Ausnahme von Ritterfeld et al. (2013) keine Studien zu finden, die diesen Zusammenhang betrachten.

In angloamerikanischen Studien (Fazio, 1994; Fazio, 1999) konnte herausgefunden werden, dass Kinder mit Sprachentwicklungsauffälligkeiten nicht erst mit Beginn der Grundschulzeit, sondern bereits im Elementarbereich Probleme im mathematischen Lernen zeigen. In Längsschnittstudien (Fazio, 1999) wird darüber hinaus deutlich, dass es sich um persistierende Entwicklungsstörungen handelt, die in ihrem Schweregrad zunehmen. Bereits im Vorschulalter werden fehlende Zählkompetenzen und Abrufstörungen bei Kopfrechenaufgaben beobachtet. Im Bereich der ersten und zweiten Klasse und häufig darüber hinaus greifen die betroffenen Kinder auf Zählstrategien zurück, wenn ihre normal entwickelten Klassenkameraden bereits Rechenstrategien einsetzen.

Ritterfeld et al. (2013) konnten in zwei kleineren, aufeinander aufbauenden Studien feststellen, dass sprachentwicklungsgestörte Kinder der ersten Klasse erhebliche Störungen in der Rechenfähigkeit aufweisen, obwohl sie bereits ein Jahr länger gefördert bzw. beschult wurden (Eingangsklasse) als eine sprachunauffällige Vergleichsgruppe. Signifikant waren die Gruppenunterschiede bei Kopfrechenaufgaben, die von den Kindern mit SSES schlechter gelöst wurden. In einer zweiten Untersuchung wurde erfasst, ob die Verbalisierungskompetenz der Kinder durch den Einsatz von visuellen Veranschaulichungsmitteln erhöht werden kann. Es zeigte sich, dass der Einsatz der Anschauungsmittel nicht zu einer Verbesserung der Verbalisierungsleistungen führte. Die betroffenen Schüler können ihre Probleme beim Ablösen von der Zählstrategie durch Anschauungsmittel nicht überwinden. Dieses Ergebnis bestätigt die Epiphänomen-Hypothese, dass die Ursache für die mathematischen Lernschwierigkeiten in den sprachlichen Problemen der Kinder liegt: Das Verbalisierungen von Lernstrategien und Lösungswegen ist zu einem erheblichen Anteil an die sprachlichen Fähigkeiten gebunden. Die Autoren schlussfolgern, dass das Sonderschulsystem die besonderen Probleme beim Aneignen mathematischen Wissens trotz Eingangsklasse und spezifische Sprachförderdidaktik nicht kompensieren kann. Die betroffenen Kinder zeigen bereits sehr früh besondere Defizite im mathematischen Lernen, was die Lehrer dazu anregen sollte, die eingesetzten Sprachfördermaßnahmen auf ihre Wirksamkeit zu kontrollieren. Für den Mathematikunterricht bei Kindern mit Sprachauffälligkeiten sind didaktische Modelle zu entwickeln, die die Kinder effektiver in ihrem Lernen unterstützen (Reber & Schönauer-Schneider, 2009).

Donlan, Cowan, Newton und Lloyd (2007 zit. in Ritterfeld et al., 2013) weisen nach, dass noch 40% der achtjährigen Kinder mit Sprachentwicklungsauffälligkeiten große Probleme beim Zählen bis 20 haben, wohingegen dies bei sprachunauffälligen Kindern nur bei ca. 4% vorliegt. Ritterfeld et al. (2013, 137) fassen zusammen, dass Kinder mit SSES „in ihrer mathematischen Entwicklung hinter den Kindern ohne sprachliche Einschränkungen zurückbleiben, auch wenn einzelne Studien [Koponen et al., 2006] darauf hinweisen, dass nicht alle Kinder mit Sprachstörungen auch Probleme in Mathematik entwickeln."

Zusammenfassend kann festgehalten werden, dass Kinder mit SSES ein hohes Risiko haben, mathematische Störungen zu entwickeln. Die besonderen Auffälligkeiten sprachentwicklungsgestörter Kinder, wie ein Defizit im *fast mapping* und in der auditiven Wahrnehmung und Verarbeitung, können als Ursachen für das erschwerte mathematische Lernen angesehen werden. Nicht geklärt ist, ob Kinder mit SSES aufgrund der guten visuellen Darstellungsmöglichkeiten mathematischer Zusammenhänge zumindest in den ersten Grundschuljahren das fehlende sprachliche Wissen kompensieren können. Dies sollte unbedingt Gegenstand von Forschungsbemühungen sein.

2.1.2.4 Zusammenhang zwischen SSES und eingeschränkten auditiven Verarbeitungs- und Wahrnehmungsfähigkeiten

Definition, theoretischer Hintergrund und Problemdarstellung

Eine ganze Reihe von Forschergruppen beschäftigte sich in den letzten Jahren mit der Untersuchung von Fähigkeiten zur Wahrnehmung und Verarbeitung von auditiven Informationen bei Kindern mit SSES (u. a. Eisenbraun & Hintermair, 2011; Sachse, 2007). So hat die Diagnose von Störungen in der auditiven Verarbeitung und Wahrnehmung deutlich zugenommen (von Suchodoletz, 2006). Für diese Auffälligkeit hat sich im deutschen Sprachraum in den letzten Jahren der Begriff der auditiven Verarbeitungs- und Wahrnehmungsstörung (AVWS) durchgesetzt (Ptok, Berger, Deuster, Gross, Lamprecht-Dinnesen, Nickisch, Radu & Uttenweiler, 2000), der im Jahre 2000 in einem Konsensus Statement deutscher Pädaudiologen als gemeinsamer Diagnosebegriff festgelegt wurde (Nickisch, Gross, Schönweiler, Uttenweiler, am Zehnhoff-Dinnesen, Berger, Radü & Ptok, 2007). Er lehnt sich an den im englischen Sprachraum verwendeten Begriff der *Auditory Processing Disorder* (APD) an. Innerhalb der Gesamtbezeichnung beschreibt die auditive *Verarbeitung* mehr die vorbewussten Prozesse, während sich die auditive *Wahrnehmung* eher auf die bewusste kognitive Analyse dieser Informationen bezieht (Sachse, 2007).

Beim Vorliegen einer auditiven Verarbeitungs- und Wahrnehmungsstörung sind bei normalem Tonaudiogramm zentrale Prozesse des Hörens gestört (Nickisch et al., 2007). Aktuell definiert die WHO die AVWS nicht als separierte Störung, sondern fast sie unter „Sonstiger näher bezeichneter Hörverlust" (H91.8) zusammen (DIMDI, 2013). Nach Brunner (2007) haben die betroffenen Kinder Schwierigkeiten bei der Lautdiskrimination, dem Erkennen und Verstehen akustischer Signale, bei der zeitlichen Analyse, der Schalllokalisation und -lateralisation auditiver Stimuli.

AVWS können auch bei zentral höher gelegenen Funktionseinschränkungen eine Rolle spielen, z. B. bei der Unterscheidung, der Identifizierung oder der Synthese von Sprachlauten sowie dem phonologischen Arbeitsgedächtnis (Nickisch et al., 2007; California Speech Language Hearing Association [CSHA], 2002; Ptok et al., 2000). Seit 2005 rechnet die *American Speech and Hearing Association* (ASHA, 2005) die zentral höher gelegenen Funktionseinschränkungen nicht mehr zum primären Störungsbild der „*Auditory Processing Disorders*" (APD), während in anderen Ländern (u. a. auch in Deutschland, Österreich und der Schweiz) die weitgefasste Definition von AVWS weiterhin Gültigkeit behält.

Die Prävalenzen für eine AVWS werden von Nickisch (2010) im deutschen Sprachraum auf ca. 2 bis 3% geschätzt, im angloamerikanischen Bereich belaufen sie sich auf bis zu 8%. Das Geschlechterverhältnis weist eine Überrepräsentation der Jungen im Verhältnis von 2:1 aus (Ptok et al., 2000; Chermak & Musiek, 1997).

Nach Eisenbraun und Hintermair (2011) ist die Frage nach der Komorbidität mit weiteren Entwicklungsbeeinträchtigungen bislang noch nicht hinreichend geklärt. Besonders schwierig erscheint die genaue Unterscheidung von einer unmittelbaren Folge einer AVWS im Sinne einer Sekundärsymptomatik oder dazu parallel existierende Störungsbilder. So wird in der Fachliteratur von gemeinsam mit einer AVWS auftretenden Beeinträchtigungen der rezeptiven und expressiven Sprachentwicklung, des Schriftspracherwerbs, der psychosozialen Kompetenz, des Bildungsniveaus, der Persönlichkeitsentwicklung sowie der emotionalen und kognitiven Entwicklung berichtet (Nickisch et al., 2007).

In Fachwissenschaft diskutiert verschiedene Ursachenhypothesen, die als mögliche ätiologische Faktoren genetische Einflüsse, eine verzögerte Hörbahnreifung, frühkindliche Hirnschädigungen und vorübergehende Schallleitungsschwerhörigkeiten während der Kleinkindzeit angenommen sowie auch Umweltfaktoren wie unzureichende oder inadäquate auditive Förderung während der sensiblen Phasen der Hörbahnreifung thematisieren (Nickisch et al., 2007). Tallal (1980) nimmt an, dass eine Störung der zeitlichen Verarbeitung ursächlich sein könnte (z. B. eine Störung der seriellen Verarbeitung). Serniclaes, Sprenger-Charolles, Carré und Demonet (2001) vertreten die These, dass es sich um ein Defizit der kategorialen Wahrnehmung handelt (z. B. bei der Unterscheidung von stimmhaften und stimmlosen Konsonanten wie /k/ und /g/). Ein sehr interessanter Ansatz wird von Baddeley (1997) formuliert, der in seinem Konzept zum *working memory* die zentrale Bedeutung für das Wahrnehmen, Behalten und Wiedergeben einer Phonemfolge sieht.

Gerade der letztgenannte Punkt wurde in der Fachliteratur besonders betrachtet und stellt eine Verbindung zu sprachlichen Störungsverläufen dar. Um die Verarbeitung der Wortform, also der phonologischen Sequenz von Wörtern, zu erklären, muss auf phonologische Informationsverarbeitungsmechanismen Bezug genommen werden. Ein wichtiger Faktor könnte dabei die eingeschränkte Funktionstüchtigkeit des phonologischen Arbeitsgedächtnisses sein. Um diesen aktuell stark diskutierten Problembereich konkreter darzulegen, soll die Funktion des Arbeitsgedächtnisses erläutert werden.

Nach Klix (1984) werden die Operationen des Arbeitsgedächtnisses zum einen bei der Verarbeitung von Wahrnehmungsinhalten und zum anderen bei der Bearbeitung von abgerufenen Inhalten aus dem Langzeitgedächtnis wirksam. Die Funktion des Arbeitsgedächtnisses liegt somit in der Speicherung von Informationen (wie z. B. Erstinformationen, Zwischenergebnisse) und in der Verarbeitung von Informationen durch den Einsatz von Verarbeitungsalgorithmen. Nach mehreren Überarbeitungen liegt nun folgendes Modell vor (Baddeley, 2003), das die vorhergehenden Entwürfe um einen *episodic buffer* und eine Verbindung zum Langzeitgedächtnis (*long term memory*, LTM) vervollständigt (Abbildung 6).

Abbildung 6: Modell des working memory *(Baddeley, 2003; 2002; 2000)*

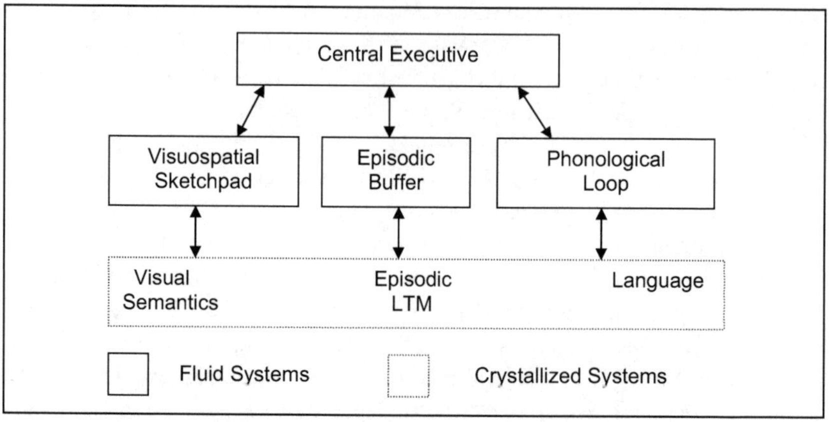

```
                    ┌─────────────────────┐
                    │  Central Executive  │
                    └─────────────────────┘
                       ↕       ↕       ↕
        ┌──────────────┐ ┌──────────┐ ┌──────────────┐
        │ Visuospatial │ │ Episodic │ │ Phonological │
        │  Sketchpad   │ │  Buffer  │ │     Loop     │
        └──────────────┘ └──────────┘ └──────────────┘
               ↕              ↕              ↕
         ┌──────────┐   ┌──────────┐   ┌──────────┐
         │  Visual  │   │ Episodic │   │ Language │
         │ Semantics│   │   LTM    │   │          │
         └──────────┘   └──────────┘   └──────────┘

         ☐  Fluid Systems      ☐  Crystallized Systems
```

Erläuterung: LTM – Long Term Memory

Die Begriffe *fluid* und *crystallized sytems* werden von Baddeley nicht ausdrücklich definiert. Mit *fluid systems* werden sich in Veränderung befindende Konstrukte, mit den *crytallized systems* eher feststehende Systeme, die v. a. im Langzeitgedächtnis angesiedelt sind, erklärt.

Die zentrale Exekutive (*central executive*) bildet mit Kontroll- und Steuerprozessen einen Teil des Arbeitsgedächtnisses. Die Prozesse umfassen Speicherung und Verarbeitungsoperationen, z. B. die Regulierung des Informationsflusses innerhalb des Arbeitsgedächtnisses und die Überwachung des Informationsabrufs aus dem Langzeitspeicher. Die zentrale Exekutive koordiniert drei Subsysteme, die jeweils für die Verarbeitung und kurzfristige Speicherung von Informationen unterschiedlicher Sinneskanäle maßgeblich sind.

Die phonologische Schleife (*phonological loop*) wird häufig sinngleich als *phonologisches Arbeitsgedächtnis* bezeichnet und ist für die Verarbeitung und

Speicherung von auditiv-verbalem Material zuständig. Sie stellt somit die sprachspezifische Gedächtnisform bereit, die phonologische Informationen für die Dauer der Verarbeitungsprozesse möglichst vollständig und reihenfolgerichtig verfügbar halten sollte. Die eingehenden auditiven Informationen, die zunächst aus Mustern phonetischer Merkmale bestehen, werden in eine phonologische Kodierung übersetzt, die zum Sprachverständnis führt. Baddeley (2012) formuliert in einer seiner jüngsten Veröffentlichungen „*We saw the phonological loop as a relatively modular system comprising a brief store together with a means of maintaining information by vocal or subvocal rehearsal*" (Baddeley 2012, 7).

Dieses phonologische Speichersystem gliedert sich nach älteren Auffassungen Baddeleys in zwei Subsysteme:

- in ein unmittelbares, automatisch zugängliches, phonologisches Inputgedächtnis (*phonological store*), das die Informationen für ein bis zwei Sekunden ohne Wiederauffrischung halten kann. Übersteigt die Anforderung an die Gedächtnisdauer die Leistung dieses Teilsystems, so können die Erinnerungsspuren aufgefrischt werden. Dies geschieht durch
- wiederholtes, subvokalisches Memorieren der Informationen (*rehearsal*-Prozesse). Je höher die Artikulationsgeschwindigkeit ist, desto mehr Items können in einer bestimmten Zeit wiederholt werden. Die artikulatorische Wiederholung scheint außerdem eine bedeutende Rolle für den Zugang visuell präsentierten Materials zum phonologischen Speicher zu spielen, in dem sie für die Umkodierung des visuellen Inputs in den entsprechenden phonologischen Code verantwortlich ist. Die Geschwindigkeit der Verarbeitung sprachlicher Informationen sowie die Verarbeitung an sich und die Speicherung nimmt mit steigendem Alter zu, so dass davon ausgegangen werden kann, dass Gedächtnisschwächen bei Kindern mit einer SSES auf eine zu langsame Verarbeitung der Sprachinformationen hinweisen (Mahlau, 2008).

Der visuell-räumliche Skizzenblock (*visuospatial sketchpad*) ist analog zur phonologischen Schleife für die Verarbeitung und Speicherung von visuell-räumlichem Informationen verantwortlich und scheint in ähnlicher Weise aufgebaut zu sein. Man geht davon aus, dass es eine räumlich-visuelle *rehearsal*-Komponente gibt, die die eingegangenen visuellen Informationen wieder auffrischt. Dieser Teil des Arbeitsgedächtnisses ist für die direkte Sprachverarbeitung von geringerer Bedeutung. Es wird jedoch im Zusammenhang mit dem Erlernen der Schriftsprache wichtig, da das Erfassen räumlicher Beziehungen für das Erkennen von Buchstaben grundlegend ist (Baddeley, 2012).

Weiterentwicklungen des Modells enthalten eine dritte Komponente, den episodischen Puffer (*episodic buffer*), der Informationen in einem mehrdimensionalen

Format speichern kann und den beiden anderen Hilfssystemen sozusagen als eine temporäre Schnittstelle zur Verfügung steht (Baddeley, 2000).

Baddeley (2012) formuliert als Ausblick einen *"speculative view of the flow of information from perception to working memory"* (ebd., 23), der weitere Ergänzungen hinsichtlich taktiler, visueller und auch tonal-musischer Wahrnehmungen enthält. Dieses Modell eines *multicomponent working memory* (s. Abbildung 7) bedarf aber noch weiterer theoriegeleiteter Überlegungen und v. a. der empirischen Bewährung.

Abbildung 7: *"A speculative view of the flow of information from perception to working memory"* (nach Baddeley 2012, 21)

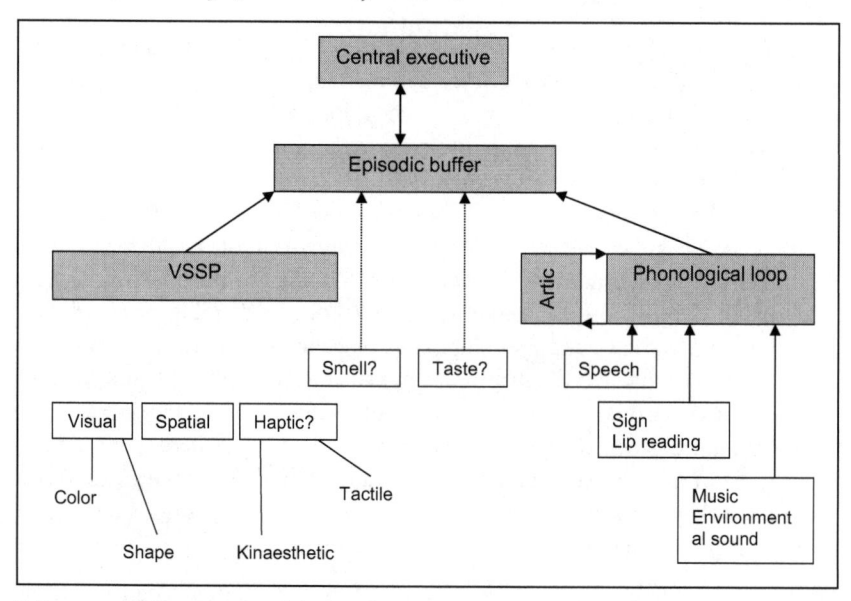

Erläuterung: VSSP – visuospatial sketchpad

Es lässt sich vermuten, dass die AVWS als Informationsverarbeitungsstörung des auditiven Modalitätsbereichs einen großen Einfluss v. a. auf die sprachlichen und schriftsprachlichen Leistungen der Kinder haben kann. Im folgenden Abschnitt werden einschlägige Studien zitiert, die diesen Zusammenhang empirisch beleuchten.

Studien

Unterschiedliche Studien und praktische Erfahrungen zeigen, dass bei Kindern mit SSES eine auditive Verarbeitungs- und Wahrnehmungsschwäche gehäuft vorliegt, die nicht durch periphere Hörstörungen verursacht ist. Gestörte auditive Verarbeitungsprozesse bei sprachentwicklungsgestörten Kindern verweisen auf einschlägige Befunde auf neuropsychologischer Ebene. So beschreibt Tallal (u. a. Tallal, Miller & Fitch, 1993) einen Zusammenhang zwischen Spracherwerb und serieller auditiver Verarbeitung, da bei der Wahrnehmung von Sprache eine ausreichende zeitliche Auflösung die zentrale Grundlage ist. Die Studien von Tallal und Team (Übersicht bei Tallal et al., 1993) legen nahe, dass bei Kindern mit SSES Defizite der Verarbeitung zeitlicher Informationen die Spracherwerbsstörung zumindest mit bedingen (Merzenich, Johnston, Schreiner, Miller & Tallal, 1996; Tallal, Miller, Bedi, Byma, Wang, Nagarajan, Schreiner, Jenkins & Merzenich, 1996). Innerhalb der Forschungsdiskussion steht aber eine abschließende Meinung noch aus, denn diese Ergebnisse konnten in Folgestudien nicht eindeutig repliziert werden (Berwanger, 2002; Bishop, Carlyon, Deeks & Bishop, 1999).

In Untersuchungen verschiedener Forschergruppen wurde sich mit einzelnen Komponenten des Arbeitsgedächtnisses befasst (u. a. Jansen, Kondziolka & Mayer, 2010; Gathercole & Pickering, 2000; Hasselhorn, Grube & Mähler 2000). Von Interesse ist insbesondere das Subsystem *phonologische Schleife* bzw. das *phonologische Arbeitsgedächtnis*, denn es scheint beim kindlichen Spracherwerb eine zentrale Rolle zu spielen (Gathercole & Pickering, 2000; Hasselhorn, Grube & Mähler, 2000; Hasselhorn & Werner, 2000). Das phonologische Arbeitsgedächtnis hat die Aufgabe, Wortformen zu repräsentieren und so lange stabil aufrechtzuerhalten, bis die weitere Verarbeitung und damit die Identifikation des Wortes erfolgt sind. Die reihenfolgerichtige und vollständige Aufrechterhaltung der gehörten bzw. abgerufenen Wortformen stellt die Grundlage für die Fähigkeit zur Wortsegmentierung dar. Bei unzureichender Funktion des Arbeitsgedächtnisses, können die Wortformen nicht oder nur unvollständig im Wortformlexikon gespeichert werden (also z. B. nur markante Merkmale wie der Wortanfang oder die betonte Silbe). Diese unzureichende Repräsentation beeinträchtigt das Kind in zweierlei Weise. Sie ist zum einen dafür verantwortlich, dass klar differenzierte Wortformen nur schwer aufgebaut werden können (z. B. werden Wortformen nicht oder nur als verschwommene Binnenstrukturen abgespeichert) und der aktive Wortschatz wesentlich verringert ist. Hinweise auf eine besonders gestörte Funktion der phonologischen Schleife vermutet Glück (2000; Glück & Obergföll, 2009) in den Schwierigkeiten spezifisch sprachentwicklungsgestörter Kinder beim Nachsprechen von Pseudowörtern.

Die Probleme im phonologischen Arbeitsgedächtnis bei Kindern mit SSES sind gut belegt. Schöler et al. (2003) stellen fest, dass „unabhängig von der Intelligenz eines sprachentwicklungsgestörten Kindes [..] in nahezu allen Fällen Beeinträchtigungen der Leistungsfähigkeit des Arbeitsgedächtnisses, und zwar im auditiven Subsystem, der phonologischen Schleife festzustellen (sind)" (ebd., 22). Auch in englischsprachigen Studien konnten in Tests zum phonologischen Kurzzeitgedächtnis, ermittelt z. B. durch Wiederholen von Zahlenfolgen oder Wortwiederholungen, die mangelhaften Leistungen von Kindern mit SSES nachgewiesen werden. So zeigen die Ergebnisse einer Studie von Gathercole und Baddeley (1990b) an spezifisch sprachentwicklungsgestörten Kindern, sowie einer altersgleichen und einer sprachentwicklungsgleichen Gruppe, dass die Leistungen im phonologischen Arbeitsgedächtnis der Kinder mit SSES bei steigender Silbenzahl weit hinter denen der Vergleichsgruppen zurückstanden. Die achtjährigen Probanden blieben durchschnittlich in der Wortwiederholungsfähigkeit um vier Jahre hinter den Alterskameraden zurück, wogegen ihr Sprachdefizit nur um 18 Monate zurücklag. Die Funktionseinschränkung im phonologischen Arbeitsgedächtnis war somit weitaus größer als der Grad ihrer SSES (Gathercole & Baddeley, 1990b). Diese Befunde von Gathercole und Baddeley (1990a, b) wurden auch in deutschsprachigen Studien (u. a. Schöler, Keilmann, Heinemann & Schakib-Ekbatan, 2002; Schöler et al., 1998; Spohn, Spohn & Schöler, 1998) bestätigt.

Die Einschränkung führt nun zu weiteren Problemen in der Sprachverarbeitung. Grimm (1999, 1994a) stellt bei den betroffenen Kindern eine *Rigidität der Informationsverarbeitung* fest. Kinder mit SSES mangelt es an „repräsentionaler Flexibilität". Es gelingt ihnen nur sehr eingeschränkt, über Gehörtes Hypothesen zu bilden und bereits Verwendetes zu ergänzen oder zu ändern. Beobachtungen von Spielsequenzen zwischen sprachentwicklungsgestörten und sprachlich normal entwickelten Kindern und ihren Müttern (Grimm, 1999; 1994b) machen dies deutlich. Während die sprachlich normal entwickelten Kinder eher eine ganzheitliche Strategie der Sprachverarbeitung einsetzen, also das vollständige oder leicht modifizierte Wiederholen der richtig vorgegebenen mütterlichen Äußerung, setzen Kinder mit SSES ausschließlich einzelheitliche Strategien ein. Sie wiederholen nur einzelne Wörter oder kurze Wortverbindungen einer vorgegebenen Äußerung. Es gelingt ihnen nicht, längere Spracheinheiten zu imitieren und zu speichern. Kinder mit einer SSES können somit die Ableitung sprachlich formaler Regeln (Regelinduktion) nicht adäquat vollziehen, da es ihnen am für eine Regelinduktion notwendigen Sprachkorpus fehlt, damit sie über Vergleichsprozesse Wortklassen, syntaktische Regelmäßigkeiten usw. bilden können (Grimm, 1999).

Grimm (1999) nimmt an, dass die in Studien (z. B. Gathercole & Baddeley, 1995; Montgomery, 1995) nachgewiesene defizitäre Gedächtnisspanne eine Ursache für das eingeschränkte, ganzheitliche Sprachverarbeitungsverhalten sein könnte. Aus den Ergebnissen der zitierten Studien lässt sich schlussfolgern, dass Kinder mit einer SSES große Probleme im phonologischen Arbeitsgedächtnis haben. Dabei handelt es sich vermutlich um die folgenreichste Störung auf der Ebene der phonologischen Informationsverarbeitung. Zusammenfassend kann davon ausgegangen werden, dass sprachliche Kapazitäts- und Verarbeitungsprobleme eine zentrale Rolle beim eingeschränkten Wortschatzerwerb spielen. Auf der Grundlage von Ergebnissen aus Experimentalstudien scheinen folglich Abweichungen in der phonologischen Sprachverarbeitung *ein* mitverursachender Faktor bei der Entwicklung spezifischer Sprachentwicklungsstörungen zu sein und bei vielen Kindern zusätzlich zur Sprachentwicklungsstörung vorzuliegen. Dieses Defizit könnte auch eine Erklärung für den problembehafteten Erwerb schriftsprachlicher Fähigkeiten bei Kindern mit SSES sein. Es lässt sich also ein komplexer Zusammenhang zwischen gestörter auditiver Verarbeitung und Erwerbsstörungen der Sprache und der Schriftsprache vermuten.

2.1.2.5 Zusammenhang zwischen SSES und emotional-sozialen Auffälligkeiten

Definition, theoretischer Hintergrund und Problemdarstellung

Die ICD-10 (Dilling et al., 2011) definiert Verhaltens- und emotionale Störungen mit Beginn in der Kindheit und Jugend unter dem Kapitel V der Gruppe F90 bis F98. Dabei werden hyperkinetische sowie Aktivitäts- und Aufmerksamkeitsstörungen, aggressive Verhaltensweisen (z. B. oppositionelle Verhaltensstörungen) und emotionale Störungen (z. B. Angst, gestörtes Bindungsverhalten) unterschieden. Weitere Störungsformen werden in differentialdiagnostischen Systemen wie der DSM-5 (APA, 2013) und der ICD-10 zusätzlich klassifiziert. Nach Linderkamp und Grünke (2007) kennzeichnen Verhaltensstörungen unangepasste sozial-emotionale Reaktionen und Handlungsweisen. Als Störung – nicht als vorübergehende Normabweichung – ist das Verhalten dann zu bewerten, wenn es erheblich von den zeit-, kultur- oder gruppenspezifischen Erwartungsnormen abweicht, über einen Zeitraum von mehreren Monaten besteht und mit großer Häufigkeit und hoher Intensität auftritt. Es zeigt sich in mindestens zwei Lebensbereichen und beeinflusst die eigene Entwicklungs-, Lern- und Arbeitsfähigkeit sowie die Interaktionsfähigkeit mit der Umwelt negativ. Verhaltensstörungen können ohne gezielte pädagogisch-therapeutische Hilfe nicht oder nur unzureichend abgebaut werden (Myschker, 2005).

Nach Grimm (1999; auch Dannenbauer, 2009) sind Kinder mit Sprachstörungen „Risikokinder ersten Ranges für die Ausbildung psychiatrischer Störungen" (Grimm 1999, 151). Die in Untersuchungen ermittelten Prävalenzraten bestätigen diese Vermutung. So konnte Shapiro (1982) nachweisen, dass von allen dreijährigen Kindern ca. 7%, aber von dreijährigen sprachentwicklungsgestörten Kindern fast 60% eine emotionale Störung haben. Zu vergleichbaren Angaben kamen Stevenson und Richman (1978) mit 59% für den britischen Bereich. Die sprachliche Entwicklungsstörung scheint sich also schon in einem Alter als belastend auf die psychosoziale Entwicklung der Kinder auszuwirken, in dem eine SSES als gesicherte Diagnose noch kaum möglich ist (Dannenbauer, 2009). Besonders alarmierend sind Längsschnittuntersuchungen, die eine stetige Zunahme psychosozialer Probleme bei Kindern mit Sprachauffälligkeiten zeigen. Baker und Cantwell (1987) wiesen nach, dass innerhalb von fünf Jahren die emotionalen und sozialen Probleme sprachentwicklungsgestörter Kinder um 16% zunahmen.

Dabei war eine besondere Häufung von Aufmerksamkeits- und Angststörungen zu beobachten. Symptomatisch sind sowohl externalisierende (Paul & James, 1990) als auch internalisierende (Irwin, Carter & Briggs-Gowan, 2002) Verhaltensweisen festzustellen. Externalisiertes Verhalten zeigt sich in aggressiven oder destruktiven Äußerungen. Nicht selten sind internalisierende Verhaltensweisen, wie Ängstlichkeit und erhebliche Introvertiertheit, vorhanden (ebd.).

Am Häufigsten sind Zusammenhänge mit Aufmerksamkeitsstörungen mit oder ohne Hyperaktivität zu verzeichnen (von Suchodoletz, 2013; Beitchman, Wilson, Brownlie, Walters & Lancee, 1996; Berger, Amorosa & Scheimann, 1990). Die Ursachenforschung steht dabei noch ganz am Anfang, Vulnerabilitäts- und Resilienzfaktoren sind praktisch unbekannt (Dannenbauer, 2009). Nach Aussage von von Suchodoletz (2013) sind etwa bei 30% der Kinder mit SSES die psychischen Auffälligkeiten so erheblich, dass sie zum Feststellen einer kinderpsychiatrischen Diagnose führen. Dabei neigen Kinder mit rezeptiven Sprachentwicklungsstörungen zu einer besonders massiven Symptomatik, da sie in erheblichem Maße kommunikativen Missverstehenssituationen und sozialer Verunsicherung ausgesetzt sind. Grimm (1999, 152) stellt vier Erklärungsmöglichkeiten heraus:

- Die in Verbindung mit den Sprachproblemen auftretenden schulischen Lernschwierigkeiten bewirken, dass die betroffenen Kinder von den Klassenkameraden zurückgewiesen werden. Dies zeigt sich in einem niedrigen Selbstwertgefühl, welches wiederum zu entsprechenden Verhaltensweisen, wie Zurückgezogenheit, Ängstlichkeit oder depressive Verstimmung, führt.
- Bedingt durch die Sprachstörung können positive Eltern-Kind-Interaktionen seltener hergestellt werden und beeinträchtigen so die emotionale

Entwicklung der Kinder. Es kommt schon früh zu Problemen in der im normalen Spracherwerb sehr harmonisch abgestimmten Interaktion zwischen Mutter und Kind. Die Unsicherheit und zunehmende Besorgtheit über den auffälligen Sprachentwicklungsverlauf führt dazu, dass das Kind von den Bezugspersonen negativ wahrgenommen wird und viel weniger sprachlichfreundlich interagiert wird. Nach Dannenbauer (2009) wirkt das mütterliche Interaktionsverhalten direktiver und weniger kognitiv stimulierend.

- Die SSES verhindert, dass die betroffenen Kinder mit Gleichaltrigen in einen normalen sozialen Kontakt treten und ihn aufrechterhalten können. So werden seltener funktionierende Freundschaften gebildet, die eine gesunde psychosoziale Entwicklung ermöglichen.
- Kinder mit SSES können sich in Konfliktsituationen weniger wirksam verbal behaupten. Sprache erfüllt ihre Kontrollfunktion als Affekte kontrollierende Instanz nicht hinreichend und es kommt häufiger zu unangemessen aggressiv ausagierenden, körperlichen Reaktionen.

Alle vier Möglichkeiten können sich gegenseitig bedingen. Zentral ist die eingeschränkte kommunikativ-pragmatische Kompetenz der sprachentwicklungsgestörten Kinder. Aus dieser Beobachtung heraus entwickelte Rice (1993) das Konzept einer negativen sozialen Spirale (nach dem Modell der sozialen Konsequenzen; *Social Consequences Account*).

„Kindern mit einer gestörten Sprachentwicklung ist es nicht oder nur sehr schwer möglich, mit anderen Personen erfolgreich zu kommunizieren. Sie können die erwarteten und sozial akzeptierten Mittel der Sprache für die Einleitung und Aufrechterhaltung von Dialogen nur unvollständig nutzen. Daraus resultiert, dass ihre sozialen Interaktionen eingeschränkt bleiben. Insbesondere von Peers werden sie ignoriert und zurückgewiesen. Natürlich spüren die Kinder, dass sie zunehmend aus Peer-Interaktionen ausgeschlossen werden. Sie beginnen, ein niedriges Selbstwertgefühl und ein negatives Selbst-Konzept auszubilden, was dafür mitverantwortlich ist, dass sie sich aus den Interaktionen mit Gleichaltrigen noch mehr zurückziehen und sich vermehrt solchen Erwachsenen zuwenden, die sich auf ihre Sprachdefizite einstellen" (Grimm 1999, 153–154).

Diese für die soziale Entwicklung ungünstige Kompensationsstrategie führt wiederum zu eingeschränkten Lernerfahrungen, damit zu verringerten sozialen Kompetenzen und zu emotional belastenden Situationen, die das Selbstkonzept der betroffenen Kinder weiter negativ beeinflussen. Einige Kinder ziehen sich aus der Interaktion zurück und werden passiv, andere entwickeln kompensatorische Verhaltensweisen, wie unangemessen laute Aktivitäten, die von der Umwelt wiederum als negativ wahrgenommen werden (Dannenbauer, 2009).

Studien

Studien zu den einzelnen aufgeführten Aspekten unterstreichen die erheblichen emotionalen und sozialen Belastungen, denen Kinder mit SSES ausgesetzt sind. Paul, Looney und Dahm (1991) berichten, dass mehr als die Hälfte (62%) der von ihnen untersuchten sprachentwicklungsgestörten Kinder Auffälligkeiten im Sozialverhalten zeigen. So sind sprachentwicklungsgestörte Kinder immer „*poor communicators*", d. h., dass ihre pragmatische Kompetenz deutlich geringer ist als die sprachnormaler Kinder (Fey, 1986). In Studien (Tervo, 2007; Horwitz, Irwin, Briggs-Gowan, Bosson Heenan, Mendoza & Carter, 2003; Paul & James, 1990) wurden sprachauffällige Kinder vermehrt als zurückgezogen und weniger sozial kompetent beurteilt als Kinder mit einem altersgerechtem Wortschatz. Nach Aussagen von Eltern gibt es Hinweise auf motorische Unruhe und stärkere Probleme in der Erziehung. Expansive Auffälligkeiten zeigen sich v. a. in verringerter Ausdauer und schlechterer Anpassungsfähigkeit (Paul & James, 1990).

Beitchman, Wilson, Johnson, Atkinson, Young und Adlaf (2001) untersuchten die psychische Entwicklung sprachentwicklungsgestörter Kinder zwischen sieben und 19 Jahren. Dabei verglichen sie 77 Kinder mit SSES mit zwei weiteren Gruppen. Zum einen mit 38 Kindern mit isolierten Problemen auf der phonetischen Ebene und zum anderen mit einer sprachunauffälligen Kontrollgruppe von 129 Kindern. Im jungen Erwachsenenalter zeigten die ehemals sprachentwicklungsgestörten Probanden im Vergleich zur sprachnormalen Kontrollgruppe signifikant häufiger psychische Auffälligkeiten. Besonders stark traten mit knapp 27% Angststörungen und mit 20% antisoziale Persönlichkeitsstörungen auf. Die sprachnormale Kontrollgruppe zeigte nur zu 8,1% Ängste und zu knapp 8% Persönlichkeitsstörungen. Besonders interessant ist in dieser Studie der Verlauf bzw. der Beginn der Angststörungen, da sich bedeutsame Unterschiede zwischen den Gruppen zeigten. Während in der sprachunauffälligen Kontrollgruppe die Rate der Angststörungen lediglich bis zum Alter von acht Jahren anstieg, erhöhte sich das Alter in der Gruppe der Kinder mit Artikulationsstörungen bereits auf elf Jahre und in der Gruppe der ehemals sprachentwicklungsgestörten Probanden war ein kontinuierlicher Zuwachs bis zum Ende des Untersuchungszeitraums beobachtbar. Personen mit SSES sind folglich sehr viel häufiger und für eine wesentlich längere Lebensspanne von besonderen Ängsten betroffen.

Snowling, Bishop, Stothard, Chipchase und Kaplan (2006) konnten bei Jugendlichen, die im Vorschulalter eine SSES aufwiesen, ebenfalls häufiger psychische Auffälligkeiten feststellen. Bedeutsam an dieser Studie ist, dass sie abhängig von der Art der SSES unterschiedliche psychiatrische Störungen ermittelten. Während expressiv gestörte Kinder vor allem von Aufmerksamkeitsstörungen betroffen waren, fielen rezeptiv gestörte Kinder vermehrt durch Störungen des Sozialverhaltens auf.

Die Fachliteratur zeigt aber auch gegenteilige Befunde. Keinen Zusammenhang zwischen dem Auftreten einer SSES und Verhaltensauffälligkeiten konnten Rescorla und Achenbach (2002) finden. Auch in einer neueren Studie von Rescorla, Ross und McClure (2007) traten Verhaltensprobleme bei Kindern mit SSES im Vergleich zu sprachlich normal entwickelten Kindern nicht häufiger auf.

Ein weiterer Aspekt ist der Umgang der sprachnormalen Kinder mit den sprachentwicklungsauffälligen Kindern. Knox und Conti-Ramsden (2003) wiesen nach, dass Kinder mit SSES drei Mal häufiger (36%) Opfer von Mobbing waren als sprachlich normale Gleichaltrige. Dies entspricht ungefähr einem Drittel aller Kinder mit SSES. Nach einer Untersuchung von Law, Dockrell, Williams und Seeff (2004) ist die soziale Akzeptanz der Kinder mit SSES durch ihre Mitschüler signifikant geringer. Aber auch die sprachentwicklungsgestörten Kinder schätzten sich negativer ein. Jerome, Fujiki, Brinton und James (2002) fanden heraus, dass sie sich selbst als deutlich inkompetenter und sozial weniger akzeptiert beurteilten als normal entwickelte Kinder. Eine Ursache sehen Conti-Ramsden und Botting (2004) in den eingeschränkten sozialen Kompetenzen der Kinder, die immer wieder zu Misserfolgserlebnissen im sozialen Umgang mit Gleichaltrigen führen. Im Zusammenhang mit dem Entstehen und Persistieren emotional-sozialer Probleme bei Kindern mit SSES sehen Fergusson und Lynskey (1997) die schulischen Lernprobleme, wie Lese-Rechtschreibstörungen und Schulversagen, sowie die geringe verbale Selbstregulation und den niedrigen sozialen Status als bedingend an.

Dass auch im Erwachsenenalter persistierende soziale Probleme bei ehemaligen Probanden mit Sprachentwicklungsauffälligkeiten beobachtet werden können, zeigt eine Studie von Clegg, Hollis, Mawhood und Rutter (2005). Sie konnten zeigen, dass im Alter von 36 Jahren nur 41% der untersuchten Personen ein eigenständiges Leben führten und sich bei mehr als der Hälfte Probleme in sozialen Beziehungen fanden. Rutter, Mahwood und Howlin (1992) wiesen ebenfalls nach, dass 25-jährige Männer, die im Alter von sieben Jahren eine SSES bei normaler Intelligenz hatten, ein eingeschränktes soziales Leben führten und wenig erwachsenartige Interessen zeigten.

Grimm und Wilde (1998) fassen zusammen, dass am Ende dieser Entwicklungsproblematik schwere psychosoziale Probleme stehen können, die eine Außenseiterkarriere mit niedrigem Selbstvertrauen und sozialen Problemen bedingen. So wird aus einer im frühen Kindesalter isoliert erscheinenden SSES ein kumulatives Entwicklungsproblem mit unter Umständen lebenslanger Beeinträchtigung.

2.1.3 Zusammenfassung und Schlussfolgerungen für die Förderung von Schülerinnen und Schülern mit SSES

Die Ausführungen in diesem Unterkapitel haben gezeigt, dass Kinder mit SSES neben den sprachlichen Beeinträchtigungen ein erhebliches Risiko für Störungen der allgemeinen kognitiven Entwicklung, im schulischen Lernen und im sozial-emotionalen Bereich tragen. Sie können in ihrer Entwicklung gleichzeitig in mehreren Bereichen beeinträchtigt sein.

Die Sprachentwicklung von Kindern mit einer SSES beginnt in aller Regel stark verzögert (*late talkers*). Da bei einigen Kindern Rückbildungstendenzen zu beobachten sind (Sachse, 2007; Stothard et al., 1998; Bishop & Adams, 1990) und die Störung grundsätzlich dynamisch verläuft, wird sie selten sofort erkannt und therapeutisch versorgt. Folglich werden präventive Maßnahmen häufig verpasst (Dannenbauer, 2009; Grimm, 2003). Während es einer Minderheit der Kinder mit SSES gelingt, die sprachlichen Probleme bis zum Schuleintritt zu überwinden, sind diejenigen, die noch im Grundschulalter manifeste Symptome zeigen, Risikokinder ersten Ranges für persistierende Störungen innerhalb der akademischen und emotional-sozialen Entwicklung bis ins Jugend- und Erwachsenenalter (Dannenbauer, 2009; Behrnd, Steffen, Romonath & Gregg, 2003; Romonath & Gregg, 2003; Romonath, 2000; Schöler, Fromm & Kany, 1998).

Die von Tomblin et al. (1997) angegebene Prävalenzrate von 5 bis 8% verweist auf eine hohe Anzahl von Personen mit SSES innerhalb der Bevölkerung. Somit lernen, bezogen auf den schulischen Kontext, in jeder Klasse durchschnittlich ein bis zwei Kinder mit einer SSES. Da, folgt man zur Ursachenerklärung dem neurolinguistischen Ansatz von Locke (1995), im Schulalter keine Maßnahmen zur erfolgreichen Vermeidung der Störung mehr eingesetzt werden können, lässt sich lediglich auf der Symptomebene therapeutisch-kompensierend agieren. Dieses ist im Bereich Schule besonders wichtig, da sich zu diesem Zeitpunkt die Auffälligkeit von einer „kompakten Ausprägungsform" (Dannenbauer 2009, 107) zu einem komplexen, alle Lebensbereiche umfassenden Störungsbild ausweiten kann, wie es u. a. die Ausführungen zum Zusammenhang zwischen Störungen der Sprachentwicklung und weiteren Entwicklungs- und Lernbereichen (Sekundär- und Begleitsymptomatiken) zeigen (St Clair, Pickles, Durkin & Conti-Ramsden, 2011; Beitchman & Brownlie, 2010). Nach Kotten-Sederqist (1982) können die Sekundärsymptome so stark sein, dass sie die eigentliche Primärstörung im Bereich der Sprache überlagern. Ganz besonders tragisch sind dabei die Zusammenhänge zwischen sprachlicher und kognitiver Entwicklung sowie zwischen sprachlicher und Schulleistungsentwicklung. So ist nachgewiesen, dass bei Probanden mit SSES die Testintelligenz absinkt und im frühen Erwachsenenalter um durchschnittlich zehn IQ-Punkte geringer ist als in der Kindheit (Fromm, et al., 1998; Schöler & Spohn, 1998; Haffner, 1995). Ursache könnte eine defizitäre Verarbeitungskapazität und -genauigkeit sein (Schöler, Braun & Keilmann, 2003), die wiederum auch das allgemeine Lern- und Leistungsvermögen beeinträchtigt. Um den Zusammenhang zwischen kognitiver und sprachlicher Entwicklung genauer zu erfassen, müssen weitere Untersuchungen an Kindern mit SSES stattfinden. Diese sollten versuchen, den spezifischen lernhemmenden Mechanismus zu bestimmen, um der scherenartigen Entwicklung mit Förder- oder Kompensationsstrategien entgegen zu wirken.

Da Sprache und im Schulalter auch die Schriftsprache nicht nur Lernmedium sondern Gegenstand für wichtige Lerninhalte sind, können in allen schulischen Bereichen Probleme auftreten. So lässt sich aus dem Modell der Subgruppen von Risikokindern von Catts, Hogan und Adlof (2009) ableiten, dass Kinder mit SSES besonders schwer von einer Lesestörung betroffen sind, da sie sowohl im Leseverständnis als auch im Wortabruf beeinträchtigt sind. Angaben zur Prävalenz (Klicpera et al., 1993) beider Störungsbilder verweisen darauf, dass jedes zweite Kind mit einer SSES auch eine Lese-Rechtschreibproblematik hat. Diese Kinder sind folglich in ihrer Entwicklung doppelt beeinträchtigt. Weitere Forschungsbemühungen sollten unbedingt die spezifische Problematik sprachentwicklungsgestörter Kinder nicht nur für das sprachliche, sondern auch für das schriftsprachliche Lernen berücksichtigen. Obwohl die Vorläuferfähigkeiten für den Schriftspracherwerb bei Kindern mit SSES im deutschsprachigen Raum seit längerem Gegenstand von Studien sind (Mahlau, 2008; Hartmann, 2002) fehlen nach wie vor spezifische Förderprogramme zum Erwerb von wichtigen Vorläuferfähigkeiten bei Kindern mit SSES. Die auf dem Markt existierenden (vor)schulischen Förderprogramme zum Erwerb metaphonologischer Fähigkeiten (Forster & Martschinke, 2001; Küspert & Schneider, 1999) berücksichtigen möglicherweise nicht hinreichend die sehr geringen Voraussetzungen spezifisch sprachentwicklungsgestörter Kinder. Hartmann und Studer (2013) fassen sechs relevante Studien zur Wirksamkeit vorschulischer Trainingsprogramme zur Förderung metaphonologischer Fähigkeiten bei Kindern mit Sprachentwicklungsrisiken zu einer Metaanalyse zusammen. Sie stellen fest, dass es zum einen erst wenige kontrollierte Studien – im deutschsprachigen Bereich lediglich zwei (Marx, Weber & Schneider, 2005; Hartmann, 2002) – gibt und zum anderen sich keine signifikanten Effekte auf die schriftsprachlichen Fähigkeiten am Ende der ersten Klasse nachweisen lassen konnten. Dies spricht gegen einen relevanten Transfereffekt von frühen metaphonologischen Trainingsverfahren auf den Erfolg beim Erlernen der Schriftsprache. Daraus ergeben sich weitere Forschungsfragestellungen, die u. a. kontrollieren, ob kombinierte und längerfristige Trainingsprogramme bei Kindern mit SSES für den Erfolg im Lesen und Schreiben effektiver sind. So ließe sich beispielsweise das Training der phonologischen Bewusstheit mit einem Training des Wortschatzes kombinieren und über die Vorschulzeit hinaus bis in die erste Klasse weiterführen (Hartmann & Studer, 2013).

Untersuchungen, die sich mit dem Zusammenhang zwischen SSES und Störungen in Mathematik beschäftigen, lassen sich für den deutschsprachigen Bereich nur wenige finden (Ritterfeld et al., 2013). Praktische Erfahrungen zeigen, dass Kinder mit SSES mathematische Fähigkeiten nicht immer unproblematisch entwickeln. Erklärungsansätze lassen sich im eingeschränkten Erwerb der Bedeutungsinhalte und der phonologischen Struktur neuer Wörter vermuten (Seiffert, 2012). In Studien sollte evaluiert werden, ob Kinder mit SSES aufgrund der guten visuellen Darstellungsmöglichkeiten mathematischer Zusammenhänge zumindest in den ersten Grundschuljahren das fehlende sprachliche Wissen kompensieren können. Auch der Einsatz spezifischer, präventiv wirkender Maßnahmen in den zentralen Bereichen des mathematischen Lernens (u. a. Menge-Zahl-Zuordnung) sollte Gegenstand künftiger Forschungsbemühungen sein, um die betroffenen Kinder optimal unterstützen zu können.

Stimmt die Vermutung von Dannenbauer (2009), dass eine erhebliche Anzahl von Schülern mit primärer SSES (30%) aufgrund einer nicht oder unzureichend erkannten SSES den Anforderungen des Regelschullehrplanes in einem Maße nicht gerecht werden kann, dass sie als „lernbehindert" etikettiert werden und in Schulen für Lernbehinderte gehen, ist dies ein Mangel im schulischen Fördersystem, der nicht zu akzeptieren ist. Es reicht nicht, dass theoriegeleitete Konzepte und Studien einen Zusammenhang zwischen den einzelnen Bereichen aufzeigen. Diese Erkenntnisse müssen auch in die schulische Praxis transformiert werden, damit sie dort den betroffenen Kindern frühzeitig, möglichst bevor Sekundärsymptomatiken eintreten, zu Gute kommen und ein erfolgreiches Lernen ermöglichen. Dazu gehören auch die Entwicklung spezifischer Fördermaterialien und der Einsatz einer sprachförderlichen Didaktik. Das ist eine besonders wichtige Aufgabe der Fachwissenschaft innerhalb der universitären Forschung und Lehre und von entsprechenden Fortbildungsinstituten.

Weitere mit einer SSES assoziierte Entwicklungsstörungen müssen im schulischen Bereich ebenfalls Berücksichtigung finden. Wenn Kinder neben einer SSES zusätzlich Probleme in der auditiven Verarbeitung und Wahrnehmung haben, reicht ihre auditive Aufmerksamkeit nicht aus, um im Unterrichtsgeschehen ausreichend „on task" zu sein. Führt man sich die von Brunner (2007) aufgeführten Probleme der betroffenen Kinder vor Augen, wie Schwierigkeiten bei der

Lautdiskrimination, beim Erkennen und Verstehen akustischer Signale, bei der zeitlichen Analyse, der Schalllokalisation und -lateralisation auditiver Stimuli, dann ist der Schulvormittag mit einer Vielzahl von nicht ausreichend zu verarbeitenden Reizen besetzt. Gerade die Fülle der sprachlichen Lernangebote, wie mündliche Erklärungen, Unterrichtsgespräche, das Merken und Beantworten von mündlich gestellten Fragen, das Lesen von Aufgabenstellungen, Texten und Tafelbildern usw., stellt eine permanente Überforderung dar. Daneben verursachen auch die ganz normalen Störgeräusche eines Klassenraumes, wie Stühle rücken, Herunterfallen eines Gegenstandes, Schreib- und Flüstergeräusche erhebliche Probleme. So können laut Dannenbauer (2009) die betroffenen Kinder gar nicht anders als sich aus dem Unterrichtsgeschehen auszuklinken. Die vermittelten Inhalte werden nur unzureichend verstanden und können weder wiedergegeben noch mit anderen Lerninhalten in Beziehung gesetzt werden. Dies führt zwangsläufig zu komplexen Lernproblemen in allen schulischen Fächern.

In diesem Zusammenhang spielt auch die häufig eingeschränkte Funktion des phonologischen Arbeitsgedächtnisses eine Rolle (Baddeley, 2012). Daher ist es von zentraler Bedeutung, dass Kinder mit SSES und AVWS spezifische, visuell orientierte Lernangebote zur Unterstützung des sprachlichen Lernens erhalten, eine Rückzugsmöglichkeit bei offenen Unterrichtssituationen haben und in der Ausstattung des Klassenraumes dämmende Materialien Berücksichtigung finden (um nur wenige Beispiele zu nennen). Weitere Forschungsbemühungen sollten versuchen, Trainingsverfahren zu entwickeln, die eine Erweiterung des Arbeitsgedächtnisses, speziell die Leistungsfähigkeit der phonologischen Schleife, zum Gegenstand haben. Praktische Erfahrungen haben gezeigt, dass mit visuell unterlegten, sprachrhythmisch betonten Übungen (Verse oder Reime, Silbenanzahl) die allgemeine Merkfähigkeit der Kinder erweitert werden kann. Im Unterricht mit Kindern mit SSES sollten diese Maßnahmen verstärkt eingesetzt werden.

Im schulischen Kontext ist außerdem darauf Rücksicht zu nehmen, dass Kinder mit SSES ein erhebliches Risiko für psychosoziale Störungen (Dannenbauer, 2009) tragen. Die in einschlägigen Untersuchungen festgestellten Prävalenzraten von 60% (Shapiro, 1982; Stevenson & Richman, 1978), verbunden mit einer altersabhängigen Zunahme emotionaler und sozialer Probleme (Baker & Cantwell, 1987) sind alarmierend. Ursache ist die eingeschränkte kommunikativ-pragmatische Kompetenz der sprachentwicklungsgestörten Kinder, die in Konfliktsituationen nicht angemessen, sondern mit aggressivem oder ängstlichem Verhalten, reagieren. Hier gilt es, sowohl mit den betroffenen Kindern als auch mit den in unmittelbarer Interaktion (Schulkameraden) lebenden Kindern Strategien zu erarbeiten, die sowohl Rücksichtnahme als auch Kommunikationsfähigkeit vermitteln. Darüber hinaus ist eine Unterstützung der Kinder mit SSES zur Entwicklung eines gesunden Selbstwertgefühls angebracht, wie das Initiieren von Freundschaften, dem Erkennen und Vermeiden ungünstiger Kompensationsstrategien und das Ermöglichen ausreichender sozialer Lernerfahrungen. Im Bereich der Forschung zeigen sich hier noch Desiderate. So sind zwar in Studien die erheblichen Probleme der Kinder mit SSES mit Gleichaltrigen erkannt worden, es fehlen jedoch gut evaluierte Programme zum präventiven Umgang mit diesen speziellen Problemen.

In Hinblick auf die in dieser Arbeit zu entwickelnde Konzeption eines inklusiven Unterrichtskonzepts für Kinder mit SSES lässt sich zusammenfassen, dass ein komplexes schulisches Fördersystem von großer Bedeutung ist, welches

- die sprachlich eingeschränkte Handlungskompetenz der betroffenen Kinder individuell berücksichtigt,
- Sekundärsymptomatiken im kognitiven, schriftsprachlichen, mathematischen und emotional-sozialen Bereich vorbeugt,
- Fortbildungen aller beteiligten Lehrkräfte (Grundschul- und Sonderpädagogen, Schulleiter) zu den aufgezeigten Entwicklungsproblemen sprachentwicklungsgestörter Kinder initiiert und
- auftretende individuelle Besonderheiten einzelner sprachentwicklungsgestörter Kinder praxisnah durch kooperative Fallbesprechungen begleitet.

Dazu bedarf es u. a. Therapieformate, die sich sowohl in die schulischen Rahmenbedingungen implizieren lassen als auch gezeigt haben, dass ihr Einsatz tatsächlich effektiv ist, sie also evidenzbasiert sind. Daher soll im nun folgenden Abschnitt eine Darstellung des aktuell im Bereich Sprache vorliegenden Forschungsstandes zur evidenzbasierten Förderung erfolgen.

2.2 Evidenzbasierte Förderung in der Therapie bei SSES

2.2.1 Evidenzbasierung

2.2.1.1 Problemaufriss

Im Sinne der Qualitätssicherung sollten in allen pädagogisch-therapeutischen Berufsfelder Entscheidungen für therapeutische Interventionen getroffen werden, deren Wirksamkeit auf der Grundlage wissenschaftlicher Kriterien nachgewiesen wurde (Hartmann, 2013b; 2012; Cholewa, 2010; Ullrich, 2010; Beushausen, 2009; Eicher, 2009; Giel & Iven, 2009; Ullrich & Romonath, 2008; Nußbeck, 2013, 2007b). Das gilt insbesondere für den Bereich der Sprachheilpädagogik und innerhalb der schulischen Sprachförderung.

Der pädagogisch-therapeutische Markt ist mit einer schwer zu überblickenden Menge von unterschiedlichen therapeutischen Möglichkeiten, Förderprogrammen, Therapiekonzepten und -materialien gefüllt, doch nur für sehr wenige davon wurde aufgrund spezifischer Kriterien nachgewiesen, dass sie wirklich das halten, was sie zu bewirken versprechen (Nußbeck, 2007b). Es stellt sich die Frage, wie in einem pädagogischen Feld, das von sehr unterschiedlichen und komplexen Störungsbilder (s. Punkt 2.1) sowie von verschiedensten pädagogischen Berufsgruppen und höchst variablen Fördersituationen dominiert wird, ein effektives Qualitätsmanagement gelingen kann? Dieses Qualitätsmanagement sollte neben dem effizienten Einsatz der zur Verfügung stehenden finanziellen und personellen Ressourcen sowie einer ausreichende „Kundenorientierung", sprich „Schülerzugewandheit" im pädagogischen Kontext, auch Kriterien zur Wirksamkeit der eingesetzten Verfahren beinhalten. Mit dem Prinzip der Evidenzbasierung wird in den letzten Jahren eine Möglichkeit der Qualitätssicherung in der sprachheilpädagogischen Fachwissenschaft diskutiert (Cholewa, 2010; Ullrich, 2010; Beushausen, 2009; Fingerle & Ellinger, 2008; Ullrich & Romonath, 2008; Nußbeck, 2013, 2007b).

Im folgenden Kapital soll dargelegt werden, ob das im Gesundheitswesen schon lange Zeit selbstverständliche Prinzip der Evidenzbasierung auch im pädagogisch-therapeutischen Kontext ein Rahmengerüst zu bieten vermag, das eine qualitativ hochwertige Förderung der betroffenen Kinder absichert.

Der Ursprung einer evidenzbasierten Beurteilung von Therapieverfahren liegt in der Medizin begründet, wo es als „tragende Säule" des Qualitätsmanagements bezeichnet wird (Schmacke, 2000). Im amerikanischen Bereich verwies die ASHA[5] in ihrem Positionspapier *Evidence-Based Practice in Communication Disorders* bereits 2005 darauf, im sprachheilpädagogischen Kontext nach evidenzbasierten Prinzipien zu agieren. Im deutschsprachigen Bereich dagegen bescheinigt Erich Hartmann noch 2012 dem *evidence-based practice* eine „relative Neuigkeit".

2.2.1.2 Definition

Auf pädagogisch-therapeutische Situationen übertragen erfordert evidenzbasiertes Handeln „den gewissenhaften, ausdrücklichen und vernünftigen Gebrauch der gegenwärtig besten externen wissenschaftlichen Evidenz für

---

5 *"American Speech-Language-Hearing Association (ASHA) is the professional, scientific, and credentialing association for 145,000 members and affiliates who are audiologists, speech-language pathologists and speech, language, and hearing scientists"* (ASHA, o. J.).

Entscheidungen in der [..] Versorgung individueller Patienten" (Sackett, Rosenberg, Gray, Haynes & Richardson 1996, 71).

Der Begriff der „Evidence" bzw. „Evidenz" wird nicht nach der deutschen Bedeutung von „Offensichtlichkeit" verwendet, sondern in seiner englischsprachigen Bedeutung als „Beweis" oder „Nachweis" (Ullrich & Romonath, 2008). Dabei stellt sie die zum aktuellen Zeitpunkt beste wissenschaftliche Absicherung eines Förder- bzw. Therapiekonzeptes dar. Sie reflektiert somit immer den gegenwärtigen Stand der Forschung, ist also veränderbar. Wenn weitere Forschungsergebnisse eine andere Sichtweise ergeben, muss die Meinung über eine Maßnahme aktualisiert und möglicherweise revidiert werden.

Evidenzbasiertes Handeln beeinflusst die Aktivitätsstruktur von zwei im Bereich der Gesundheitswissenschaften tätigen Berufsfeldern. Zum einen sind dies die Praktiker, bspw. Mediziner, Logopäden, Pädagogen usw., die direkt mit den betroffenen Menschen arbeiten. Die Praktiker sollten die Auswahl der Therapiemethoden nicht nur aufgrund ihrer subjektiven Erfahrung oder finanzieller und zeitlicher Rahmenbedingungen treffen, sondern sich auch an dem aktuellsten Forschungsstand zur Effektivität von Fördermaßnahmen orientieren können. Das zweite Berufsfeld betrifft die Wissenschaftler, die auf der Grundlage überprüfbarer Theorien und Modelle, Therapiekonzepte erstellen und evaluieren. Deren Aufgabe ist es, empirische Untersuchungen zur Effektivität der jeweiligen Verfahren durchzuführen und diese zu Metaanalysen zusammenzufassen. Für letzteres sollen v. a. Studien verwendet werden, die einem besonderen Qualitätsstandard entsprechen (Cholewa, 2010).

Dass diese Forderungen nicht in allen therapeutischen Tätigkeitsfeldern gleichermaßen realisiert werden können, erweist sich insbesondere in der Qualitätssicherung im Bereich der Sonderpädagogik als ein Kernproblem (Hartmann, 2013b).

2.2.1.3 Aktuelle Konzeptionen zur Hierarchisierung von Evidenzen

Nach Sackett et al. (1996, 71) basiert die Konzeption der Evidenzbasierung auf der besten aktuell bekannten Evidenz, was impliziert, dass es nicht *ein* Maß gibt, sondern die Möglichkeit einer unterschiedlichen Aussagekraft von therapeutischer Wirksamkeit besteht. Während noch vor wenigen Jahren eine Abstufung aufgrund fehlender Effektivitätsstudien kaum möglich war (Hansen, 1996), findet sich heute eine Anzahl von Studien, die eine gewisse Wirksamkeit spezifischer Therapieverfahren im Bereich der deutschsprachigen Sprachheilpädagogik nachweisen.

Es stellt sich die Frage, nach welchen Kriterien man diese Studien beurteilen sollte. Die Arbeitsgemeinschaft der Medizinischen Fachgesellschaften e. V. veröffentlichte Leitlinien für das therapeutische Vorgehen in medizinischen und angrenzenden Berufen, so auch im Bereich der Logopädie. Diese bieten allerdings aufgrund fehlender Details nur eine oberflächliche Orientierung. Ein weiteres Prüfschema für die Güte von Untersuchungsergebnissen ist die *Critical Appraisal of Treatment Evidence* (CATE, Dollaghan, 2007), in der die Größe und Zusammensetzung der Stichprobe sowie die Effektgröße und deren Generalisierbarkeit beurteilt und der Einfluss von Störvariablen diskutiert wird (Beushausen, 2009).

In die im Folgenden dargestellte und in der aktuellen Fachliteratur oft zitierte Evidenzhierarchie des *Oxford Centre for Evidence-Based Medicine* (2001) können Evidenzen nach bestimmten Kriterien systematisch eingeordnet werden (Tabelle 1).

Tabelle 1: Evidenzhierarchie des Oxford Centre for Evidence-Based Medicine (2001)

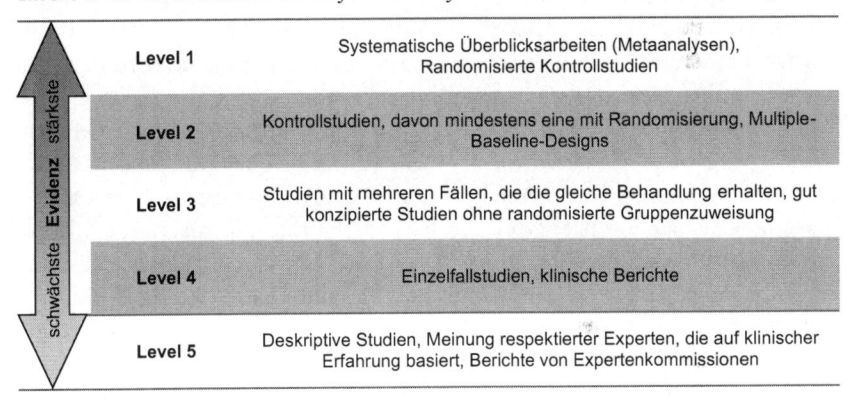

Level 1	Systematische Überblicksarbeiten (Metaanalysen), Randomisierte Kontrollstudien
Level 2	Kontrollstudien, davon mindestens eine mit Randomisierung, Multiple-Baseline-Designs
Level 3	Studien mit mehreren Fällen, die die gleiche Behandlung erhalten, gut konzipierte Studien ohne randomisierte Gruppenzuweisung
Level 4	Einzelfallstudien, klinische Berichte
Level 5	Deskriptive Studien, Meinung respektierter Experten, die auf klinischer Erfahrung basiert, Berichte von Expertenkommissionen

(stärkste Evidenz ↑ / schwächste Evidenz ↓)

In der Literatur finden sich weitere Systematisierungen (Ullrich, 2010; Eicher, 2009). So unterscheidet man nach den Empfehlungen des AHRQ (*Agency for Healthcare Research and Quality*) die Evidenzklassen I bis IV. Darin haben die Studien der Klasse Ia die höchste Evidenz, Studien der Klasse IV die geringste. Wie auch bei der Evidenzhierarchie des *Oxford Centre for Evidence-Based Medicine* (2001) gilt: je höher die Evidenzklasse, desto besser ist die wissenschaftliche Begründbarkeit für eine Therapie- bzw. Fördermaßnahme.

Es ist nicht ausreichend, lediglich auf der Grundlage einer theoretischen Begründung Evidenzen abzuleiten. Effektivitätsnachweise müssen generell durch die praktische Erprobung der Verfahren empirisch begründet werden, wobei diese so weit wie möglich unter festgelegten Kontrollbedingungen durchgeführt werden sollten. Es geht nicht nur um die Feststellung des gewünschten Ergebnisses, sondern auch darum, dass dieses Ergebnis tatsächlich auf die Interventionsmaßnahme zurückführbar ist (interne Validität). Wichtig ist auch der Aspekt der Generalisierbarkeit. Sind die Ergebnisse und die sich aus einer Studie ergebenden Schlussfolgerungen für Therapiemaßnahmen für eine größere Gruppe von Patienten mit ähnlicher Symptomatik übertragbar, haben sie also externe Validität? (Cholewa, 2010; Nußbeck, 2007b).

Auf der oben dargestellten Oxford-Skala werden die Studien auf der Grundlage ihrer Versuchspläne im Hinblick auf die Überprüfbarkeit von Evidenzen eingeordnet. Ersichtlich ist, dass die Studien sich methodisch unterscheiden und nur die, die dem Level 1 entsprechen, dem absolut höchsten Niveau genügen (Beushausen, 2009). Diese Studien sind randomisierte Kontrollgruppenversuche (*randomised controlled trials*, RCTs). Bei der Beurteilung der Effektivität von Therapien durch Institute zur Qualitätserfassung (z. B. IQWIG, Cochane-Institut) wird die Wirksamkeit nur dann bestätigt, wenn mindestens ein methodisch einwandfrei durchgeführtes RCT vorliegt. Das dies im Bereich der (sonder)pädagogischen Forschungsbemühungen nur eingeschränkt möglich ist, wird deutlich, wenn man sich die Voraussetzungen für einen randomisierten Kontrollgruppenvergleich anschaut (Cholewa, 2010). Dazu werden Patienten mit klar definiertem Krankheitsbild in ausreichender Anzahl (in der Medizin sind es oft tausende Probanden) benötigt. Aus diesen wird eine Zufallsstichprobe gezogen, so dass bei hinreichender Gruppengröße beobachtete Effekte auf die Zielpopulation verallgemeinert werden können. Diese wird – ebenfalls nach dem Zufallsprinzip – in eine Versuchs- und eine Kontrollgruppe aufgeteilt, wobei die Probanden nicht wissen, welcher Gruppe sie angehören. Die Personen der Kontrollgruppe bekommen meist ein Placebopräparat. So werden Wirkeffekte ausgeschlossen, die nicht auf die Therapievariablen zurückführbar sind. Auch die Therapeuten sollten möglichst keine Kenntnis von der Gruppenzugehörigkeit der Patienten haben (*blind*), um zu verhindern, dass der Therapeut unbewusst auf die Zielvariablen einwirkt. Neben der Stichprobenzusammensetzung ist auch zu beachten, dass Art, Zusammensetzung und Dauer sowie weitere Bedingungen der Therapie streng festgelegt werden müssen.

In den RCTs sollte darüber hinaus der Forschungsstand umfassend gewürdigt werden. Mehrere Studien zum selben Therapieverfahren können zu einer Metaanalyse zusammengefasst werden. Bei der Beurteilung wird nun u. a. die Effektstärke als Maß für die praktische Relevanz berücksichtigt. Ein optimaler Effektivitätsnachweis liegt dann vor, wenn mehrere Studien über ein und dasselbe

Therapieverfahren bei ähnlichen Probandengruppen zu vergleichbaren Ergebnissen kommen (Cholewa, 2010).

2.2.1.4 Evidenzlösung in der Sonderpädagogik

Die evidenzbasierte Praxis (EBP) im sozialpädagogischen, so auch sonderpädagogischen, Handlungsfeld lehnt sich stark an den medizinischen Ansatz an. Es stellt sich allerdings die Frage, ob dieses Konzept auf den Bereich der Sonderpädagogik ohne weiteres übertragbar ist (Nußbeck, 2007b). Die zwangsläufig vorhandenen Unterschiede im Design der Studien zwischen der eher naturwissenschaftlich orientierten Medizin und der unter pädagogischen Fragestellungen agierenden Sonderpädagogik lässt Schwierigkeiten in der Vergleichbarkeit vermuten.

In der Sonderpädagogik folgt das therapeutische Vorgehen häufig keinem standardisierten Behandlungskonzept. Therapeuten, Lehrer oder Betreuer gestalten die entsprechenden Maßnahmen nach ihren individuellen Erfahrungen und den speziellen Bedürfnissen des jeweiligen Kindes bzw. der Kindergruppe. Darüber hinaus lassen sich Fördermaßnahmen oft nicht eindeutig bestimmten Störungsbildern zuordnen und unter bestimmten Bedingungen prüfen. Wie unter Punkt 2.1.2.4 dargestellt, haben Kinder mit SSES häufig eine auditive Wahrnehmungs- und Verarbeitungsstörung, die den Verlauf einer bestimmten Sprachtherapie, z. B. einer stark phonologisch orientierten Förderung, beeinflussen kann. Eltern betroffener Kinder sind in sehr unterschiedlichem Ausmaß mit „Hausaufgaben" belastbar und beeinflussen so die Wirksamkeit einer Therapie durch nicht konstant zu haltende Unterstützungsbedingungen. Eine Effektivitätsforschung, wie sie unter den Bedingungen eines so komplexen Handlungsfeldes wie der Sonderpädagogik erfolgt, muss zudem Einflussfaktoren, wie Komorbiditäten im sozial-emotionalen, motorischen oder kognitiven Bereich, berücksichtigen (Nußbeck, 2007b). Die evidenzbasierte Praxis ist also nicht (nur) an quantitative Aspekte gebunden, sondern betont v. a. qualitative Faktoren. Daher können auch Konzepte, die nicht wissenschaftlich geprüft sind, durchaus effektiv sein. Die Problematik besteht in diesem Fall eher darin, dass diese Förderkonzepte sich nicht entsprechend evaluieren und an einer größeren Population testen lassen. Studien mit kleinen Probandengruppen oder auch Einzelfalldarstellungen, die ein qualitativ ausgerichtetes, überzeugendes Design haben (z. B. kontrollierte Einzelfallstudien; s. Grünke, 2012) und systematisch zusammengefasst werden können, zeigen somit ebenfalls eine gewisse Wahrscheinlich der Wirksamkeit einer Therapie. Bei der rein wissenschaftlichen Beurteilung von Studien ist kritisch zu betrachten, dass praktisch bedeutsame Aspekte keine ausreichende Berücksichtigung finden. So können nach Beushausen (2009) die in der Medizin vorkommenden Qualitätsniveaus im Bereich der Sonderpädagogik, genauer in der sprachtherapeutischen Forschung, nicht gehalten werden. Hier ist prinzipiell die beste Evidenz zu wählen.

Robey (2004) entwickelte ein auf fünf Phasen basierendes Modell speziell für das Forschungsfeld der Sprachheilpädagogik. Von Cholewa (2010, 62) in das Deutsche übertragen, wird für die Sprachtherapie eine in zwei größere Abschnitte gegliederte Strategie vorgestellt. Der Forschungsprozess wird mit einfach strukturierten Untersuchungen an Einzelfällen oder Kleingruppen begonnen. Studien mit Parallelgruppen und größeren Stichproben finden erst in späteren Forschungsphasen statt. Robey (2004) beschreibt die Ziele der einzelnen Phasen folgendermaßen:

> „*The sequence of research tasks is then Phase I für indentifying treatment protocols, justifying the enormous expense of extensive clinical testing; Phase II for making all of the preliminary tests and preparations necessary for testing the protocol in a clinical trial; Phase III for conducting a clinical trial to test efficacy; and Phase IV for testing the effectiveness of efficacious treatments. For treatment protocols proving effective, an additional phase of research is required: Phase V for testing the worth of a treatment (i.e., does the obtained value justify the cost of achieving that value?). For any new treatment, testing begins with Phase I and progresses necessarily and sequentially though each stage provided the result obtained at one level warrants progression to the next [Greenwald & Cullen, 1985]"* (ebd., 403).

Hinsichtlich des Begriffes der „Wirksamkeit" wird zwischen *Efficacy* und *Effectiveness* unterschieden. Unter *Efficacy* versteht man die Wirksamkeit einer Therapie unter den Forschungsbedingungen einer wissenschaftlich gut kontrollierten Laborsituation. Dagegen meint *Effectiveness* die Wirksamkeit unter den Bedingungen der alltäglichen Praxis. Ziel eines Nachweises der *Efficacy* ist es, die interne Validität sicherzustellen, also zu zeigen, dass „die Veränderungen der Zielgröße ggf. tatsächlich ausschließlich auf den Einfluss der Therapiemethodik zurückführbar ist" (Cholewa 2010, 61).

Abbildung 8: Phasenmodell des Forschungsprozesses im sprachtherapeutischen Bereich nach Robey (2004, deutsche Übertragung in Cholewa 2010, 62)

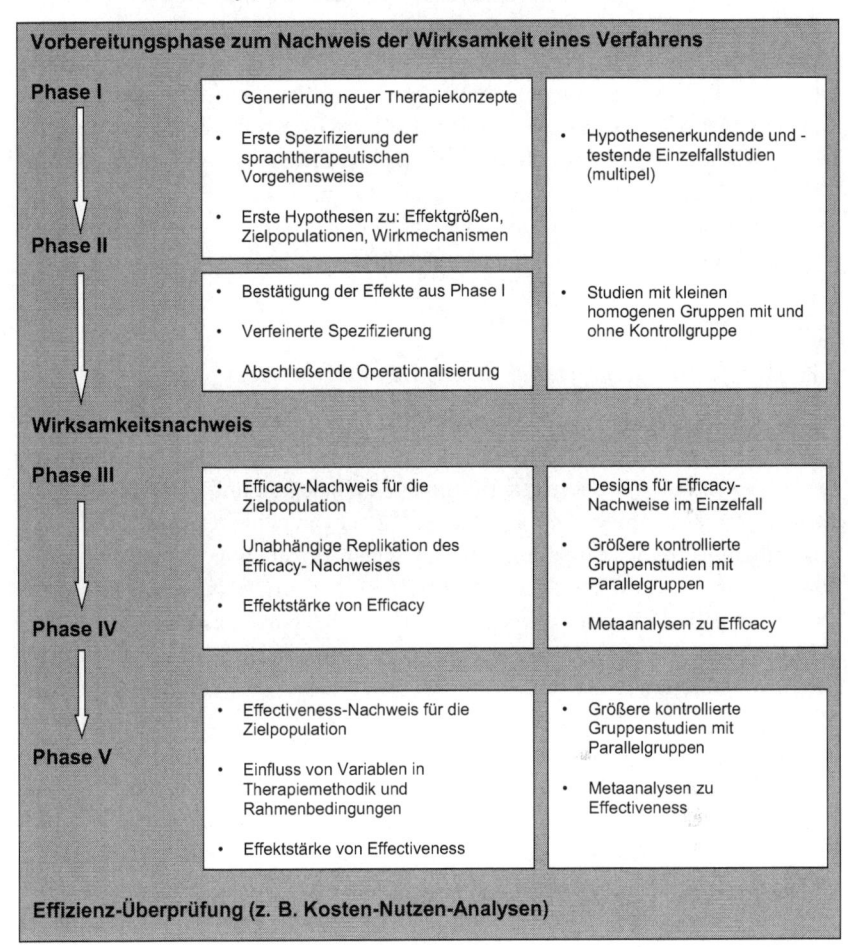

Vorbereitungsphase zum Nachweis der Wirksamkeit eines Verfahrens		
Phase I	• Generierung neuer Therapiekonzepte • Erste Spezifizierung der sprachtherapeutischen Vorgehensweise	• Hypothesenerkundende und -testende Einzelfallstudien (multipel)
Phase II	• Erste Hypothesen zu: Effektgrößen, Zielpopulationen, Wirkmechanismen	
	• Bestätigung der Effekte aus Phase I • Verfeinerte Spezifizierung • Abschließende Operationalisierung	• Studien mit kleinen homogenen Gruppen mit und ohne Kontrollgruppe
Wirksamkeitsnachweis		
Phase III	• Efficacy-Nachweis für die Zielpopulation • Unabhängige Replikation des Efficacy-Nachweises • Effektstärke von Efficacy	• Designs für Efficacy-Nachweise im Einzelfall • Größere kontrollierte Gruppenstudien mit Parallelgruppen
Phase IV		• Metaanalysen zu Efficacy
Phase V	• Effectiveness-Nachweis für die Zielpopulation • Einfluss von Variablen in Therapiemethodik und Rahmenbedingungen • Effektstärke von Effectiveness	• Größere kontrollierte Gruppenstudien mit Parallelgruppen • Metaanalysen zu Effectiveness
Effizienz-Überprüfung (z. B. Kosten-Nutzen-Analysen)		

Dagegen wird mit der Überprüfung auf *Effectiveness* auf die externe Validität abgehoben. Sie soll zeigen, „dass die optimalen Therapieeffekte, wie sie unter Idealbedingungen für eine eng umgrenzte Zielpopulation erzielbar sind, unter den zwangsläufig variableren Bedingungen des Versorgungsalltags nicht zu sehr verwässert oder gar vollständig eliminiert werden" (ebd., 61). Im zweiten Abschnitt wird der Einfluss von Störvariablen auf den Therapieerfolg näher überprüft, daher werden den Stichproben und der Therapiemethodik größere Spielräume zugestanden. Damit *Effectiveness*, also die Gültigkeit der Wirksamkeit unter den Bedingungen des Alltags, ausreichend nachgewiesen ist, müssen RCTs mit möglichst umfangreichen Stichproben (und auch einer möglichst repräsentativen Gruppe von Therapeuten) durchgeführt werden. „Um jedoch die Erfolgsaussichten solcher RCTs zu optimieren und um entscheiden zu können, ob das Potenzial der Therapiemethodik überhaupt den erheblichen Aufwand einer großangelegten RCT-Studie rechtfertigt, ist der vorherige Nachweis von *efficacy* unverzichtbar" (ebd., 61, zur weiteren Vorgehensweise s. Cholewa, 2010).

Im Folgenden soll nun die aktuelle Situation des Nachweises von Effektivität im Bereich der Sprachheilpädagogik betrachtet werden.

2.2.2 Sprachtherapieforschung

2.2.2.1 Effektivität sprachtherapeutischer Verfahren

Ziel der Sprachtherapieforschung ist die Überprüfung von Möglichkeiten zur Beeinflussung von Entwicklungsbesonderheiten und geeigneter Vorgehensweisen zur Vermittlung bestimmter sprachlicher Fähigkeiten und Fertigkeiten (Weinert, 2002). Nach von Suchodoletz (2013; 2010) kann es als gesichert gelten, dass sprachtherapeutische Maßnahmen den Sprachentwicklungsverlauf beschleunigen können. Dies konnte in Studien (z. B. Schröder & Schründer-Lenzen, 2012), die in einer Kontrollgruppe den Vergleich mit nicht therapierten Kindern ermöglichen, belegt werden. So zeigten Untersuchungen im angloamerikanischen Sprachraum bereits vor Jahren (u. a. Leonard, Camarata, Pawslowska, Brown & Camarata, 2008; Ebbels, van der Lely & Dockrell, 2007), dass Trainingsstudien die sprachlichen Fähigkeiten signifikant verbessern konnten, einigen Kindern gelang es sogar, den Sprachrückstand aufzuholen. Selbst der häufig in der sprachheilpädagogischen Praxis zu beobachtende fehlende Transfereffekt in die Spontansprache, ließ sich in einigen Untersuchungen nachweisen (u. a. Weinert, 2002; Leonard et al., 1998). Diese grundsätzlich ermutigenden Aussagen aus anderen Ländern lassen sich im deutschsprachigen Raum aktuell nur äußerst vorsichtig bestätigen. Leider liegen bei uns nur sehr wenige Therapieansätze (so z. B. die Therapieformate „Kontextoptimierung" [Motsch, 2010] oder „Wortschatzsammler" [Motsch & Ulrich, 2012]) vor, die einer evaluierenden Studie unterzogen wurden.

Eine Analyse unterschiedlicher Untersuchungen zeigt, dass durch sprachtherapeutische Förderung nicht alle linguistischen Ebenen mit gleicher Intensität beeinflussbar sind (Law, Garrett & Nye, 2010) und besonders gute Ergebnisse sich vor allem unmittelbar nach einer Therapiephase erkennen lassen.

Kurzfristige Effekte
Kurzfristige Effekte lassen sich häufig im Bereich der Artikulationstherapie erreichen, eine isolierte Dyslaliesymptomatik kann schon nach wenigen Förderstunden abgebaut sein. Auch die Förderung des aktiven Wortschatzes führt in relativ kurzer Zeit zur Zunahme des aktiv eingesetzten Wortschatzes (Kauschke, 2009; Siegmüller & Kauschke, 2006). Dagegen sind die Effektivitätsuntersuchungen in den Bereichen der Grammatik und des Sprachverständnisses eher widersprüchlich. Nach Aussage von Bishop, Adams und Rosen (2006) sind Kinder mit Sprachverständnisstörungen grundsätzlich schwerer zu therapieren als Kinder, deren Auffälligkeit sich isoliert auf der produktiven Ebene zeigt. Jedoch gelang Amorosa und Noterdaeme (2002) ein signifikanter Fördererfolg der rezeptiven Modalität bei 40 rezeptiv sprachentwicklungsgestörten Kindern, so dass v. a. die Kommunikationsfähigkeit der Kinder verbessert werden konnte. Auch die Arbeitsgruppe um Tallal (z. B. Tallal, Miller, Bedi, Byma, Wang, Nagarajan, Schreiner, Jenkins & Merzenich, 1996) wies nach, dass die Förderung der rezeptiven Sprachmodalität sehr kurzfristig gelingen kann. In nur einem Monat konnten durch eine kompensierende Intervention, die besonders die Verarbeitungsgeschwindigkeit der betroffenen Kinder zum Gegenstand hatte, hoch signifikante Verbesserungen erreicht werden. Der Untersuchung lag ein Kontrollgruppendesign zu Grunde. Sowohl die Interventions- als auch die Kontrollgruppe hörten Geschichten und spielten Computerspiele. In den Geschichten der Interventionsgruppe war das Sprachsignal zeitlich gedehnt und in bestimmten Aspekten akzentuiert, außerdem übten die Kinder durch computermediale Übungen die Verarbeitungsfähigkeit kurzer, rasch aufeinander folgender lautlicher Reize. Die Kontrollgruppenkinder spielten Spiele ohne Geschwindigkeitskomponente. Die spezifisch geförderten Kinder der Interventionsgruppe zeigten anschließend sowohl in der Verarbeitungsgeschwindigkeit als auch im Sprachverständnis eine höhere Leistungsfähigkeit. In wie weit den Kinder der Transfer in die Sprachproduktion gelang, ist jedoch unklar (Tallal et al., 1996).

> "LLI [language-learning impaired] children received extensive daily training, over a 4-week period, with listening exercises in which all speech was translated into this synthetic form. They also received daily training with computer "games" designed to adaptively drive improvements in temporal processing thresholds. Significant improvements in speech discrimination and language comprehension abilities were demonstrated in two independent groups of LLI children" (Tallal et al. 1996, 81).

Hachul und Schönauer-Schneider (2012) sehen die Effektivität von rezeptivexpressiv orientierten Therapien dagegen kritischer. Nach ihrer Aussage sind Therapiefortschritte sehr mühsam und trotz intensiver Zuwendung nur langsam erreichbar und es liegen nur wenige empirische Befunde zur Effektivität von Therapien bei Störungen im Kindes- und Jugendalter vor. Zudem würden Kinder mit rezeptiven Sprachstörungen in Untersuchungen häufig ausgeschlossen oder nicht als eine besondere Gruppe betrachtet. „Die derzeitige Forschung zeigt [..] Interventionseffekte für das Sprachverstehen auf, lässt aber offen, ob und wie Kinder mit Sprachverständnisstörungen von einer Sprachtherapie profitieren" (ebd., 175).

Schröder und Schründer-Lenzen (2012) berichten über eine quasi-experimentell kontrollierte Optimierung von sprachlichen Fördermaßnahmen im Elementarbereich. Dabei wurde die Durchführung der Sprachfördermaßnahmen strukturell, nicht inhaltlich, verändert. Es erfolgte in beiden Gruppen die Umsetzung der Berliner Rahmenvorgaben für die Sprachförderung. Während in einer Kontrollgruppe die Erzieherinnen der Kindergärten „beschäftigungsintegriert" die Kinder förderten, wurde in der Experimentalgruppe eine externe Person für die Sprachförderung eingesetzt. Die Förderung erfolgte in einem Extraraum mit einer maximalen Anzahl von sechs Kindern pro Gruppe für ca. zwei Mal wöchentlich 30 Minuten. Durch die Abgrenzung der Sprachförderung vom Alltagsgeschäft der Kindergärten sollte eine kontinuierliche Förderung erreicht werden. Es zeigte sich, „dass allein durch eine umfassende Erhöhung der Prozessqualität der sprachlichen Förderung in Kindertageseinrichtungen ein nachweisbarer Effekt auf die Sprachentwicklung der geförderten Kinder erzielt werden kann" (ebd., 20). Die Autoren schlussfolgern, dass bereits durch die zeitlich-strukturelle Veränderung die Wirksamkeit von Sprachfördermaßnahmen im Kindergartenbereich deutlich erhöht wird.

Eine Übersicht über die Effektivität unterschiedlicher Föransätze für den Bereich der rezeptiven Störungen stellen Hachul und Schönauer-Schneider (2012, 176–178) zusammen. Danach ergeben sich für eine erhebliche Anzahl von Therapien keine oder unklare Effekte im rezeptiven Bereich (u. a. Boyle, Forbes & O'Hare, 2009; Parsons, Law & Gascoigne, 2005; Dixon, Joffe & Bench, 2001; Law, Kot & Barnett, 1999). Gute Effekte lassen sich dagegen in den Studien von Eiber (2010), Glogowska et al. (2000) und Buschmann und Jooss (2011) nachweisen. Die Studie von Eiber (2010) verfolgte die Entwicklung von 16 kognitiv leicht unterdurchschnittlichen Grundschulkindern, die eine spezifische Satzverständnistherapie erhielten. Den Kindern gelang eine signifikante Verbesserung ihrer Satzverständnisleistungen. In den Untersuchungen von Glogowska et al. (2000) und Buschmann und Jooss (2011) wurde in einem randomisierten und verblindeten Studiendesign bei sehr jungen Kindern im Alter von 18 bis 36 Monaten ebenfalls eine stärkere Zunahme der rezeptiven sprachlichen Fähigkeiten nachgewiesen als es bei der Kontrollgruppe der Fall war (Hachul & Schönauer-Schneider, 2012).

Langfristige Effekte und Transfereffekte
Bedeutsam ist, ob sich Therapieerfolge, die sich kurz nach einer Intervention positiv darstellen, auch längerfristig zeigen. So ist es wichtig, einige Zeit nach dem Ende der eigentlichen intensiven Fördermaßnahme, Studien über die Stabilität des Fördereffektes durchzuführen. Leonard et al. (2008) fanden in einer Untersuchung bei 33 sprachentwicklungsgestörten Probanden im Alter zwischen drei und 4;8 Jahren heraus, dass für ein grammatisches Therapieformat (Verbbeugung) einen Monat nach Therapieende ein gleichbleibendes Niveau des geförderten Bereiches vorhanden war. Das erreichte sprachliche Niveau blieb folglich im Gegensatz zu einer mit einer unspezifischen Therapie behandelten Kindergruppe stabil. Ebbels et al. (2007) konnten anhand einer randomisierten Kontrollstudie, in der ebenfalls grammatische Inhalte therapeutisches Ziel waren, zeigen, dass sich Fördereffekte nach einer dreimonatigen Therapiepause nachweisen ließen. Es wurden 27 Probanden im Alter zwischen 10 und 16 Jahren behandelt. Die Teilnehmer wurden nach dem Zufallsprinzip einer von drei Therapiegruppen zugeordnet: einer syntaktisch-semantischen Fördergruppe, einer semantischen Fördergruppe und einer Kontrollgruppe. Alle Schüler erhielten neun Wochen lang eine halbe Stunde Einzeltherapie-Sitzungen. Die Fortschritte wurden in einem speziell entwickelten Video-Test vor und unmittelbar nach Therapie und nach einer Therapiepause (Nachuntersuchung) bewertet. In der Nachuntersuchung waren die Fördereffekte allerdings nicht mehr so stabil wie unmittelbar nach der Therapie. Dies ist ein Hinweis darauf, dass erworbene Sprachkompetenzen nicht selbstständig von den Kindern automatisiert werden.

Ob langfristige Effekte auch noch Jahre nach Abschluss der Therapie nachweisbar sind, ist nicht ausreichend bewiesen. Von Suchodoletz (2013; 2010) verweist darauf, dass es kaum Studien gibt, die diesen Effekt untersuchen. Auch sind die wenigen Untersuchungen widersprüchlich und lassen keine eindeutigen Schlüsse zu. Jedoch konnten Huntley Holt, Butterfill und Latham (1988) sowie Buschmann, Jooss, Rupp, Feldhusen, Pietz und Philippi (2009) für ehemals geförderte Kinder deutliche Unterschiede zu den jeweiligen Kontrollgruppen finden. Auch Huntley et al. (1988) zeigten bei sprachentwicklungsgestörten Vier- und Fünfjährigen, dass sie nach fünf Jahren signifikant bessere Leistungen in den geförderten Sprachbereichen aufweisen. Buschmann et al. (2009) wiesen ebenfalls nach, dass die Kinder von in sprachförderlichem Verhalten trainierten Eltern, noch nach zwei Jahren einen sprachlichen Entwicklungsvorsprung hatten und deutlich weniger Sprachstörungen zeigten als eine Kontrollgruppe. Die bereits zitierte Studie von Schröder und Schründer-Lenzen (2012), die durch eine zeitlich-strukturelle Veränderung der Fördermaßnahmen durch den Einsatz externer Personen zur Sprachförderung bereits deutliche Erfolge erzielten, konnte zusätzlich zeigen, dass sich sogar Transfereffekte auf den Schriftspracherwerb der strukturierter geförderten Kinder beobachten lassen. Nach einem Schuljahr konnten die Schüler der Experimentalgruppe sowohl signifikant besser schreiben als auch lesen, was sich auch in einer hohen bis mittleren Effektstärke niederschlug. Die Ergebnisse dieser Studie zeigen, dass sich durch eine spezifische Organisations- und Durchführungsqualität die Effektivität der Fördermaßnahmen steigern lässt und sich dies sogar auf sprachabhängige Metabereiche, wie dem Schriftspracherwerb, auswirkt. Im angloamerikanischen Sprachraum veröffentlichten Aram, Ekelmann und Nation (1984) dagegen ernüchternde Ergebnisse, wonach Längsschnittstudien zufolge keine langfristigen Effekte bestehen. Dass sich dies auch so in Elterntrainings darstellte, wiesen Whitehurst, Arnold, Smith, Fischel, Lonigan und Valdez-Menchaca (1991) nach. Sie fanden im Gegensatz zu Buschmann et al. (2009) nach fünf Jahren keine Unterschiede mehr zwischen den sprachlichen Fähigkeiten ehemals therapierter Kinder und einer Kontrollgruppe.

Zur Einschätzung der Sinnhaftigkeit einer Therapie muss auch berücksichtigt werden, ob es dem Kind gelingt, die erlernten Fähigkeiten in Alltagssituationen zu übertragen. Von von Suchodoletz (2010, 69f) werden Studien des angloamerikanischen Sprachraums zitiert, die tatsächlich einen Transfereffekt nachweisen konnten (z. B. Nelson, Camarata, Welsh, Butkowsky & Camarata, 1996; Camarata, Nelson & Camarata, 1994). Die Kinder konnten die erlernten sprachlichen Fähigkeiten soweit automatisieren, dass sie in sozialen Situationen Anwendung fanden. In der therapeutischen Praxis bleibt dies jedoch ein Punkt, der von vielen Therapeuten negativ wahrgenommen wird. Den meisten Kindern gelingt die Anwendung der erlernten sprachlichen Zielformen in die Spontansprache eher mühsam. Von Suchodoletz (2013) konstatiert, dass Sprachtherapie nur in den unmittelbar geförderten Bereichen zu deutlichen Verbesserungen führt. Transfereffekte auf andere Sprachebenen sind selten zu erkennen.

Behandlungsdauer und Therapiesetting
Hinsichtlich des Zusammenhanges zwischen der Dauer einer sprachtherapeutischen Förderung und den erreichten Therapieerfolgen konnte entgegen der Erwartung kein eindeutiger Bezug festgestellt werden (von Suchodoletz, 2013; 2010). Aus einer Übersicht von Law, Garrett und Nye (2004) ist ersichtlich, dass bei einer Behandlungsdauer von weniger als acht Wochen die Effekte geringer waren als bei Therapien, die länger als acht Wochen stattfanden. So konnten Glogowska, Roulstone, Enderby und Peters (2000) in einer Studie mit 156

Kindergartenkindern nach einem Jahr Sprachtherapie nur sehr geringe sprachliche Fortschritte im Sprachverständnis und keine Leistungssteigerung in der Produktion feststellen. Die untersuchten Kinder erhielten eine sprachtherapeutische Förderung unter den normalen logopädischen Bedingungen, welche sich im Durchschnitt auf lediglich sechs Behandlungen beliefen. „Eine so geringe Behandlungsintensität ist offensichtlich unzureichend und könnte den fehlenden Therapieerfolg erklären. Diese negativen Ergebnisse können also nicht als Beleg für eine Unwirksamkeit einer logopädischen Standardtherapie angesehen werden" (von Suchodoletz 2010, 70).

Während logopädische Behandlungen normalerweise in Einzelsituationen durchgeführt werden, erhalten Kinder im sonderpädagogischen Kontext meist eine Kleingruppenförderung. Die Notwendigkeit einer Einzelförderung wird so begründet, dass individueller auf die Variabilität der SSES eingegangen werden kann und bei unterschiedlichen Kindern häufig sehr unterschiedliche Sprachebenen betroffen sind, die suboptimal in einer Gruppensituation individuell berücksichtigt werden können. Von Suchodoletz (2013) fasst empirische Ergebnisse zusammen, die entgegen dieser Annahme zeigen, dass „auch mit der Förderung in Gruppe deutliche Therapieerfolge zu erzielen" sind. Am Effizientesten sind Gruppentherapieverfahren, die von ausgebildeten Sprachtherapeuten durchgeführt werden, wogegen die gleichen Therapien, lediglich von angeleiteten Helferinnen durchgeführt, weniger wirksam sind (ebd., 33).

2.2.2.2 Probleme bei der Bestimmung von Evidenzen

Um eine möglichst hohe Evidenzstufe zu erreichen, werden häufig mehrere Studien zu Metaanalysen zusammengefasst. In deren Beurteilung fließen Kriterien wie Qualität des Designs, Ort der Veröffentlichung und untersuchte Wirkfaktoren ein.

Zu Recht weist Nußbeck (2007b) darauf hin, dass bei Übersichtsarbeiten (Metananalysen) zur selben Thematik nicht selten unterschiedliche Originalarbeiten zugrunde liegen, die dann zu divergierenden Interpretationen der Ergebnisse führen (Verzerrung oder Bias). Auch die Ansicht von Experten variiert stark. Oft ist nicht klar, welche Informationen hinsichtlich der wissenschaftlichen Bedeutung der jeweilige Experte warum einstuft. Zu berücksichtigen ist der Aspekt, dass empirische Untersuchungen mit weiteren Problemen behaftet sind. So führt die Veröffentlichungspraxis, nur positiv wirkende Studien zu publizieren, zu Einseitigkeiten in der Beurteilung. Beispielsweise werden nicht hypothesenkonform verlaufende Untersuchungen seltener veröffentlicht oder von renommierten Zeitschriften angenommen und gehen daher auch nicht in Metaanalysen ein.

Eine Überbewertung der nachgewiesenen Effektivität in den veröffentlichten Untersuchungen ist die Folge. Auch die Auswahl der an einer Studie beteiligten Probanden unterliegt einer gewissen Verzerrung. Oft können nur diejenigen Personen berücksichtigt werden, die sich aufgrund einer bestimmten Störung oder Auffälligkeit in Behandlung begeben, also klinisch in Erscheinung treten. Andere Personen, die ähnliche Probleme haben, werden dagegen nicht erfasst. So entstehen zwangsläufig Selektionsfehler. In der letzten Zeit hat in den Medien die Vermarktung von Therapien zugenommen, die einem kommerziellen Zweck dienen, so dass deren Autor nur an einer positiven Darstellung der Ergebnisse interessiert ist (Nußbeck, 2007b).

Problematisch ist die Bestimmung von Evidenzen in heilpädagogischen Kontexten, die zwangsläufig von einer Vielzahl nur schwer zu kontrollierender Variablen beeinflusst werden. Ob und wie effektiv eine Therapie ist, bei welchem Auffälligkeitsmuster und in welchem Alter sie besonders wirksam ist und ob nur kurzfristig oder auch langfristig Effekte zu verzeichnen sind, ist für viele Theapieformate noch immer unzureichend geklärt. Gerade in der Sprachheilpädagogik haben sich sehr wenige Studien mit der Effektivität von therapeutischen Bemühungen beschäftigt. Die meisten dieser Studien sind aufgrund methodischer Mängel nur mit Vorbehalt aussagefähig. Problematisch sind in praktisch jeder Studie die geringen Stichprobengrößen. Es werden nur einzelne Kinder oder Kleinstgruppen untersucht, Stichprobengrößen mit mehr als 15 Kindern bilden die Ausnahme. So ist eine Verallgemeinerung der Ergebnisse kaum möglich. Das häufige Fehlen von Kontrollgruppen stellt ebenfalls ein Mangelmerkmal von sprachtherapeutischen Effektivitätsstudien dar. Denn dabei ist nicht klar abzugrenzen, ob eine Verbesserung der sprachlichen Fähigkeit aufgrund der Therapie oder aufgrund von Entwicklungsaspekten erreicht werden konnte (von Suchodoletz, 2010).

Das online zugängliche Informationsportal *Cochrane Library*, ein die evidenzbasierte Medizin unterstützendes System für Ärzte, Patienten und Wissenschaftler, bietet in insgesamt sechs Datenbanken Informationen zu kontrollierten klinischen Studien, die sogenannten *Cochrane Reviews*. Cochrane Reviews sind systematische Übersichtsarbeiten, in denen die Wirksamkeit und Eignung medizinischer Behandlungsmethoden dargestellt werden. Im Mittelpunkt der Übersichtsarbeiten steht eine klare Fragestellung, von dieser ausgehend werden relevante Forschungsergebnisse und Studien ausgewählt, bewertet, zusammengefasst und als Reviews in der Cochrane Library veröffentlicht. Ziel der Cochrane Reviews ist es, dem interessierten Wissenschaftler, Mediziner und Pädagogen einen Überblick über Forschungsergebnisse zu gewährleisten. Ein Blick in die Cochrane Library unter dem Stichwort „*speech and language therapy*" ergab im Januar 2014 knapp 400 Angaben. Law et al. (2010) haben einen Review erstellt, der sich auf "*randomised controlled trials of speech and language therapy interventions for children or adolescents with primary speech and language delay/disorder*" bezieht. Bei der Datenanalyse wurde berücksichtigt, ob ein Kontrollgruppendesign vorlag und ob die gefundenen Effekte auf die expressive und rezeptive Modalität der phonologischen Ebene, der syntaktischen Ebene und des Wortschatzes bezogen war. Leider konnten nur 33 Studien gefunden werden, von denen acht wegen mangelnder Angaben zu statistischen Werten ausgeschlossen werden mussten. Es gingen nur die Haupteffekte in die Bewertung ein. Die wichtigsten Ergebnisse der Metaanalyse zeigen, dass innerhalb der verwerteten 25 Studien von einer Effektivität bei phonologischen und lexikalischen Therapien ausgegangen werden kann, bei syntaktischen Ansätzen waren die Ergebnisse nicht eindeutig. Bedeutsam ist hier, dass die methodische Qualität der wenigen verbliebenen Studien als sehr gering eingestuft wurde. Eine weitere Schwierigkeit war die geringe Vergleichbarkeit der Studien untereinander, v. a. in Bezug auf das Alter der Probanden, die Behandlungsintensität und -dauer (Law et al., 2010).

In der deutschsprachigen Sprachtherapieforschung zeigt sich zum aktuellen Zeitpunkt ein noch größeres „Dilemma". Deutschsprachige Studien werden nur selten in internationaler Literatur veröffentlicht und stehen somit nicht für Metaanalysen, beispielsweise der renommierten Cochane Library, zur Verfügung (Eicher, 2009). In der Natur der Sache liegt es aber, dass bei muttersprachlich deutschen, sprachentwicklungsgestörten Kindern spezifische deutschsprachige Therapien Anwendung finden müssen, also nicht von der Wirksamkeit einer Therapie bei englischsprachigen Kindern auf eine vergleichbare Effektivität im Deutschen geschlossen werden kann.

Ergebnisse zu deutschsprachigen Untersuchungen finden sich auf der Homepage des Instituts für Qualität und Wirtschaftlichkeit (IQWiG, 2009) die den Nutzen möglicher Sprachtherapien beurteilen ließen. Insgesamt konnten aus über 1100 Quellen lediglich 16 randomisierte kontrollierte Studien identifiziert werden. Die Interpretation der Studienergebnisse gestaltete sich analog zu den Ergebnissen des Cochrane Instituts schwierig. Fast alle Studien waren anfällig für Verzerrungen und sehr unterschiedlich, was die Therapieform, die Einschlusskriterien, den Schweregrad der Störung, die Intensität und die Dauer der Maßnahme betraf. Wenige Studien untersuchten, ob kurzfristige positive Effekte langfristig bestehen bleiben und ob die Therapien sich auch auf die Lebensqualität oder den schulischen Erfolg der Kinder positiv auswirken. Das Auftreten unerwünschter Folgen wurde in den Studien nicht untersucht. Keine der Therapiestudien hatte die Effekte des Zeitpunkts des Therapiebeginns zum Gegenstand. Die Frage nach dem optimalen Zeitpunkt für eine sprachtherapeutische Behandlung ließ sich anhand der identifizierten Studien somit nicht beantworten.

Bei diesen eher ernüchternden Aussagen zur Wirksamkeit einer Sprachtherapie müssen einige grundsätzliche Aspekte beachtet werden. Nach von Suchodoletz (2010) ist Sprachtherapie grundsätzlich symptomorientiert, sie beseitigt in der Regel nicht die Ursache einer Sprachstörung. Es wird ein Lernprozess initiiert bzw. unterstützt, durch den sich die sprachlichen Kompetenzen der jeweiligen Ebene durch einen von außen gesteuerten Input ausdifferenzieren, sprich entwickeln, sollen. Grundlage eines jeden Lernprozesses sind eine ausreichend vorhandene, intensiv genutzte Zeit, gute Motivation und viel Übung. Darüber hinaus muss die Vermittlungsmethodik und das Alter berücksichtigt werden. Um das gleiche Sprachziel zu erreichen, benötigt es in Abhängigkeit von Sozialisation, Alter, Kommunikationsfähigkeit und einer Reihe weiterer sozialer Faktoren sich voneinander unterscheidende Therapieansätze. Zu berücksichtigen ist, dass der Spracherwerbsprozess durch genetische Faktoren gesteuert wird. Die für den Spracherwerb offenen Entwicklungszeitfenster liegen sehr früh (1 ½–2 Jahre) und werden häufig durch eine „Wartestrategie" verpasst. Das muss bei der Erwartung an die Ergebnisse einer Sprachtherapie berücksichtigt werden (von Suchodoletz, 2010). Es ist davon auszugehen, dass der Aufbau spezifisch sprachlicher und kompensierender Strategien langsamer als der normale Spracherwerb verläuft und einer intensiven, individuell zugeschnittenen Vermittlungsmethodik bedarf. Weinert (2002) zählt, orientiert an angloamerikanischer Literatur, Grundtypen von sprachtherapeutischen Vermittlungsformaten auf (Tabelle 2).

Tabelle 2: Grundtypen von Trainingsstudien im angloamerikanischen Sprachraum (Weinert 2002, 60)

Imitationsorientiertes Training	Das Kind soll die sprachliche Vorgabe des Therapeuten imitieren.
Modellorientiertes Training	Dem Kind wird die sprachliche Zielform bewusst gemacht, ohne zu einer direkten Imitation aufgefordert zu werden.
Training durch Expansion	Die auch im normalen Sprachlernprozess eingesetzte Strategie der Vervollständigung, Verbesserung und Erweiterung unvollständiger oder fehlerhafter kindlicher Äußerungen wird in erhöhter Frequenz umgesetzt.
Training durch fokussierende Stimulation	Die Zielform wird in der therapeutischen Situation (Spiele, Übungen, Arbeitsblätter) in erhöhter Frequenz angeboten.

Training durch allgemeine Stimulation	Ziel ist hier die Steigerung der kindlichen Sprachäußerungen insgesamt ohne eine bestimmte linguistische Zielform zu fokussieren.
Verständnisorientierende Ansätze	Dem Kind werden metalinguistische Aspekte der Zielform verdeutlicht.
Inzidentelles Sprachtraining	Eine weitgehend natürliche soziale Situation wird so beeinflusst, dass das Kind eine beabsichtigte Form der Kommunikation eingeht. Wenn das Kind für die Lernsituation aufgeschlossen ist, wird der Gebrauch der Zielform durch die Situation strukturierende Hinweise nahegelegt.

Deutlich wird allerdings nicht, welche Vermittlungsform nun besonders effektiv in der Sprachtherapie Anwendung finden kann. Es bleibt auch die Frage offen, ob es eine Methodik gibt, die es den betroffenen Kindern besonders erfolgreich ermöglicht, die in sprachtherapeutischen Situationen erlernte linguistische Zielform in die Spontansprache zu übertragen. Die Beobachtung, dass in therapeutischen Situationen gut funktionierende Sprachformen nicht in andere, mit der Therapie wenig Ähnlichkeit aufweisende, Kontexte übertragen werden können – was aber das eigentliche Ziel einer Sprachtherapie ist – lässt sich immer wieder feststellen.

Folgt man Dannenbauers (2002) Hinweisen für den „entwicklungsproximalen Therapieansatz", dann wird sich vermutlich auch keine allgemein gültige Aussage für eine besonders effektive Vermittlungsmethode finden lassen. Nach dem entwicklungsproximalen Ansatz muss jede Therapie in hohem Maße individualisiert erfolgen. Dies bedeutet nicht nur auf der Grundlage einer detaillierten Sprachdiagnostik mit dem Kind zu arbeiten, sondern auch Stärken, Schwächen und Interessenslagen, nicht zu vergessen Zeiteinschänkungen, Altersbesonderheiten und auch die Entwicklungs- und Unterstützungsmöglichkeiten des jeweiligen sozialen Settings, zu beachten. Diese Vielzahl von für den Therapieerfolg relevanten Variablen werden sich schwerlich zu einer Aussage im Sinne eines „Therapierezeptes" verallgemeinern lassen.

Das individuell erstellte Therapieprogramme in einem sehr früh einsetzenden Alter wirksam sein können, zeigt eine interessante Studie von Ward (1999 zit. in Dannenbauer 2009, 113f). Mit einem Screeningverfahren wurden in einem Alter von nur 10 Monaten 122 Kinder mit rezeptiven bzw. rezeptiv-expressiven Schwächen und Kinder mit Störungen der auditiven Wahrnehmung erfasst und einer Therapie- bzw. Kontrollgruppe zugeteilt. Die Eltern führten nach einem individuellen Programm täglich mindestens eine halbe Stunde eine „konzentrierte

Inputtherapie" (ebd., 113) durch, indem sie ihre Elternsprache optimierten. Diese orientierten sich an den Merkmalen der *motherese*-Forschung, wie beispielsweise einer übertriebenen Prosodie, einer langsamen, überartikulierten Sprechweise und einer reduzierten Komplexität. Die Effekte bei der Nachuntersuchung nach drei Jahren waren überraschend deutlich. So hatten nur 5% der ehemaligen Therapiekinder, dagegen aber 85% der Kontrollgruppenkinder, sprachliche Probleme. Von den Therapiekindern befand sich kein einziges in einer sprachtherapeutischen Behandlung, bei den Kontrollgruppenkindern waren es 30%. Nach Aussage von Dannenbauer (2009) ist diese Differenz so extrem, dass schon aus statistischen Gründen von einer Verhinderung von SSES gesprochen werden muss. Spezifische Sprachentwicklungsstörungen lassen sich also bereits zum Ende des ersten Lebensjahres erkennen und bei entsprechender individueller Intervention präventiv beeinflussen.

Im folgenden Abschnitt sollen ausgewählte Sprachtherapien unterschiedlicher sprachlicher Ebenen beschrieben werden, die im deutschsprachigen Raum entwickelt, z. T. evaluiert wurden und aufgrund von im Bereich Schule in der Regel vorhandenen Rahmenbedingungen dort Einsatz finden können.

2.2.2.3 Evidenzbasierte Trainings- und Förderverfahren

2.2.2.3.1 Psycholinguistisch orientierte Phonologie Therapie (P.O.P.T., Fox, 2004)

Kurzbeschreibung
Die Therapie P.O.P.T. basiert auf dem psycholinguistischen Sprechverarbeitungsmodell nach Stackhouse und Wells (1997) und wurde unter Einbeziehung von Therapieprinzipien der klassischen phonologischen Therapie und Überlegungen anderer Therapieprogramme wie der Metaphon- (Howell & Dean, 1994) und der Minimalpaartherapie (Weiner, 1981) entwickelt (Fox, 2005). Ziel der phonologischen Therapie ist es, den Kindern die Möglichkeit zu geben, die phonologischen Regeln der Erwachsenensprache zu erlernen und in ihrer Sprachproduktion anzuwenden. Die Therapie muss Informationen vermitteln, die kognitive Veränderungsprozesse im Gehirn auslösen. Die Kinder sollen Hinweise darauf bekommen, dass Veränderung notwendig ist, dass man verändern kann und wie verändert werden kann. Eine Vorbedingung ist ein gesundes Störungsbewusstsein des Kindes (ebd.).

Die P.O.P.T. wurde für die Behandlung von Kindern, deren Aussprachestörung auf ein kognitiv-linguistisches Defizit zurückgeht, erarbeitet und orientiert sich am Sprachsystem der deutschen Sprache. Der Therapieansatz ist daher besonders geeignet für Kinder mit inkonsequenten und konsequenten phonologischen

Störungen. Den fehlenden Lauten, sowie den Ersatzlauten, werden Lautsymbole zugeordnet. Über diese wird die phonologische Opposition in Eigen- und Fremdwahrnehmung erarbeitet und gefestigt. Ziel ist der Aufbau eines neuen, korrekten Regelsystems. Die P.O.P.T. basiert auf drei Therapieprinzipien, die Grunwell (1987) zusammengestellt, und auf weiteren vier Prinzipien, die Fox (2005) ergänzt hat.

- Phonologische Therapie sollte basierend auf dem Output des Kindes systematisch geplant werden.
- Die Behandlung sollte sich im Wesentlichen mit der Erweiterung des Spektrums der Lautkontraste bedeutungstragender Kontexte befassen.
- Der Schwerpunkt sollte darauf liegen, Regelmuster (Prozesse) zu verändern und nicht darin, neue Laute zu vermitteln und zu trainieren (Grunwell, 1987).

sowie

- Die Therapie ist zunächst primär rezeptiv. Das Kind kann das Aussprechen der Ziellaute ausprobieren, muss es aber nicht.
- Zu Beginn der Therapie wird die fehlerhafte Aussprache nicht (aktiv) korrigiert.
- Die rezeptive Arbeit muss dem Kind die Möglichkeit geben, das Material genau kennen zu lernen. Dann wird auf bedeutungstragener und v. a. sinnfreier Ebene (Silben, Nonsenswörter) weiter gearbeitet.
- Die Behandlung beginnt zunächst immer mit Inhalten, die das Kind kann, also mit Lauten, die korrekt gebildet werden (Fox, 2005).

Die P.O.P.T. bezieht sich auf die verschiedenen Typen physiologischer und pathologischer Prozesse. Das Konzept besteht aus drei Phasen, die je auf eine andere Ebene des Sprechverarbeitungsprozesses abzielen. Die erste Phase findet auf einer rein rezeptiven Ebene statt. Die zweite Phase beinhaltet den expressiven Teil, die dritte Phase vermittelt sowohl rezeptive als auch expressive Anteile. Als übergeordnetes Therapieprinzip wird das Prinzip der Intervalltherapie eingesetzt. Die Therapiephasen werden nach zehn bis dreißig Therapieeinheiten, je nach individueller Situation des Kindes, von einer Therapiepause über ca. drei Monate abgelöst. Während der Therapiephasen findet die Behandlung immer zwei Mal wöchentlich statt. Zu Beginn der Therapie wird ein zu behandelnder Prozess ausgewählt. Zur Auswahl dieses Prozesses gilt das Kriterium „Pathologie vor Physiologie". Bei Kindern mit einer konsequenten phonologischen Störung wird immer mit einem pathologischen Prozess begonnen, und zwar mit dem, der die meisten Phoneme betrifft (Fox, 2005).

Das Therapieprogramm strukturiert sich in eine Vorübung und drei Phasen. In der Vorübung wird nur rezeptiv gearbeitet. Ziel ist es, dass das Kind verstehen soll, dass es nicht nur wichtig ist zu erkennen, was ein bestimmtes Objekt ist (Semantik), sondern auch, welches die dazugehörige korrekte Phonologie ist. Durch die Trennung von Semantik und Phonologie erfolgt eine Steigerung der Aufmerksamkeit für die Phonologie des Wortes (phonologische Bewusstheit).

In der **Phase 1** wird ausschließlich rezeptiv gearbeitet. Das Kind kann das Artikulieren des Ziellautes ausprobieren, muss es aber nicht. Ziel dieser Phase ist es, dass die zu erarbeitenden Prozesse eingeführt werden. Es soll dem Kind deutlich gemacht werden, worum es geht, so dass es auch auf höchster Ebene der Komplexität in der Lage ist, das Erlernte rezeptiv wahr zu nehmen. Die Zielebene ist folglich die phonologische Erkennung.

In der **zweiten Phase** wird auf sinnfreier Ebene bereits expressiv gearbeitet. Zielführend sind das spielerische Experimentieren mit Phonen und Silben, das eigene Ausprobieren des erlernten Kontrastes und das Bilden eines motorischen Programms für bislang nicht verwendete Phone. Das Ziel ist die Erarbeitung des korrekten motorischen Programms.

In der **Phase 3** wird zugleich rezeptiv und expressiv gearbeitet. Das Kind soll für sich selbst ausprobieren, wie ein Wort ausgesprochen wird, ob dieses einen Ziel- oder einen Ersatzlaut beinhaltet. Es geht primär um die Eigenkontrolle des Kindes. Die Zielebene ist schwerpunktmäßig die phonologische Speicherung im Zusammenhang mit der richtigen Umsetzung des motorischen Programms (Fox, 2005).

Evidenzbasierung
Im Folgenden soll die P.O.P.T. hinsichtlich ihrer Evidenzbasierung auf der Grundlage der Evidenzhierarchie der Oxford-Skala beurteilt werden.

Level 5 (schwächste Evidenz) hat die P.O.P.T. bereits dadurch erreicht, dass klinische Erfahrungen einen hohen Erfolg widerspiegeln und dass sich in ihrer theoretischen Basierung international Übereinstimmungen zeigen.

Um Level 4 zu erreichen, muss eine Reihe von Einzelfallstudien die Wirksamkeit nachweisen. Fox (2000) konnte in einer Einzelfalluntersuchung zeigen, dass ein Kind, das sich vorher durch klassische Artikulationstherapie nur gering verbessern konnte, nach dem Einsatz der P.O.P.T. nun deutlich höhere Leistungen in den expressiven sprachlichen Fähigkeiten zeigte. Teutsch und Fox (2004) verglichen in einer Studie an vier Kindern die Effektivität von klassischer Artikulationstherapie mit der P.O.P.T. Die Probanden wurden über einen Zeitraum von acht Wochen therapiert, wobei jeweils zwei Kinder mit der Artikulationstherapie und zwei nach der P.O.P.T. therapiert wurden. Die Ergebnisse zeigen, dass die durch die P.O.P.T. geförderten Kinder wesentlich mehr neue Phoneme, eine Zunahme des Prozentwertes der korrekten Konsonanten und eine Abnahme phonologischer Prozesse aufwiesen. Dies kann als Hinweis darauf gewertet werden, dass die P.O.P.T. bei Kindern mit einer konsequenten phonologischen Störung im Hinblick auf die Aussprachemuster erfolgreicher ist als eine klassische Artikulationstherapie. In einer weiteren deskriptiven Studie von Fox (2005) wurde untersucht, ob die Effektivität der phonologischen Therapie erhöht werden kann, indem nach störungsspezifischen Gesichtspunkten (Dodd, 1995) gearbeitet wird. Hierzu wurden die Therapieverläufe von 33 Kindern protokolliert. Zwölf Kinder mit einer phonologischen Verzögerung und 19 Kinder mit einer konsequenten phonologischen Störung wurden mit der P.O.P.T. behandelt. Zwei Kinder zeigten eine inkonsequente phonologische Störung. Sie wurden mit dem Ansatz zur Inkonsequenztherapie und zusätzlicher phonologischer Therapie (P.O.P.T.) unter späterem Einsatz von Buchstaben therapiert. Die Kinder mit einer phonologischen Verzögerung brauchten im Durchschnitt zwölf Therapieeinheiten. Kinder mit einer konsequenten phonologischen Störung benötigten im Durchschnitt 24 Therapieeinheiten, wobei 13 von 19 Kindern im Durchschnitt nur 19 Behandlungen brauchten, um symptomfrei zu sein. Aus der rein deskriptiven Betrachtung der Therapieverläufe wurde ersichtlich, dass sich die Therapiezeiten im Gegensatz zur Behandlung mit klassischer Artikulationstherapie deutlich gesenkt hatten. Weiterhin wurde eine unveröffentlichte Projektarbeit[6] zur Effektivität der P.O.P.T. durchgeführt. Vor Beginn der Studie erhielten zwei Kinder mit einer schweren SSES mit phonologischem Schwerpunkt die Artikulationstherapie nach van Riper, wobei bei beiden Kindern eine Stagnation stattfand. Während der Studie wurden die Kinder mit der P.O.P.T behandelt. Erst durch die P.O.P.T. haben beide Kinder ihr individuelles Therapieziel erreichen können.

Nach Aussage der Autoren bildet die Bachelorarbeit von Bräger und Baumann (2006) die erste Untersuchung, die die Effektivität der Therapie mittels einer umfangreicheren Probandenzahl und einer Kontrollgruppe überprüfte. Dies entspricht in der Evidenzhierarchie der Oxford-Skala dem Level 3. Die hohe Effektivität der P.O.P.T. konnte bei Kindern im Alter zwischen 3;9 und 5;8 Jahren mit einer phonologischen Verzögerung und konsequenten phonologischen Störungen nachgewiesen werden. Als Diagnostikum für Vor- und Nachtest wurde die „Psycholinguistische Analyse kindlicher Sprechstörungen" (PLAKSS) (Fox, 2005) eingesetzt und durch eine Spontansprachanalyse (PCC = *percentage consonants correct*) ergänzt. Insgesamt nahmen an der Studie sieben Mädchen und

---

6 Heines, Schaper, Schröders & Woiczinski (2005). Notwendigkeit logopädischer Differentialdiagnostik bei phonologischen Aussprachestörungen und Effektivität des Therapieansatzes P.O.P.T. nach Dodd und Fox; zwei Fallbeispiele, staatl. anerkannte Schule für Logopädie, Duisburg.

vier Jungen teil. Darunter waren drei Kinder mit einer konsequenten phonologischen Störung und acht Kinder mit einer phonologischen Verzögerung. Vier Kinder hatten zusätzlich eine Artikulationsstörung. Alle Probanden waren einsprachig deutsch und hatten keine logopädische Behandlung vor und während der Studie erhalten. Die Gruppenbildung erfolgte im Zwei-Gruppendesign. Die eine Gruppe wurde ausschließlich nach der P.O.P.T. therapiert, die andere zusätzlich durch ein Kontingenzmanagement gefördert. Auf Grund des kleinen Stichprobenumfanges wurden die Probanden anhand ihres Störungsbildes und ihres Geschlechts in Paaren gematcht. Zwischen dem Vor- und Nachtest erfolgte eine therapeutische Behandlung von zwölf Einheiten. Die Existenz der jeweils anderen Gruppe war den Kindern und deren Eltern nicht bekannt. Die Ergebnisse zeigen, dass die P.O.P.T. effektiv ist. Eine Effektivität des zusätzlichen Kontingenzmanagements konnte dagegen nicht nachgewiesen werden.

Zusammenfassend betrachtet sind die Ergebnisse der zitierten Studien zur Effektivität der P.O.P.T. zufriedenstellend. Studien mit größeren Probandengruppen und unterschiedlichen Kontrollgruppendesigns (Randomisierung) sollten die beschriebenen Studien ergänzen.

2.2.2.3.2 Wortschatztherapien

Für den Bereich des Wortschatzes ist die Forschungslage hinsichtlich evidenzbasierter Verfahren noch sehr gering. Die sich auf dem Markt befindenden Therapiekonzepte „Elaborationstherapie" (Glück, 2003) und „Patholinguistische Therapie" (Kauschke & Siegmüller, 2006) erscheinen sowohl in der Vermittlung an die Lehrkräfte (auf sehr viel sprachheilpädagogisches Hintergrundwissen beruhend) als auch im Einsatz in der Regelschule (sehr aufwendig in der Umsetzung) als nicht realisierbar. Die an der Universität zu Köln von Motsch entwickelte Therapiemethode „Wortschatz-Sammler" (Interventionsstudie zum Vergleich lexikalischer Strategie- und Elaborationstherapie) befindet sich aktuell in der Evaluation. Zum jetzigen Zeitpunkt liegen erste Hinweise hinsichtlich ihrer Wirksamkeit vor, die sich allerdings auf das Vorschulalter beziehen und aufgrund der Dynamik von Sprachentwicklungsverläufen (s. Punkt 2.1) nicht unmittelbar auf das Schulalter übertragen werden können (Motsch & Ulrich, 2012).

Im Folgenden wird kurz auf zentrale theoretische Grundlagen semantisch-lexikalischer Förderung eingegangen, um daraus im Kontext schulischer Förderung umsetzbare Inhalte zur Wortschatzförderung abzuleiten. Es werden Wortschatztherapien vorgestellt, die zum aktuellen Zeitpunkt vorsichtig als „nachgewiesen wirksam" zu bezeichnen sind. Abschließend wird auf ein praxisnahes

Förderkonzept eingegangen, das wesentliche Merkmale evidenzbasierter Förderverfahren enthält.

Als Antwort auf die Frage, wie das zu einem Wort gehörende sprachliche Wissen mental repräsentiert ist, gibt es unterschiedliche Modellvorstellungen. Eine in der Fachliteratur anerkannte Theorie stellt Levelt (1989) vor. Er entwickelt – zu den in der Fachliteratur konkurrierenden modularen und interaktiven Theorien – ein alternatives Modell zur Wort- bzw. Sprachverarbeitung (s. Abbildung 9).

Abbildung 9: Internale Struktur der Einträge im mentalen Lexikon (nach Levelt 1989, 182–188)

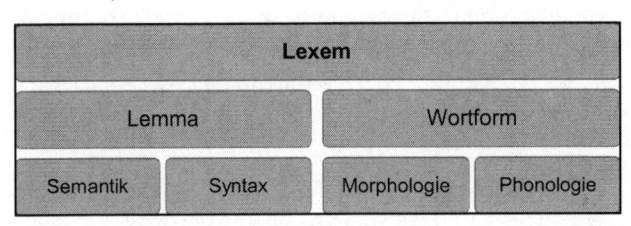

Lexem			
Lemma		Wortform	
Semantik	Syntax	Morphologie	Phonologie

Bestandteile der modularen und interaktiven Theorien werden hier zu einem hybriden Modell vereint. Darin sind die Einträge im mentalen Lexikon in zwei unterschiedliche Repräsentationen strukturiert, in die Lemma- und in die Wortformebene.

Im Folgenden soll die strukturelle Einteilung in *Lemma*, als Ebene des semantisch-konzeptuellen und syntaktischen Wissens, und in *Wortform*, als Ebene des phonologisch-morphologischen Wissens, verwendet werden (Mahlau, 2008). *Lexem* steht als Oberbegriff für die Informationen, die von einem Wort in der Lemma- und in der Wortformebene zentral repräsentiert sind.

Bedeutsam beim Umsetzen einer Wortschatztherapie ist das Wissen um die Prototypentheorie (Bowerman, 1977) und um Hierarchische Netzwerkmodelle (Rickheit, 1990). Prototypen sind Beispiele für Objekte, die sehr typische Merkmale aufweisen. Hierarchische Netzwerkmodelle stellen assoziative Verbindungen zwischen den Lexikoneinträgen dar und bilden so eine zentrale theoretische Grundlage für Modellvorstellungen in der Wortbedeutungsentwicklung.

2.2.2.3.2.1 Elaborationstherapie (Glück, 2003)

Kurzbeschreibung
Nach dem sich aus den obigen theoretischen Grundlagen ableitenden Ansatz der Elaborationstherapie von Glück (2003) müssen als Konsequenz für den Unterricht und zur Sicherung der Elaboration des Wortschatzes neue Wörter vielfältig auf

Form- und Inhaltsebene erarbeitet werden. Dabei sollten abhängig vom individuellen Störungsbild für jedes Wort sowohl Lexem- als auch Lemmainformationen thematisiert werden (s. Modell des mentalen Lexikons). Die therapeutischen Schwerpunkte können eher auf der Speicherqualität und damit auf der semantisch-konzeptuellen (Lemma-)Ebene oder auf der Abrufqualität und damit auf der phonologisch-morphologischen (Wortform-)Ebene liegen.

Nach Glück (2003) lassen sich drei Therapieschwerpunkte ableiten.

1. Abruftherapie zur Verbesserung des automatisierten und zur effektiven Gestaltung des kontrollierten Abrufs
2. Semantische Elaborationstherapie mit Aufbau, Differenzierung und Vernetzung von Weltwissen und Wortbedeutungswissen (Lemma-Ebene)
3. Phonologische Elaborationstherapie mit Aufbau, Differenzierung und Vernetzung von phonologischem und morphologischem Wortformwissen

Evidenzbasierung
Es konnten in der Fachliteratur keine empirischen Belege zur Wirksamkeit gefunden werden. Level 5 wird durch die Theoriebasierung und durch die auf klinischem Erfahrungswissen beruhenden Expertenmeinungen erreicht.

2.2.2.3.2.2 Patholinguistische Therapie (Kauschke & Siegmüller, 2006)

Kurzbeschreibung
Die Patholinguistische Therapie zielt schwerpunktmäßig auf die Therapie von Wortfindungsstörungen ab und beschäftigt sich daher mit einer Teilsymptomatik der semantisch-lexikalischen Störung. Das „Mittherapieren" der Wortfindungsstörung im Rahmen einer allgemeinen lexikalisch-semantischen Therapie ist nicht erfolgreich. Wortfindungsstörungen müssen diagnostisch genau von den sie begleitenden Stagnationen im Sprachentwicklungsbereich abgegrenzt werden und bedürfen einer eigenen Therapie (Siegmüller, 2008). Die Patholinguistische Therapie (Siegmüller & Kauschke, 2006) für Wortfindungsstörungen verweist auf drei zentrale Inhalte: die phonologische Bewusstheit, die Ausdifferenzierung der rezeptiven und produktiven phonologischen Formen und das Training des phonologischen Kurzzeitgedächtnisses. Nach Ansicht der Autorinnen kann eine semantische Therapiephase, je nach Störungsausprägung des Kindes, der Wortfindungstherapie vorgeschaltet werden. Innerhalb der Patholinguistischen Therapie ist der Übungsbereich für die Wortfindungstherapie in zwei größere Phasen mit produktiven und rezeptiven Anteilen konzipiert (s. Tabelle 3).

Tabelle 3: Übungsbereiche und Phasen der Wortfindungstherapie nach dem patholinguistischen Ansatz (Siegmüller, 2008)

	Rezeptive Phase	Produktive Phase
Training des Kurzzeitgedächtnisses	Identifikation von Wörtern und Pseudowörtern	Merkfähigkeit für Wörter und Pseudowörter
Ausdifferenzierung von Wortformen	Wort-Nichtwort-Entscheidung	Abruf von Einzelwörtern
Phonologische Bewusstheit	Wahrnehmung von prosodischen und phonologischen Charakteristika	Analyse und Synthese

Die drei Inhalte werden somit jeweils in der rezeptiven als auch in der produktiven Modalität berücksichtigt, wobei der Übergang von der rezeptiven zur produktiven Phase sukzessive verläuft und die Gewichtung und Ausgestaltung der einzelnen Übungsbereiche vom individuellen Störungsbild des Kindes abhängig ist (Siegmüller, 2008).

Evidenzbasierung

Eine Studie nach der Patholinguistischen Therapie dokumentiert die Therapieverläufe von zehn Kindern mit Wortfindungsstörungen, deren Problematik im Rahmen einer übergreifenden Sprachentwicklungsstörung auftrat (Siegmüller, 2008). Die Wortfindungsschwierigkeiten wurden um den fünften Geburtstag diagnostiziert. Die Therapiedauer der Wortfindungstherapie lag zwischen 14 und 25 Therapieeinheiten. Es zeigte sich, dass sowohl die jüngsten Kinder als auch die ältesten Kinder sehr umfangreiche Einzeltherapien von 20 oder mehr Sitzungen benötigten, um ihre Störung zu überwinden. Zum Therapiezeitpunkt besuchten sie die erste Klasse, so dass an der Wortfindungsstörung parallel zum Leseerwerb gearbeitet wurde. Dieser Aspekt weist darauf hin, dass eine sehr anspruchsvolle Therapie auch neben der kognitiven Anforderung des Leseerwerbs für Kinder mit Sprachstörungen erfolgreich sein kann. Um die Effektivität der Therapie zu beurteilen, wurde die Eingangsdiagnostik am Ende der Therapiephasen wiederholt. Der Vergleich der Benennzeiten vor und nach der Wortfindungstherapie zeigt deutliche Fortschritte bei den einzelnen Kindern (Siegmüller & Kauschke, 2006). Bezüglich der Evidenzhierarchie nach der Oxford-Skala ist die Patholinguistische Therapie für Wortfindungsstörungen im Übergang zwischen Level 4 und Level 3 einzuordnen, da in der Studie mehreren Probanden berücksichtigt wurden, die die gleiche Behandlung erhielten. Es liegt bisher nur eine Studie ohne randomisierte Gruppenzuweisung vor. Weitere Studien mit mehreren Fällen sollten erfolgen, um Level 3 zu bestätigen.

2.2.2.3.2.3 „Wortschatzsammler" (Motsch & Ulrich, 2012)

Kurzbeschreibung

Motsch entwickelte eine Strategietherapie für lexikalische Störungen, die „Wortschatzsammler". Ziel des Wortschatzsammlers ist es, die Strategien, also die Reaktionen der Kinder in lexikalischen Situationen, zu verändern, in denen ihnen das lexikalische Wissen fehlt. Dabei werden ihnen Strategien vermittelt, die das selbstständige Wortlernen in Gang bringen. Wesentliches Element ist das Selbstmanagement, das die Kinder zu eigenaktivem Lernen befähigen soll. „Den Kindern werden Fragestrategien zur semantischen und phonologischen Elaboration, Strategien zur Kategorisierung neuer lexikalischer Einträge sowie Strategien zur besseren Einspeicherung und zur Erleichterung des Abrufes bei fehlendem Zugriff auf vorhandenes lexikalisches Wissen vermittelt" (Motsch & Ulrich 2012, 72).

Evidenzbasierung

Die Therapiemethode „Wortschatzsammler" wurde von Zimmermann (2008) auf ihre Anwendbarkeit bei sprachentwicklungsgestörten Vorschulkindern in einer Pilotstudie geprüft. Die Ergebnisse zeigen, dass Kinder bereits im Vorschulalter über Modelllernen die angebotenen Fragestrategien zur Erweiterung, Differenzierung und zum Abruf lexikalischen Wissens übernehmen.

Die von Motsch und Ulrich in den Jahren 2009 bis 2010 durchgeführte randomisierte und kontrollierte Interventionsstudie vergleicht die Effektivität der „Wortschatzsammler"- Methode (Experimentalgruppe 1) mit dem „Wortschatzfinder"-Ansatz (Experimentalgruppe 2). Das Therapieformat „Wortschatzfinder" integriert die besonders erfolgversprechenden Bausteine lexikalischer Therapien. Dabei handelt es sich um eine semantisch-phonologische Elaborationstherapie. Glück (2003) schätzt diese als bisher effektivste Methode zur Therapie lexikalischer Störungen ein. Die Effektivität wurde bisher aber nur anhand von Fallstudien nachgewiesen. Zusätzlich wurden unspezifische Effekte über den Vergleich mit einer unbehandelten Kontrollgruppe ausgeschlossen. Es wurden 82 Kinder randomisiert den drei Gruppen zugewiesen. Die Kurzzeitinterventionen innerhalb der Experimentalgruppen erfolgten durch jeweils 13 halbstündige Therapieeinheiten, die drei Mal wöchentlich über fünf Wochen stattfanden. In beiden Gruppen fanden einmalige Elternabende statt, mit den Eltern der Experimentalgruppe 1 erfolgte ein zusätzliches Elterngespräch. Die Nachtestungen wurden unmittelbar sowie ein halbes und ein ganzes Jahr nach Therapieende durchgeführt. Es zeigten sich langfristig hochsignifikante

Generalisierungseffekte in den beiden Experimentalgruppen. Vergleichende Analysen verweisen darauf, dass die Kinder der Wortschatzsammlertherapie den Wortschatzfindern in ihrem aktiven Wortschatzzuwachs überlegen waren. So bestand ein halbes Jahr nach Therapieende ein hochsignifikanter Unterschied zwischen den Gruppen, der sich jedoch nach einem Jahr nicht mehr zeigte. Im Vergleich zur unbehandelten Kontrollgruppe werden die Generalisierungseffekte nur zwischen der Wortschatzsammlergruppe und der Kontrollgruppe, nicht zwischen den Wortschatzfindern und der Kontrollgruppe, signifikant. Somit ließ sich zeigen, dass die Effektivität der lexikalischen Strategietherapie „Wortschatzsammler" bezogen auf langfristige Generalisierungseffekte größer ist als die semantisch-phonologische Elaborations- und Abruftherapie „Wortschatzfinder" (Motsch & Ulrich, 2012).

Bezogen auf die Kriterien der Evidenzhierarchie des *Oxford Centre for Evidence-Based Medicine* (2001) lässt sich die „Wortschatzsammler"-Methode vorsichtig auf dem Level 2 einordnen. Level 2 deshalb, weil eine Kontrollstudie mit randomisierter Gruppenzuweisung durchgeführt wurde, wobei einschränkend erwähnt werden muss, dass es sich lediglich um *eine* Studie handelt und Level 2 noch durch weitere Untersuchungen bestätigt werden muss.

2.2.2.3.2.4 Wortschatzarbeit auf der Grundlage praktischer Erfahrungen (Reber & Schönauer-Schneider, 2009)

Kurzbeschreibung
Bei der Wortschatzförderung nach Reber und Schönauer-Schneider (2009) handelt es sich um ein vereinfachtes, aus der unterrichtlichen Praxis entstandenes Konzept, welches wesentliche Bausteine der obig erwähnten semantisch-lexikalischen Therapien enthält.

Vorbereitung der Intervention
Um optimale Voraussetzungen für semantisch-lexikalisches Lernen zu schaffen, sind einige Vorüberlegungen notwendig. Diese beziehen sich auf die Auswahl eines geeigneten Rahmenthemas, des Wortschatzes, eines Lernszenarios bzw. einer konkreten Spielhandlungs- oder Lernsituation und die konkrete Begriffseinführung.

Baustein 1: Elaborationstraining auf der Inhaltsebene (Lemma)
Der Schwerpunkt liegt in dieser Phase auf einem Speichertraining der Inhalts- bzw. Lemmaebene. Es werden vielfältige Informationen gegeben, um die Lexikoneinträge zu festigen und auszudifferenzieren. Ist der Zielwortschatz bereits

häufiger verwendet worden, wird der Wortabruf vorbereitet (Sprachproduktion). Es ist besonders wichtig, neben den oben genannten Aspekten auch motorische und sensorische Informationen („alle Sinne") mit einzubeziehen. Bedeutung entsteht demzufolge erst aus einer Synthese verschiedener Teilbedeutungen der einzelnen Sinneskanäle.

Baustein 2: Elaborationstraining auf der Formebene (Lexem)
Der Schwerpunkt liegt auf der Speicherung von Wörtern auf der Wortformebene (Lautfolge). Am Modell des mentalen Lexikons wird deutlich, dass nicht nur phonologische (Wissen zur Aussprache), sondern auch graphemische (Wissen zur Schreibweise), morphologische (Wissen zum Aufbau des Wortes aus Wortbausteinen) und syntaktische (Wissen zum Satzbau) Aspekte trainiert werden müssen.

Elaboration phonologischer Informationen
Wenn Kinder Silbenstrukturen verkürzen, phonologische Schwierigkeiten zeigen oder Laute ersetzen, dann haben sie Unsicherheiten in der mentalen Repräsentation der Wortform. Übungen zur Sicherung der Lautgestalt sollten die Aufmerksamkeit des Kindes auf die richtige Phonologie der Wörter lenken.

Elaboration graphemischer Informationen
Hat man die Wörter auf phonologischer Ebene lautiert, empfiehlt es sich für stärker visuell orientierte Kinder, die Schreibweise anzubieten und mit Schriftsprache zu arbeiten. Vorteile sind, dass der auditive Kanal entlastet wird, das Schriftbild bleibend vorhanden ist und der Schüler sich länger und visuell unterstützt mit der Wortform auseinandersetzt.

Elaboration morphologischer Informationen
Während die Elaboration der phonologischen und graphemischen Informationen v. a. den Eintrag in das Lexikon an sich zum Ziel hatten, betrifft dieser Aspekt die Vernetzung der Einträge (besonders bei älteren Schülern).
    Linguistisch gesehen, gibt es drei Gruppen von Übungen, die sich auf die wichtigsten im Deutschen existierenden morphologischen Prozesse beziehen (Zusammensetzungen [Komposita], Ableitungen [Derivationen] und Beugungen [Flexion und Deklination]).

Elaboration syntaktischer Informationen
Eine besondere Rolle im mentalen Lexikon spielen die syntaktischen Informationen zu einem Wort. Sie bilden zum einen die Brücke zwischen Lemma und Lexem, zum anderen die Schnittstelle zwischen Wort- und Satzebene. Zu syntaktischen

Informationen gehören implizites, später immer mehr explizierbares Wissen um die Wortarten und deren Verwendungsmöglichkeiten im Satz. Nur wenn diese lexikalischen Informationen vorhanden sind, können die Einträge auch produktiv in Sätzen angewandt werden.

Baustein 3: Abruftraining
Während das Elaborationstraining die Verbesserung der Lexikoneinträge an sich zum Ziel hat, versucht man beim Abruftraining die Geschwindigkeit, Genauigkeit und Stabilität der Abrufprozesse zu verbessern (Worthäufigkeitseffekt). Dabei unterscheidet man vier grundlegende Ansatzpunkte:

- Verbesserung der Speicherqualität der einzelnen Einträge (erlernte Wörter)
- Training des Abrufs durch Erhöhung der Abrufhäufigkeit
- Schaffung eines qualitativ geeigneten Abrufkontextes (*priming*)
- Schaffung eines quantitativ geeigneten Abrufkontextes

Zusätzlich kann man den Abruf erleichtern, indem man statt eines offenen Suchraumes einen eingeschränkten verwendet und Alternativfragen zur Auswahl anbietet.

Baustein 4: Strategietraining
Zielsetzung ist es hier, Generalisierungswissen zu vermitteln, mit Hilfe dessen die Kinder später selbst ihre Kenntnisse erweitern können. Dazu gehört es, Strategien des eigenständigen Wortschatzerwerbs zu erlernen, sowie Memo- und Kompensationsstrategien zu verwenden.

Baustein 5: Wortbedeutung im Kontext (Kollokationen[7], Metaphern)
Ziel ist es, Einträge im mentalen Lexikon so zu vernetzen, dass beim Abruf eines Wortes weitere Wörter voraktiviert werden, die mit diesem Wort assoziiert sind (eher: das *braune* Pferd, weniger: das *rote* Pferd). Dadurch werden Wortfindungs- und Wortabrufprozesse beschleunigt. Es werden variierende Wortbedeutungen (lexikalische Ambiguitäten), Metaphern und Redewendungen berücksichtigt.

Baustein 6: Selbstmanagement
Der Einsatz des Selbstmanagements bietet sich bei hochbelasteten Kindern im fortgeschrittenen Grundschulalter an. Hauptziel ist immer die Kommunikation mit anderen Personen. Dabei muss das inhaltliche Anliegen nicht sprachlich

---

7 Als *Kollokationen* bezeichnet man in der Linguistik das gehäufte benachbarte Auftreten von Wörtern, wie Beispiele: Buch – Seite, Tag – Sonne, Jesus – Kreuz, Katze – miauen.

exakt, sondern lediglich so formuliert werden, dass es richtig verstanden werden kann. Wenn Kindern die Wortfindung schwer fällt, leidet häufig die Kommunikation. Ziel ist es daher, ihnen Strategien für den Umgang mit diesen Stresssituationen beizubringen, z. B. das Monitoring des Sprachverstehens oder die Selbstanwendung von Abrufhilfen.

Baustein 7: Fachbegriffe
Es zeigt sich als ein zentrales Problem, dass sprachentwicklungsauffällige, mehrsprachige und lernschwache Kinder abstrakte linguistische Fachbegriffe nur schwer erlernen können. Diese Kinder haben schon bei weitaus konkreteren Begriffen semantisch-lexikalische Probleme. Ziel ist es daher, derart abstrakte Begriffe mit den Kindern besonders zu bearbeiten, da sie zentral für das Verständnis des Unterrichts sind.

Evidenzbasierung
Dieses praxisnahe Konzept lässt sich im schulischen Kontext gut umsetzen, da es sich in speziellen curricularen Situationen, wie Stationsbetrieb oder Einführungsstunden zu bestimmten Thematiken, und in den Förderstunden integrieren lässt. Es liegen jedoch keine Hinweise auf eine besondere Wirksamkeit vor. Die Annahme ist, dass sich durch die inhaltliche Anlehnung an die evidenzbasierten Wortschatztherapien ebenfalls eine positive Entwicklung der Kinder einstellt. Dabei kann davon ausgegangen werden, dass sie im Sinne der Meinung anerkannter Experten auf Level 5 der Oxford-Skala rangiert. Einzelfallstudien sind nicht bekannt.

Es befindet sich keine Therapie auf dem deutschsprachigen Markt, die nachgewiesen hat, dass sie in unterrichtlichen Kontexten semantisch-lexikalische Prozesse effektiv fördert.

2.2.2.3.3 Kontextoptimierung (Motsch, 2010)
Kurzbeschreibung
Das seit 1999 von Motsch entwickelte Konzept der „Kontextoptimierung" zur Förderung grammatischer Fähigkeiten bei spracherwerbsgestörten Kindern zeigt die Möglichkeit der Einbindung therapeutischer Maßnahmen in den Rahmen von Unterricht. Das Therapieprogramm wurde über mehrere Jahre weiterentwickelt und in unterschiedlichen sprachheilpädagogischen Handlungsfeldern evaluiert (Motsch, 2010).

Als „Kontext" wird die konkrete Unterrichtssituation oder die spezielle Therapieeinheit bezeichnet, „optimiert" werden sollen die planbaren und veränderbaren Elemente dieser Kontexte, wie zum Beispiel das ausgewählte Sprachmaterial, die geplante Situation eines Spiel-, Handlungs- oder Unterrichtsrahmens, die Sprechweise des Therapeuten bzw. Lehrers, die dem Kind gegeben werden. Ziel ist es, dass das Kind die beabsichtigte Sprachstruktur entdeckt, übernimmt und anwendet (Motsch & Ziegler, 2004).

Die Prinzipien dieses Ansatzes sind der *Modalitätenwechsel* (rezeptive, produktive und reflexive Phasen wechseln sich ab), die *Ursachenorientierung* (Ablenker und Verwirrungen werden gezielt eliminiert, die Zielstrukturen sollen sehr kurz und die auditive Aufmerksamkeit gesichert sein) und die *Ressourcenorientierung* (d. h., dass man die vorhandenen metasprachlichen und schriftsprachlichen Ressourcen und andere Wahrnehmungskanäle nutzt).

Der *Modalitätenwechsel* wird als „Wechsel weniger sprachbewusster und verstärkt sprachbewusster Spiel- und Arbeitsformen" (Motsch 2010, 96) beschrieben, durch den „ein Wechsel zwischen Verstehen und Produzieren, Erarbeiten und Anwenden/Erproben, Fokussieren und Einbetten, Üben und Spielen, Sprechen und Reflektieren" (ebd., 96) entsteht.

Die *Ursachenorientierung* beabsichtigt Möglichkeiten zu schaffen, damit die sprachentwicklungsgestörten Kinder trotz eingeschränkter Wahrnehmungs-, Verarbeitungs- und Gedächtnisfähigkeiten die Wahrnehmung und Verarbeitung der kritischen Merkmale der Zielstruktur erlernen können.

Unter dem Prinzip der *Ressourcenorientierung* werden „die jeweils individuell verschiedenen kindlichen Fähigkeiten verstanden, die dem grammatisch gestörten Kind helfen können, sich die Zielstruktur zu erschließen und grammatische Fortschritte zu gehen" (Motsch 2010, 96). Es besteht die Möglichkeit, dass das Kind eigene Formate einbringt und damit zu einer Erhöhung der Handlungs-, Spiel- und Sprechmotivation beiträgt.

Evidenzbasierung
Das Therapiekonzept „Kontextoptimierung" ist auf der Grundlage psycholinguistischer Spracherwerbstheorien entstanden und wurde anhand mehrerer Interventionsstudien evaluiert (Motsch, 2010; 2004).

Bezogen auf die Evidenzhierarchie des *Oxford Centre for Evidence-Based Medicine* (2009) gelang es der „Kontextoptimierung" eine beachtliche Anzahl von Stufen zu erreichen. So wurden zum Erreichen des Levels 4 in 25 Einzelfallstudien die Therapieziele der Verbzweitstellung und der Subjekt-Verb-Kongruenz sowie der Kasusmarkierung vermittelt und ausgewertet. Es konnte in 19 Fällen nach fünf bis sieben Therapiestunden – in einem als „ungünstig", aber der Realität entsprechenden Setting von 30 Minuten pro Woche – die angestrebte Fähigkeit in über 60% der Äußerungen erreicht werden (Motsch, 2004). In mehreren multiplen Fallstudien, u. a. auch in unterrichtlichen Pilotstudien, konnten bei sprachentwicklungsgestörten Kindern sehr gute Erfolge erzielt werden. Eine Studie im therapiebasierten Unterricht zeigte nach lediglich acht Unterrichtsstunden, dass in zwei Schulwochen sechs von acht Schülern einen Fähigkeitsstand von mindestens 60% erreichten (Motsch, 2010). Damit sind die Kriterien für Level 3 der Oxford-Skala erfüllt.

Level 2 entsprechen die Studiendesigns vergleichender Interventionsstudien, die zum einen an über 40 dritten und vierten Klassen in sechs Schulen für Sprachbehinderte in Baden-Württemberg (Berg, 2007) und zum anderen an 126 Zweitklässlern aus 19 Sprachheilschulen (Riehemann, 2008) durchgeführt wurden. In der ersten Studie wurde als Therapieziel die Förderung subordinierter Nebensätze gewählt. Diese Fähigkeit erlangen sprachentwicklungsgestörte Kinder häufig nicht oder nur oberflächlich im Jugendalter, wie eine Studie von Schöler, Fromm und Kany (1998) zeigte. In einem Prä-Post-Test-Design ließ sich nachweisen, dass die Experimentalgruppen hochsignifikante Fortschritte erzielen. Dieses Ergebnis war auch drei Monate nach Abschluss der Förderung nachweisbar. In der Kontrollgruppe zeigte sich zwischen Prä- und Posttest kein Fortschritt. In der Untersuchung von Riehemann (2008) wurde als Therapieziel die Kasusrektion (Erwerb des Akkusativs und des Dativs) bestimmt. Die Experimentalgruppe erhielt über 12 Wochen jeweils vier kontextoptimierte Therapiephasen von ca. 17 Minuten. Die Kontrollgruppe wurde durch den Klassenlehrer unterrichtsintegriert gefördert. Die Ergebnisse konnten zeigen, dass die Kontextoptimierung sowohl zur Verbesserung des Akkusativs als auch des Dativs führte. Die Kontrollgruppe zeigte lediglich eine Verbesserung des Akkusativs.

In jüngeren Publikationen (Motsch, 2010; Motsch & Schmidt, 2010; Schmidt, 2009) wird nun mit einer *randomized controlled trial*, also mit einer randomisierten und kontrollierten Studie mit verblendeten Nachtestungen, Level 1 angestrebt. An 49 luxemburgischen Vorschulkindern mit SSES wurden die Verb-Zweitstellung und die Subjekt-Verb-Kongruenz vermittelt. Der Studie lag ein Drei-Gruppen-Design zu Grunde. Die Probanden der Experimentalgruppe 1 erhielten vier kontextoptimierte Therapieeinheiten, die der Experimentalgruppe 2 zwei kontextoptimierte Einheiten pro Woche über einen Zeitraum von zehn Wochen. Die Kinder der Kontrollgruppe erhielten über einen Zeitraum von sechs Monaten die herkömmliche Förderung. Für die nach Kontextoptimierung geförderten Kinder konnten hoch signifikante Fortschritte festgestellt werden. Dagegen fielen die Fortschritte der Kontrollgruppenkinder deutlich geringer aus. Leider liegt zurzeit lediglich eine randomisierte Kontrollstudie vor, welche noch durch weitere ergänzt werden sollten, um das Level 1 der Oxford-Skala zu bestätigen.

Zusammenfassend lässt sich feststellen, dass die Effektivitätsüberprüfungen der „Kontextoptimierung" darauf hinweisen, dass das Konzept zur Förderung grammatischer Fähigkeiten in besonders wirksamer Weise im unterrichtlichen Kontext eingesetzt werden kann. Die „Kontextoptimierung" gehört zu den wenigen sich aktuell auf dem deutschsprachigen Markt befindenden evidenzbasierten Therapieverfahren, die unterrichtlich Anwendung finden können.

2.2.3 Zusammenfassung und Schlussfolgerungen für die Förderung von Schülerinnen und Schülern mit SSES

In der therapeutischen Praxis stellt sich die Frage, welche Therapieformate bei welchen Kindern mit welcher Vermittlungsmethodik und im Rahmen welches sozialen und zeitlichen Kontextes besonders effektiv sind. Dabei bietet der Grad der Evidenz die zum aktuellen Zeitpunkt beste wissenschaftliche Begründung eines Förder- bzw. Therapiekonzeptes. Im deutschsprachigen Bereich sind jedoch nur wenige Therapien zu finden, deren Wirksamkeit durch qualitativ hochwertig angelegte Untersuchungsdesigns bestätigt wurde (Motsch, 2010).

Daher fasst Hartmann (2013b) zusammen, dass es innerhalb evidenzbasierter Praxis in der sprachheilpädagogisch-logopädischen Fachwissenschaft bisher im Wesentlichen um Fortschritt, nicht um bereits bestehende Perfektion gehen kann. Es ist gelungen, den Begriff der Evidenzbasierung zu klären, erstes Wissen über effektive Interventionen zusammenzufassen und auch Erkenntnisse über noch bestehende Hemmnisse auf dem Weg zu einer evidenzbasierten Sprachtherapie zu erhalten. Zu den Barrieren zählen die beschränkte empirische Evidenz, weiterhin Aspekte wie Zeitknappheit, unzureichendes Wissen der praktisch Tätigen über den Nutzen evidenzbasierter Praxis, der eingeschränkte Zugriff auf wissenschaftliche Evidenz und ein Mangel an unterstützenden Strukturen im Tätigkeitsfeld (ebd.). Erschwerend ist auch, dass der pädagogisch-therapeutische Markt mit einer unüberschaubaren Fülle unterschiedlicher therapeutischer Programme, Therapiekonzepte und -materialien geflutet ist. Ohne ein basales Hintergrundwissen über evidenzbasierte Praxis ist es unmöglich zu entscheiden, ob sie wirklich das halten, was sie zu bewirken versprechen (Nußbeck, 2007b).

Eine Übertragung der medizinischen Evidenzkriterien auf den (sonder)pädagogischen Kontext ist schwierig. Die hohen Ansprüche des Studiendesign an einen RCT sind allein durch die Kriterien des Ziehens einer Zufallsstichprobe, des Nichtbekanntseins der Gruppenzugehörigkeit, das Erhalten eines Placebopräparates und eines therapeutischen blind-Versuchs aus ethischen Gründen nicht immer realisierbar. Im sonderpädagogischen Kontext dominieren Untersuchungen mit geringen Probandenzahlen und einem offenen Kontrollgruppendesign. Aufgrund dieses Mangels an belastbaren Studien über die Erfolge von sonderpädagogischen Fördermaßnahmen bedarf es daher oft Experteneinschätzungen vor dem Hintergrund empirischer Befunde mit strukturell einfacher gehaltenem Untersuchungsdesign. Tabelle 4 zeigt Evidenzkriterien nach Fingerle und Ellinger (2008), die sich an pädagogischen Ansätzen orientieren, und damit der Bewertung (sonder)pädagogischer Therapieprogramme entgegen kommen.

Tabelle 4: Evidenzkriterien nach Fingerle und Ellinger (2008, 90)

Kategorie 1: „Bewährte Ansätze"
• Wissenschaftliche Theorie
• Wirksamkeit ist durch mehrere empirische Studien, darunter mehrere empirische Studien mit randomisierten Kontrollgruppen-Design, überprüft (auch im schulischen Setting)
• gute Effektstärken
• keine bedeutsamen Unterschiede in den Randvariablen vor der Intervention
• Follow-up-Erhebungen (wünschenswert)
• Ergebnisse in der Fachliteratur publiziert (Peer-Review-Verfahren)
• Angaben zu Gruppenkennwerten, Signifikanzen, Design und Methoden
• valide Outcome-Maße bzw. Ergänzung der quantitativen Maße durch qualitative Daten
Kategorie 2: „Vermutlich effektive Ansätze"
• Wissenschaftliche Theorie
• mehrere empirische Studien mit Kontrollgruppen-Designs
• ausreichend gute Effektstärken
• Ergebnisse in der Fachliteratur publiziert (Peer-Review-Verfahren)
• Angaben zu Gruppenkennwerten, Signifikanzen, Design und Methoden
• valide Outcome-Maße bzw. Ergänzung der quantitativen Maße durch qualitative Daten
Kategorie 3: „Potentiell effektive Ansätze"
• Wissenschaftliche Theorie
• mindestens eine empirische Studie oder mehrere quantitative Einzelfallstudien (eventuell Metaanalyse), mehrere qualitative Fallstudien
• ausreichend gute Effektstärken
• Ergebnisse in der Fachliteratur publiziert (Peer-Review-Verfahren)
• Angaben zu Gruppenkennwerten, Signifikanzen, Design und Methoden
• valide Outcome-Maße

Hartmann (2013b) verweist darauf, dass innerhalb der sprachtherapeutischen Interventionsforschung nicht nur die externe Evidenz (Forschungsbelege) Beachtung finden sollte, sondern auch die klinische Expertise (interne Evidenz) und Klientenwünsche. Ziel der kommenden Jahre sollte daher die Weiterentwicklung von allgemeingültigen Standards zur Qualität von Therapieformaten sein, in die sich die Effektstudien einordnen lassen. Die dargelegte Forschungslage zeigt, dass weitere methodisch gut angelegte Untersuchungen die bereits erfolgten ergänzen müssen und nicht zuletzt Metaanalysen angestrebt werden sollten.

Im deutschsprachigen Raum ist die Forschungslage zu gering, um im sprachtherapeutischen Kontext auf eine umfangreiche Auswahl evidenzbasierter Fördermöglichkeiten zurückgreifen zu können. Es gibt nur sehr wenige evaluierte Therapien, die sich obendrein auf unterschiedliche Sprachebenen beziehen. Darüber hinaus sind die evaluierenden Studien methodisch sehr unterschiedlich angelegt, so dass eine unmittelbare Vergleichbarkeit nicht gegeben ist. Es liegen keine Metaanalysen zu einer deutschen Sprachtherapie vor. Analysiert man einzelne Veröffentlichungen zu Therapiestudien genauer, so zeigen sich zwar deutlich zunehmende Verbesserungen im Studiendesign der letzten Jahre, aber auch methodische Einschränkungen, wie eine sehr geringe Probandenanzahl. Somit wird die sprachtherapeutische Praxis aktuell als ein wenig wissenschaftlicher Bereich wahrgenommen. Es findet eine Vielzahl von sprachtherapeutischen Behandlungen ungeprüft Anwendung (Cholewa, 2010).

Nach einer Analyse der Fachliteratur in Bezug auf die externe Evidenz deutscher Sprachtherapien werden die in der folgenden Tabelle 5 aufgeführten Therapieverfahren auf der Grundlage der Kriterien nach der Evidenzhierarchie des Oxford Centre for Evidence-Based Medicine (2001) vergleichend dargestellt. Es ist ersichtlich, dass die meisten Therapieformate auf den unteren bis mittleren Leveln einzuordnen sind.

Tabelle 5: Einordnung der beschriebenen Therapiekonzepte in die Evidenzhierarchie des Oxford Centre for Evidence-Based Medicine (2001)

Evidenz		P.O.P.T. (Fox)	Elaborations-therapie (Glück)	Bausteine... (Wortschatz) Reber & Schönauer-Schneider	Wortfindungstherapie (Kauschke & Siegmüller)	Wortschatz-sammler (Motsch)	Kontext-optimierung (Motsch)
stärkste	Level 1						■
	Level 2					■	■
	Level 3						
	Level 4						
schwächste	Level 5						

Erläuterung: P.O.P.T. – Psycholinguistisch orientierte Phonologie Therapie (Fox, 2004)

Hartmann (2012) verweist darauf, dass Logopäden und Sprachheilpädagogen grundsätzlich einem wissenschaftlichen Anspruch positiv gegenüberstehen, aber im praktischen Alltag eher auf ihre Fachkompetenz, welches aus erfahrungsbasiertem Wissen, Intuitionen, Einstellungen und persönlichen Wertvorstellungen besteht, vertrauen. Wenn die gegenwärtig existierende Praxis lediglich auf „Professionalität per se" aufgebaut ist, besteht ein hohes Risiko, sprachentwicklungsgestörten Kindern die bestmögliche Therapie vorzuenthalten. „Evidenzbasiertes Arbeiten erfordert von den Praktikern neben einer wissenschaftlichen Grundhaltung ein hohes Maß an klinischer Urteilsbildung und kritischem Denken" (Hartmann 2013b, 340). Daher gehören in die Ausbildung der Fachleute, wie den akademischen Sprachtherapeuten, den Logopäden oder den Sprachheilpädagogen (Reber, 2012), Inhalte, die den besonderen Nutzen evidenzbasierter Therapieformate zum Gegenstand haben. Nach Hartmann (2013b) sind auf allen Ebenen der logopädischen und sprachheilpädagogischen Handlungsfelder zielführende Anstrengungen notwendig, um „eine Kultur der evidenzbasierten Sprachtherapie zu etablieren" (ebd., 341), die durch Maßnahmen der Qualitätssicherung, z. B. durch Fortbildungen, unterstützt werden sollten.

In Bezug auf schulische Förder- und Therapiemöglichkeiten wird grundsätzlich, und aufgrund der Bestrebungen, inklusive Unterrichtsformen umzusetzen, aktuell sehr nachdrücklich die Notwendigkeit besonders guter Förderung betont. Reflektiert man den Einsatz der in der sonderpädagogischen Praxis eingesetzten Verfahren, dann folgt die Intervention jedoch nur sehr selten einem standardisierten Behandlungskonzept (Nußbeck, 2007b). Sonderpädagogen, Therapeuten oder Lehrer passen den Einsatz des Materials den speziellen Bedürfnissen des jeweiligen Kindes bzw. der Kindergruppe an und müssen aktuelle Rahmenbedingungen (Krankheit eines Kindes, nicht mitgebrachte oder erledigte Hausaufgaben, Unpünktlichkeit der Kinder, Vertretungsunterricht) berücksichtigen, so dass sich ein standardisiertes Vorgehen auch nicht immer eignet. Nichtsdestotrotz – wenn in unterrichtlichen Kontexten sprachtherapeutische Verfahren eingesetzt werden, müssen die notwendigen Rahmenbedingungen vorgehalten werden, um eine möglichst hohe Effektivität der Förderung zu garantieren.

Aufgabe der Interventionsforschung ist es, neben der Entwicklung neuer auch vorliegende Therapien auf deren Effektivität zu überprüfen. Zum anderen müssen die schulischen Rahmenbedingungen den Einsatz dieser Therapien begünstigen. Entscheidendes Kriterium ist dabei die entsprechende Ausbildung der sprachtherapeutisch tätigen Fachleute, und die zeitlichen und strukturellen Notwendigkeiten, die in den Unterrichtsalltag integriert werden müssen.

In Hinblick auf die in dieser Arbeit zu entwickelnde Konzeption eines inklusiven Unterrichtskonzepts für Kinder mit SSES lässt sich zusammenfassen, dass
- innerhalb der schulischen Förderung Therapiekonzepte und Fördermaterialien mit dem aktuell höchsten Evidenzgrad Einsatz finden sollten,
- dabei beachtet werden muss, dass es für die verschiedenen Ebenen der Sprache nur sehr wenige evidenzbasierte Verfahren gibt,
- in Lehrerfortbildungen Kenntnisse zur Beurteilungen der Wirksamkeit von Therapie- und Förderkonzepten sowie
- Kenntnisse zur praktischen Umsetzung der evidenzbasieren Therapieformate an die unterschiedlichen pädagogischen Berufsgruppen vermittelt werden sollten.

Welche Konzeptionen schulischer Förderung es in Deutschland für Kinder mit SSES gibt und welche schulischen und sprachentwicklungsförderlichen Maßnahmen in ihnen besondere Berücksichtigung finden, werden im Folgenden dargestellt.

2.3 Konzeptionen schulischer sonderpädagogischer Förderung im Förderschwerpunkt Sprache

2.3.1 Einführung und Begriffe

Die inklusiven Bemühungen im Förderschwerpunkt Sprache beinhalten ein Umdenken in gesamtgesellschaftlichen, bildungspolitischen und schulstrukturellen Bereichen. Notwendige Rahmenbedingungen werden durch Schulgesetzänderungen geschaffen oder in Unterstützungsbedarfe aufzeigenden Positionspapieren eingefordert. Um für die Inhalte der vorliegenden Arbeit Planungs-, Handlungs- und Reflexionsbezüge zu haben, soll in diesem Unterkapitel das derzeitige Angebot (sprach)heilpädagogischer Fördermöglichkeiten im Kontext von Schule dargestellt werden.

Nach Lüdtke (2010) ist die Sprachdidaktik die Wissenschaft professionell organisierten sprachlichen Lehrens und Lernens, die unabhängig davon stattfindet, welches Lebensalter der lernende Mensch hat, welches sprachliche Kompetenzniveau er erreicht und welche aktuellen institutionellen und organisatorischen Rahmenbedingungen gegeben sind. Die Sprachdidaktik wird als Schnittstelle unterschiedlicher Konzeptionen angesehen. Zentral sind dabei die Spracherwerbsforschung, die Linguistik und die Allgemeine Pädagogik und Didaktik. Daneben sind Erkenntnisse der Sprachpathologie und der Medizin bedeutsam. Es wird deutlich, dass ein Unterrichten dieser besonderen Kinder – sowohl mit oder ohne gezielte Sprachtherapie, in inklusiven oder separierenden Kontexten – umfassende, spezifische Kenntnisse aus verschiedenen Bereichen erfordert. Im Folgenden sollen daher für diese Arbeit zentrale Begriffe im Kontext von Unterricht und sprachtherapeutischer Förderung definiert werden.

Braun (2005) diskutiert ausführlich die Dualismusproblematik zwischen Bildung und Erziehung und berücksichtigt dabei unterschiedliche Zusammenhänge, wie soziale oder kommunikative Aspekte. Nach Gudjons (2006) ist *Bildung* die eigene Formung des Menschen in seiner Auseinandersetzung mit der Welt. Es ist zum einen ein Prozess und zum anderen das Ergebnis eines Vorgangs.

Braun definiert *Unterricht* als die gezielte Planung, Durchführung und Überprüfung (Analyse) von Lehr-Lernprozessen, die zugleich bildende und erziehende Funktion haben. Unterricht fördert sohl die sprachlichen und kognitiven Fähigkeiten als auch die emotionale und soziale Entwicklung (Braun, 2005).

Dannenbauer (1992) versteht unter *Sprachtherapie* spezielle Interaktionssequenzen, die von einer entsprechend sachkundigen Person in zielgerichteter, planvoll strukturierter und wissenschaftlich begründbarer Weise organisiert werden, um einem Menschen mit Beeinträchtigung der sprachlichen Handlungsfähigkeit Lernmöglichkeiten einschließlich der hierzu nötigen Voraussetzungen und unterstützenden Bedingungen zugänglich zu machen.

Baumgartner (2006) äußert sich kritisch über den derzeit aktuellen Begriff *Sprachförderung*. Nach ihm wird *Förderung* als Leerformel verwendet. Der Begriff muss weiter spezifiziert werden. So lassen sich zwei Konsequenzen ableiten. Zum einen gibt es die unspezifische Sprachförderung, die Entwicklungsbegleitung für alle Kinder ist und durch viele Strategien zur Sprachförderung (*motherese*) intuitiv umgesetzt wird. Zum anderen, und um diese geht es primär im Kontext von Sprachheilpädagogik, gibt es die professionelle Sprachförderung. Sie stellt eine didaktische Intervention dar, in der operationalisierbare Maßnahmen zur gezielten Veränderung von Störungen der Schrift- und Lautsprache und der Kommunikationsfähigkeit im und neben dem Unterricht umgesetzt werden. Spezifische Sprachförderung muss als spezifisch linguistische und spezifisch interaktionistische Aufgabe unter den Bedingungen von Erziehung, Unterricht und Bildung organisiert werden.

Die Vielzahl der Begrifflichkeiten, die zum Teil inhaltliche Überscheidungen, zum Teil aber auch inhaltliche Unterschiede in gleichen Begrifflichkeiten aufweisen, macht deutlich, dass von einem klar umrissenen „Arbeitsauftrag" der schulischen Sprachförderung keine Rede sein kann bzw. konnte. Daher kann im Folgenden lediglich der Versuch einer Beschreibung gestartet werden, in wie weit zentrale Inhalte sprachtherapeutischer Förderung in den aktuell möglichen Beschulungssettings umgesetzt werden können.

2.3.2 Konzeption in Sprachheilklassen

2.3.2.1 Sprachtherapeutischer Unterricht – Inhalte und Unschärfe des Konstrukts

In Sprachheilklassen findet in aller Regel ein „sprachtherapeutischer Unterricht" statt. Darunter versteht Braun (2005, 42) jede organisierte Lehr- und Lernsituation in der zum einen die curricularen Inhalte der Regelschule – sprich die in den Bundesländern geltenden Rahmenrichtlinien für die Regelschule – und zum anderen gezielte sprachförderliche Maßnahmen umgesetzt werden. Diese Konzeptbildung ist so allgemein, dass sich unterschiedliche Begriffsverständnisse entwickelt haben (Gieseke, 1993; Romonath, 1993) oder auf den Begriff lieber ganz verzichtet wird (Mayer, 2003). Darüber hinaus existiert geradezu ein Begriffschaos, da sich inhaltlich das Verständnis von „entwicklungsorientiertem Sprachunterricht", „sprachheilpädagogischem Unterricht", „Sprachförderunterricht" (Seiffert, 2008), „sprachförderlichem Unterricht" (Westdörp, 2010) – um nur eine kleine Auswahl zu nennen –, praktisch gleicht. Die Umsetzung ist nicht nur an Sonderklassen gebunden, sondern könnte nach dieser Definition auch in inklusiven Kontexten vollzogen werden. Zentral bedeutsam sind unabhängig vom Förderort die Bereiche Unterricht, Diagnostik, Förderung und Therapie (s. Abbildung 10). Förderung und Therapie sind in der Praxis jedoch nur unscharf voneinander abzugrenzen.

Abbildung 10: Inhalte sprachtherapeutischen Unterrichts

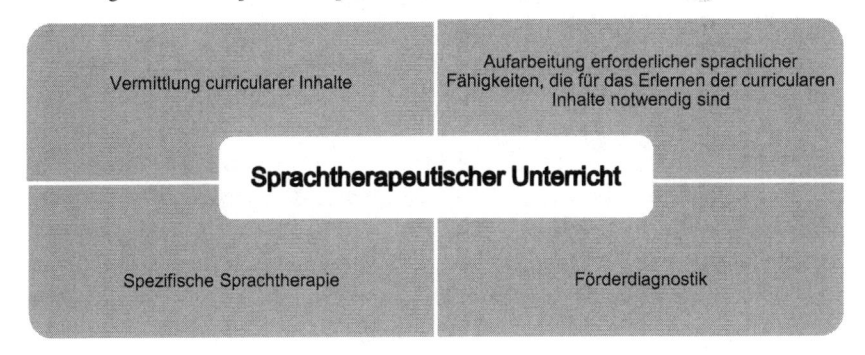

Vermittlung curricularer Inhalte	Aufarbeitung erforderlicher sprachlicher Fähigkeiten, die für das Erlernen der curricularen Inhalte notwendig sind
Sprachtherapeutischer Unterricht	
Spezifische Sprachtherapie	Förderdiagnostik

Ein Beispiel für den Unterricht als „sprachtherapeutischen Unterricht" ist das „Berliner Konzept" (Braun, 2005). Es entstand als Folge eines Strukturwandels der Schüler in den 80er Jahren, die zunehmend nicht nur sprachspezifische Probleme aufwiesen, sondern darüber hinaus auch in den sprachbasalen Leistungen – wie Emotionalität, Kognition, Soziabilität – Defizite hatten. Die „veränderte Schülerschaft" bewirkte, dass sowohl die curricularen Inhalte entsprechend aufbereitet werden mussten, allgemeine sprachförderliche Maßnahmen den Unterricht ergänzten als auch sprachspezifische, sprich therapeutische, Mittel in den Unterricht einflossen. Sprachtherapie war notwendig, damit die allgemeinen Unterrichtsziele erreichbar wurden. So entstand eine pragmatische Wechselwirkung zwischen Unterricht und Therapie. Braun (2005) umreißt ein vereinfachtes didaktisches Sprachhandlungsmodell, in dem er die phonetisch-phonologischen, die semantisch-lexikalischen und die syntaktisch-morphologischen Komponenten miteinander als „sprechakttheoretische Analysekategorien" verbindet. Ansonsten wird dem sprachtherapeutischen Unterricht aufgrund der erheblichen Heterogenität der in Sprachheilklassen lernenden Kinder eine hohe Offenheit und Flexibilität zugestanden. „Die Auswahl der unterrichtlichen und sprachtherapeutischen Ansätze muss jeweils vor Ort getroffen werden" (Braun 2005, 46).

Damit kommt dem (Sprachheil)Pädagogen die Aufgabe zu, die sprachlichen Anforderungen des Unterrichtsgegenstandes zu analysieren, ggf. zu verändern (zu vereinfachen) und somit den sprachgestörten Kindern kognitiv-sprachlich zugänglich zu machen. Das bedeutet auch, dass der (Sprachheil)Pädagoge über den Sprachentwicklungsstand und über die individuellen Sprachhandlungsfähigkeiten seiner Schüler genau informiert sein muss, um – möglicherweise für jeden Schüler individuell – die erforderlichen Aufbereitungen vollziehen zu können.

Da es praktisch unmöglich ist, alle Aspekte sprachtherapeutischen Unterrichts vollständig zu berücksichtigen, sollten ergänzend zum Unterricht sprachspezifische Maßnahmen erfolgen. Soll sprachtherapeutischer Unterricht erfolgreich sein, so müssen individualtherapeutische Behandlungen in Einzel- oder Kleingruppensituationen erfolgen. Diese beziehen sich schwerpunktmäßig auf sprachspezifische, therapeutische Inhalte, können aber auch sprachbasale Fähigkeiten fördern (beispielsweise die auditive Wahrnehmung) oder sozial-emotionale Komponenten berücksichtigen (Braun, 2005). Letzteres insbesondere dann, wenn sich zusätzlich zur Sprachauffälligkeit Sekundärsymptomatiken ausgebildet haben bzw. präventiv vermieden werden sollen (s. Punkt 2.1).

Nach Seiffert (2008) beschreiben die Zielebenen sprachtherapeutischen Unterrichts zum einen – wie in jedem anderen Unterricht – das Erreichen der schulischen Bildungsziele. Diese sind zu einem erheblichen Teil sprachabhängig, so dass Schüler mit Sprachstörungen zusätzlich häufig Strukturierungshilfen benötigen, um die schulischen Bildungsziele zu erreichen. Um darüber hinaus sprachliche Fortschritte zu ermöglichen, muss zum anderen Einfluss auf den Erwerb altersgerechter Sprachstrukturen genommen werden. „Seine Legitimität gewinnt sprachtherapeutischer Unterricht in erster Linie durch das Erreichen seiner sprachspezifischen Zielsetzungen" (Seiffert 2008, 152).

Maßnahmen der Qualitätsentwicklung und -sicherung werden insbesondere dann bedeutsam, wenn sich aufgrund veränderter Rahmenbedingungen Aufgaben verschieben, die Ziele in unverminderter Qualität aber weiterhin erreicht werden sollen. Um die Hauptmerkmale eines qualitativ guten, entwicklungswirksamen Unterrichts für sprachbeeinträchtigte Kinder näher beschreiben und definieren zu können, befragten Theisel und Glück (2012) Experten aus der Aus- und Fortbildungspraxis hinsichtlich konkreter Merkmale und Gewichtungen per Fragebogenerhebung. Es nahmen 74 Experten aus der Aus- und Fortbildungspraxis teil. Diese schätzen die Variable der „Lehrperson" am bedeutsamsten ein, gefolgt von „Qualitätsindikatoren für die sprachheilpädagogische Praxis", auf Platz drei gefolgt von den „allgemeinen Prozessmerkmalen des Unterrichts" und auf Platz vier von den „Rahmenbedingungen". Die als wichtigste Variable angegebene Lehrperson sollte im Detail umfangreiche Schlüsselkompetenzen in den Bereichen der Diagnostik, des Faches, der Klassenführung und in der Beziehung in sich vereinen. Weiterhin muss sie ein hohes Maß an Expertise im sprachheilpädagogischen Kontext aufweisen und eine Reihe positiver personenspezifischer Merkmale, wie z. B. Humor, Selbstreflexion usw., mitbringen.

Die Detailauswertung für die den Bereich der „Rahmenbedingungen" angebenden Merkmale ist besonders bedeutsam. Hier spielen die Klassengröße, additive Förderstunden für Einzel- oder Kleingruppenförderung sowie die Kooperation der an der Förderung beteiligten Lehrkräfte eine große Rolle. Interessanterweise wird die Art der Beschulung bzw. der Beschulungsort als weniger bedeutsam wahrgenommen. Sofern die Rahmenbedingungen in Bezug auf Kooperationsfähigkeit und eine fachspezifische Ausbildung der Lehrperson stimmen, ist es weniger wichtig, ob es sich beim Beschulungsort um eine Grund- oder um eine Förderschule handelt. Innerhalb der allgemeinen Prozessmerkmale guten Unterrichts wurde ein lernförderliches Klima, eine hohe Strukturierung des Unterrichts und die Schülerorientierung als besonders relevant angesehen. Die einzelnen Qualitätsmerkmale und -indikatoren für einen sprachheilpädagogischen Unterricht wurden insgesamt als hoch bewertet. Nach Meinung der Experten sind neben dem Aufbau eines gesunden Selbstbewusstseins folgende Merkmale extrem relevant: Die Schaffung und Gestaltung eines kommunikativen

Milieus (feste Erzählzeiten usw.), die Sicherung des Sprachverständnisses (z. B. Visualisierung von Arbeitsanweisungen), ein gezielter Einsatz der Lehrersprache, Anpassung der Materialien an die Lernvoraussetzungen der Schüler (unterschiedliche Schwierigkeitsstufen, individuelle Unterstützungssysteme) und die gezielte Planung und Umsetzung sprachtherapeutischer Angebote mit individuellem Fördercharakter (Lautanbildung, Anbahnung grammatischer Strukturen). Eine sehr hohe bis hohe Bedeutung wurden den Modellierungstechniken, dem Monitoring des Sprachverstehens und dem Einsatz von Strukturierungshilfen zugeschrieben. Etwas nachrangig wurde der Einsatz metasprachlicher Angebote und sprachbegleitender Hilfestellungen erachtet sowie die Analyse der Unterrichtsinhalte hinsichtlich sprachlicher Schwierigkeiten und sprachlicher Lernmöglichkeiten. Eine zusammenfassende Betrachtung der Ergebnisse zeigt, dass die Lehrperson mit ihrer hohen sprachheilspezifischen Fachlichkeit als besonders bedeutsam gewichtet wird. Bei bildungspolitischen Entscheidungen und in der universitären Ausbildung der Sprachheilpädagogen muss dieser Aspekt beachtet werden. Es bedarf einer spezifischen sprachtherapeutischen Auf- und Umarbeitung des Unterrichts- und Förderangebots, die nur von Experten erfolgen kann. Dies widerspricht den sich bildungspolitisch in den einzelnen Bundesländern andeutenden Tendenzen zu einem „All-round"-Sonderpädagogen, der sämtliche Fachrichtungen adäquat beherrschen soll. „Gerade die inklusive Pädagogik braucht exklusive, pädagogische Kompetenz!" (Theisel & Glück 2012, 32).

Um diese und weitere schulische Förderbedingungen des aktuell praktizierten Unterrichts in segregativen und inklusiven Settings für Kinder mit sonderpädagogischem Förderbedarf Sprache näher zu beschreiben, wurden innerhalb einer Teilstudie des Projektes „Sprache 2010" in Nordrhein-Westphalen (Subellok, Lüke & Ritterfeld, 2013) mittels einer Online-Befragung Personalstrukturen, Bedingungen der schulischen Förderung und berufsbezogene Selbsteinschätzung von 27 Schulleitungen und 92 Lehrkräften erhoben. Diese Personen unterrichteten 1677 Schüler in zehn Förderschulen und 73 Kinder mit sonderpädagogischem Förderbedarf im Bereich Sprache im gemeinsamen Unterricht. Innerhalb der Stichprobe wurde mit lediglich 4,17% nur ein sehr kleiner Teil der Kinder mit dem sonderpädagogischen Förderschwerpunkt Sprache im integrativen Unterricht gefördert. Eine der Fragen bezog sich auf den Anteil der Kinder, bei denen der Förderbedarf beendet werden konnte. Es erfolgte die Aufhebung des sonderpädagogischen Förderbedarfs in beiden Schulsettings mit einem nahezu identischen Prozentsatz (12,76% Schülerinnen und Schüler an Förderschulen; 13,69% Schülerinnen und Schüler im gemeinsamen Unterricht). Der Förderbedarf wird am häufigsten zum Ende der Primarstufe mit dem Übergang in die Sekundarstufe beendet.

Als zentrales Ergebnis zeigte sich, dass die Pädagogen sich als mittel bis gering beruflich belastet erleben, sich mit den Fördermöglichkeiten zufrieden zeigen und sich in ihrem beruflichen Handeln kompetent fühlen. Dies traf sowohl auf die Sonderpädagogen als auch auf die Grundschulpädagogen zu. Unterschiede zwischen diesen beiden Berufsgruppen zeigten sich lediglich im Selbstwirksamkeitserleben bei der Sprachförderung und in der Einstellung zur integrativen Beschulung. Die Grundschulpädagogen fühlten sich weniger selbstwirksam in der Sprachförderung; die Sonderpädagogen stehen einer integrativen Beschulung weniger positiv gegenüber als ihre Kollegen an den Grundschulen. „Erwartungsgemäß schätzen sich Förderlehrkräfte deutlich wirksamer im Hinblick auf die Sprachförderung als ihre Grundschulkollegen ein, die ihre Wirksamkeit aber durchaus im mittleren bis hohen Bereich einstufen" (Subellok et al. 2013, 151).

Im Detail zeigte sich, dass die personellen Schulstrukturen gute bis sehr gute Förderbedingungen in Nordrhein-Westphalen ermöglichen. Nahezu 90% aller Kinder an Förderschulen und 60% der Kinder im gemeinsamen Unterricht werden von Lehrpersonen unterrichtet und gefördert, die eine Ausbildung im Förderschwerpunkt Sprache haben. Die Lehrpersonen sind mit den räumlichen, sächlichen und strukturellen Förderbedingungen in beiden Settings gleichermaßen zufrieden, wobei die Schulleitungen der Förderschulen etwas zufriedener mit der Ausstattung ihrer Schulen sind.

In der Studie von Subellok et al. (2013) spiegeln sich nach Aussage der Autoren internationale Befunde zur Einstellung von Lehrer pro und contra inklusiver Schulsettings wider. Die persönlich gemachten Erfahrungen mit dem Gelingen von inklusiven Bemühungen sind ein wichtiger Prädiktor für eine positive Haltung zur Inklusion. Dies zeigt sich schwerpunktmäßig bei den Grundschulpädagogen. Insgesamt konnten Subellok et al. (2013) ein überwiegend positives Bild der Fördersituation von Kindern mit dem Förderschwerpunkt Sprache in Nordrhein-Westphalen feststellen.

Einen weiteren Indikator für das Gelingen sprachtherapeutischen Unterrichts sehen Ritterfeld, Lüke, Dürkoop und Subellok (2011) in der Zufriedenheit der Eltern von Kindern, die in Sprachheilpädagogischen Förderzentren im Primarstufenbereich beschult werden. Anhand einer Fragebogenerhebung mit 408 Eltern von Kindern mit dem Förderschwerpunkt Sprache konnte gezeigt werden, dass die Eltern mit der Förderschule ihres Kindes sehr zufrieden waren. Ungefähr 85% der Eltern würden sich wieder für diese Schule entscheiden bzw. diese Schule weiterempfehlen. Zweifel an der schulischen Förderung ihrer Kinder gab es kaum. Die Schulzufriedenheit hing maßgeblich davon ab, in wie weit die Eltern beim Verfahren zur Feststellung sonderpädagogischen Förderbedarfs mit involviert waren, den beteiligten Fachpersonen vertrauten, das Gefühl hatten, die Entscheidung mit beeinflussen zu können und keine Zweifel an der schulischen Förderung ihres Kindes hatten. Auch die elterlichen Prognosen in Bezug auf die weitere Entwicklung ihres Kindes zeigten sich insgesamt sehr positiv. Generell sind die Eltern von Kindern der Förderschule Sprache zuversichtlich hinsichtlich der Überwindung der Sprachprobleme und der Bildungschancen ihres Kindes. Auch Hindernisse im Alltag, wie Stigmatisierungsprozesse, werden vergleichsweise gering eingestuft. Diese insgesamt sehr positive Grundhaltung der Eltern in Bezug auf die schulische Förderung und die soziale Akzeptanz ihrer Kinder begründet sich aus den offensichtlich sehr guten Erfahrungen mit der Beschulungsform der Sprachheilschule.

Die elterliche Zufriedenheit stellt einen wichtigen Faktor zur Einschätzung gelingenden Unterrichts und guter Förderung dar. Ihr kommt im Zusammenspiel psychosozialer Unterstützungsfaktoren eine bedeutsame Rolle zu. Die Ergebnisse der Studie von Ritterfeld et al. (2011) verweisen darauf, dass die Förderschulen mit dem Schwerpunkt Sprache diesen Auftrag voll erfüllen. Die Frage, ob in integrativen bzw. inklusiven Kontexten eine ähnlich hohe Zufriedenheit der Eltern vorhanden ist, wird von Ritterfeld et al. in einem nächsten Schritt erforscht.

Um herauszufinden, ob die Beschulung in einer Sprachheilschule Nachteile hinsichtlich der Teilhabe in der Gesellschaft bedingt, untersuchten Sallat und Spreer (2011) in einer Fragebogenerhebung die Bildungs- und Berufsbiografien ehemaliger Schüler von Sprachheilschulen. An der Untersuchung nahmen 92 ehemalige sprachentwicklungsgestörte Schüler teil. Unter anderem wurden sie zur Beurteilung des Förderortes „Sprachheilschule" aufgefordert. Die Autoren fanden keine Hinweise auf Vorbehalte hinsichtlich dieses „exklusiven" Förderortes. Insgesamt zeigte sich die Sprachheilschule mit einer durchschnittlichen Besuchsdauer von nur 2,75 Jahren als Durchgangsschule mit rückblickend überwiegend positivem Nutzen. Über 80% der ehemaligen Schüler haben von der Sprachförderung dort profitiert, 98% würden diese Schulform weiterempfehlen. Im Detail wurden v. a. die spezifisch ausgebildeten Pädagogen, die intensive und individuelle Betreuung, die Akzeptanz der Sprachprobleme und der geringere Leistungsdruck positiv erinnert. Die Autoren verweisen darauf, dass für viele Kinder der Durchgangsförderort Sprachheilschule durch Fachkompetenz, spezielle Förderung und Verständnis für die individuelle Sprachentwicklungsproblematik Teilhabe erst möglich macht.

Insgesamt betrachtet erweist sich anhand der wenigen empirischen Untersuchungen, dass sich sowohl der inklusive als auch der segregative Förderort für Kinder mit sonderpädagogischem Förderbedarf im Bereich Sprache eignet (Subellok et al., 2013). Die Beschulung in Sprachheilklassen wird sowohl von Eltern als auch retrospektiv von ehemaligen Schülern als ausgesprochen positiv beurteilt (Ritterfeld et al., 2011; Sallat & Spreer, 2011), wobei insbesondere die psychosoziale Betreuung und auch die hohe fachliche Kompetenz der Lehrkräfte hervorgehoben wird.

Zu den Maßnahmen für einen qualitativ hochwertigen sprachtherapeutischen Unterricht gehören nach Theisel und Glück (2012) spezielle sprachförderliche Kompetenzen, die sich u. a. auf die Schaffung und Gestaltung eines kommunikativen Milieus, die Sicherung des Sprachverständnisses, die Lehrersprache, die Anpassung der Materialien an die Lernvoraussetzungen der Schüler, den Einsatz von Strukturierungshilfen und metasprachlicher Angebote sowie auf sprachbegleitende Hilfestellungen beziehen. Den Qualitätsmerkmalen gemeinsam ist, dass sie sich sowohl im inklusiven Unterricht als auch in Sprachheilklassen einsetzen lassen.

Im Folgenden sollen die Lehrersprache, die Förderung metasprachlichen Wissens, das handlungsbegleitende Sprechen und die Anpassung der Materialien an die Lernvoraussetzungen der Schüler als wesentliche Inhalte eines qualitativ hochwertigen sprachtherapeutischen Unterrichts im Überblick dargestellt werden.

2.3.2.2 Lehrersprache

Nach Reber und Schönauer-Schneider (2009) ist ein zentraler Baustein sprachheilpädagogisch spezifischer Maßnahmen der optimale Einsatz der Lehrersprache. Die Lehrersprache ist eine störungsübergreifende und jederzeit verfügbare, stets individuell anzupassende sprachheilpädagogische Unterrichtsmaßnahme (Ruppert & Schönauer-Schneider, 2008). Im sprachheilpädagogischen Unterricht sichern die Lehrersprache und das Kommunikationsverhalten des Lehrers die Grundbedingungen für erfolgreiches Unterrichten, indem die Unterrichtsinhalte an die sprachlichen Voraussetzungen der Kinder angepasst werden. Zugleich dient die Lehrersprache als therapeutisches Mittel und Modell, indem den Schülern die notwendige Verständnis- und Strukturierungshilfe für die nachfolgenden Aufgaben vorgegeben werden. Westdörp (2010) versteht unter Lehrersprache sowohl das Sprachverhalten als auch den Sprachgebrauch von Lehrern während des Unterrichts. Alle kommunikationstragenden Elemente, wie verbale, nonverbale oder paraverbale Äußerungen, die gezielt zur Vermittlung von Unterrichtsinhalten eingesetzt werden und der Ausdifferenzierung der sprachlichen Handlungskompetenz der Schüler dienen, sind darin eingeschlossen.

Es lassen sich eine allgemeine und eine spezifisch sprachförderliche Lehrersprache unterscheiden (Westdörp, 2010). Eher allgemeine Merkmale sind u. a. eine deutliche Artikulation, eine akzentuierte Intonation sowie eine zielgruppenbezogene Lexik und Grammatik. Eine sprachförderliche Lehrersprache enthält zusätzlich noch spezifische Kriterien, wie eine verlangsamte Sprechweise, kurze, einfache Sätze, die im Anforderungsniveau nur etwas über dem Kompetenzniveau der Kinder liegen, sowie die Reduzierung der Komplexität von Äußerungen und Arbeitsaufträgen. Hinweise für das Verständnis von Aufgaben und curricularen Inhalten geben auch nonverbale Kommunikationstechniken, z. B. Mimik, Gestik, Blickkontakt, Raum- und Distanzverhalten, und parasprachliche Techniken, z. B. ein langsames, variables Sprechtempo, Stimmvariationen und eine gut modulierte Sprechmelodie. Insbesondere der Einsatz von Modellierungstechniken (Reber & Schönauer-Schneider, 2009; Dannenbauer, 2002) sollte beachtet werden. Grundsätzlich ist eine prägnante Lehrersprache im Unterricht notwendig.

Ruppert und Schönauer-Schneider (2008) verglichen in einer Pilotstudie zum Einsatz der Lehrersprache je eine Unterrichtsstunde einer Sprachheillehrerin in einer Sprachheilklasse und einer Grundschullehrerin in einer von der Klassengröße her vergleichbaren Grundschulklasse. Die Ergebnisse können aufgrund der geringen Anzahl der Unterrichtsstunden nur tendenziell interpretiert werden. So wurde festgestellt, dass in der Sprachheilklasse

- Konditional- und Kausalsätze bewusst eingesetzt werden.
- häufig zum Verbalisieren eigener Gedanken aufgefordert wird.
- Sprechanlässe individuell an die Kinder herangetragen werden (bei der Grundschulklasse finden sich solche Aufforderungen nicht).
- der Einsatz von Mimik und Gestik zu 90% sprachbegleitend zur Sicherung des Sprachverständnisses erfolgt (in der Grundschulklasse waren es nur 61%).

Erwartungskonform wurde nur in der Sprachheilklasse die Lehrersprache als therapeutisches Mittel eingesetzt.

Westdörp (2010) legt dem Einsatz der Lehrersprache das Prinzip der Kontextoptimierung (Motsch, 2010; 2005; 2004) zugrunde, wie es unter Punkt 2.2.2.3.3 dargestellt wurde. Dabei geht es darum, im institutionellen Rahmen von Schule ein möglichst breites Angebot sprachfördernder Maßnahmen umzusetzen, die das jeweilige Sprachförderziel in den Fokus der Aufmerksamkeit des Kindes rücken. Dies lässt sich sowohl im Bereich der Grammatik als auch im Bereich des Wortschatzes durch eine gezielte Planung und Strukturierung der Lernumgebung erreichen.

2.3.2.3 Metalinguistische Fähigkeiten

Metasprache ist das bewusste, reflektierte Sprechen über Sprache und sprachliche Phänomene. Mattingly (1972) war einer der ersten, der Sprachbewusstheit definiert hat:

„Linguistic awareness (is) a powerful source of individual differences as opposed to linguistic ability. The ability to approach language in a situationally detached and critical importance for acquiring reading and writing skills" (ebd., 35).

Van Kleeck definiert metasprachliche Fähigkeiten als *„the ability to reflect consciously upon the nature and properties of language"* (1982, 237). Diese beziehen sich auf alle sprachlichen Ebenen und müssen ggf. differenziert trainiert werden. Das Werkzeug hierfür ist die Sprache selbst. Um das Phänomen der Metasprache zu konzeptualisieren, teilen Tunmer und Bowey (1984) die sprachliche Bewusstheit in vier Bereiche ein (s. Abbildung 11).

Abbildung 11: Einteilung der metasprachlichen Bewusstheit (nach Tunmer & Bowey, 1984)

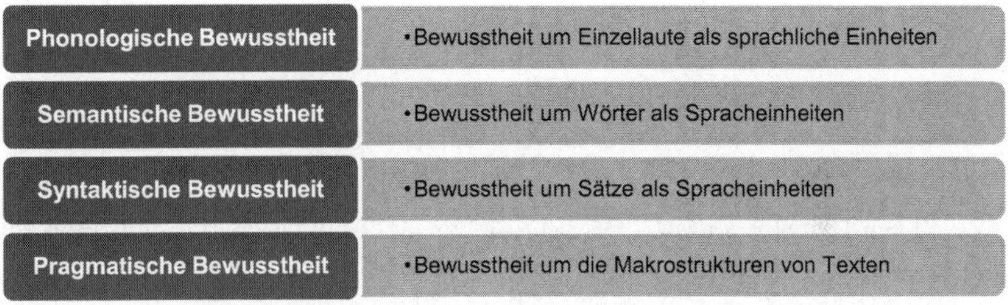

Phonologische Bewusstheit	• Bewusstheit um Einzellaute als sprachliche Einheiten
Semantische Bewusstheit	• Bewusstheit um Wörter als Spracheinheiten
Syntaktische Bewusstheit	• Bewusstheit um Sätze als Spracheinheiten
Pragmatische Bewusstheit	• Bewusstheit um die Makrostrukturen von Texten

Neben der phonologischen Bewusstheit sollten die semantische Bewusstheit (Erarbeiten von Wortfeldern, Erkennen von Oberbegriffen und Fachbegriffen), die syntaktische Bewusstheit (Beurteilung der Grammatikalität von Sätzen) und die pragmatische Bewusstheit (Höflichkeit, Sprachwitz, Ironie) im Unterricht berücksichtigt werden. Von zentraler Bedeutung für den Schriftspracherwerb ist die phonologische Bewusstheit. Der bewusste Umgang mit Sprachlauten wird auch als *metaphonologische Bewusstheit* oder als *metaphonologische Fähigkeiten* bezeichnet (Mahlau, 2008).

Nach Mannhaupt und Jansen (1989), die sich an Mattingly (1972) anlehnen, bezeichnet der Begriff *phonologische Bewusstheit* „das Phänomen, dass Sprache aus distinktiven lautlichen Einheiten bestehend wahrgenommen und mit diesen lautlichen Segmenten analytisch und/oder synthetisch umgegangen werden kann" (50). Darüber hinaus nehmen Mannhaupt und Jansen (1989) eine Unterscheidung der phonologischen Bewusstheit im engeren und im weiteren Sinne vor. Die phonologische Bewusstheit im weiteren Sinne umfasst die Fähigkeiten des indirekten Zugangs zu phonologischen Regelhaftigkeiten, z. B. die Reimerkennung oder die Silbensegmentierung. Phonologische Bewusstheit im engeren Sinne stellt eine höhere Stufe dar. Sie enthält das Erkennen und Benennen von vorgegebenen lautlichen Segmenten (Analyse) und das Verschmelzen von lautlichen Segmenten zu einer größeren sprachlichen Einheit (Synthese). Danach ist in der Einteilung von Tunmer und Bowey (1984) der Bezug zu den Einzellauten für den pädagogischen Kontext zu kurz gegriffen. Er sollte auch die größeren phonologischen Segmente, wie Reime und Silben, berücksichtigen.

Die Entwicklung metaphonologischer Fähigkeiten stellt einen zentralen Aspekt innerhalb der Schriftspracherwerbsforschung dar, der in den letzten Jahren im Fokus vieler Forschungsbemühungen stand. In den einzelnen Definitionen (z. B. Mannhaupt & Jansen, 1989) rückte zunehmend der Entwicklungsaspekt metaphonologischer Fähigkeiten in den Vordergrund. In der angloamerikanischen Literatur wird in seltener Übereinstimmung ebenfalls von Entwicklungssequenzen ausgegangen:

> „… it is generally agreed that phonological awareness follows a sequence, from the awareness of 'large' units like syllables, onsets and rhymes to the awareness of 'small' units (phonemes) as all sequential positions in the word […]. This sequence seems to be language-universal, at least for all languages studied so far" (de Cara & Goswami 2003, 698).

Aktuell wird angenommen, dass sich die metaphonologischen Fähigkeiten im Zusammenhang mit anderen Fähigkeiten, wie der Sprache und der Kognition, entwickeln, dass diesem Begriff ein Entwicklungsprozess zugrunde liegt und dieser von Anregungen aus der Umwelt abhängig ist (Mahlau, 2008). Dabei hat die phonologische Einheit, die analysiert werden soll, strukturierende Funktion. Es wird übereinstimmend davon ausgegangen, dass eine Entwicklung der Segmentierungsfähigkeit von den größeren sprachlichen Einheiten zu den kleineren sprachlichen Einheiten erfolgt. Die Entwicklung sprachlicher und schriftsprachlicher Fähigkeiten bedingen sich gegenseitig (s. Punkt 2.1.2.2). Ein bestimmter Grad metaphonologischer Fähigkeiten stellt für den Schriftspracherwerb in einer bestimmten Erwerbsphase die Voraussetzung dar, während durch den Schriftspracherwerb eine weitere Ausdifferenzierung der metaphonologischen Fähigkeiten erfolgt.

Tabelle 6 zeigt die wichtigsten definitorischen Merkmale und deren Indikatoren nach Forster und Martschinke (2001).

Tabelle 6: Zweigestuftes Entwicklungsmodell der metaphonologischen Fähigkeiten und Indikatoren (Forster & Martschinke, 2001)

Metaphonologische Fähigkeiten	
… im weiteren Sinne beziehen sich auf die Gliederung des Sprechstromes, die sich an der Oberfläche und den Merkmalen konkreter Lautbildung orientiert. Sie haben einen sprechrhythmischen Bezug und werden i. d. R. von Kindern vor dem Schriftspracherwerb beherrscht.	… im engeren Sinne beziehen sich auf die Gliederung von Lautfolgen nach einzelnen Phonemen und beinhalten spezifische Fähigkeiten, die sich meist erst in der Auseinandersetzung mit dem Schriftspracherwerb entwickeln.
beispielsweise Reimerkennung Reimbildung Silbensegmentierung Silbenzusammensetzung Silbensubstitution	beispielsweise Phonemanalyse Phonemsynthese Phonemvertauschung Wortlängenvergleich An- und Endlautvergleich

Wie unter 2.1.2 ausführlich dargestellt, können gerade Kinder mit besonderen Schwierigkeiten im Sprach- und Schriftspracherwerb kumulierende Probleme aufweisen. Sie erwerben die vorschulisch terminierten metaphonologischen Fähigkeiten im weiteren Sinne nicht wie sprachnormale Kinder in einer ausreichenden Qualität und starten demzufolge auch mit schlechteren Voraussetzungen in den Schriftspracherwerb. Auf diesen Zusammenhang muss die Schriftspracherwerbsdidaktik des Anfangsunterrichts besonders Rücksicht nehmen. Kinder mit SSES benötigen zusätzliche bewusstmachende, metasprachliche Anteile und Unterstützung beim Erkennen von Regelhaftigkeiten (Hübner, 2014; Forster & Martschinke, 2008; Mahlau, 2008; Hartmann, 2002). Metasprachliches Arbeiten kann auf unterschiedliche Weise erfolgen (Reber & Schönauer-Schneider, 2009), wie beispielhaft in Tabelle 7 aufgeführt ist.

Tabelle 7: Techniken metasprachlichen Arbeitens (Auswahl nach Grohnfeldt, Reber & Schönauer-Schneider, 2007)

Technik	Erklärung
Sprachliche Erklärung	Schüler und Lehrer sprechen über ein sprachliches Phänomen
Sprachliche Kontrastierung	Zwei sprachliche Strukturen (Laute, Wörter) werden kontrastierend gegenübergestellt
Visualisierung	Bilder oder Piktogramme zur Visualisierung eines sprachlichen Phänomens (Wortschatzerklärung, Fachbegriffe, Symbole usw.)

Besonderer Beachtung bedarf der Umgang mit Fachbegriffen. Wie bereits unter Punkt 2.2.2.3.2.4 ausgeführt, fällt es in den ersten Schuljahren vielen Kindern nicht leicht, abstrakte linguistische Fachbegriffe zu verstehen und korrekt einzusetzen. Da sprachentwicklungsauffällige Kinder bereits beim Erwerb weitaus konkreterer Begriffe semantisch-lexikalische Probleme haben, sollten abstrakte Begriffe besonders sorgfältig erarbeitet werden.

2.3.2.4 Handlungsbegleitendes Sprechen

Für den sprachheilpädagogischen Unterricht ist handlungsbegleitendes Sprechen als übergreifende Methode anerkannt, anhand derer sich der Wortschatz, die grammatischen Fähigkeiten und auch die kognitiven Fähigkeiten positiv entwickeln (Spreer, 2014; Reber & Schönauer-Schneider, 2009). Im Unterricht sollten daher Handlung und Sprache in einer optimal strukturierten Situation aufeinander bezogen sein, indem eine bestimmte Sprachsituation wiederholt präsentiert wird. Handlungsbegleitendes Sprechen vermittelt Abläufe und Zusammenhänge, d. h. dass der Lehrer sprachlich Beziehungen vergegenständlicht. Reine Handlungen (enaktive Phase) entwickeln sich durch handlungsbegleitendes Sprechen (äußere Sprache) allmählich zu einer inneren Sprache. Die innere Sprache (symbolische Phase) dient z. T. als Selbstinstruktion bei der Planung der auszuführenden Tätigkeit. Handlungsbegleitendes Sprechen ist für das Verstehen schwieriger Zusammenhänge und das Ausführen komplexer Handlungen bedeutsam (Spreer, 2014). Dabei bildet das handlungsbegleitende Sprechen einen festen Bestandteil sonderpädagogischer Förderung, welches gezielt zur Verbesserung von Lern- und Entwicklungsprozessen eingesetzt wird. Handlungsorientierte Therapieansätze, wie die Entwicklungsproximale Sprachtherapie (u. a. Dannenbauer, 1994), zeigen nach Spreer (2014) gute sprachliche Erfolge, sind jedoch nicht empirisch evaluiert (s. Punkt 2.2). Auf theoretischer Ebene wird davon ausgegangen, dass handlungsbegleitendes Sprechen durch ein systematisches Angebot von handlungsbezogener Sprache sowohl die kognitive als auch die sprachliche Entwicklung positiv beeinflusst.

Im Unterricht besonders zu beachten sind Abläufe im Bereich der Mathematik. Ein Beispiel dafür ist das Entwickeln der inneren Sprache beim Erwerb von Addition und Subtraktion. Diese müssen mit lexikalisch beeinträchtigten Kindern gezielt und intensiv geübt werden, da sie sie nicht von alleine versprachlichen können. Auch im Fach Englisch bieten sich bekannte Satzformeln und gleichbleibende Frage-Antwort-Strukturen an (Gleuwitz, Grob & Pilzweger, 2014).

Über die beschriebenen Techniken der Lehrersprache, der Metasprache und des handlungsbegleitenden Sprechens hinaus ist es notwendig, den sprachauffälligen

Kindern gezielt Aufgaben anzubieten, die zum einen *curricular spezifisch aufbereitet* wurden (z. B. im Umfang reduzierte Texte, stärker visualisierte Aufgabenstellungen usw.) und zum anderen Übungen zum Abbau der Sprachauffälligkeiten enthalten.

2.3.2.5 Sprachtherapeutische Aufbereitung des Curriculums

Nach Reber und Schönauer-Schneider (2009) ist im sprachheilpädagogischen Kontext auf eine Reduzierung der Belastung des auditiven Kanals zu achten bzw. die Visualisierung der Aufgabenstellungen hervorzuheben. Dazu muss das sprachliche Anforderungsniveau des eingesetzten Mediums und Arbeitsmaterials den sprachlichen Voraussetzungen der Kinder entsprechen.

So besteht oft in Abhängigkeit vom Störungsbild des Kindes die Notwendigkeit, Unterrichtsmaterialien zu adaptieren oder selbst zu erstellen. In der Förderung in kleineren Gruppen bzw. in der Einzelförderung sind zusätzlich Überlegungen notwendig, um Kinder mit einem Förderbedarf im Bereich Sprache gezielt individuell zu fördern.

So kann z. B. im Stationsbetrieb eine Sprachstation angeboten werden, an der jeder Schüler eine bestimmte sprachförderliche Aufgabe bearbeitet. Denkbar ist es auch, regelmäßig Übungen anzubieten, die sich an den sprachlichen Ebenen orientieren. Die betroffenen Schüler müssen gezielt auf der phonetisch-phonologischen Ebene (z. B. phonematische Differenzierung von Wörtern mit /g/ und /k/), der semantisch-lexikalischen Ebene (z. B. semantisches Kategorisieren einzelner Begriffe in Ober- und Unterbegriffe), der morphologisch-syntaktischen Ebene (z. B. Festigung der Pluralbildung, Artikelzuordnung, Sprechen in einfachen Hauptsätzen) und im Sprachverständnis (z. B. Verstehen von Präpositionalphrasen) gefördert werden.

2.3.3 Förderung im integrativen Schulsetting: Der „Gemeinsame Unterricht"

Aktuell finden im Bildungswesen der einzelnen Bundesländer große Veränderungen in Richtung einer inklusiven Pädagogik statt. Damit wird der UN-Konvention über die Rechte behinderter Menschen aus dem Jahre 2006 und deren Ratifizierung durch Deutschland drei Jahre später Rechnung getragen (s. Ausführungen in der Einleitung). Verbunden mit dem Aufbau inklusiver Förderung in Deutschland ist der Abbau spezifischer schulischer Förderangebote für Kinder mit sonderpädagogischem Förderbedarf im Bereich Sprache, wie Sprachheilklassen, Sprachheilgrundschulklassen oder Sprachheilschulen.

Integrationspädagogische Ansätze verstehen sich als Möglichkeit gemeinsamer Bildung und Erziehung von Kindern mit sonderpädagogischem und ohne sonderpädagogischen Förderbedarf. Der inklusive Unterricht findet in der Regel an allgemeinbildenden Schulen statt. „Grundintention ist nicht nur die Dekategorisierung, sondern die Aufhebung des Behinderungsbegriffes überhaupt, stattdessen Anerkennung größtmöglicher Heterogenität und Akzeptanz von Abweichung" (Braun 2005, 31).

Im Bereich der Sprachheilpädagogik war in den vergangenen Jahren die Frage integrationspädagogischer Praxis weniger in den Fokus wissenschaftlicher Bemühungen gerückt als es in anderen sonderpädagogischen Fachrichtungen der Fall war. Ursache dieser geringeren Anteilnahme an der inklusiven Forschungsdiskussion ist möglicherweise die Praxis, dass Sprachheilschulen bzw. Sprachheilklassen bereits als Durchgangsschulen (-klassen) mit dem Ziel der Integration konzipiert sind. Die separierte Beschulung ist in diesem Sinne nur eine Frage der Zeit und mit der Möglichkeit einer optimierten Förderung verbunden. Zudem wies Braun (2005) auf die erhöhte Gefahr der Enttherapeutisierung in inklusiven Settings hin. Anstatt dass die sprachentwicklungsauffälligen Kinder von einem in diesem Fach ausgebildeten Sonderpädagogen unterrichtet und therapiert werden, wird der Kernunterricht von einem Regelschulpädagogen übernommen, der häufig sehr viel weniger sprachheilpädagogische Professionalität hat. Der Sprachheilpädagoge kommt nur noch zum Einsatz, wenn er in wenigen zusätzlichen Einzel- oder Kleingruppenförderstunden therapeutische, aber keine unterrichtlichen, Fördermaßnahmen durchführt. Innerhalb der Sprachheilpädagogik wurde folglich lange Zeit nicht die Notwendigkeit zur Änderung bestehender Förderkonzeptionen gesehen.

Unter dem bildungspolitischen Druck für eine zunehmend inklusive Beschulung der Kinder mit dem Förderschwerpunkt Sprache erstellte die Deutsche Gesellschaft für Sprachheilpädagogik (DGS) Anfang 2014 das Positionspapier „Kinder und Jugendliche mit Förderschwerpunkt Sprache und Kommunikation in inklusiven Bildungskontexten" (Glück, Reber, Spreer & Theisel, 2014). Danach erfordert die inklusive Beschulung von Kindern mit Beeinträchtigungen im Bereich Sprache die Überwindung unterschiedlichster, aus der Spezifität der Sprachstörung resultierender Barrieren. Aus diesen Hindernissen ergeben sich die individuellen Förderbedarfe, die „passgenau personenorientierte und systembezogene Maßnahmen der Beratung, Unterstützung (d. h. Förderung bzw. Therapie) und/oder [eine] sonderpädagogische bzw. sprachheilpädagogische Gestaltung des Unterrichtsangebots" (Glück et al. 2014, 5) beinhalten. Förderkonzepte sind gemeinsam mit allen beteiligten Personen abzusprechen und zu evaluieren. Um allen Kindern gerecht werden zu können, erfordert diese besondere Aufgabe eine „Pluralität der Wege". Diese umfasst eine Vielzahl kombinierbarer flexibler Unterstützungsangebote, vor allem aber sprachspezifische Fördermaßnahmen in Fördergruppen und -klassen in unterschiedlichen inklusiven Schulformen. Die vorgeschlagenen Unterstützungsangebote sollten spezifisch und qualitativ hochwertig sein und die folgenden in Abbildung 12 dargestellten Bereiche berücksichtigen:

Abbildung 12: *Unterstützungsbereiche im Förderschwerpunkt Sprache (Glück et al., 2014, 5)*

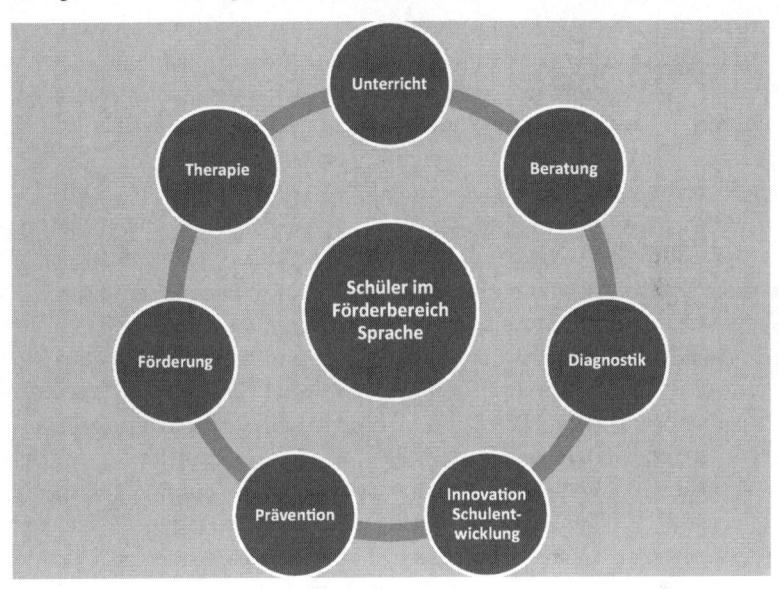

So sollen im Bereich der *Prävention* über Beratung und Diagnostik Unterstützungsangebote stattfinden, die der Manifestation vorliegender Sprachstörungen entgegenwirken oder Sekundärsymptomatiken verhindern. Ein weiterer wichtiger Baustein ist die *Beratung*, bei der nicht nur die Kinder und deren Eltern berücksichtigt werden, sondern auch die Regelschulpädagogen konkrete Hilfestellungen für die Arbeit mit dem sprachgestörten Kind erhalten sollen. Notwendig sind Fortbildungen, in denen neben Informationen zur normalen Sprachentwicklung auch Sprachstörungen sowie therapeutische und förderliche Konzepte thematisiert werden. „Diagnostische Aufgabenstellungen von Sprachheilpädagogen im inklusiven Kontext betreffen die Lernleistungs- und allgemeine Entwicklungsdiagnostik, die Kind-Umfeld-Analyse, die Lernfortschrittsdiagnostik und insbesondere die Sprachdiagnostik" (ebd., 6). In dem auf der Basis der *Diagnostik*

erstellten Förderplan sind die Angemessenheit der Maßnahmen, ggf. Veränderungen und Zielstellungen festgelegt sowie die Zuständigkeiten der beteiligten Lehrpersonen geregelt. In den Bereich des *Unterrichts* fallen je nach Ausmaß des Unterstützungsbedarfs, schulische Angebote, die von allgemeinen Prinzipien qualitativ guten Unterrichts bis zu individuellem sonderpädagogischem Förderbedarf reichen. Nach Ansicht von Glück et al. (2014) sollten in allen Fächern, nicht nur im Fach Deutsch, Maßnahmen zur sprachlichen Bildung erfolgen. Bei zusätzlichem pädagogischem Förderbedarf können spezielle Maßnahmen in Kleinklassen (LRS-, Sprachheilklassen) bzw. Gruppen stattfinden, die von einschlägig fortgebildeten Lehrkräften verantwortet werden. Dazu sind Qualitätsmerkmale sprachheilpädagogischer Kompetenz, wie eine sprachwissenschaftlich qualifizierte Beschreibung der kindlichen Sprachäußerungen, eine Sprachentwicklungsorientierung, die methodische Angemessenheit und die Bildungszielorientierung (v. Knebel, 2014) zubeachten.

Somit wird bei Kindern mit einem sonderpädagogischen Förderbedarf im Bereich Sprache die besondere Gestaltung des Unterrichts (sprachheilpädagogischer Unterricht) notwendig, um die Bildungsziele der Regelschule zu erreichen. Örtlich realisiert werden kann dieses spezielle Bildungsangebot an allgemeinen Schulen im gemeinsamen Unterricht, Kooperationsklassen oder in Spezialklassen oder an spezialisierten Förderschulen. Auf der Basis eines Screenings sollten spezielle Maßnahmen zur *Förderung* für Kinder, bei denen eine gruppenbezogene Passung von Fördermaßnahmen vorliegt, stattfinden. Die Fördermaßnahmen können beispielsweise die Bereiche Ausdruck, Wortschatz oder auch auditive Wahrnehmung betreffen und unterrichtsimmanent oder additiv zum Unterricht erfolgen. Wichtig sind spezifisch ausgebildeten Lehrpersonen, Sprachheilpädagogen oder nichtschulische Fachkräfte, um eine hohe Qualität der Förderung zu sichern. Darüber hinaus sollten individuelle Angebote in einem Einzelsetting vorgehalten werden, um Maßnahmen zur *Therapie* umzusetzen. In einer diagnostisch geleiteten Therapie erfolgt eine enge Fokussierung auf spezifische Therapieziele, um das individuelle Kind in seiner sprachlichen Entwicklung zu unterstützen. Die sprachheilpädagogisch tätigen Personen evaluieren den Erfolg der therapeutischen Maßnahmen und passen weitere Therapiemaßnahmen entsprechend an.

Um die in der Abbildung 12 dargestellten Förderkomponenten im Bereich Sprache umsetzen zu können, fassen Glück et al. (2014) zusammen, dass

- zur allgemeinen Sprachförderung, mit dem Ziel der Früherkennung und der Prävention, Screening- und Gruppendiagnostikverfahren zum Einsatz kommen,

- diagnostische Maßnahmen zur Planung und Begleitung der Förderung berücksichtigt werden,
- im allgemeinen Unterricht bereits sprachheilpädagogische oder sonderpädagogische Fördermaßnahmen mit dem Ziel der individuellen Differenzierung integriert werden,
- unterrichtsimmanente Förderung und Therapie bei erhöhtem Förderbedarf vorgehalten werden,
- Sprachtherapie in Einzel- bzw. Kleingruppensetting sowie
- „sonderpädagogische und sprachheilpädagogische Beratung, Supervision und Fortbildungen von Lehrkräften, Erziehern und Heilpädagogen im Bereich Sprache mit dem Ziel der Ausweitung sprachheilpädagogischer Kompetenz" (ebd., 7) ermöglicht wird,
- eine Kooperation zwischen Sprachheilpädagogen und Lehrkräften der allgemeinen Schulen stattfindet, um eine inklusive Beschulung zu ermöglichen.

Auf der Suche nach einem effektiven, inklusiv orientierten Fördersystem für Kinder mit einem hohen Förderbedarf im Bereich Sprache soll nun der „Gemeinsame Unterricht" differenzierter dargestellt werden.

2.3.3.1 Definitionsversuch

Nach Schwager (2011) wird unter gemeinsamem Unterricht im „Gemeinsamen Unterricht" eine spezifische Form pädagogischer Praxis verstanden, in dem Schüler mit sonderpädagogischem und ohne sonderpädagogischen Förderbedarf in einem Klassenverband lernen. Gemeinsam mit anderen Formen pädagogischer Kooperation ist ihm, dass mehrere Lehrkräfte an „einer Sache" beteiligt sind. Mindestmaß und gleichzeitig pädagogische Praxis ist ein Zwei-Pädagogen-System. In diesem System gibt ist unterschiedlichste Varianten (z. B. Team Teaching oder Doppelbesetzungen), von denen sich keine als besonders und in jedem Falle sinnvoll hervorgehoben hat. Insgesamt ist die Forschungslage unzureichend, gerade Studien aus jüngeren Jahren, die die sich verändernden bildungspolitischen Rahmenbedingungen berücksichtigen, fehlen völlig. Möglicher Grund für das Fehlen wissenschaftlicher Erkenntnisse ist die große Komplexität des Arbeitsfeldes „Gemeinsamer Unterricht". Schwager (2011) nennt zum einen die unklare bildungspolitische Haltung vieler Bundesländer, da die Umsetzung sehr unterschiedlich erfolgt und v. a. die personelle Besetzung ressourcenabhängig ist. Zum anderen ist die Aufgabe und pädagogische Rolle der Sonderpädagogen im „Gemeinsamen Unterricht" unklar. Während die Regelschullehrkräfte ihrer traditionellen Aufgabe, dem Vermitteln unterrichtlicher Inhalte, nachkommen, variiert der Einsatz bzw. Auftrag der Sonderpädagogen vom Teamlehrer über das Geben differenzierten Unterrichts in Kleingruppen bis hin zur Therapie einzelner Schüler und Elternberatung.

Übergreifendes Ziel einer gemeinsamen Beschulung ist die soziale Integration der Kinder in wohnortnahen Schulen. Die hohe Belastung weiter Schulwege fällt weg, Schulfreundschaften können auch in der Freizeit gepflegt werden, inklusive Fördersituationen bieten ein günstiges kommunikatives und sprachliches Umfeld.

2.3.3.2 Inhalte und Umsetzung

In ähnlicher Weise vielfältig sind die Formen gemeinsamen Unterrichts. So gibt es die Möglichkeiten des Team Teaching, der Doppelbesetzung oder auch der additiven Förderung. Variierend ist die Verwendung der Begriffe innerhalb der pädagogischen Kontexte. So zeigte eine Internet-Recherche von Schwager (2011), dass „Team Teaching" eher in Hochschulschriften und am Gymnasium verwendet wird, „Doppelbesetzung" dagegen eher im in dieser Arbeit interessierenden Kontext individueller bzw. sonderpädagogischer Förderung. Offen ist, ob in der Praxis nicht auch mit den unterschiedlichen Begrifflichkeiten Unterschiedliches gemeint ist. Elementare Voraussetzung für ein Team Teaching ist die gleichberechtigte Zusammenarbeit beider Pädagogen, deren Erfahrungsschatz die Möglichkeit einer erweiterten Bearbeitung bestimmter Inhalte oder Unterrichtskonzepte beinhaltet. Im Unterschied dazu „erfolgt die Begründung des gemeinsamen Unterrichtens [...] ausdrücklich über die Besonderheit der Lerngruppe, die sich zum Teil aus Schülern mit einem sonderpädagogischen Förderbedarf zusammensetzt" (ebd., 93). Das Ziel eines Zwei-Pädagogen-Systems im gemeinsamen Unterricht mit Kindern mit sonderpädagogischem Förderbedarf ist also nicht (nur) die Aufwertung des Unterrichts, sondern seine schlichte Ermöglichung. Ältere Veröffentlichungen verweisen klar auf das pädagogische „Machbarkeitsproblem" (Schöler, 1997; Wocken, 1988). So sagte Wocken schon 1988, dass es für einen einzelnen Lehrer nicht möglich sei, gleichzeitig die allgemeinen Bedürfnisse einer ganzen Klasse und die speziellen einiger Schüler berücksichtigen zu können. Somit kann eine Doppelbesetzung auch als notwendige Voraussetzung gesehen werden.

In diesem Zusammenhang stellt sich auch die Frage nach der Qualifikation der beteiligten Pädagogen. Neben den notwendigen didaktischen und fachwissenschaftlichen Kenntnissen muss bei mindestens einem der beiden beteiligten Lehrer eine spezifische sonderpädagogische Qualifikation vorliegen, die eine ausreichende Förderung und individuelle Besonderheiten berücksichtigende Unterrichtung gewährleistet (Wember & Prändl, 2009).

„Die Heterogenität der Lerngruppe und der sonderpädagogische Förderbedarf einiger Schüler ziehen also nicht nur spezielle therapeutische oder methodische Maßnahmen für einzelne Schüler nach sich, sondern es ändern sich gegebenenfalls auch pädagogische Schwerpunktsetzungen" (Schwager 2011, 94). Grundsätzliche Ausgangssituation ist also, dass individuelle Schüler in besonderer Weise gefördert werden müssen, um überhaupt am Unterricht erfolgreich teilnehmen zu können. Dabei wird es nicht so verstanden, dass der „normale" Unterricht erfolgt, der anschließend additiv sonderpädagogisch ergänzt wird. Zentral ist, dass der gesamte Unterricht auf die Heterogenität der Gruppenvoraussetzungen abgestimmt und entsprechend aufbereitet wird.

Zu betrachten ist weiterhin die Rolle des Sonderpädagogen. Dieser steht nicht mehr für die Vermittlung curricularer Inhalte, den „eigentlichen" Unterricht, sondern für ein „Spezialistentum", für besondere Inhalte der Förderung und Therapie. Daraus kann eine nicht unproblematische Situation in der pädagogischen Praxis entstehen. Murawski (2009 zit. in Schwager, 2011) veranschaulicht dies mit einem Beispiel aus der Botanik: Während sich die Regelschulpädagogen eher für die Bedürfnisse des ganzen Waldes interessieren, fokussieren die Sonderpädagogen eher auf einzelne Bäume. Beide Sichtweisen müssen sich in optimaler Weise annähern, die Sonderpädagogen müssen lernen, die Belange der ganzen Klasse wahrzunehmen, während die Regelschullehrkräfte sich auch einzelnen Schülern konsequent und anhaltend widmen müssen. Die Verteilung bestimmter Aufgabenstellung zwischen den Pädagogen kann vielfältig sein. So können beispielsweise Ausdifferenzierungen von Unterrichtsinhalten oder Niveaustufen erfolgen. Diese können für Teilgruppen oder einzelne Schüler erfolgen, therapeutische oder curriculare Anteile haben. Einzelne, dauerhafte oder phasenweise Umsetzungszeiträume sind möglich, spezielle Methoden des Lernens können eingeübt werden (ebd.).

Zusammenfassend muss festgestellt werden, dass die Vielfalt der Umsetzung gemeinsamen Unterrichts sich nicht angemessen umschreiben lässt. Ein zentrales Qualitätsmerkmal sollte sein, dass die besonderen Bedürfnisse, aber auch die besonderen Fähigkeiten, einzelner Kinder wahrgenommen und in dieser heterogenen Gruppensituation adäquat gefördert werden. Nicht ungenannt sollen die Probleme gemeinsamen Unterrichts bleiben. Neben einer Vielzahl von persönlichen Gründen (z. B. die „Chemie" zwischen den beteiligten Pädagogen) gibt es auch eine Reihe von sachlichen Aspekten, die das Gelingen des gemeinsamen Unterrichts beeinflussen (Schwager, 2011). So gibt es ständig Zeugen für die Umsetzung des eigenen Unterrichts, für gelungene, aber auch für weniger gelungene

Stunden. Desweiteren werden hohe Anforderungen an die Interaktions- und Teamfähigkeit der beteiligten Lehrkräfte gestellt.

Im Folgenden sollen nun die für M-V geltenden gesetzlichen Vorgaben für einen inklusiven (sprich „Gemeinsamen Unterricht") analysiert werden, da sie für den Beschulungsort der Untersuchungsgruppen der empirischen Untersuchung innerhalb dieser Arbeit hinsichtlich der personellen, räumlichen und sächlichen Voraussetzungen eine Rolle spielen.

2.3.3.2 Gesetzliche Vorgaben

Im *Schulgesetz Mecklenburg-Vorpommerns (2010)* wird in § 35 der „Gemeinsame Unterricht" von Schülerinnen und Schülern mit sonderpädagogischem und ohne sonderpädagogischen Förderbedarf gesetzlich geregelt. So sollte (§ 35, Abs. 1) bei Gewährleistung der räumlichen, sächlichen und personellen Voraussetzungen möglichst wohnortnah ein gemeinsamer Unterricht von Schülerinnen und Schülern mit sonderpädagogischem und ohne sonderpädagogischen Förderbedarf in der allgemeinen Schule oder in der beruflichen Schule (Integrationsklassen) stattfinden. Dabei kooperieren diese Schulen eng mit den Förderschulen und den örtlichen Trägern der Jugendhilfe. Die in § 35, Abs. 2, geregelten Formen des gemeinsamen Unterrichts in der allgemeinen Schule oder der beruflichen Schule beinhalten zum einen die sonderpädagogische Beratung und zum anderen eine zusätzliche, ggf. stundenweise umzusetzende sonderpädagogische Förderung im oder neben dem Unterricht, welche je nach der Art und Schwere der Beeinträchtigung erfolgen sollte.

In der *Verwaltungsvorschrift des Ministeriums für Bildung, Wissenschaft und Kultur vom 10. August 2009: Die Arbeit in der Grundschule* wird festgehalten, dass Schüler mit festgestelltem sonderpädagogischen Förderbedarf in den einzelnen Förderschwerpunkten gemäß des obig erläuterten § 35 des Schulgesetzes auch im gemeinsamen Unterricht an der Grundschule beschult werden können. Grundlage der Empfehlung für den gemeinsamen Unterricht durch die zuständige Schulbehörde ist ein sonderpädagogisches Gutachten des Diagnostischen Dienstes. Für den Schüler ist ein individueller Förderplan zu erstellen, der jedes Schuljahr neu fortzuschreiben ist.

Die Gestaltung des zielgleichen gemeinsamen Unterrichts erfolgt auf der Grundlage der für die Grundschulen geltenden Bestimmungen. Bei zieldifferentem gemeinsamem Unterricht innerhalb der Förderschwerpunkte Lernen und geistige Entwicklung gelten für die integriert beschulten Schüler die Rahmenrichtlinien der jeweiligen Förderschulart.

In der *Sonderpädagogischen Förderverordnung M-V (2009)* werden neben dem Vorliegen (§ 4 allgemein, § 12 für Sprache) und dem Antrag und Feststellung auf sonderpädagogischen Förderbedarf (§ 5) konkretere Maßnahmen, wie Orte und Organisationsformen (§ 6), Förderplanung und Schülerakte (§ 7), Ziele und Maßnahmen (§ 8) gemeinsamen Unterrichts geregelt.

Nach § 4 ist sonderpädagogischer Förderbedarf bei Schülern gegeben, die in ihren Entwicklungs-, Lern- und Bildungsmöglichkeiten so beeinträchtigt sind, dass sie zur Sicherung ihres Lernerfolgs, im Unterricht zusätzliche sonderpädagogische Maßnahmen benötigen. Sonderpädagogischer Förderbedarf ist individuell unterschiedlich ausgeprägt und ist im Bereich Sprache (§ 12) bei Schülern gegeben, die in ihren Bildungs-, Lern- und Entwicklungsmöglichkeiten hinsichtlich des Spracherwerbs, des sinnhaften Sprachgebrauchs und der Sprechtätigkeit so stark beeinträchtigt sind, dass sie im Unterricht der allgemeinen Schule ohne sonderpädagogische Unterstützung nicht hinreichend gefördert werden können. In § 5 wird aufgezeigt, dass im Vorfeld der Feststellung sonderpädagogischen Förderbedarfs durch den Diagnostischen Dienst von der verantwortlichen Schule in einem Schulbericht die bisher ergriffenen Fördermaßnahmen erläutert werden müssen. Auf der Grundlage eines interdisziplinär erstellten sonderpädagogischen Gutachtens sowie der Empfehlung des Diagnostischen Dienstes erfolgt eine endgültige Empfehlung zum Vorliegen sonderpädagogischen Förderbedarfs und zum Förderort durch die zuständige Schulbehörde.

Sonderpädagogische Förderung ist Aufgabe aller Schulen und bezieht alle Schulbereiche und Schularten ein (§ 6). Sonderpädagogischer Förderbedarf kann somit an einer allgemein bildenden Schule, an einer Förderschule oder auch einer beruflichen Schule umgesetzt werden. Dabei ist es das vorrangige Ziel, dem individuellen sonderpädagogischen Förderbedarf eines Schülers zu entsprechen. Es wird ausdrücklich darauf hingewiesen, dass als Förderort nach Möglichkeit die zuständige allgemeine Schule zu empfehlen ist. In § 7 ist festgelegt, dass die Lernentwicklung für jeden Schüler mit sonderpädagogischem Förderbedarf auf der Grundlage prozessbegleitender Diagnostik und Beratung als erweiterter individueller Förderplan anzulegen und mindestens halbjährlich festzuhalten ist. Der in § 8 der Sonderpädagogischen Förderverordnung M-V beschriebene „Gemeinsame Unterricht" verweist auf konkrete Ziele und Maßnahmen. Gemeinsamer Unterricht soll Kindern und Jugendlichen mit sonderpädagogischem Förderbedarf ermöglichen, die wohnortnahe allgemeine Schule zu besuchen. Wie bereits im Schulgesetz beschrieben, ist eine zwingende Notwendigkeit die intensive Zusammenarbeit von allgemeiner Schule und Förderschule. Je nach Berücksichtigung des Umfangs und der Art des individuell notwendigen sonderpädagogischen Förderbedarfs können folgende Maßnahmen im gemeinsamen Unterricht stattfinden:

- Umsetzung von Fördermaßnahmen der allgemein bildenden Schule
- Beratung
- Bewilligung eines Nachteilsausgleiches
- Einsatz von Personal mit sonderpädagogischer Aufgabenstellung (PmsA)
- Einsatz von Lehrern eines sonderpädagogischen Förderzentrums oder einer Förderschule im Unterricht der allgemeinen Schule

Der § 9 (Organisation und Gestaltung des gemeinsamen Unterrichts) verweist darauf, dass gemeinsamer Unterricht in allen Schulbereichen und Schulformen realisiert werden kann. Dabei sind Art und Umfang der Förderung sowohl von den Lernvoraussetzungen als auch von den schulischen Rahmenbedingungen abhängig. Zum einen müssen bei der Planung und Umsetzung des gemeinsamen Unterrichts mit gleicher Zielsetzung die Unterrichtsinhalte unter sonderpädagogischem Aspekt so aufbereitet werden, dass es dem Schüler mit sonderpädagogischem Förderbedarf möglich ist, Lernziele der jeweiligen Unterrichtseinheit und den angestrebten Abschluss zu erreichen. Dieses betrifft insbesondere die Kinder mit dem sonderpädagogischen Förderschwerpunkt Sprache. Zum anderen erfordert der gemeinsame zieldifferente Unterricht für Schüler mit den Förderschwerpunkten Lernen und geistige Entwicklung die Berücksichtigung der individuellen Lernvoraussetzungen der einzelnen Kinder. Ihnen soll am gleichen Unterrichtsgegenstand das Erreichen individueller Lernziele ermöglicht werden. Ziel sind gemeinsame Lernerfahrungen am gleichen Unterrichtsgegenstand mit unterschiedlichen Lernergebnissen. Umgesetzt wird dies durch Maßnahmen der Binnendifferenzierung sowie der äußeren Differenzierung. Für die Umsetzung der Ziele kann ein zusätzlicher Pädagoge eingesetzt werden, dessen Einsatz nicht nur die Unterstützung der Schüler mit sonderpädagogischem Förderbedarf umfasst, sondern die aller Schüler der Klasse.

Für den Bereich der sprachheilpädagogischen Förderung ist bedeutsam, dass die Kinder mit entsprechendem Förderbedarf zeitlich begrenzt in einer Kleingruppe oder auch einzeln gefördert werden können, um ihre Teilnahme am gemeinsamen Unterricht in der gesamten Lerngruppe zu ermöglichen.

In der Praxis ist aufgrund regional unterschiedlicher Ressourcenzuweisungen von einer sehr unterschiedlichen Umsetzung in der Qualität des gemeinsamen Unterrichts auszugehen. Gesetzliche Vorgabe für den gemeinsamen Unterricht ist lediglich die Erfüllung variabel auslegbarer personeller, räumlicher und sächlicher Mindeststandards der jeweiligen Schule, die wiederum zum Teil von den finanziellen Zuwendungen der Schulträger und der Qualifikation und Einstellung der vor Ort unterrichtenden Lehrkräfte abhängig sind. Von daher kann nicht von den gesetzlichen Vorgaben auf die Umsetzung eines qualitativen Mindeststandards in der inklusiven Förderung von Kindern mit Sprachstörungen geschlossen werden. Offen und in der Praxis eher willkürlich gehandhabt wird die Feststellung sonderpädagogischen Förderbedarfs an sich. Bis zum September 2014 lagen dem Diagnostischen Dienst in M-V keine allgemeinen Kriterien vor, die einen Rahmen dafür geben, welches Kind einen sonderpädagogischen Förderbedarf, welches einen präventiven sonderpädagogischen Unterstützungsbedarf oder welches keinen pädagogischen Förderbedarf hat. Die gesetzlichen Vorgaben zur Feststellung eines sonderpädagogischen Förderbedarfs werfen ein weiteres, schwerwiegendes Problem in der Umsetzung sonderpädagogischer Maßnahmen im inklusiven Unterricht auf, auf welches im Folgenden genauer eingegangen wird.

2.3.4 Kritik an der bisher praktizierten Feststellung sonderpädagogischen Förderbedarfs

Zentrales Problem sonderpädagogischer Förderung ist die damit verbundene Etikettierung des Kindes. Nur die Kinder erhalten finanzielle Ressourcen, die mit dem Stigma „Sonderpädagogischer Förderbedarf" versehen sind. Nach Wocken (2006) resultiert daraus ein Etikettierungs-Ressourcen-Dilemma, da sich der Förderbedarf des Kindes nur durch den Einsatz umfassender finanzieller und personeller Ressourcen wieder abbaut bzw. so minimal wie möglich halten lässt. Wenn aber ein Kind nur dann Förderung erhält, wenn seine Leistungen oder sein Entwicklungsstand bereits extrem vom Stand der Altersgleichen abweichen, führt dies zu einem weiteren Problem in der aktuellen sonderpädagogischen Förderung, dem sogenannten *wait-to-fail*-Prinzip. Anstatt vor der Ausprägung sonderpädagogischen Förderbedarfs umfassende Maßnahmen zur Verhinderung derselben einzusetzen, muss so lange gewartet werden bis die Grenze zur Diagnosestellung überschritten wird. „Das deutsche Bildungssystem ist somit darauf ausgerichtet, dass die Probleme eines Schulkindes umfassend und massiv werden müssen, bis sie mit den zur Verfügung stehenden Diagnoseinstrumenten zweifelsfrei erfasst und klassifiziert werden können" (Huber & Grosche 2012, 313). Damit ist eine frühe Intervention bzw. die Prävention sonderpädagogischen Förderbedarfs im bisherigen deutschen Bildungssystem nicht möglich. Üblicherweise vergeht viel wertvolle Zeit bis von der Wahrnehmung des Problems, über die Antragstellung und die Begutachtung, eine ressourcenabhängige Förderung zugewiesen wird.

Zentraler Kritikpunkt an der bisherigen Förderpraxis ist folglich das Abwarten eskalierender Entwicklungsverläufe. „Pädagogische und personelle Ressourcen werden dabei in der Regel an aufwändige Etikettierungsprozesse gebunden und stehen so in einem Widerspruch zu den Grundforderungen der Inklusionspädagogik" (Huber, Grosche & Schütterle 2013, 80).

Hartmann (2013a) geht, allerdings ohne einen fachliterarischen Nachweis, von der Feststellung einer Lese-Rechtschreibschwäche in der 3. Klasse und später aus. Zu diesem Zeitpunkt sind die Lernprobleme bereits deutlich manifestiert. Bis dahin wird nur selten die Förderung des Kindes umgestellt und an seine Bedürfnisse angepasst.

Der inklusiv orientierte Umbau des deutschen Schulsystems eröffnet die Möglichkeit das Etikettierungs-Ressourcen-Problem zu lösen, in dem bereits vor Auftreten bzw. bei ersten Anzeichen eines problematischen Entwicklungs- und Lernverlaufes diagnostische (Liebers & Seifert, 2012) und förderliche Maßnahmen eingesetzt werden. Dieser Präventionsansatz wurde u. a. von Reschley und Bergstrom (2009) als effektivste und kostensparendste Möglichkeit innerhalb der Sozial- und Humanwissenschaften genannt (Huber et al., 2013). Die Abbildung 13 veranschaulicht den aktuell praktizierten und den wünschenswerten Entwicklungsverlauf.

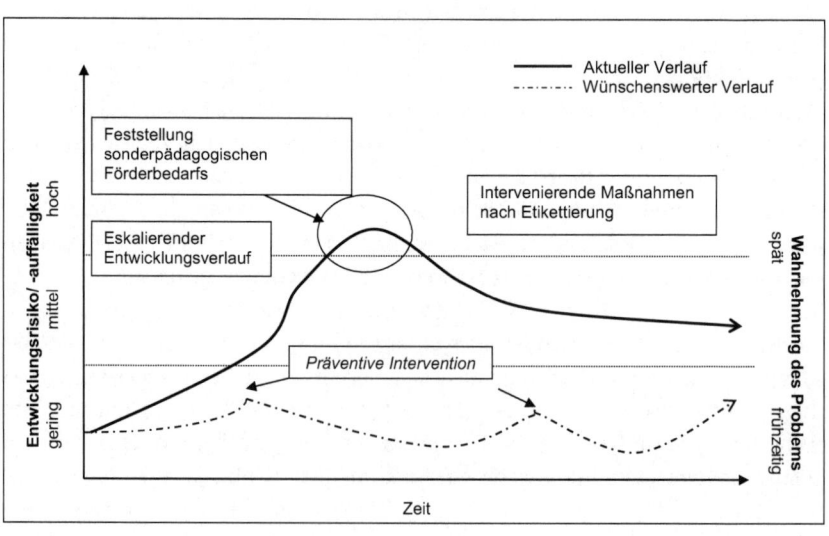

Abbildung 13: Grundmuster des wait-to-fail-Prinzips mit Ergänzung präventiver Maßnahmen in Anlehnung an Huber und Grosche (2012, 313)

Hartmann (2013a) verweist darauf, dass die seit Jahren in Deutschland zu beobachtende Zunahme von Kindern mit sonderpädagogischem Förderbedarf (s. Einleitung) nach präventiven Konzepten innerhalb der Schule ruft. Durch proaktive, präventive Maßnahmen lässt sich der Anteil der Kinder mit sonderpädagogischem Förderbedarf verringern, da er bei einem Teil der Kinder gar nicht erst entsteht.

Empirisch belegt ist, dass Lern- und Verhaltensprobleme durch frühe präventive Maßnahmen in signifikant höherem Maße günstig beeinflusst werden können als durch eine spätere intervenierende Förderung (Donovan, 2002). Vor dem Hintergrund einer empirisch nachgewiesenen Überlegenheit präventiver Ansätze im Vergleich zu korrigierenden Verfahren (Huber & Grosche, 2012) ist das bisherige Vorgehen ethisch und pädagogisch nicht akzeptabel. Um eine Verringerung der Schülerzahl mit ausgeprägtem sonderpädagogischen Förderbedarf zu erreichen, braucht es präventiv ausgerichtete Möglichkeiten sonderpädagogischer Förderung, die materielle und personelle Gegebenheiten mit einschließen.

Eine Möglichkeit diesbezüglich stellt das Response-to-Intervention-Konzept dar, in dem ein zentrales Prinzip die effektive und frühzeitige Erfassung von Entwicklungsproblemen und Risikokonstellationen ist, auf die auf mehreren Ebenen zunehmend individualisiert und spezifisch reagiert werden kann. Bevor darauf eingegangen wird, soll ein Exkurs zu schulischen Fördermaßnahmen anderer Länder erfolgen. Dabei wird insbesondere die amerikanische Organisationsform betrachtet, deren Verband, die *American Speech-Language-Hearing Association (ASHA)*, einer der bedeutendsten Behindertenverbände weltweit ist.

2.3.5 Exkurs: Schulische Förderung sprachentwicklungsgestörter Kinder im internationalen Vergleich

Vor dem Hintergrund eines besonderen Interesses an inklusiv orientierten Schulformen für Kinder mit umschriebenen Sprachentwicklungsstörungen soll auf Länder Bezug genommen werden, die mit sprachtherapeutischer Förderung im inklusiv-schulischen Kontext bereits längere Erfahrung aufweisen. Neben der Schweiz und Österreich sind es v. a. die USA und Großbritannien. Da sich nicht nur die schulischen Förderkonzepte von denen in Deutschland üblichen unterscheiden, sondern auch unterschiedliche Berufsgruppen in den einzelnen Ländern mit der schulischen Förderung von sprachentwicklungsgestörten Kindern betraut sind, sollen zunächst diese Personengruppen und ihre Qualifikationen kurz dargestellt werden, bevor auf die Förderstrukturen ausgewählter Länder eingegangen wird.

Berufsgruppen
Während in Deutschland allgemeine Sonderpädagogen, Sonderpädagogen mit der Fachrichtung Sprachheilpädagogik und in einigen Bundesländern (z. B. Bayern)

akademische Sprachtherapeuten die schulische Förderung von Kindern mit SSES übernehmen, gehört diese in den USA zum Aufgabenbereich der *special education teachers*[8], der *speech language pathologists*[9] und der *speech-language pathology assistants* (ASHA, o. J. a). In Großbritannien werden die Kinder von allgemeinen Sonderpädagogen, den *special educational needs coordinators* (*SENCO* oder auch *Inclusion Managers*), unterstützt. Ihre Aufgabe ist es u. a.

> "with the support of the head teacher and colleagues, seeks to develop effective ways of overcoming barriers to learning and sustaining effective teaching through the analysis and assessment of children's needs, by monitoring the quality of teaching and standards of pupils' achievements and by setting targets for improvement. The SENCO/Inclusion Manager collaborates with curriculum co-ordinators so that learning for all children is given equal priority and available resources are used to maximum effect" (Medway council, o. J.).

In britischen Schulen arbeiten weiterhin zur Förderung von Kindern mit *"difficulties with speech and language" speech and language therapists'* und *speech and language therapists assistants*. In der Schweiz sind Heilpädagogen oder Logopäden in die sprachtherapeutische Förderung involviert. In Österreich sind, ähnlich wie in Deutschland, Sonderpädagogen oder auch andere Lehrämter nach der Erstausbildung mit nachfolgend vertiefend studierter sprachheiltherapeutischer Ausbildung in der Schule tätig (Verordnung der Studienkommission der Pädagogischen Hochschule Wien, 2009).

In Deutschland und Österreich gibt es im Vergleich zu anderen Ländern die größte Spezialisierung in der Ausbildung zum Sonderpädagogen, nämlich zum Sprachheilpädagogen bzw. Sprachheillehrer (Grohnfeldt, 2011). Diese Berufsgruppe ist in anderen, v. a. den englischsprachigen, Ländern nicht vorhanden. Der Bedarf an schulischer Sprachförderung wird im angloamerikanischen Raum anders gedeckt. Hier arbeiten über die Hälfte der *speech language pathologists*, deren Berufsbild in Deutschland in etwa dem des Logopäden entspricht, in Schulen. Dagegen wird in Deutschland Logopädie aufgrund der Notwendigkeit zur Abrechenbarkeit mit den Krankenkassen lediglich in logopädischen Praxen, Kliniken und speziellen Kindertageseinrichtungen, z. B. in integrativen Kindergärten, ermöglicht (Reber, 2012). Reber (2012) verweist nach umfassenden Recherchen darauf, dass in der Schweiz neben den Sprachheilpädagogen auch Logopäden den Unterricht begleiten und sogar phasenweise im Team mit dem zuständigen Sonderpädagogen unterrichten. Dabei muss beachtet werden, dass dies im Setting einer speziellen Sprachheilklasse, nicht in inklusiven Unterrichtsformen, geschieht.

---

8   Allgemeine Sonderpädagogen.
9   Akademische Sprachtherapeuten.

Bezogen auf die Vernetzung zwischen sprachtherapeutischer Förderung und schulischem Unterricht liegt in Deutschland und in Österreich mit dem Sprachheilpädagogen ein besonderes Berufsbild vor, das Grundlage einer einzigartigen Unterrichtsform ist, dem sprachtherapeutischen oder sprachheilpädagogischen Unterricht (Grohnfeldt, 2011).

Daneben sind noch weitere Aufgabenfelder von Bedeutung, die in den anderen Ländern in vergleichbarer Weise von den unterschiedlichen Berufsgruppen verfolgt werden (ASHA, o. J. a; Medway council, o. J.). Zu diesen gehören Beratungsangebote für Eltern, Regelschulpädagogen und allen mit der Förderung des Kindes betrauten Personen zu Fragen des Förderbedarfs, der Unterrichtsgestaltung usw. Weiterhin werden diagnostische Maßnahmen durchgeführt, die Screeningverfahren und Sprachdiagnostik beinhalten, und sprachtherapeutische Förderung umgesetzt. Letztere wird als zentrale Aufgabe in allen Ländern angesehen. In den USA sind die *speech and language pathologists* dabei angehalten, evidenzbasierte Therapieverfahren einzusetzen (Cirrin, Schooling, Nelson, Diehl, Flynn, Staskowski, Torrey & Adamczyk, 2010).

Als ein besonderes Beispiel für eine fast vollständige inklusive Beschulung, nämlich 99%, aller Kinder (auch Schüler mit Schwerstmehrfachbehinderungen) gilt Italien (Enders, 2013). In Italien unterrichten Integrationslehrer, die eine spezielle ein- bis zweijährige Integrationslehrerausbildung absolvieren. Dazu gehört u. a. der Umgang mit Kindern mit SSES. Darüber hinaus verfügen auch die Klassenlehrer, die *„maestra tutor"*, aufgrund der eigenen gesellschaftlichen Sozialisation über einen hohen Grad an Erfahrung mit Menschen mit besonderen Beeinträchtigungen. Dies ist darauf zurückzuführen, dass bereits in den 70er Jahren alle Förderschulen abgeschafft wurden und Kinder mit Förderbedarf als normaler Bestandteil einer Schulklasse gelten. Die darauf basierende positive ethische Grundhaltung ist in Deutschland noch kaum entwickelt, für eine gelingende Inklusion jedoch zentral (Enders, 2013).

Förderstrukturen und Aufgaben

Im US-amerikanischen Raum verweist die ASHA (o. J. b) auf eine besondere Form der Förderstruktur, den Response-to-Intervention-Ansatz (RTI). *„Speechlanguage pathologists (SLPs) can play a number of important roles in using RTI to identify children with disabilities and provide needed instruction to struggling students in both general education and special education settings"* (ASHA, o. J. b). Bei der Umsetzung des Modells wurden in den letzten Jahren Herausforderungen und Chancen diskutiert, die zu einer Erweiterung und Neuordnung des Berufsbildes des *speech language pathologists* führten. Das RTI-Modell kommt ursprünglich aus anderen Förderbereichen, v. a. des Lesens und der Verhaltensförderung.

Seine Vorteile werden aber auch für den Förderbereich Sprache deutlich. So werden Förderressourcen nicht mehr an einer Diagnose festgemacht, sondern ein Kind erhält, sobald es Schwierigkeiten im Unterricht hat, eine Förderung. Diese erfolgt, abhängig vom Grad des Förderbedarfs, auf unterschiedlichen, in seiner Intensität der Förderung zunehmenden Förderebenen innerhalb der Schule. Im US-amerikanischen Schulkontext gibt es bis zu sieben Ebenen, der Regelfall sind jedoch drei bis vier. Dabei wird das Kind normalerweise weiter in der Regelschule in seiner Stammklasse beschult. Möglich ist jedoch auch, dass das Kind bei besonders hohem Förderbedarf auf Elternwunsch in einer Förderklasse unterrichtet werden kann (ASHA, o. J. b). Anders als in Deutschland befinden sich Förderklassen in den USA im Normalfall an Regelschulen. In fast allen Ländern, die vorwiegend inklusiv unterrichten (USA, Finnland), existieren auch noch Förderschulen, die eine hochspezifische Förderung des Kindes ermöglichen. Die Aufgaben der *speech language pathologists* umfassen nicht nur den verbalsprachlichen, sondern auch den schriftsprachlichen Bereich. Fallon und Katz (2011) konnten zeigen, dass ein erheblicher Anteil der therapeutischen Stunden für die Förderung der Schreib- und Lesefertigkeit verwendet wird und die *speech language pathologists* dies auch als eine ihrer Hauptaufgaben betrachten.

In Österreich werden unterschiedliche Formen sprachtherapeutischer Förderung angeboten. Es existieren beispielsweise Integrationsklassen, deren Grundgedanke es ist, den Kindern den Besuch der wohnortnächsten Schule zu ermöglichen, damit sie in ihrem sozialen Umfeld lernen können. In diesen Klassen arbeitet ein Sprachheilpädagoge gemeinsam mit einer Grundschullehrkraft. Beide Pädagogen sind gleichberechtigt an der Planung, Organisation und Durchführung des Unterrichts beteiligt. Die Sprachtherapie für die sprachbeeinträchtigten Kinder wird vom Sprachheilpädagogen organisiert und durchgeführt. Weiterhin gibt es in Österreich „Integrative Mehrstufenklassen", Sprachheilkurse an allen Schularten und die ambulante Betreuung (Österreichische Gesellschaft für Sprachheilpädagogik, o. J.).

In Großbritannien erfolgt kein sprachtherapeutischer Unterricht, sondern die Förderung der sprachentwicklungsgestörten Kinder in einer außerschulischen Einrichtung oder als additive Fördermöglichkeit des *„Mainstream School Service"* in den Regelschulen. Inhalt dieser Förderstruktur ist hauptsächlich die Zusammenarbeit mit Mitarbeitern der Schule und den Eltern. Dies geschieht in Form von Beratung und Empfehlungen, wie die Entwicklung des Kindes unterstützende Elemente im Unterricht und in Alltagssituationen umgesetzt werden können. Darüber hinaus gehören auch hier diagnostische und therapeutische Maßnahmen zur Aufgabe des in der Schule arbeitenden *speech and language therapists*.

Ähnlich wie in Deutschland durch die Diagnostiken zur Fortschreibung eines sonderpädagogischen Förderbedarfs, erfolgt eine jährliche Kontrolle des Lern- und Entwicklungsverlaufs der Kinder mit hohem Förderbedarf (Speech and Language Therapie. Support in Mainstream Schools, o. J.).

Für den Förderbereich Sprache lassen sich im englischsprachigen Raum keine Hinweise auf eine segregative Beschulung von Kindern mit SSES finden. Jedoch ist es in anderen Lernbereichen und auch in der Regelschule in vielen Ländern üblich, die Schüler in leistungshomogene Gruppen zu teilen, beispielhaft sei das "tracking" in den USA genannt (Löser & Werning, 2013). Studien (Hattie, 2013; Hattie, 2008; Oakes, 2005) zeigen, dass weder leistungsstarke noch leistungsschwache Schüler von einer homogenen Lerngruppenzusammensetzung profitieren. Kinder mit Schwierigkeiten in der Umweltsprache, z. B. Kinder mit Migrationshintergrund, haben sogar deutliche Nachteile: *"The major finding was that many low-track classes are deadening, non-educational enviroments"* (Hattie, 2008). Analoges gilt auch für Schüler mit sonderpädagogischem Förderbedarf im Bereich Lernen. Ähnlich wie in deutschsprachigen Studien (Bless, 2007) kommt auch Myklebust (2006) in einer norwegischen Studie zu dem Ergebnis, dass mehr Schüler mit sonderpädagogischem Förderbedarf die Leistungen der Sekundarstufe II erreichen, wenn sie inklusiv beschult werden als wenn sie in Förderklassen lernen. In einer Untersuchung aus der Schweiz (Eckhart, Haeberlin, Sahli Lozano & Blanc, 2011) stiegen bei inklusiver Beschulung die Chancen einen höheren Schulabschluss zu erreichen, um mehr als das Doppelte.

2.3.6 Zusammenfassung und Schlussfolgerungen für die Förderung von Schülerinnen und Schülern mit SSES

Aktuell gibt es Deutschland zwei Beschulungskonzepte, den Unterricht in Sprachheilklassen, und den „Gemeinsamen Unterricht". Die Einrichtung von Sprachheilklassen erfolgte, um Kindern mit gravierenden Störungen in der Sprachentwicklung besondere Lern- und Entwicklungsangebote machen zu können, es findet ein „sprachtherapeutischer Unterricht" statt. Dabei sind die Bereiche Unterricht, Diagnostik, Förderung und Therapie von zentraler Bedeutung. Dem sprachtherapeutischen Unterricht wird aufgrund der erheblichen Heterogenität der in Sprachheilklassen lernenden Kinder eine hohe Offenheit und Flexibilität zugestanden (Braun, 2005). Inhaltlich sind die Kriterien, die an einen sprachtherapeutischen Unterricht gestellt werden, wie die Berücksichtigung von diagnostischen und therapeutischen Anteilen neben oder bei der Vermittlung des Curriculums, nicht an einen Unterricht an Spezialklassen gebunden, sondern könnten durchaus auch in inklusiv ausgerichteten Schulsettings stattfinden. Wichtig ist, dass die besonderen Lernvoraussetzungen der Kinder mit SSES, wie sie unter Punkt 2.1 dieser Arbeit aufgezeigt wurden, berücksichtigt werden. So müssen im Unterricht präventive Maßnahmen zur Verhinderung bzw. Kompensation von kumulativen und Sekundärstörungen stattfinden. Das Fehlen sprachbasaler Grundlagen, wie die eingeschränkte Merkfähigkeit, Störungen in der Sensorik, wie der auditiven Wahrnehmung, die häufig eingeschränkten metaphonologischen Fähigkeiten, die einen unkomplizierten Schriftspracherwerb verhindern, müssen in einem Umfang und in einer Intensität Berücksichtigung finden, wie sie normalerweise in einer Grundschulklasse nicht vermittelt werden, da die sprachlich unauffällig entwickelten Kinder diese besondere Zuwendung nicht benötigen.

Die alleinige Beschulung von Kindern mit massiven Sprachstörungen in Sprachheilklassen entspricht nicht dem Auftrag der UN-Behindertenrechtskonvention (2012) auf eine gemeinsame soziale Teilhabe am Unterricht aller Kinder. Auch in inklusiven Settings müssen die Voraussetzungen für eine erfolgreiche Beschulung von Risikokindern im Förderbereich Sprache gegeben sein.

Integrationspädagogische Ansätze („Gemeinsamer Unterricht") verstehen sich als Möglichkeit gemeinsamer Bildung und Erziehung von Kindern mit sonderpädagogischem und ohne sonderpädagogischen Förderbedarf. Voraussetzung für einen gelingenden „Gemeinsamen Unterricht" sind ausreichende räumliche, materielle und personelle Gegebenheiten in der allgemeinen Schule (Sonderpädagogische Förderverordnung M-V, 2009). Ziele sind zum einen das Erreichen einer altersgerechten Leistungsfähigkeit in den leistungsbezogenen Fächern und zum anderen das Überwinden der sprachlichen Beeinträchtigung. Dafür müssen sprachheilpädagogische Standards in die schulinternen Rahmenpläne und Konzepte aufgenommen und umgesetzt werden, wie sie von Glück et al. (2014) formuliert wurden. Theisel und Glück (2012) haben in einer Fragebogenerhebung eine Reihe von einzelnen Qualitätsmerkmalen und -indikatoren für einen sprachheilpädagogischen Unterricht herausfiltern können, von denen die Qualität der „Lehrperson" die bedeutsamste ist[10]. Dem curricularen Fachwissen, dem didaktischen Können, dem sprachheilspezifischen Wissen und nicht zuletzt dem Umgang mit den emotional-sozialen Besonderheiten der Kinder mit Sprachentwicklungsauffälligkeiten wird die höchste Priorität eingeräumt. Diese Erkenntnis sollte auch die Grundlage für die Strukturierung eines inklusiven Schulsettings sein. Die im inklusiven Unterricht tätigen Pädagogen müssen neben den curricularen Inhalten

---

10 Die Metaanalyse von Hattie (2013; 2008) bestätigt, dass v. a. die Lehrpersonen für einen effektiven Unterricht bedeutsam sind (z. B. Micro-Teaching: d = .88; Klarheit der Lehrperson: d = .75).

auch sprachspezifisches Hintergrundwissen haben, sie müssen sich bei Bedarf Unterstützung holen können und in Zusammenarbeit mit Spezialisten, wie den Sonderpädagogen, ihren Unterricht auf sprachliche Hürden und auf eine „Anreicherung" hinsichtlich präventiver Maßnahmen kontrollieren sowie die emotionalen und sozialen Probleme, die sich aus einer SSES ergeben könnten, im Kontext des Klassengefüges optimal händeln.

Mit den segregativen und inklusiven Beschulungsmöglichkeiten stehen zwei Ansätze nebeneinander, die ihren Schwerpunkt auf unterschiedliche Inhalte legen. Beide verfolgen als Ziel eine erfolgreiche Beschulung der Schüler mit sonderpädagogischem Förderbedarf im Bereich Sprache. Während jedoch in den segregierenden Sprachheilklassen in einem sprachheilpädagogischen Unterricht mit therapeutischen Inhalten stärker die individuelle spezifische Sprachstörung eines jeden Kindes berücksichtigt wird, legen die inklusiven Ansätze ihren Schwerpunkt eher auf ein anregendes Sprachumfeld in sozialer Teilhabe und additiven Förderangeboten. Eine Beurteilung beider Ansätze ohne empirisches Hintergrundwissen, rein aufgrund theoretisch-konzeptioneller Überlegungen heraus, ist nicht möglich. Dieses empirische Hintergrundwissen existiert jedoch im deutschsprachigen Raum noch nicht und Erkenntnisse diesbezüglich sind zentrale Ziele der vorliegenden Arbeit.

Zieht man aus den bisherigen Darlegungen ein Fazit, so lässt sich keine Aussage darüber treffen, welche der in Deutschland bisher praktizierten Beschulungsmöglichkeiten die besseren Bedingungen für Kinder im Förderschwerpunkt Sprache bietet. Möglicherweise haben beide Konzeptionen, die segregativ unterrichtenden Sprachheilklassen und der inklusive gemeinsame Unterricht, aufgrund differenzierter Effekte ihre Berechtigung. Daher wurde die Suche nach besonders effektiven Unterrichtskonzeptionen erweitert und die schulische Sprachförderung in Ländern betrachtet, die nie besondere Förderklassen für die Kinder mit dem Förderschwerpunkt Sprache gebildet haben. Die Zusammenstellung von Informationen zur schulischen Sprachförderung aus Ländern mit ähnlichem Bildungsniveau wie in Deutschland bietet in Bezug auf das Berufsbild nicht viel Neues. So lässt sich feststellen, dass die Spezifität der Ausbildung in Deutschland mit dem Sprachheilpädagogen in anderen Ländern nicht vorliegt. Die sprachliche Förderung wird in den USA und in Großbritannien durch an Schulen arbeitende Sprachtherapeuten abgesichert, die in Deutschland in etwa dem Berufsbild der Logopäden entsprechen. Förderung im Sinne eines spezifisch sprachtherapeutisch aufbereiteten Unterrichts gibt es dort nicht. Es liegen v. a. additive Förderstrukturen vor, die sprachtherapeutische und z. T. auch schriftsprachliche Maßnahmen umsetzen. Als Vorbild für das hochspezifische

Berufsbild des Sprachheilpädagogen dienen diese Berufsbilder nicht; der Beruf würde eher an Spezifität verlieren und einen Rückschritt im Umgang mit der schulischen Förderung bei Kindern mit SSES bedeuten. Möglicherweise lohnen sich bei einer Veränderung der aktuellen Kostenabrechnung der Krankenkassen Überlegungen, ob Logopäden die schulische sprachtherapeutische Förderung unterstützen könnten, in dem additive Förderangebote in der Schule den sprachtherapeutischen Unterricht ergänzen.

Vor dem Hintergrund des in dieser Arbeit zu entwickelnden inklusiven Unterrichtskonzepts für Kinder mit SSES lässt sich zusammenfassen, dass

- die gesetzlichen Vorgaben in M-V die zur Umsetzung eines inklusiven Beschulungssettings notwendigen Rahmenbedingungen in personeller und sächlicher Hinsicht in ausreichendem Maße beinhalten,
- in Lehrerfortbildungen Kenntnisse qualitativ hochwertigen (sprachtherapeutischen) Unterrichts vermittelt sowie
- der kooperative Umgang mit weiteren, im inklusiven Unterricht tätigen Personen, thematisiert werden sollte.

Betracht man die Förderstrukturen und schaut über die deutschsprachigen Grenzen hinaus in Länder wie die USA trifft man im Kontext von Schule auf einen inklusiven Unterrichtsansatz, das *Response-to-Intervention-* bzw. *Response-to-Inclusion-* oder auch *Response-to-Instruction-*Modell, welcher bereits einen Großteil der von Glück et al. (2014) geforderten Unterstützungsmaßnahmen für Kinder und Jugendliche mit Förderbedarf Sprache enthält. In diesem Ansatz wird die Notwendigkeit besonders guter und v. a. besonders effektiver Förderung betont. Das Modell bezieht sich zwar schwerpunktmäßig auf die Förderbereiche Lernen und emotionale-soziale Entwicklung, der damit verbundene hohe qualitative Anspruch kann aber durchaus auch für den Bereich Sprache gelten.

2.4 Der Response-to-Intervention-Ansatz

Während die Debatte zur methodischen und strukturellen Umsetzung inklusiver Beschulung in Deutschland in vollem Gange ist und nach wie vor große Unklarheit herrscht, gelang in den USA schon vor Jahrzehnten mit dem Response-to-Intervention-Ansatz (RTI) ein Paradigmenwechsel in der sonderpädagogischen Förderung (Blumenthal, Kuhlmann & Hartke, 2014; Mahlau et al., 2014; Hartmann, 2013a; Hartke & Diehl, 2013; Huber, Grosche & Schütterle, 2013; Fuchs, Fuchs & Compton, 2012; Fuchs & Vaughn, 2012; Huber & Grosche, 2012; Reber, 2012; Mahlau et al., 2011; VanDerHeyden, Witt & Gilbertson, 2007; Gersten &

Dimino, 2006; Vellutino, Scanlon, Small & Fanuele, 2006; Fuchs, Mock, Morgan & Young, 2003; Vaughn, Linan-Thompson & Hickman, 2003). Dieser Ansatz enthält neben den ethisch diskutierten Fragen konkrete Überlegungen zur methodischen und strukturellen Umsetzung inklusiver Beschulung. Ausgehend vom ethischen Standpunkt, dass jedes Kind das Recht auf eine gemeinsame Beschulung und individuelle Förderung hat („*No Child Left Behind*") wurden im US-amerikanischen Bildungssystem Veränderungen implementiert, die insbesondere Kinder mit hohem Förderbedarf bzw. mit Risikokonstellationen für eine erfolgreiche Lernentwicklung unterstützen sollten. Aus den Erfahrungen der klinischen Forschung (Huber & Grosche, 2012) entwickelte sich ein Unterrichts- und Förderkonzept, dass inzwischen nicht nur in allen Bundesstaaten der USA, sondern auch in anderen Ländern (Australien, Neuseeland, Kanada, Norwegen, Finnland) eingesetzt wird. In den USA kann inzwischen auf eine über 30jährige Erfahrung mit dem RTI-Modell zurückgeblickt werden. Es wird von allen großen Behindertenverbänden unterstützt, so auch von der *American Speech-Language-Hearing Association* (ASHA, 2006) als einer der international bedeutendsten Vereinigungen sprachbehinderter Menschen (Reber, 2012).

Im deutschsprachigen Raum wird eine Umsetzung des RTI-Modells zur sonderpädagogischen Förderung in inklusiven Schulsettings erst vereinzelt diskutiert (Hartmann, 2013a; Huber et al., 2013; Huber & Grosche, 2012; Reber, 2012; Mahlau, Diehl, Voß & Hartke, 2011a). Nach Fletcher und Vaugn (2009) entwickelte sich der RTI-Ansatz auf der Basis des *problem-solving* (Problemlöseansatz) zur Vorbeugung von sozial-emotionalen Entwicklungsstörungen und dem *standard-treatment-protocol* aus dem Bereich der Schriftspracherwerbsforschung. Letzteres verwendet standardisierte Verfahren, um die Leseförderung an die individuellen Leistungen der Schüler und Schülerinnen anzupassen. Diese Strategie entspricht einer Lernverlaufsdiagnostik, wie sie im Verlauf dieses Abschnitts noch konkreter beschrieben wird. Beim Problemlöseansatz wird nach Huber und Grosche (2012) ein Expertenteam gebildet, das gemeinsam mit der verantwortlichen Lehrperson möglichst effektive und umsetzbare Interventionen plant und auswertet.

In den USA bildet das *"Individuals With Disabilities Education Improvement Act"* (IDEIA 2004, 108–446) die gesetzliche Grundlage für die Umsetzung einer inklusiven Beschulung nach dem RTI-Ansatz. RTI ist eine auf mehreren Ebenen präventiv ausgerichtete Methode zur Identifikation und Förderung von Kindern mit Lern- und Entwicklungsstörungen.

> „The tiered approach to providing intervention to students in RTI mirrors that of a prevention science framework, as increasingly intense academic intervention is provided as part of three tiers of instruction: universal, strategic, and intensive" (Lembke, McMaster & Stecker 2010, 22).

Das Prinzip basiert auf der Erkenntnis, dass erfolgreiches Lernen besonders dann möglich wird, wenn Probleme frühzeitig erkannt und die Schüler über ihre Entwicklungsfortschritte ständig informiert werden. Im deutschsprachigen Raum haben sich Hartke und Diehl (2013), Hartmann und Müller (2009) sowie Hartke (2005) mit dem Problem der schulischen Prävention beschäftigt. Hartke und Diehl (2013) weisen darauf hin, dass methodologische Probleme von Prävention durch den RTI-Ansatz gelöst werden. „Prävention [stellt] eine sinnvolle und viel versprechende Alternative zum herkömmlichen remedialen Modell dar [..]. Eine präventive Strategie zielt darauf ab, signifikante Lernprobleme erst gar nicht entstehen zu lassen, in dem Schulkinder mit auffälliger Lernentwicklung bzw. Risiken für Lernprobleme möglichst früh identifiziert und kompetent unterstützt werden" (Hartmann & Müller 2009, 25–26).

Ein Ziel ist es, den Anteil von Schülern mit sonderpädagogischem Förderbedarf zu verringern. In US-amerikanischen Studien ließ sich dieses Ziel umsetzen. So konnte die Wirksamkeit der Förderung nach dem RTI-Ansatz in umfangreichen Evaluationsstudien nachgewiesen werden (Kavirauma & Ruoho, 2007; Deno, Fuchs, Marston & Shin, 2001; Stecker & Fuchs, 2000; Fuchs & Fuchs, 1986; Fuchs, Deno & Mirkin, 1984).

Das RTI-Konzept ist konsequent in der Regelschule angesiedelt und sieht keine Aussonderung als Option für Kinder mit Lernstörungen vor (Hartmann, 2013a). Im RTI-Ansatz wirken drei Hauptelemente zusammen. Neben der Mehrebenenprävention und der formativen Evaluation ist eine Hauptkomponente die evidenzbasierte Praxis (Huber & Grosche, 2012; Reber, 2012). Das RTI-Konzept basiert inhaltlich auf den in Abbildung 14 dargestellten Elementen (National Center on Response to Intervention 2010, 1–2, 6).

Abbildung 14: Zentrale Elemente im Response-to-Intervention Ansatz (verändert aus Mahlau et al., 2011a)

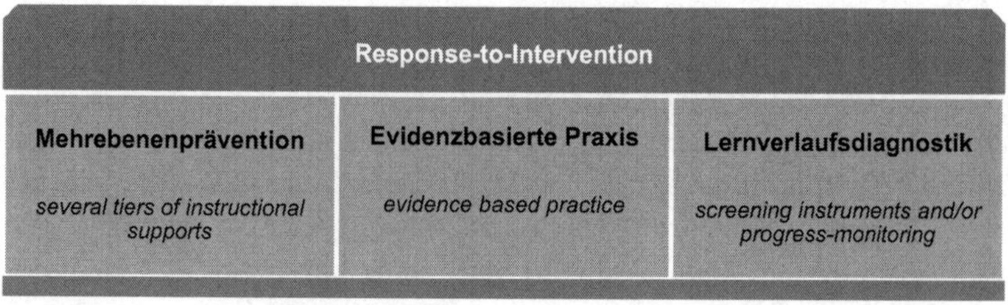

Response-to-Intervention		
Mehrebenenprävention	**Evidenzbasierte Praxis**	**Lernverlaufsdiagnostik**
several tiers of instructional supports	*evidence based practice*	*screening instruments and/or progress-monitoring*

2.4.1 Mehrebenenprävention

RTI ist zum einen eine Methode zur Sicherung der Unterrichtsqualität und dient zum anderen als Möglichkeit der Zuweisung von Förderressourcen (Reber, 2012). Als Präventionskonzept zielt RTI darauf ab, den Lernerfolg der Kinder zu sichern, indem Lernlücken und emotional-soziale Probleme frühzeitig erkannt und mit Hilfe besonders bewährter Fördermaßnahmen verhindert oder geschlossen werden. Sowohl die leistungsstarken als auch die leistungsschwachen Kinder erhalten bereits bei ersten Anzeichen für besondere Begabungen, bei Entwicklungsstörungen oder Schulschwierigkeiten, eine gestufte Förderung im Unterricht der Regelschule. In den USA werden dabei die Bereiche Lernen und emotional-soziale Entwicklung berücksichtigt. Andere, in Deutschland existierende sonderpädagogische Förderbereiche, werden nicht nach dem RTI-Konzept beschult bzw. bilden dort keine sonderpädagogische Förderkategorie.

Zentraler Inhalt des RTI-Ansatzes ist es, dass die Förderung schrittweise optimiert wird. Entsprechend erfolgt eine frühzeitige Zuweisung von Förderressourcen. Prävention kann somit ohne aufwändige Etikettierungsmaßnahmen umgesetzt werden (Huber et al., 2013). Zeigt sich diagnostisch, dass die Förderung auf der gegenwärtigen Stufe nicht ausreicht, erfolgt zusätzlich eine intensivere Förderung auf der nächsthöheren Förderebene. Die Zuweisung zu den Ebenen ist flexibel und ermöglicht es den Kindern zeitnah an der präventiven Zusatzförderung teilzunehmen und auch wieder auszusteigen, wenn sich die individuellen Bedürfnisse entsprechend verändert haben (Hartmann, 2013a).

> "Multi-level prevention system includes three levels of intensity or prevention. The primary prevention level includes high quality core instruction. The secondary level includes evidence-based intervention(s) of moderate intensity. The tertiary prevention level includes individualized intervention(s) of increased intensity for students who show minimal response to secondary prevention" (National Center on Response to Intervention, 2012).

In den USA ist die Anzahl der Förderebenen unterschiedlich (National Center on Response to Intervention 2010, 11 f.). Häufig wird ein Konzept auf drei Förderebenen („*tiers*") umgesetzt (s. Abbildung 15).

Abbildung 15: Aufbau der Förderebenen nach dem RTI-Konzept

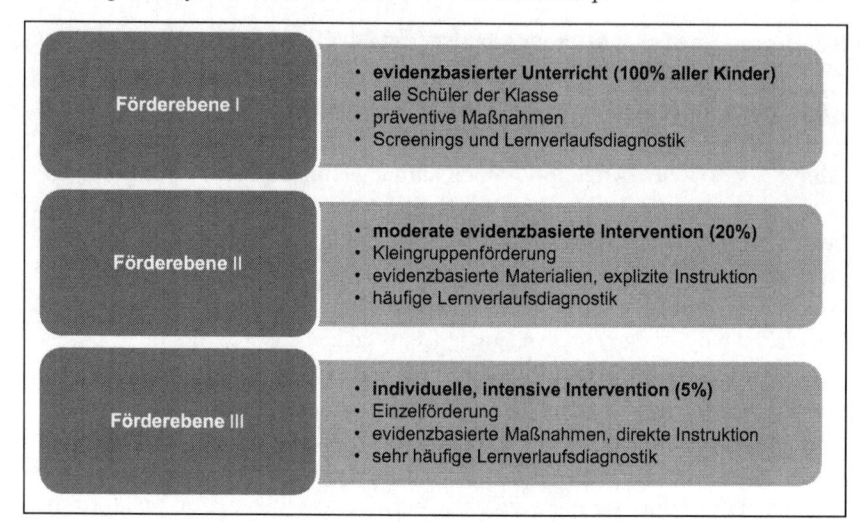

Förderebene I	• evidenzbasierter Unterricht (100% aller Kinder) • alle Schüler der Klasse • präventive Maßnahmen • Screenings und Lernverlaufsdiagnostik
Förderebene II	• moderate evidenzbasierte Intervention (20%) • Kleingruppenförderung • evidenzbasierte Materialien, explizite Instruktion • häufige Lernverlaufsdiagnostik
Förderebene III	• individuelle, intensive Intervention (5%) • Einzelförderung • evidenzbasierte Maßnahmen, direkte Instruktion • sehr häufige Lernverlaufsdiagnostik

Auf der Förderebene I werden alle Kinder beschult. Von zentraler Bedeutsamkeit ist ein qualitativ hochwertiger Unterricht für alle Kinder, der entwicklungslogisch und präventiv aufgebaut ist. Ziel ist es, den Schülern alle notwendigen Kenntnisse, Fertigkeiten und kognitiven Einsichten zu vermitteln, die es ihnen ermöglichen, eine ausreichende Kompetenz im Lesen, Schreiben und Rechnen zu erwerben. Die verwendeten Unterrichts- und Fördermaterialien sind in sich methodisch kompatibel und evidenzbasiert. Die Regelschulpädagogen müssen pädagogische Angebote sicherstellen, die allen Kindern individuell zum Lernziel verhelfen. Dabei können unterschiedliche didaktisch-methodische Maßnahmen zum Einsatz kommen, die abhängig von den individuellen Lernvoraussetzungen der Schüler auszuwählen sind (Blumenthal, Kuhlmann & Hartke, 2014; Mahlau et al., 2014; Hartmann, 2013a; Hartke & Diehl, 2013; Huber, Grosche & Schütterle, 2013; Huber & Grosche, 2012; Reber, 2012; Mahlau et al., 2011; National Center on Response to Intervention 2010). Auch auf der Förderebene I muss auf die besonderen Lernvoraussetzungen von Kindern mit einem hohen Risiko im Lernen Rücksicht genommen werden. Für die Beschulung von Kindern mit Lernstörungen ist ein qualitativ hochwertiger Unterricht auf der Förderebene I besonders wichtig, da hier präventive Maßnahmen einsetzen, die Lernstörungen verhindern können „*Research suggests that well-implemented and effective classroom-based instruction leads to fewer students requiring intervention initially and over time...*" (Fuchs & Vaughn 2012, 197).

Ebenso besteht nach Aussage von Hartmann (2013a) in der Fachwissenschaft zur LRS-Prävention Konsens darüber, dass direkte Instruktionen für Kinder mit Lese-Rechtschreibproblemen und weiteren Lernstörungen sehr unterstützend wirken. Dabei zeigt der Lehrer den Kindern explizit was und wie sie etwas tun sollen. Eine hohe Strukturierung, ein kleinschrittiges, wiederholendes Vorgehen, Lehrerdemonstrationen mit korrektivem und positivem Feedbackverhalten und intensive Übungsphasen zeichnen dieses Vorgehen aus. Um darüber informiert zu sein, auf welchem Stand die Schüler lernen, benötigen die Lehrer diagnostische Informationen in praktisch sinnvollen zeitlichen Abständen. So ist ein weiterer wichtiger Aspekt der Förderebene I das Lernprozessmonitoring. Bei allen Kindern erfolgt in kürzeren zeitlichen Abständen in den Lernbereichen und im Verhalten eine Einschätzung der Entwicklung per Screening. In den USA findet ein Screening aller Schüler in der Regel drei Mal jährlich statt. Darüber hinaus wird die Lernentwicklung aller Kinder monatlich mit curriculumbasierten Messungen dokumentiert. Diese werden zusammen mit weiteren Daten, wie Unterrichtsbeobachtungen, gesammelt (Fuchs & Vaughn, 2012). Zentrales Ziel dieser Ebene ist es, problematische Entwicklungsverläufe zu erkennen bevor eine sich manifestierende Störung entsteht (Voß & Hartke, 2014; Hartmann, 2013a; Huber et al., 2013; National Center on Student Progress Monitoring, 2013; Voß, 2013).

Anhand der Ausführungen wird deutlich, dass Lehrkräfte im RTI-Ansatz ein fundiertes Wissen benötigen, um einen hochindividualisierten Unterricht, in dem Ziele, Methoden und Unterstützungsmaßnahmen variieren, durchführen zu können. Darüber hinaus müssen sie entsprechende Fertigkeiten im Umgang mit Entwicklungsstörungen aufweisen. Effektive Unterstützung zur Umsetzung dieser Aufgaben erhalten sie durch weitere Pädagogen, die beispielsweise Beratungsaufgaben erfüllen, an kooperativen Fallbesprechungen teilnehmen und koordinieren oder durch Informationen zur pädagogischen Entscheidungsfindung beitragen.

Auf der Ebene II werden Schüler gefördert, die durch das Lernprozessmonitoring oder im Unterrichtsverlauf durch unterdurchschnittliche Leistungen auffallen. Durch die regelmäßigen Screeningverfahren setzt die Förderung auf der zweiten Ebene zeitnah ein. So lassen sich die Probleme nicht nur früher, sondern auch schneller und nachhaltiger lösen. Die Maßnahmen der Förderebene II erfolgen grundsätzlich in der allgemeinen Regelschule (u. a. Hartke & Diehl, 2013; Hartmann, 2013a; Huber et al., 2013; Mahlau et al., 2011; Hartmann & Müller, 2009). Es wird davon ausgegangen, dass für ungefähr 20% aller Kinder die Förderung auf Ebene I nicht ausreicht, so dass individuelle Interventionen den Regelunterricht ergänzen müssen. In zusätzlichen Stunden werden die Kinder in Kleingruppen gezielt durch explizite, systematische und intensive Maßnahmen gefördert. In den USA betrifft dies besonders die Leseförderung. Täglich organisierte Förderstunden von mindestens 35 Minuten intensiver Lesezeit über einen Zeitraum von ca. zehn bis zwanzig Wochen ergänzen dort den Klassenunterricht. Die Förderung soll in Anlehnung an die Maßnahmen und Materialien der Förderebene I erfolgen, aber nicht nur eine einfache Intensivierung darstellen, sondern wichtige Vorausläuferfähigkeiten und ggf. spezifische Trainingsprogramme berücksichtigen. Huber et al. (2013) beschreiben u. a. zwei in den USA gängige Ansatzpunkte der speziellen Förderung auf der Förderebene II: *standard-treatments* und *problem-solving*. Beim Standardtraining werden Fördereinheiten aus manualisierten Trainingsverfahren entnommen und vom Sonderpädagogen, dem Grundschullehrer oder auch von weiterem pädagogischem Personal während der ersten Vormittagshälfte umgesetzt. Dabei setzen sie curricular niedriger an als der Klassenunterricht. Vorteil dieser Verfahren ist die einfach und ökonomisch durchzuführende Förderung, nachteilig ist die fehlende Differenzierungsmöglichkeit. Differenzierungsmaßnahmen und individuelles Vorgehen lassen sich eher durch die Einrichtung von Problemlöseteams umsetzen. Dabei wird die „umfassende Individualisierung der Förderung für das entsprechende Schulkind im Rahmen von regelmäßig stattfindenden Entwicklungskonferenzen im regulären Unterricht und in seinem Umfeld" (Huber et al. 2013, 81) geplant. Das Vorgehen der Teams, die sich aus Grundschul-, Sonder- und Sozialpädagogen sowie den Eltern und den Schulpsychologen zusammensetzen, ist sehr zeit- und personalaufwendig und inhaltlich komplex. Es lässt sich jedoch damit spezifischer auf den individuellen Förderbedarf der Kinder eingehen. In der Praxis können beide Vorgehensweisen kombiniert werden (Huber et al., 2013).

Eine weitere wichtige Maßnahme ist die Intensivierung der Lernverlaufskontrollen und die damit verbundene Rückmeldung über den Lernerfolg an die Lehrer und die Schüler. So werden curriculumbasierte Messungen nun mindestens wöchentlich durchgeführt. Die kleinschrittige Lernverlaufskontrolle gibt dem Lehrer eine Rückmeldung darüber, wie der Schüler auf die implementierten Interventionsmaßnahmen reagiert. Weiterhin ist die motivationssteigernde Leistungsbeurteilung anhand einer individuellen Bezugsnorm möglich, da Entwicklungsfortschritte sichtbar gemacht werden (Fuchs & Vaughn, 2012).

Die Förderung auf der Förderebene II ist zeitlich begrenzt und kann bei stabiler und positiver Lernentwicklung jederzeit aufgegeben werden. Es erfolgt keine Zuschreibung sonderpädagogischen Förderbedarfs, sondern die Förderung ist rein präventiv ausgerichtet. Wenn Schüler zwar von der Maßnahme auf der Förderebene II profitieren, jedoch noch nicht den Stand das Klassenunterricht erreicht haben, können sie in einer „zweiten Runde" (Hartmann, 2013a) weiter auf dieser Ebene gefördert werden (Blumenthal et al., 2014; Mahlau et al., 2014; Hartke & Diehl, 2013).

Reagiert ein Kind auf Förderebene II wiederum nicht responsiv[11], schließt sich eine Förderung auf Ebene III an. Auf der Förderebene III, ausgegangen wird von ca. 5% aller Schüler, diagnostizieren spezialisierte Fachkräfte (Sonderpädagoge, Schulpsychologe, Kinder- und Jugendpsychiater) das individuelle Lern- und Entwicklungsvermögen des Kindes. In kooperativen Fallbesprechungen werden die Diagnostikergebnisse analysiert, Ansatzpunkte für die Förderung bestimmt und ein individueller Förderplan erstellt. In der präventiven individuellen Einzelfallhilfe erhält das Kind in Abhängigkeit vom festgestellten individuellen Förderbedarf eine mehrere Bereiche umfassende Förderung. Analog zur Förderebene II wird die wöchentliche Lernverlaufskontrolle beibehalten, um zu erheben, wie die Umsetzung des Förderplans beim jeweiligen Kind gewirkt hat. Es wird der Grundsatz „*teach-test-teach*" (National Center on Student Progress Monitoring, 2013) verfolgt. "*At all levels, attention should be on fidelity of implementation, with consideration for cultural and linguistic responsiveness and recognition of student strengths*" (ebd.).

Die hier durchgeführten Interventionen sind eher therapeutisch angelegt. „Spezielle Interventionen zielen darauf ab, relevante Defizite, die das individuelle Lernen beeinträchtigen, zu reduzieren" (Hartmann 2013a, 104). Eine weitere Maßnahme kann die Vermittlung von Kompensations- und Bewältigungsstrategien sein. Häufig werden evaluierte Verfahren oder spezielle Maßnahmen eingesetzt, die hochindividualisiert sind. Die Förderung auf der Ebene III ist wesentlich länger angelegt als die auf der Förderebene II und geht mit einer kontinuierlichen Evaluation der kindlichen Lernfortschritte einher. Eine Zuschreibung sonderpädagogischen Förderbedarfs ist mit der Förderung auf der dritten Ebene normalerweise nicht verbunden, schließt sie aber auch nicht aus. So können Kinder mit einem hohen Förderbedarf im Bereich der emotionalen und sozialen Entwicklung in diesem Bereich einen sonderpädagogischen Förderbedarf haben und parallel dazu in den Lernfächern auf der Förderebene III gefördert werden (Blumenthal et. al., 2014; Mahlau et al., 2014; Hartmann, 2013a; Hartke & Diehl, 2013; Fuchs & Vaughn 2012; Huber & Grosche, 2012; Reber, 2012; Mahlau et al., 2011; Hartmann & Müller, 2009).

---

11 Kinder, die auf die Interventionsmaßnahmen nicht wie erwartet reagieren, werden als „Nonresponder" bezeichnet. Dagegen sind Kinder, die wie erhofft Lern- und Entwicklungsfortschritte machen, sogenannte „Responder".

Im Unterrichts nach dem RTI-Konzept wird erst nach einer längeren erfolglosen Förderung auf der Förderebene III als weitere Maßnahme ein Wechsel auf die Förderschule empfohlen, wenn dies sinnvoll erscheint (Huber et al., 2013). In den USA sind Förderklassen häufig an Regelschulen angeschlossen. Die Schüler verbleiben für den Unterricht in einigen Fächer in ihrer Stammklasse und erhalten in Klein- und Kleinstgruppen in den Problemfächern eine intensive Förderung (Reber, 2012).

2.4.2 Evidenzbasierte Praxis (EBP)

Eine genauere Beschreibung des Prinzips des *Evidence based Practice* erfolgte bereits unter Punkt 2.2 Evidenzbasierte Förderung in der Therapie bei SSES und soll an dieser Stelle zusammengefasst werden:

- Unter evidenzbasierter Praxis werden Lehr- und Lernmethoden, Unterrichtsmaterialien und Trainingsprogramme verstanden, bei denen empirische Forschungsergebnisse nachgewiesen haben, dass postulierte Effekte bei der Anwendung tatsächlich eintreten (Beushausen, 2009; Eicher, 2009; Giel & Iven, 2009; Ullrich & Romonath, 2008; Nußbeck, 2007b).
- Der Grad der Evidenz bildet die zum aktuellen Zeitpunkt beste wissenschaftliche Begründung eines Förder- bzw. Therapiekonzeptes.
- Im deutschsprachigen Bereich gibt es nur wenige sprachtherapeutische Interventionen, deren Wirksamkeit durch qualitativ hochwertig angelegte Untersuchungsdesigns bestätigt wurde (Motsch, 2010). Im sonderpädagogischen Kontext überwiegen Studien mit geringen Stichproben und einem offenen Kontrollgruppendesign ergänzt durch Experteneinschätzungen (s. Evidenzkriterien nach Fingerle & Ellinger, 2008).
- Der Grund dafür ist, dass eine Übertragung der medizinischen Evidenzkriterien auf den (sonder)pädagogischen Kontext aus ethischen und methodischen Gründen nur eingeschränkt möglich ist (Ziehen einer Zufallsstichprobe, Nichtbekanntsein der Gruppenzugehörigkeit, Erhalten eines Placebopräparates, therapeutischer blind-Versuch).
- Innerhalb evidenzbasierter Praxis in der sprachheilpädagogisch-logopädischen Fachwissenschaft geht es daher zum aktuellen Zeitpunkt um Fortschritt, nicht um bereits bestehende Perfektion. Bisher ist es gelungen, den Begriff der Evidenzbasierung zu klären, erstes Wissen über effektive Interventionen zusammenzufassen und auch Erkenntnisse über noch bestehende Hemmnisse (beschränkte empirische Evidenz, Zeitknappheit, unzureichendes Wissen der praktisch Tätigen über den Nutzen evidenzbasierter Praxis, eingeschränkter

Zugriff auf wissenschaftliche Evidenz und ein Mangel an unterstützenden Strukturen im Tätigkeitsfeld) zu erhalten (Hartmann, 2013b).

- Hartmann (2013b) verweist darauf, dass ein Ziel die Weiterentwicklung von allgemeingültigen Standards zur Qualität von Therapieformaten sein sollte, in die sich Effektstudien einordnen lassen und auch Metaanalysen angestrebt werden.

2.4.3 Diagnostik mit Screeningverfahren und curriculumbasierten Messungen (CBM)

In einem inklusiven Unterricht gewinnt eine (sonder)pädagogische Diagnostik, die den Lernprozess begleitet und übersichtlich dokumentiert, an Bedeutung. Auf der Basis dieses Vorgehens kann der Unterricht individuell geplant werden und eine entwicklungsbezogene Leistungsbewertung stattfinden. Liebers und Seifert (2012) verwenden statt „Diagnostik" den Begriff des *„Assessment"*, der „jegliche Formen der Gewinnung, Bewertung und pädagogische Nutzung von Informationen über das Lernen und die Entwicklung von Kindern in verschiedenen Lebensbereichen" (ebd, 2) beinhaltet. Im englischsprachigen Raum wird dieser Begriff durch *summatives* und *formatives Assessment* weiter ausdifferenziert. Ein Assessment gilt als summativ, wenn es sich an festgelegten Standards orientiert und nach einer Lernphase eingesetzt wird. Formative Assessments werden dagegen während eines Lernprozesses eingesetzt, um diesen zu verfolgen und zu unterstützen. Die Abgrenzung zwischen beiden Formen ist nicht immer eindeutig, v. a. da durch einen häufigen Einsatz von summativen Verfahren formative Effekte erzielt werden. Den Nachweis der Effektivität formativer Assessments beschrieben u. a. Black und William (1998) in einem Review mit 250 Studien aus dem angloamerikanischen Raum. Danach hat der Einsatz formativer Assessments mit mittleren bis hohen Effektstärken zwischen $d = .4$ und $d = .7$ positive Auswirkungen auf den Lernverlauf, insbesondere bei leistungsschwachen Schülern. Nach Hattie (2013) ergeben sich sogar Effektstärken von $d = .90$ für die formative Evaluation des Unterrichts, für die er zwei Metaanalysen berücksichtigt.

In einem inklusiven Unterricht sind die Ziele von Diagnostik nicht nur auf Kinder mit vermutetem pädagogischem Förderbedarf bezogen, sondern sie berücksichtigen alle Kinder. Nach Zinder (2012) geht inklusive Diagnostik „von einer unteilbaren heterogenen Gruppe aus, deren Mitglieder alle einen Anspruch auf individuelle, bedürfnisbezogene und nonkategoriale Unterstützung haben" (ebd., 12).

Die *European Agency for Development in Special Needs Education* (EADSNE; Watkins, 2007) formuliert Grundprinzipien inklusionsorientierter Diagnostik. Zu den Grundprinzipien gehören, dass Assessment-Verfahren bei *allen Kindern* eingesetzt werden, um Informationen für das Lernen aller Schüler einer Klasse zu liefern und sie entsprechend zu fördern. Schülerinnen und Schüler mit sonderpädagogischem Förderbedarf sollten sowohl in allgemeine als auch in spezielle Verfahren einbezogen werden. Assessments verfolgen das Ziel, die Vielfalt zu „kultivieren", indem sie die individuellen Lernfortschritte und Leistungen aller Kinder und Jugendlicher ermitteln. Formen der Etikettierung werden vermieden und eine Lern- und Unterrichtspraxis in den Mittelpunkt gestellt, die die Inklusion in der allgemeinbildenden Schule begünstigt (Watkins, 2007). Darüber hinaus kann der Einsatz formativer Assessments eine Bedingung für eine Reform der Leistungsbewertung liefern, die die überholte und sich durch negative Effekte auf die Schülermotivation auswirkende Notengebung ersetzen könnte (Maier, 2010).

Im RTI-Ansatz sind die skizzierten Anforderungen an eine inklusive Diagnostik bereits zentraler Bestandteil. Die in der Praxis relativ neue Aufgabe, dass alle Lernenden einen Anspruch auf pädagogische Diagnostik haben, wird insbesondere durch den Einsatz von Verfahren zur Lernverlaufsdiagnostik, im Sinne eines formativen Assessments, verwirklicht.

Nach Klauer (2011) geht es bei einer Lernverlaufsdiagnostik um das Verfolgen der Entwicklung einer bestimmten Kompetenz über eine längere Zeit hinweg. Dabei müssen immer wieder neue Tests eingesetzt werden, die jedoch dieselbe Kompetenz mit dem gleichen Aufgabenformat messen. Als Begründer der Lernverlaufsdiagnostik wird in der Fachliteratur übereinstimmend Stanley Deno (Klauer, 2011; Walter, 2010) genannt, der in den USA bereits in den 70er Jahren erste Materialien zur Lernverlaufs- oder Lernfortschrittsdokumentation im Bereich der Sonderpädagogik entwickelte (Deno, 1985). Strathmann und Klauer (2012) weisen darauf hin, dass man den Erfolg und den Einsatz von Lernverlaufsdiagnostik in den USA nicht überschätzen sollte. Selbst im sonderpädagogischen Kontext ist das Verfahren dort eher selten im Einsatz, was möglicherweise an den technischen Problemen der Umsetzung liegt. Auf diese wird im weiteren Verlauf dieses Abschnitts noch näher eingegangen.

Hinsichtlich der Terminologie gibt es im deutschsprachigen Bereich noch keine Einigkeit (Voß & Hartke, 2014). Während Klauer (2011) sowie Strathmann und Klauer (2012) und auch Souvignier und Förster (2011) auf den Begriff der Lern*verlaufs*diagnostik abheben, bezeichnet Walter (2010) sein Verfahren LDL[12] als Lern*fortschritts*diagnostikum. Bekannt ist auch der Begriff des curriculumbasierten Messens, welcher eine genaue Übertragung des im Amerikanischen verwendeten

---

12 LDL = Lernfortschrittsdiagnostik Lesen.

Begriffs *curriculum based measurements* ist. Allen gemeinsam ist inhaltlich das Feststellen von Veränderung und Entwicklung. Im Gegensatz zur Statusdiagnostik, in der nicht sensibel auf kurzfristige Veränderung reagiert werden kann, werden mit Lernverlaufsverfahren Lernstagnationen oder auch Lernregressionen sehr zeitnah erkannt (Voß & Hartke, 2014). „*Curriculum-Based Measurement (CBM) is a method teachers use to find out how students are progressing in basic academic areas such as math, reading, writing, and spelling*" (McLane o. J., 1).

Ziel der Lernverlaufsdiagnostik ist es, aussagekräftige diagnostische Informationen für die spezifische Förderung von Kindern mit Lern- und Entwicklungsproblemen bereitzustellen. Auf dieser Grundlage können dann Maßnahmen einer individuellen Förderung geplant werden (Souvignier & Förster, 2011). Im amerikanischen Raum verweist Deno (2003) darauf, dass dieses Vorgehen ursprünglich zur besonderen Förderung von Kindern mit sonderpädagogischem Förderbedarf (*individualized special education*) entwickelt und erst später auf den Regelschulkontext übertragen wurde, da darin eine Möglichkeit zur Verbesserung der Unterrichtsqualität erkannt wurde.

> „*The most effective uses of CBM in the formative evaluation of individual student programs almost certainly occur in settings where individual (special) education teachers have the time and skills to respond to the charted progress of individual students (Deno 2003, 190). Researchers are now finding that schools can also use student progress monitoring effectively to support regular education students and special education students in inclusive classrooms. As Fuchs and Fuchs (1998) found, using student progress monitoring with larger groups requires extra effort. But many teachers will find this strategy worth the effort because it provides a powerful tool that can help them adjust instruction to ensure that all students reach high standards*" (Safer & Fleischman 2005, 81–83).

Der entscheidende Vorteil wird bereits deutlich: „Wenn diagnostische Informationen als Grundlage für individuelle Förderung herangezogen werden, weist der Ansatz der Lernverlaufsdiagnostik ein hohes Potential auf, das hinsichtlich einer Reihe von Aspekten über den Nutzen reiner Statusdiagnostik hinausgeht" (Souvignier & Förster 2011, 244). So kann die Leistungsentwicklung betrachtet werden und damit der in inklusiven Settings bedeutsame Vergleich zur individuellen Bezugsnorm stattfinden (Maier, 2010). Darüber hinaus kann der Lehrer oder der für die Förderung zuständige Pädagoge einschätzen, in wie weit sein Unterrichts- bzw. Förderansatz für ein individuelles Kind sinnvoll und effektiv ist. Es ist den Pädagogen sehr zeitnah möglich, problematische Lernverläufe zu erkennen und die eingesetzte Methode kurzfristig zu verändern. So lassen sich schnell größere Lernfortschritte der Kinder erzielen (Voß & Hartke, 2014). Weiterhin geben Lernverlaufsmessungen Hinweise darauf, welche Kinder einen besonderen Förderbedarf haben und bilden so die Grundlage für Förderentscheidungen. Um einen routinemäßigen Einsatz im Unterricht zu erreichen, müssen sich die Materialien möglichst einfach in den Unterrichtsablauf integrieren lassen. Das bedeutet, dass sie nicht viel Zeit in Anspruch nehmen dürfen (Kurztests von maximal 15 Minuten), einen geringen Materialaufwand bedürfen (z. B. Kopiervorlage oder kein Material) und das sie einfach auszuwerten sind (z. B. Auswertungsschablone oder computerbasiertes Auswertungsprogramm). Die Leistungen der Kinder sollten sich möglichst einfach und übersichtlich grafisch darstellen lassen. Die Lernentwicklung lässt sich anhand von Lernverlaufskurven (Voß & Hartke, 2014; Voß, 2013; Strathmann & Klauer, 2012; Walter, 2010) gut verfolgen. Diese können auch zur Visualisierung des Lernfortschritts im Gespräch mit dem Schüler oder mit den Eltern dienen (s. Abbildung 16).

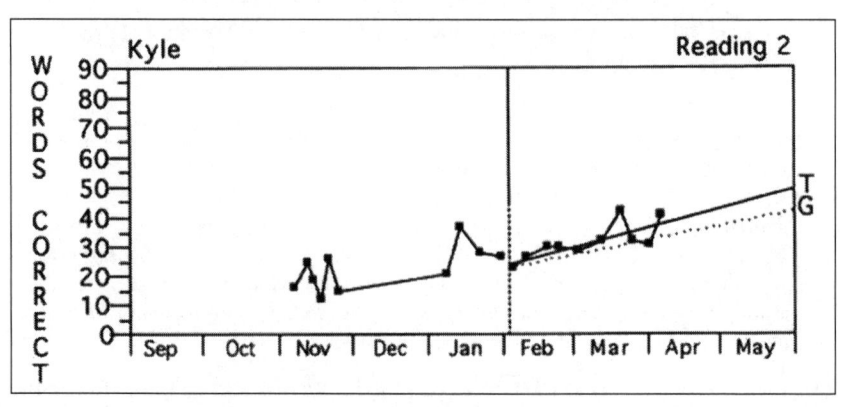

Abbildung 16: CBM-Graph richtig gelesener Wörter vor und nach einer Interventionsmaßnahme (McLane, o. J.)

In der US-amerikanischen Fachliteratur werden folgende Vorteile von Lernverlaufsgrafen (*CBM graphs*) hervorgehoben:

- *"CBM graphs provide a clear picture of the student's progress toward an academic goal for the school year.*
- *CBM graphs can help create a common understanding among parents, teachers, administrators, and other professionals (such as school psychologists).*
- *CBM graphs can increase productive communication at conferences and IEP meetings. They can also be useful in developing better goals and objectives for the IEP.*
- *CBM graphs can help teachers modify their instructional methods so that they are more effective in improving progress toward the stated goals.*

- *Parents can feel confident that CBM is an accurate indicator of their child's progress for the skills that are being measured. There is sound research backing CBM, as well as years of successful use in public schools.*
- *Because of the visual record that graphs provide, students can keep track of their own progress; in addition, seeing their graph change week by week often motivates students to work harder toward their goals"* (McLane, o. J.)

Wie bedeutsam Diagnostikmaterialien, die Regelschulpädagogen während des regulären Unterrichts einsetzen können, und diagnostisches Hintergrundwissen sind, zeigen Untersuchungen zur diagnostischen Kompetenz von Lehrkräften. Feinberg und Shapiro (2009, 2003) sowie Bates und Nettelbeck (2001 zit. in Souvignier & Förster, 2011) konnten nachweisen, dass insbesondere die (subjektive) Einschätzung der Lernentwicklung von Risikokindern den Lehrern in nicht ausreichender Weise gelingt. Umso wichtiger sind standardisierte Verfahren, die normierte Vergleiche ermöglichen und individuelle Entwicklungsverläufe aufzeigen.

Von besonderer Bedeutung ist daher der bereits in unterschiedlichen Studien gezeigte Nachweis der Wirksamkeit von Lernverlaufsdokumentationen. Nach Stecker, Fuchs und Fuchs (2005) wurden in Evaluationsstudien insgesamt höhere Lernzuwachsraten bei Kindern beobachtet, deren Lehrer Informationen über deren Leistungsentwicklung hatten (Fuchs, Fuchs, Hamlett & Ferguson, 1992). In einer umfassenden Metaanalyse von Hattie (2013) erwies sich die „Formative Evaluation" mit einer Effektstärke von $d = .90$ als sehr wirksam. Souvignier und Förster (2011) weisen darauf hin, dass sich der Effekt noch steigern lässt, wenn man den Pädagogen Fehleranalysen und Hinweise zur Förderung zukommen lässt.

Wie erfolgt nun der Einsatz von Lernverlaufsdiagnostiken in der Praxis? Die zentrale Vorgehensweise zur Identifikation von Kindern mit Entwicklungsschwierigkeiten im RTI-Ansatz stellt das *progress monitoring* dar.

> „*Progress monitoring is used to assess students' academic performance, to quantify a student rate of improvement or responsiveness to instruction, and to evaluate the effectiveness of instruction. Progress monitoring can be implemented with individual students or an entire class. In progress monitoring, attention should focus on fidelity of implementation and selection of evidence based tools, with consideration for cultural and linguistic responsiveness and recognition of student strengths*" (National Center on Response to Intervention, 2012).

Nach Angaben des *National Center on Response to Intervention* (2010) setzt sich die Lernverlaufsdiagnostik aus drei Komponenten zusammen:

- In einem ersten Schritt werden mehrere über das Schuljahr verteilte Screeningverfahren bei allen Schülern durchgeführt, um Kinder mit Hinweisen auf Entwicklungsrisiken zu identifizieren.
- In einem zweiten Schritt findet eine differenzierte, qualitativ ausgerichtete Diagnostik für in den Screeningverfahren identifizierte Risikokinder statt, um sowohl deren Fähigkeiten als auch deren Schwierigkeiten differenziert beurteilen zu können.
- Drittens wird die Lernentwicklung über das ganze Schuljahr durch curriculumbasierte Messungen (CBM) begleitet, um Hinweise auf die Effektivität der Unterrichts- bzw. Fördermaßnahmen zu erhalten.

Im deutschsprachigen Raum sind zum jetzigen Zeitpunkt Untersuchungen zum Einsatz von Verfahren zur Lernverlaufsdiagnostik noch recht übersichtlich. Nachdem Klauer 2006 einen ersten Artikel veröffentlichte, beschäftigten sich in den nachfolgenden Jahrgängen v. a. Walter (2010), Strathmann und Klauer (2012, auch Strathmann, Klauer und Greisbach, 2010), Souvignier und Förster (2011) sowie Voß (2013), Knopp und Hartke (2010) und Voß und Hartke (2014) mit der Entwicklung von Materialien zur Lernverlaufsdiagnostik. Mehrere Bereiche umfassende internetbasierte Verfahren zur Lernfortschrittsdiagnostik sind unter www.lernfortschrittsdokumentation.de (eingeschränkt) und www.quop.de abrufbar.

Bei der Entwicklung dieser Art von Diagnostik zeigen sich bestimmte Anforderung bzw. Schwierigkeiten. So muss jedem Material zur Lernverlaufsdiagnostik eine Homogenität der Testschwierigkeit innewohnen. Zu jedem Testzeitpunkt müssen unterschiedliche Aufgaben verwendet werden, die aber vom Anforderungsniveau und vom Aufgabenformat gleich schwer sein müssen. Wenn mehrere Tests dieselbe Kompetenz erfassen sollen, dann müssen sie alle die gleiche Validität besitzen. Problematisch ist es, dass man zu Beginn der Testreihe eine Kompetenz misst, die naturgemäß bei den meisten Kindern noch nicht sehr stark ausgeprägt ist. Die Kinder werden anfangs nur wenige Aufgaben lösen können. Dieses widerspricht aber der bisher gängigen Methode zur Lernkontrolle, die die unmittelbare Kontrolle eines Wissensspektrums nach der Vermittlung beinhaltet. In Lernverlaufsdiagnostiken wird also nicht mehr berücksichtigt, was gerade gelehrt bzw. gelernt wurde. Besondere Vorsicht ist geboten, wenn Lehrkräfte beginnen daraufhin zu unterrichten, was im standardisierten Test gefordert wird (Strathmann & Klauer, 2012).

Jürgen Walter entwickelte mit der „Lernfortschrittsdiagnostik Lesen" (LDL, 2010) als erster ein deutschsprachiges Messverfahren zur Erfassung der Entwicklung der Lesekompetenz. Als Indikator wird das laute Lesen von Textabschnitten eingesetzt. Diese Textabschnitte (28 in der Zahl) sind Paralleltests und erfassen somit immer die gleiche Kompetenz. Die LDL erhebt den Anspruch, „die unterschiedlichen Aspekte einer komplexen geistigen Tätigkeit wie z. B. des Lesens durch eine einzige Maßzahl objektiv, reliabel und valide abzubilden. Darüber hinaus soll der Messvorgang einfach und schnell durchführbar sein (Routineverfahren) sowie sensibel auf Veränderungen reagieren" (Walter 2010, 12–13). Walter verwendete, um die Homogenität der einzelnen Paralleltests zu gewährleisten, den sogenannten Flesch-Index, der die Lesbarkeit von Texten anhand der durchschnittlichen Wort- und Satzlänge einschätzt. Kritischerweise muss gesagt werden, dass nach Klauer (2011) zwischen der erhobenen Leseleistung der Schüler und dem Flesch-Index aber kein praktisch relevanter Zusammenhang bestand.

Strathmann et al. (2010) entwickelten ein Verfahren zur Lernverlaufsdiagnostik im Bereich Rechtschreibung für den Grundschulbereich. Damit wurde im deutschsprachigen Raum erstmalig getestet, ob sich Aufgabenstichproben, die durch einen Zufallsgenerator erstellt wurden, zur Lernverlaufsmessung eignen. Interessanterweise berücksichtigt dieses Verfahren den gesamten Grundschulbereich, nicht nur ausgewählte Klassenstufen, so dass über einen recht langen Zeitraum die Entwicklung einzelner Kinder und auch ganzer Klassen verfolgt werden kann. Evaluiert wurde das Verfahren in sechs Grundschulklassen, in denen über sechs Monate jeweils ein Mal pro Woche eine neue Zufallsstichprobe von zwanzig Wörtern als Wortdiktat erhoben wurde. Das Verfahren soll neben der Analyse typischer Lernverläufe auch Prognosen für den künftigen Lernerfolg ermöglichen. Die Autoren sehen ihr Verfahren noch als technisch zu überarbeiten an. Hinsichtlich der Ergebnisse zeigten sich unerwartet negative Lernverläufe. Ca. ein Drittel aller Kinder zeigte in dem halben Jahr keinen Lernzuwachs. Dies bestätigte die Erkenntnisse von Schneider und Stefanek (2007), dass deutschsprachige Kinder die Rechtschreibung relativ langsam erlernen und es bei einigen sogar zu Verschlechterungen kommt. Strathmann et al. (2010) weisen darauf hin, dass es sehr problematisch ist, wenn Lehrkräfte bei einer großen Anzahl von Kindern stagnierende Entwicklungsverläufe nicht bemerken und demzufolge auch keine pädagogischen Fördermaßnahmen einleiten.

Souvignier und Förster (2011) gingen noch einen Schritt weiter und untersuchten, wie sich der Einsatz einer computergestützten Maßnahme zur Lernverlaufsdiagnostik auf die Lernentwicklung von leseschwachen Kindern der vierten Klasse auswirkt. Es wurden 144 Kinder, die jeweils die sechs schwächsten Kinder ihrer Klasse ausmachten, über einen Zeitraum von sechs Monaten gefördert. Dazu erhielten alle Lehrer anfänglich die Ergebnisse einer Statusdiagnostik, die Lehrer der Experimentalgruppe in Abständen von drei bis vier Wochen darüber hinaus weitere Informationen zum Lernentwicklungsverlauf. Hypothesenkonform fiel der Lernzuwachs der Kinder der Experimentalgruppe signifikant höher aus.

Das erste Verfahren zur Messung des Lernverlaufs im Bereich Mathematik entwickelten Strathmann und Klauer (2012) mit der „Lernverlaufsdiagnostik – Mathematik für zweite bis vierte Klassen (LVD-M 2–4)". Die LVD-M 2–4 ist ein lehrzielorientiertes Testverfahren, in dem gewährleistet ist, dass immer der Leistungsstand einer bestimmten Kompetenz erhoben wird (kontentvalide bzw. lehrzielvalide). Dazu wird eine Aufgabenmenge definiert, aus der in einem zweiten Schritt Aufgabenstichproben nach einem bestimmten Verfahren gezogen werden können. Dieses Vorgehen ermöglicht es, für jeden Schüler zu jedem Testzeitpunkt eine eigene neue Stichprobe von Aufgaben zu erzeugen. Das Verfahren ist zufriedenstellend evaluiert. Es lassen sich anwenderfreundliche Graphen für jedes Kind und für jede Klasse erstellen.

Strathmann und Klauer (2012) prognostizieren, dass die Forschung und der praktische Einsatz von Verfahren zur Lernverlaufsdiagnostik in den nächsten Jahren an großer Bedeutung gewinnen werden. Dieser Ansatz zur Qualitätssicherung des Unterrichts und der Förderung stellt eine sehr gute Möglichkeit dar, Materialien und Förderverfahren, Unterrichtsansätze und didaktische Methoden zeitnah zu kontrollieren und an die Fähigkeiten der Kinder anzupassen.

2.4.4 Zur Wirksamkeit des RTI-Ansatzes

In den USA wird die Effektivität des RTI-Ansatzes seit ca. zwei Jahrzehnten untersucht. In den Studien wird v. a. der Primarbereich berücksichtigt bzw. es werden einzelne Aspekte des Modells evaluiert. Nur wenige Studien beziehen sich auf die Sekundarstufe (*„middle-grade-students"*) (Vaughn, Cirino, Wanzek, Wexler, Fletcher, Denton & Francis, 2010).

Wichtigstes Ziel des RTI-Modells ist das frühzeitige Erkennen von und Intervention bei Lernstörungen, sprich die Prävention von sonderpädagogischem Förderbedarf. In Studien konnte ein signifikanter Rückgang von Anzahl und Schweregrad von Lern- und Verhaltensproblemen nachgewiesen werden (u. a. Tran, Sanchez, Arellano & Swanson, 2011; Burns, Appleton & Stehouwer, 2005; Donovan, 2002).

> „Some RTI studies have suggested a reduction in the number of children identified at risk or reading disabilities. For example Burns, Appleton, and Stehouwer's [2005] meta-analysis of technical reports and published studies suggested that RTI models [generally defined] improved student outcomes relative to control conditions [effect sizes varied from 1.02 to 1.54], and that the percentage of students who were identified learning disabled was reduced [relative to national incidence figures]" (Tran et al. 2011, 284).

Burns et al. (2005) konnten in einer Metaanalyse mit 21 Studien zeigen, dass im RTI-Modell weniger als 2% der Kinder in ihrer Leseentwicklung auffällig wurden, an Schulen ohne RTI-Ansatz waren laut amerikanischer Bildungsstatistiken im Vergleich dazu 5% der Kinder mit einem Leseproblem diagnostiziert worden. Die Autoren zeigen weiterhin, dass eine signifikant geringere Anzahl von Kindern mit Risiken in den Vorausläuferfähigkeiten tatsächlich auffällig wurde, sondern auf einem annähernd normalen Niveau lesen lernten. Sie fassen zusammen, dass das RTI-Modell als Gerüst dienen kann, um die Anzahl der Kinder mit sonderpädagogischem Förderbedarf zu verringern und die Leistungsfähigkeit der Kinder allgemein zu verbessern.

Ein weiterer wichtiger Baustein des RTI-Modells ist der Einsatz curriculumbasierter Messungen, die mit Rückmeldeverfahren, wie Verlaufsgraphiken, Zielformulierungen und ggf. verhaltenstherapeutischen Maßnahmen kombiniert waren. Nach einer Literaturanalyse von Huber und Grosche (2012) waren die Fördermaßnahmen besonders effektiv, wenn die Lehrer eine direkte und kurzfristige Rückmeldung über die implementierten Fördermaßnahmen erhielten (s. auch Kavale, 2005). Als besonders wirksam erwies sich zudem der Einsatz von standardisierten Problemlösemodellen, die eine direkte Instruktion verfolgten. In Metaanalysen (Kavale, 2005; 1999) zeigen sich unter diesen Voraussetzungen Effektstärken bis zu $d = 1.5$.

Zusammenfassend lässt sich feststellen, dass sich das RTI-Modell mit den Maßnahmen zur Prävention, zur Lernverlaufsmessung und zum Einsatz standardisierter Problemlösemodelle grundsätzlich als wirksam erweist.

2.4.5 Kritik am RTI-Ansatz

Trotz der aufgeführten positiven Auswirkungen des Modells auf das Lernen der Kinder lassen sich nicht alle Lernprobleme durch eine Förderung nach dem RTI-Ansatz lösen (Huber & Grosche, 2012). Nicht ganz konform mit einer Verringerung der Zahl von Kindern mit sonderpädagogischem Förderbedarf in den USA gehen die Angaben von Willmann (2011). Willmann stellt fest, dass in Folge der gesetzlichen Regelungen zur inklusiven Beschulung von Schülern mit Behinderungen der Anteil der förderbedürftigen Kinder in den USA regelrecht explodiert ist. So verdreifachte sich seit Mitte der 70er Jahre die Anzahl der Schüler in sonderpädagogischen Fördermaßnahmen. Aktuell liegt die Förderquote bei 9,2% der Gesamtschülerpopulation (zum Vergleich: in Deutschland waren es im Schuljahr 2011/2012 6,4%, Tendenz ebenfalls leicht steigend), wobei in der letzten Dekade die Entwicklung der Förderzahlen relativ konstant geblieben ist. Die Integrationsquote in den USA liegt bei 96%, lediglich vier Prozent aller Kinder mit sonderpädagogischem Förderbedarf erhalten eine separierte Beschulung in speziellen Einrichtungen (Heime, private Sonderschulen) (Willmann, 2011). Letzteres ist allerdings nicht als direkte Folge des RTI-Ansatzes zu interpretieren, sondern vermutlich Folge eines auf Inklusion ausgerichteten „mainstreaming" in der US-amerikanischen Bildungspolitik (mdl. Anm. Prof. Dr. Hartke, August 2014).

Ein durch das RTI-Konzept an sich verursachtes Problem wurde in US-amerikanischen Untersuchungen festgestellt. So traten dort ungewöhnlich hohe Raten von falschpositiven Zuordnungen, insbesondere in den ersten Klassen auf. Es zeigte sich, dass Kinder durch ein einmaliges Screening falsch „einsortiert" wurden und eine Förderung erhielten, obwohl sie keine gebraucht hätten. Dies verursachte erhebliche Kosten. Wissenschaftler (Compton, Gilbert, Jenkins, Fuchs, Fuchs, Cho & Bouton, 2012) haben daraufhin empfohlen, dass ein *mehrstufiger* Screening-Prozess am Anfang der Schuljahre stattfinden sollte, um Falschzuweisungen zu vermeiden. Diese mehrstufigen Screeningverfahren sollten möglichst gleichzeitig jene Schüler identifizieren, die von weniger intensiven, kurzfristigen Maßnahmen profitieren und solche, die sofort eine intensive und längerfristig geplante Intervention erhalten sollten. Screeningverfahren, die beides leisten, können zu einer effektiveren Förderung beitragen und somit auch Kosten senken (Fuchs & Vaughn, 2012).

Im deutschen Sprachraum wird dem RTI-Ansatz in einigen wenigen Veröffentlichungen heftige Kritik entgegengebracht (Hinz, 2013; Schumann, 2013). Dabei steht besonders der in Deutschland ungewohnt häufige Einsatz diagnostischer Maßnahmen im Mittelpunkt. So bezeichnet Schumann (2013) den RTI-Ansatz als „Trojanisches Pferd", dass Inklusion angeblich verhindere, da „Risikokinder" mit standardisierten Verfahren erfasst werden würden, bevor der Lehrer merke, dass das Kind ein Lernproblem habe. „RTI fördert so eine defizitorientierte Haltung gegenüber Schülerinnen und Schülern. Wenn ein Schüler trotz Förderung nicht erfolgreich lernt, ist die Ursache in der Person des Schülers zu suchen…" (Schumann 2013, 4).

Diese kritischen Überlegungen sind nicht nur in Deutschland, sondern auch in den USA diskutiert worden bzw. werden aktuell diskutiert. Sehr problematisch dabei ist die Überlegung einer falsch verstandenen „Nivellierung". Die Kritik impliziert, dass kein Kind frühzeitig diagnostiziert werden sollte, damit es nicht als „sonderpädagogisch förderbedürftig" etikettiert wird. Denkt man diese Überlegung weiter, bedeutet dies aber auch, dass Kinder mit Entwicklungsrisiken nicht erfasst werden. Wenn keine zuverlässigen (diagnostischen) Aussagen zur Lern- und Leistungsfähigkeit, zum Sprachentwicklungsstand usw. vorliegen, lassen sich auch keine zielgerichteten Fördermaßnahmen ableiten, umsetzen und auf ihre Effektivität überprüfen. Die Kinder werden nicht präventiv gefördert, sonderpädagogischer Förderbedarf wird nicht verhindert – oder zumindest so gering wird möglich gehalten –, sondern als Ausprägung der Normalnorm angesehen.

Die inklusionsorientierte Maxime „Eine Schule für alle" impliziert jedoch nicht gleichzeitig die Aussage „Wir sind alle gleich". Es bedeutet vielmehr, dass in jeder Schule für Kinder unterschiedlichster Lernvoraussetzungen ein guter Unterricht angeboten werden sollte. Ein guter Unterricht ist aber in jedem Fall kompetenzstufenabhängig auf Vermittlung von Wissen, Fähigkeiten und sozialen sowie sprachlich-kommunikativen Kompetenzen ausgerichtet. Wenn Kinder mit einem Lern- oder Entwicklungsrisiko aufgrund der Ansicht „alles ist normal" nicht erkannt und nicht spezifisch gefördert werden, werden die Entwicklungsprobleme eher kumulieren und der Abstand zur Leistungsfähigkeit altersgleicher Kinder immer größer (Schereneffekt). Letztendlich sind für diese Kinder Schulabschlüsse, die in Deutschland auf Bildungsstandards ausgerichtet sind, dann nicht erreichbar. Spätestens wenn Schulabschlüsse in einer leistungsorientierten Gesellschaft, wie der in Deutschland, zentrale Voraussetzung für den Berufseinstieg und -erfolg werden, gilt die Einstellung, alles sei „normal", nicht mehr.

2.4.6 Zusammenfassung und Schlussfolgerungen für die Förderung von Schülerinnen und Schülern mit SSES

Das beschriebene und in den USA und anderen Ländern umgesetzte RTI-Konzept stellt eine Möglichkeit der Strukturierung und Organisation inklusiven Unterrichts dar (Huber et al., 2013). Selbst unter dem Aspekt, dass in den USA im Unterricht nicht der Förderbereich Sprache berücksichtigt wird, sondern dass eine additive Sprachförderung im Schulgebäude erfolgt, spricht sich die ASHA (2006) für eine Förderung nach dem RTI-Ansatz aus. Es stellt sich die Frage, in wie weit es auf das deutsche Schulsystem, welches aufgrund der föderalen Struktur des Bildungswesens in der Bundesrepublik Deutschland in sich sehr unterschiedlich ist, angewendet werden kann. Für die Entwicklung eines inklusiven Unterrichtskonzepts aus den Bausteinen des RTI-Ansatzes lassen sich einige wichtige handlungsleitende Hypothesen ableiten.

Um den ersten RTI-Kernbaustein der Prävention zu erreichen, müsste zunächst ein Umdenken, ein Paradigmenwechsel, in der Zuweisung (sonder)pädagogischer Ressourcen stattfinden, um ohne festgestellten sonderpädagogischen Förderbedarf bereits spezifisch mit einem Risikokind arbeiten zu können. Dazu bedarf es sonderpädagogisch ausgebildetes Personal, Stundenkontingente und eine entsprechende materielle Ausstattung aller Schulen.

Um den zweiten RTI-Kerngedanken der Diagnostik in die Praxis umzusetzen, sollten weitere diagnostische Instrumente, die sich zur formalen Evaluation der Unterrichtsfächer und Entwicklungsbereiche einsetzen lassen, die bereits vorhanden (u. a. Strathmann & Klauer, 2012; Walter, 2010) ergänzen. Dazu bedarf es der anwenderfreundlichen Entwicklung entsprechender Screening- und curriculumbasierter Messverfahren für die Unterrichtsfächer und für die unterschiedlichen Entwicklungsbereiche. Dies ist Aufgabe von Universitäten und weiteren Forschungseinrichtungen.

Ebenso sollten Interventions- und Förderverfahren entwickelt werden, die dem dritten RTI-Baustein der Evidenzbasierung genügen und einen hohen Grad des Fördererfolgs garantieren. Entsprechende Präventions- und Interventionsverfahren sind in einigen Bereichen, so im Lernbereich Deutsch, kaum vorhanden. Für die Entwicklungsbereiche im kognitiven und im sprachtherapeutischen Kontext liegen einige gut evaluierte Verfahren vor (Klauer, 2014; Marx, Keller & Beuing, 2011; Motsch, 2010; Marx & Klauer, 2009; 2007). Aber auch in diesen Bereichen müssen Forschungsbemühungen stattfinden, um die Entwicklung effektiver Verfahren weiter voran zu treiben.

Hartmann (2013a) fasst zusammen, dass die US-amerikanische Forschung ermutigende Bilanzen zeigt, das RTI-Konzept jedoch noch nicht in allen Bereichen gründlich und differenziert untersucht wurde. Forschungsbemühungen müssten u. a. auf spezifische Lernschwierigkeiten und -besonderheiten von Schülern mit nichtresponsivem Verhalten abheben. Weiterhin dürfen bei Übertragung des RTI-Konzeptes auf andere Länder, deren spezielle bildungspolitische und pädagogische Rahmenbedingungen nicht unberücksichtigt gelassen werden. Befunde aus der US-amerikanischen Forschung sind wegen der Unterschiede in den Bildungssystemen (z. B. Rahmenplaninhalte, Stundenzuweisungen, Ausbildungsstand der involvierten Pädagogen) nicht einfach übertragbar. Es steht jedoch zu erwarten, dass durchdacht strukturierte, inhaltlich gut konzipierte RTI-Modelle auch in unserem Land erfolgreich eingesetzt werden können.

Vor dem Hintergrund des in dieser Arbeit zu entwickelnden inklusiven Unterrichtskonzepts für Kinder mit spezifischen Sprachentwicklungsstörungen lässt sich zusammenfassen, dass

- das RTI-Konzept ein Rahmenmodell für einen inklusiven Unterricht bietet, welches sich vermutlich aufgrund seines präventiven und verschiedene Lern- und Entwicklungsbereiche umfassenden Ansatzes auch für den Förderbereich Sprache eignet,
- eine Umstellung der Ressourcenzuteilung zentrale Voraussetzung für die Umsetzung des RTI-Modells ist, folglich hierzu Personen mit sonderpädagogischer Kompetenz mit ausreichender Stundenanzahl bereits zu Beginn der 1. Klasse in jeder Klasse zur Verfügung stehen sollten,
- in Lehrerfortbildungen spezifische Kenntnisse zum RTI-Konzept und insbesondere zur Lernverlaufsdiagnostik sowohl an die Regelschullehrkräfte als auch an die Sonderpädagogen vermittelt werden sollten,

- mit Schwierigkeiten bei der Implementation gerechnet werden muss, da Materialien zur Lernverlaufsdiagnostik nicht in ausreichender Anzahl vorhanden sind, es die involvierten Pädagogen nicht gewohnt sind, anhand von Lernverlaufskontrollen Anpassungen des Unterrichts und der Fördermaßnahmen vorzunehmen und bisher keine Erfahrungen zur Umsetzung eines Mehrebenenmodells auf der Grundlage von Bildungsstandards und Rahmenrichtlinien der deutschen Bundesländer vorliegen.

Im nächsten Unterkapitel soll ein inklusiv orientiertes Konzept zur Förderung und zum Unterricht sprachentwicklungsgestörter Kinder nach dem RTI-Ansatz entwickelt und dargestellt werden. Dabei soll versucht werden, die besonderen Lern- und Entwicklungsvoraussetzungen der Kinder mit SSES und die sich an Inklusion orientierenden bildungspolitischen Voraussetzungen zusammenfassend zu berücksichtigten und in einem Gesamtkonzept zu verbinden.

2.5 Gesamtzusammenfassung und Ableitung eines inklusiv orientierten Sprachförderkonzeptes nach dem Response-to-Intervention-Ansatz im Rahmen des Rügener Inklusionsmodells

2.5.1 Gesamtzusammenfassung der Förderung bei SSES

Auf der Grundlage einer Analyse der Fachliteratur lässt sich feststellen, dass für den inklusiven Unterricht weder im deutschsprachigen Raum noch international ein evaluiertes Konzept im Förderschwerpunkt Sprache existiert. In den folgenden Ausführungen soll daher dieses Forschungsdesiderat aufgegriffen werden und – abgeleitet aus den Darlegungen zum Forschungsstand, den Erfahrungen in anderen Ländern und den rechtlichen Rahmenbedingungen – ein inklusives Unterrichtskonzept entwickelt werden, dass insbesondere den Förderschwerpunkt Sprache berücksichtigt. Die Darstellung der Evaluation des Konzepts erfolgt in den Kapiteln 3 bis 5.

Aus den Darlegungen zur Symptomatik (u. a. Schrey-Dern, 2007; Fox, 2004; Rothweiler, 2001a), zur Prävalenz (von Suchodoletz, 2010), zu den Ursachen (Locke, 1997; 1995), zu den Entwicklungsverläufen (u. a. Grimm, 2003; Fromm et al., 1998) und besonders zu den Sekundärstörungen (u. a. Amorosa, 2008; Noterdaeme, 2008) und den komorbide auftretenden Problemen (z. B. Eisenbraun & Hintermair, 2011) wird deutlich, dass eine erhebliche Anzahl von Kindern im Vorschul- und frühen Grundschulalter eingeschränkte sprachliche Kompetenzen zeigt, die schnell zu ausbleibenden Lernerfolgen und umfassenden Störungen in anderen Entwicklungsbereichen führen. Für die Konzeption eines inklusiven

Unterrichtskonzepts ist es daher wichtig, dass die Lehrer einen Unterricht durchführen, der zum einen die sprachlichen Kompetenzen aller Schüler gezielt fördert (Prävention) und zum anderen sprachliche Defizite bei Schülerinnen und Schülern mit Förderbedarf im Bereich Sprache differenziert erkennen lässt und abbaut (Diagnostik und Intervention). Dabei ist zu berücksichtigen, dass bei allen schulischen Anforderungen, sowohl in unterrichtlichen Kontexten (Fachunterricht) als auch in kommunikativen Phasen (Pausen, Klassenfahrten usw.) bei den betroffenen Kindern spezifische Maßnahmen notwendig sein können, um eine gelingende inklusive Beschulung und eine erfolgreiche Verständigung sicher zu stellen.

Daneben sind weitere Maßnahmen zu berücksichtigen, die die besondere Lebenssituation (u. a. emotionale und soziale Probleme, Schriftspracherwerbsprobleme, Schwierigkeiten im Aufgabenverständnis und beim Erlernen neuer Wörter) beinhalten (s. Punkt 2.1).

Somit beziehen sich die den Förderbereich Sprache umfassenden Maßnahmen sowohl auf sprachheildiagnostische und -therapeutische Konzepte (s. Punkt 2.3; u. a. Glück et al., 2014; Theisel & Glück, 2012; Westdörp, 2010; Seiffert, 2008; Braun, 2005), die eine evidenzbasierte Förderung garantieren (Punkt 2.2; u. a. Cholewa, 2010; Ullrich, 2010; Beushausen, 2009; Eicher, 2009; Giel & Iven, 2009; Nußbeck, 2007b; Ullrich & Romonath, 2008) als auch auf unterrichtliche Maßnahmen (Punkt 2.3; u. a. Theisel & Glück, 2012; Seiffert, 2008) und setzen eine eng verzahnte Teamarbeit der beteiligten Grundschul- und Sonderpädagogen voraus (Punkt 2.3; u. a. Schwager, 2011; Wember & Prändl, 2009).

Auf der Suche nach einer Rahmenstruktur für ein effektives inklusives Unterrichtskonzept erscheint der RTI -Ansatz als potentiell geeignet (s. Punkt 2.4; (Hartmann, 2013a; Huber, Grosche & Schütterle, 2013; Fuchs & Vaughn, 2012; Huber & Grosche, 2012; Reber, 2012; Mahlau et al., 2011a). Erfahrungen aus den USA und weiteren Ländern zeigen, dass die darin enthaltenen Strukturen einer Förderung auf mehreren Ebenen, bei der vorwiegend evidenzbasierte Materialien und Verfahren eingesetzt werden, und eine Lernfortschrittsdokumentation, die alle Kinder einer Klasse berücksichtigt, eine gelingende inklusive Beschulung in besonders hochwertiger Qualität ermöglichen. Daher soll diese Konzeption für die in dieser Arbeit beabsichtigte Entwicklung eines inklusiven Unterrichtskonzepts für den Förderbereich Sprache zugrunde gelegt werden.

Als strukturgebender Rahmen dient das auf dem RTI-Ansatz beruhende Rügener Inklusionsmodell (RIM), welches im Folgenden vorgestellt werden soll (s. Punkt 2.5.2), bevor differenzierter das darin integrierte Konzept im Förderbereich Sprache (s. Punkt 2.5.3) beschrieben wird.

2.5.2 Das Rügener Inklusionsmodell (RIM)

Das RIM wurde am Institut für Sonderpädagogische Entwicklungsförderung und Rehabilitation der Universität Rostock konzeptionell entwickelt und wird seit dem Schuljahresbeginn 2010/2011 auf der Insel Rügen in Kooperation mit den dortigen Grund- und Förderschulen, dem Staatlichen Schulamt Greifswald sowie dem Bildungsministerium Mecklenburg-Vorpommern in die Praxis umgesetzt. Auf Rügen lernen seitdem alle Kinder gemeinsam in einer Grundschulklasse, kein Kind wird in einer Sonderklassenform beschult.

Im RIM werden, wie es für ein inklusiv orientiertes Konzept originär ist, fast alle Schüler berücksichtigt, dazu zählen neben den sich unauffällig entwickelnden und den Kindern mit Sprachentwicklungsauffälligkeiten auch Schüler mit zum Teil erheblichen kognitiven Einschränkungen und emotional-sozialen Störungsbildern[13]. Für diese sind eigene Förderkonzeptionen entwickelt worden, die in dieser Arbeit nicht dargestellt werden sollen.

Im Konzept des RIM sind wesentliche Elemente des US-amerikanischen RTI-Ansatz enthalten. Die Förderung basiert auf den Elementen der differenzierten Lernverlaufsdiagnostik mit curriculumbasierten Messungen, der Mehrebenenprävention sowie evidenzbasierten Unterrichts- und Therapiematerialien (Mahlau et al., 2014; Mahlau et al., in Vorb.; Hartke, Blumenthal, Diehl, Mahlau, Sikora & Voß, 2013; Hartke & Diehl, 2013; Mahlau, 2013; Mahlau, Blumenthal, Diehl, Voß & Hartke, 2013; Diehl, Mahlau, Voß & Hartke, 2012; Mahlau, 2012; Mahlau et al., 2011a).

Voraussetzung für die Umsetzung eines inklusiven Unterrichtskonzepts ist die Veränderung der sonderpädagogischen Ressourcenzuteilung, die nun nicht mehr – wie bisher – von der formalen Feststellung sonderpädagogischen Förderbedarfs durch die Schulämter abhängig ist, sondern gemäß den Anforderungen an eine Ressourcenumverteilung (s. Punkt 2.4.6) bereits zu Beginn der ersten Jahrgangsstufe in jeder Klasse Personen mit sonderpädagogischer Kompetenz mit ausreichender Stundenanzahl berücksichtigt. Die in M-V im Jahre 2010 geltenden gesetzlichen Grundlagen, insbesondere die Sonderpädagogische Förderverordnung (2009), boten keine ausreichenden Voraussetzungen, um das *wait-to-fail*-Prinzip zu durchbrechen (s. Punkt 2.3.4). Zur Umsetzung dieser Ressourcenumverteilung waren spezielle Absprachen und Regelungen zwischen

---

13 Es werden im RIM Kinder mit hohem Förderbedarf in den Bereichen Lernen, Sprache und emotional-soziale Entwicklung berücksichtigt. Kinder mit den sonderpädagogischen Förderschwerpunkten Geistige Entwicklung, Unterricht kranker Schüler, Hören, körperlich-motorische Entwicklung und Sehen werden nicht im RIM inklusiv beschult.

dem Bildungsministerium M-V, dem Staatlichen Schulamt Greifswald und der Universität Rostock notwendig.

Die Umsetzung der implementierten Maßnahmen erfolgt in Kooperation zwischen Grund- und Sonderpädagogen mit vorgegebener Aufgabenverteilung. Der Grundschulpädagoge hat in der Regel die Klassenleiterfunktion und gibt der Stundentafel der jeweiligen Klassenstufe entsprechend den Unterricht in den Klassen. Zudem können die Grundschulpädagogen zusätzliche fünf Förderstunden in der ersten Klasse und drei Förderstunden in der zweiten Klasse für eine besondere Förderung einzelner Kinder bzw. von Kleingruppen nutzen. Der Sonderpädagoge berät den Grundschulpädagogen in kooperativer Form und fördert mit spezifischen Maßnahmen besonders lern- und/oder entwicklungsbeeinträchtigte Schüler im Rahmen von vier Schulstunden pro Woche. Die Entwicklungsverläufe der besonders beeinträchtigten Kinder werden auf der Basis kooperativer Fallbesprechungen, die im Abstand von zwei Wochen stattfinden, von beiden Pädagogen gemeinsam analysiert und verantwortet.

2.5.2.1 Diagnostik mit Lernfortschrittsdokumentation

Wie in der US-amerikanischen RTI-Konzeption (National Center on Response to Intervention 2010, 4) so setzt auch das RIM auf eine enge Verbindung von diagnostischen und darauf ausgerichteten Unterrichts- bzw. Fördermaßnahmen (Mahlau et al., 2013; Diehl et al., 2012; Mahlau et al., 2011a). Die Diagnostik im RIM berücksichtigt vier Komponenten (Mahlau et al., 2013):

- Es werden mit allen Schülern mindestens zu Beginn und in der Mitte jedes Schuljahres Screeningverfahren durchgeführt, um Kinder mit Entwicklungsrisiken zu identifizieren. Diese Screeningverfahren ermitteln den Leistungsstand in den Lernbereichen Deutsch und Mathematik. Im Bereich der kognitiven Entwicklung erfolgt zu Beginn der ersten Klasse ebenfalls ein Screening, in den Bereichen zur emotional-sozialen und sprachlichen Entwicklung erfolgt zu Beginn jedes Schuljahres ein Screening aller Kinder.
- Für die in den Screeningverfahren auffällig gewordenen Kinder findet anschließend eine differenzierte, qualitativ ausgerichtete Diagnostik in den auffällig gewordenen Lern- und Entwicklungsbereichen statt, um den spezifischen Förderbedarf genauer zu ermitteln.
- Für Kinder mit schwerwiegenden und komplexen Beeinträchtigungen erfolgt eine sonderpädagogische Diagnostik, die neben den genannten noch weitere Entwicklungsbereiche umfasst und ggf. auch familiäre Besonderheiten einschließt.

- Das Schuljahr wird durch eine Lernfortschrittsdokumentation mittels monatlicher CBM für alle Schüler sowie zusätzlicher wöchentlicher CBM für Kinder mit Lernschwierigkeiten begleitet, um Hinweise auf die Effektivität der Unterrichts- bzw. Fördermaßnahmen zu erhalten.

Alle eingesetzten diagnostischen Verfahren müssen die gängigen Testgütekriterien der Objektivität, der Reliabilität und der Validität erfüllen.

Wie unter Punkt 2.4 ausgeführt, stellt die zentrale Vorgehensweise zur Identifikation von Kindern mit Entwicklungsschwierigkeiten im RTI-Ansatz das *progress monitoring* dar (National Center on Student Progress Monitoring, 2013; Strathmann & Klauer, 2012; Strathmann & Klauer, 2010; Strathmann, Klauer & Greisbach, 2010; Walter, 2010; Deno, 1985). So werden im RIM mit Hilfe von curriculumbasierten Messungen die Lernfortschritte der Schüler in klar umschriebenen Lernbereichen zeitnah beurteilt. Die Messungen werden in regelmäßigen Abständen durchgeführt und ermöglichen somit neben der Dokumentation des Lernfortschritts auch die Kontrolle, ob das Kind die erwarteten Lernziele bewältigt. Ist dem nicht so, stellt dies die Indikation für eine möglichst zeitnah einsetzende Intervention bzw. eine Modifikation der Vermittlungsmethodik in Unterricht und Förderung. Die weiteren Ergebnisse der Schülerleistungen zeigen über eine bestimmte Zeitspanne, ob eine Schülerin oder ein Schüler mit Hilfe der eingesetzten Intervention angemessene Lernfortschritte macht. Die Ergebnisse der regelmäßigen Leistungsüberprüfungen können zur besseren Veranschaulichung grafisch dargestellt werden, wodurch Lehrkräfte und Eltern, aber auch Schüler, einen übersichtlichen Einblick in die Leistungsentwicklung erhalten (Strathmann & Klauer, 2012; Strathmann & Klauer, 2010; Strathmann, Klauer & Greisbach, 2010).

2.5.2.2 Mehrebenenprävention

Analog zum US-amerikanischen RTI-Ansatz (Tran et al., 2011; National Center on Response to Intervention, 2010; Vaughn et al., 2010; Burns et al., 2005; IDEIA, 2004; Donovan, 2002) ist auch im RIM ein ganz zentraler Aspekt eine frühzeitige gestufte Förderung von Kindern mit Lern- und Entwicklungsstörungen. Dadurch wird es möglich, Lern- und Entwicklungsstörungen im besten Falle zu verhindern, zumindest aber zu minimieren. Auch in der deutschsprachigen Fachliteratur ist die Idee einer gestuften Förderung mit einer systematischen Evaluation von Unterricht und Förderung nicht neu (Strathmann & Klauer, 2010; Strathmann, Klauer & Greisbach, 2010; Klauer, 2006; Hartke, 2005). Bisher gab es jedoch keine spezifischen, auf die Bedürfnisse der deutschen Bundesländer abgestimmten, Konzeptionen (Mahlau, 2012; Reber, 2012; Mahlau et al., 2011a).

Kinder mit erhöhtem pädagogischem oder sonderpädagogischem Förderbedarf sollen frühzeitig, zu Beginn des ersten Schuljahres, erkannt werden und präventive Maßnahmen erhalten. Zeigen ausbleibende Lern- oder Entwicklungserfolge, dass die bisherigen Fördermaßnahmen nicht ausreichen, erfolgt zusätzlich eine intensivere und spezifischere Intervention auf der nächsthöheren Ebene. Die folgende Pyramide in Abbildung 17 veranschaulicht die Intensität und Spezifität der Förderung, den erwarteten Schüleranteil und die Erfolgserwartung auf den jeweiligen Förderebenen.

Wie in Abbildung 17 ersichtlich, wird der Regelunterricht und die dort enthaltene Förderung, als *Förderebene I* bezeichnet, von allen Kindern besucht. Es wird auf die Verwendung von Unterrichts- und Fördermaterialien Wert gelegt, die binnendifferenzierend und so weit wie möglich evidenzbasiert sind. Wie bereits ausführlich unter Punkt 2.2 beschrieben, bedeutet „evidenzbasiert", dass, im Sinne einer Qualitätssicherung, unterrichtliche und therapeutische Maßnahmen eingesetzt werden, die auf der Grundlage wissenschaftlicher Kriterien in ihrer Wirksamkeit als bewiesen gelten (Cholewa, 2010; Beushausen, 2009; Fingerle & Ellinger, 2008). Der Klassenlehrer (Grundschulpädagoge) und der verantwortliche Sonderpädagoge wurden für einen effektiven Einsatz der Materialien geschult.

Abbildung 17: Konzeption der Förderebenen, Schüleranteil und Erfolgserwartung (in Anlehnung an Mahlau et al., 2011a)

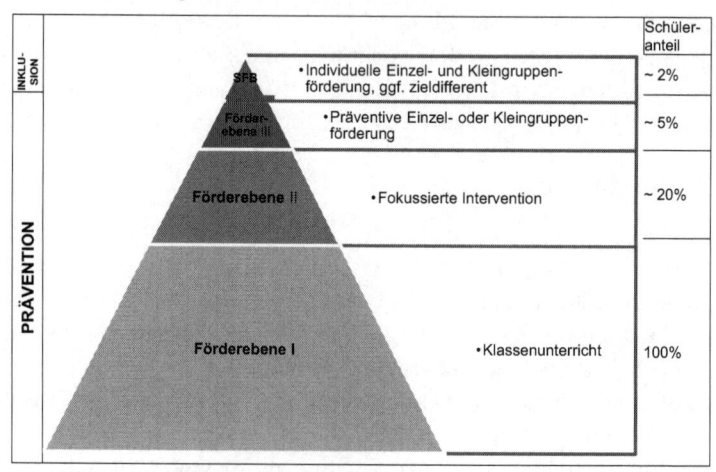

			Schüleranteil
INKLUSION	SFB	Individuelle Einzel- und Kleingruppenförderung, ggf. zieldifferent	~2%
	Förderebene III	Präventive Einzel- oder Kleingruppenförderung	~5%
	Förderebene II	Fokussierte Intervention	~20%
PRÄVENTION	Förderebene I	Klassenunterricht	100%

Erläuterung: SFB – Sonderpädagogischer Förderbedarf

Während auf der Förderebene I der Grundschulpädagoge hauptverantwortlich für den Unterricht ist, berät der Sonderpädagoge hinsichtlich spezifischer Maßnahmen, z. B. sprachheilpädagogisch förderlicher Unterrichtsanteile. Bei allen

Kindern erfolgt monatlich in den Bereichen Lesen[14] und Mathematik eine Lernfortschrittsmessung, die Hinweise auf den Entwicklungsverlauf der Kinder gibt. Kinder, die sich nicht erwartungsgemäß entwickeln, erhalten in der ersten Klasse auf der *Förderebene II* vom Grundschulpädagogen für maximal fünf Stunden und in der zweiten Klasse für drei Stunden eine differenzierte Förderung in den Fächern Mathematik und Deutsch. Diese wird in einer Kleingruppe additiv oder parallel zum Unterricht der Förderebene I umgesetzt. Entsprechend des Entwicklungsstandes erfolgt zudem eine unterrichtsimmanente Förderung in den Bereichen Sprache und emotionale und soziale Entwicklung. Auch hier findet eine Beratung des Grundschulpädagogen durch den Sonderpädagogen hinsichtlich spezieller Maßnahmen zur Förderung und der Einsatz von Materialien mit einem möglichst hohen Grad an Evidenz statt.

Die Förderung in den genannten Entwicklungsbereichen erfolgt auf der Förderebene I durch die Beachtung entwicklungsförderlicher Prozesse und Methoden mit der gesamten Klasse und auf der Förderebene II durch individualisierte Hilfen, im Sinne einer gezielten spezifischen unterrichtsintegrierten Förderung. So sind Maßnahmen auf der Förderebene I beispielsweise eine gut artikulierte, an das Niveau der Kinder angepasste, Lehrersprache. Auf der Förderebene II erfolgt eine besondere Beachtung der Kinder mit sprachlichen Entwicklungsauffälligkeiten beispielsweise durch die gezielte Sicherung eines für das aktuelle Unterrichtsthema notwendigen Wortschatzes.

Erweist sich die Förderung des Kindes auf dieser Ebene als ebenfalls nicht ausreichend, schließen sich eine individuelle Diagnostik und Förderung auf der *Förderebene III* an, die vom Sonderpädagogen übernommen werden. In Teamsitzungen werden die Diagnostikergebnisse allen beteiligten Lehrern und der Schulleitung transparent gemacht, Maßnahmen für die Förderung bestimmt und in einem individuellen Förderplan festgehalten. Das Kind kann, in Abhängigkeit vom festgestellten Förderbedarf, eine mehrere Bereiche umfassende Förderung im Umfang von (weiteren) vier Stunden erhalten. Die auf der Förderebene III eingesetzten Therapie- und Förderverfahren sind soweit wie möglich evidenzbasiert. In mindestens halbjährlichen Schritten wird die Effektivität der Förderung mit Hilfe standardisierter Verfahren erhoben und die Förderung entsprechend dem individuellen Förderbedarf des Schülers angepasst. Bis zu diesem Zeitpunkt sind alle Maßnahmen (Förderebenen I bis III) noch im Rahmen präventiver Interventionen angesiedelt.

Erst wenn diese umfassenden Maßnahmen über einen Förderzeitraum von mindestens zwei Schuljahren nicht den erwarteten Erfolg zeigen (Nonresponder) und die Leistungsentwicklung des Schülers erwarten lässt, dass er dauerhaft nicht

---

14 Ab Klasse 2 auch im Bereich Rechtschreibung.

die Mindeststandards der Regelschule erfüllen kann, wird im Einvernehmen mit den Eltern die *Feststellung sonderpädagogischen Förderbedarfs* durch den Diagnostischen Dienst beantragt. Sollte sonderpädagogischer Förderbedarf vorliegen, werden die Kinder auf allen Förderebenen und in allen Fächern nach einem individuellen Entwicklungsplan – ggf. zieldifferent – beschult. Für Kinder mit formal festgestelltem sonderpädagogischen Förderbedarf erfolgt keine zusätzliche Stundenzuweisung; Unterricht und Förderung finden im Rahmen des Stundenkontingents der Förderebenen I bis III statt.

2.5.2.3 Evidenzbasierte Praxis

Wie bereits unter Punkt 2.2 ausgeführt bietet das Prinzip der evidenzbasierten Praxis im pädagogisch-therapeutischen Kontext ein Rahmengerüst, das einen qualitativ hochwertigen Unterricht aller Kinder und eine optimale spezifische Förderung der von Entwicklungsstörungen betroffenen Kinder absichern kann (Sackett et al., 1996). Die *evidence based practice* stellt die zum aktuellen Zeitpunkt beste wissenschaftliche Absicherung eines Förder- bzw. Therapiekonzeptes dar (ebd., 71). So wurden für die Unterrichtsbereiche Deutsch und Mathematik sowie zur Förderung der Entwicklungsbereiche Sprache, kognitive Entwicklung und emotional-soziale Entwicklung diejenigen Therapiekonzepte und Materialien ausgewählt, die auf der Grundlage von Evidenzkriterien (Fingerle & Ellinger, 2008; Oxford Centre for Evidence-Based Medicine, 2001) den größtmöglichen Effekt versprechen (Mahlau et al., 2014; Diehl et al., 2012).

Bevor auf das Konzept im Förderbereich Sprache des RIM eingegangen wird, sollen die speziellen Fördermaßnahmen in den Bereichen Deutsch, Mathematik und emotional-soziale Entwicklung im Überblick erläutert werden.

2.5.2.4 Fördermaßnahmen in den Lernbereichen Deutsch und Mathematik und im Förderbereich emotional-soziale Entwicklung

Um Schwierigkeiten, die sich aus der sprachlichen Primär- und Sekundärproblematik für das Lernen und die soziale und emotionale Entwicklung ergeben (s. Punkt 2.1.2), präventiv oder zumindest kompensierend zu handhaben, werden auch in den Lernbereichen Deutsch und Mathematik sowie im Bereich der emotionalen und sozialen Entwicklung spezifische Maßnahmen eingesetzt.

2.5.2.4.1 Lernbereich Deutsch

Auf der Förderebene I wird zur Prävention von Sekundärstörungen im Bereich der Schriftsprache (s. Punkt 2.1.2.2) das positiv evaluierte Förderprogramm „Leichter lesen und schreiben lernen mit der Hexe Susi" (Forster & Martschinke, 2008) und ein Erstleselehrgang eingesetzt, der auf den Prinzipien des in Lese-Rechtschreibklassen sehr erfolgreichen Kieler Lese- und Rechtschreibaufbaus basiert („Lulu lernt lesen" bzw. „Lulu lernt rechtschreiben", Tolkmitt, 2011). Petra Tolkmitt hat auf der Grundlage der Prinzipien des Kieler Lese- und Rechtschreibaufbaus einen Erstlese- und Schreiblehrgang für Grundschulkinder entwickelt. In diesem Lehrgang findet Berücksichtigung, dass es für Kinder mit Sprach- und Schriftspracherwerbsstörungen sehr wichtig ist, Laute und Buchstaben in einer Abstufung von Schwierigkeitsgraden einzuführen, die eine klare phonematische und optische Differenzierung ermöglichen. Es werden 14 Schwierigkeitsstufen definiert, in denen Erkenntnisse der Schriftspracherwerbsforschung, wie z. B. die phonologische Bewusstheit als Vorausläufer- und Begleitfähigkeit für den Schriftspracherwerb, die Orientierung an der Silbe und entwicklungsbedingte Zusammenhänge zwischen dem Schrift- und Lautspracherwerb, berücksichtigt werden. In einem Vorkurs erwerben die Kinder zunächst die besonders leicht zu diskriminierenden Vokale. Auf den darauf folgenden ersten Stufen werden die dehnbaren Konsonanten, wie <m>, <r>, <s> gelernt, erst danach folgen die schwieriger zu diskriminierenden „Stopp-Konsonanten" wie <b>, <t>, <k>. Zum Ende des Lehrganges lernen die Kinder die schwierig zu lesenden Konsonanten wie <x>, <y> und die schwerer zu differenzierenden „Verschleiflaute" wie in den Wörtern „Brot" und „Farbe". Ähnlich aussehende Buchstaben wie <f>, <t>, <l> folgen nicht aufeinander, um bei Kindern mit visuellen Differenzierungsschwächen unnötige Verwechslungen auszuschließen. Darüber hinaus wird das Erlernen der Graphem-Phonem-Korrespondenz durch den Einsatz von Lautgebärden unterstützt. Die Auswahl der Wörter nach sehr einfachen Silbenstrukturen und der zunächst weitgehende Verzicht auf Kurzvokale erleichtert den Kindern ebenfalls das Erlernen der Schrift (Tolkmitt, 2011). Die Planung individueller Förderziele im Fach Deutsch für die Kinder mit erhöhtem Sprachförderbedarf ist in Zusammenarbeit zwischen Grundschullehrer und Sonderpädagogen durchzuführen. Die sich aus den sprachlichen Voraussetzungen ergebenden individuellen Förderziele werden binnendifferenziert im Regelunterricht (Förderebene I), im Förderunterricht (Förderebene II) oder in einzelnen Unterrichtsabschnitten der Förderebenen I und II aufgegriffen. Auf den Förderebenen II und III wird der Einsatz der Fördermaßnahmen intensiviert (Kleingruppenförderung) und optimiert (monitoring). Dazu zählen z. B. die Übungs- und Spielmaterialien des Kieler Lese- und Rechtschreibaufbaus (Dummer-Smoch & Hackethal, 2007). Ab Klasse 2 findet als zusätzliches Förderverfahren das Marburger Rechtschreibtraining (Schulte-Körne & Mathwig, 2009) Einsatz (s. Tabelle 8).

2.5.2.4.2 Lernbereich Mathematik

Um den Bedürfnissen möglichst vieler Kinder nachzukommen, so auch den erschwerten sprachlichen Lernvoraussetzungen von Kindern mit SSES, werden besondere Anforderungen an den Regelunterricht im Bereich Mathematik (Förderebene I) gestellt. Er muss die individuellen Probleme der Kinder im Sinne einer primären Prävention berücksichtigen und bei auftretenden Schwierigkeiten im mathematischen Lernen einen spezifischen, theoriegeleiten Aufbau mathematischer Kompetenzen ermöglichen. Die unterrichtsintegrierte Differenzierung stellt dabei einen wesentlichen Aspekt dar. Als zentrales Unterrichtsmaterial wird im RIM das Zahlenbuch (Wittmann & Müller, 2004) verwendet. Es beinhaltet zur individuellen Förderung und Visualisierung umfangreiche Zusatzmaterialien und verschiedene Hilfsmittel (u. a. Wendeplättchen, Zahlenkarten). Auch besondere Aspekte der Automatisierung werden, z. B. durch den Blitzrechenkurs, berücksichtigt und kommen so den eingeschränkten Merkfähigkeiten der Kinder mit SSES entgegen (s. Punkte 2.1.2.3 und 2.1.2.4).

Auf der Förderebene II werden innerhalb der fokussierten Intervention in Kleingruppen wesentliche Einsichten wie Zahlen- und Mengenvorstellungen, das Verständnis für den Zahlenstrahl, der Kardinalität von Zahlen sowie für deren Zerlegbarkeit in Teilmengen systematisch erarbeitet. Dabei werden immer wieder auf ähnliche Visualisierungen und Automatisierung Wert gelegt. Ziel ist es, die Schüler zu einem Verständnis von numerischen Beziehungen zwischen Zahlen (relationaler Zahlbegriff) zu führen, wodurch die Entwicklung effektiver Rechenstrategien möglich wird. Zusätzlich zu den Materialien des Zahlenbuchs wird das Förderprogramm Kalkulie (Gerlach, Fritz, Ricken & Schmidt, 2009a, 2009b, 2009c) eingesetzt, welches oben genannte Aspekte berücksichtigt (Mahlau et al., 2011a).

Kinder, die sich auf der Förderebene II als Nonresponder erweisen, erhalten auf der Förderebene III im Sinne von Einzelfallhilfen eine intensivierte Förderung. Das evidenzbasierte Förderprogramm „Mengen, zählen, Zahlen" (Krajewski, Nieding & Schneider, 2007) soll den Kindern dabei stark handlungsorientierte, unter der besonderen Verwendung der im sprachheilpädagogischen Unterricht einzusetzenden Maßnahmen des handlungsbegleitenden Sprechens und durch Visualisierungen Einblicke in mathematische Zusammenhänge geben (Mahlau et al., in Vorb.; für einen Gesamtüberblick s. Tabelle 8).

2.5.2.4.3 Förderbereich emotional-soziale Entwicklung

Im Regelunterricht der Förderebene I werden durch unterrichtsintegrierte Maßnahmen, wie ein effektives Classroommanagement, Unterrichtsstörungen primär gehandhabt. Sie ist inhaltlich dadurch gekennzeichnet, dass die Regelschulpädagogen die in der Klasse vorkommenden kritischen Situationen antizipieren und über Handlungsmöglichkeiten verfügen, um mit diesen umzugehen. Neben der Verbesserung der Klassenführung und der Reaktionen in schwierigen

Erziehungssituationen sind soziale Trainings gut evaluierte Methoden primärer Prävention gegenüber Verhaltensauffälligkeiten von Kindern. In mehreren Sitzungen werden innerhalb solcher Programme soziale Situationen aus dem Leben von Kindern thematisiert, deren soziale Selbst- und Fremdwahrnehmung und die Regulation von Emotionen trainiert und Handlungsmöglichkeiten bei z. B. Konflikten erörtert und in Rollenspielen ausprobiert. Beispiele für positiv evaluierte soziale Trainings mit Kindern in der Schuleingangsphase sind z. B. „Friedensstiftertraining" (Gasteiger-Klicpera & Klein, 2006), „Fit & Stark fürs Leben 1. & 2. Klasse" (Burow, Aßhauer & Hanewinkel, 1998), „Lubo aus dem All" (Hillenbrand, Hennemann & Hens, 2010) und „Verhaltenstraining für Schulanfänger" (1. & 2. Klasse) (Petermann, Gerken, Natzke & Walter, 2002). Für die Förderebene I wird eines der genannten Trainingsprogramme empfohlen. Im RIM wird „Lubo aus dem All" in allen ersten Klassen und vertiefend in Klasse 2 eingesetzt.

Auf der Förderebene II werden die von Hartke und Vrban (2010) erarbeiteten Planungshilfen zur schulischen Prävention verwendet. Ähnlich wie Unterrichtsmaterialien der Vorbereitung und Nachbereitung einer Unterrichtseinheit dienen, sollen die diagnostischen Materialien und erzieherischen Handlungsmöglichkeiten die Vorbereitung, Durchführung und Auswertung von erzieherischen Handlungen unterstützen. Des Weiteren soll insbesondere die Erfassung der Lernausgangslage in fächerübergreifenden, verhaltens- und entwicklungsbezogenen Bereichen und damit die erzieherische Zielfindung sowie die Handlungsplanung und die Einschätzung der Wirksamkeit des eigenen Handelns unterstützt werden.

Weist ein Kind trotz der Unterstützung mithilfe der auf den Förderebenen I und II realisierten Handlungen deutliche Verhaltensauffälligkeiten auf, wird seine pädagogische Situation durch eine sonderpädagogische Diagnostik genauer erfasst, auf welche die Förderung auf der Förderebene III aufbaut. Als Monitoringverfahren der Förderung bei Verhaltensauffälligkeiten werden auf der Förderebene II das Münchener Aufmerksamkeitsinventar (MAI, Helmke, 1988) und der Fragebogen SEVE (Hartke & Vrban, 2010), auf der Förderebene III zusätzlich der *Teachers Report Form* (TRF, Arbeitsgruppe Deutsche Child Behavior Checklist, 1993) eingesetzt. In die Einzelfallhilfe werden manualisierte und evaluierte Förderkonzepte einbezogen. So kommen abhängig vom Störungsbild des Kindes z. B. das Trainingsprogramm für aggressive Kinder (Petermann & Petermann, 2008), das Trainingsprogramm für sozial unsichere Kinder (Petermann & Petermann, 2010b) sowie das Training mit aufmerksamkeitsgestörten Kindern nach Lauth und Schlottke (2009) zum Einsatz.

Die diagnostischen und unterrichtlichen Fördermaßnahmen der drei Bereiche sollen in einer Übersicht dargestellt werden (Tabelle 8).

Tabelle 8: *Das Drei-Ebenen-Präventionskonzept des RIM für den Anfangsunterricht Klasse 1 und 2 für die Bereiche Deutsch, Mathematik und emotionale-soziale Entwicklung im Überblick*

	Lernbereich Deutsch		Lernbereich Mathematik		Entwicklungsbereich esE	
	Diagnostik	Förderung	Diagnostik	Förderung	Diag.-nostik	Förderung
Förderebene III **Individuelle Einzel- und Kleingruppenförderung** (Sonderpädagogen)	individuelle Diagnostik CBM (wöchentlich)	individuelle Maßnahmen direktive Instruktion der Maßnahmen der FE II	individuelle Diagnostik CBM (wöchentlich)	individuelle Maßnahmen direktive Instruktion der Maßnahmen der FE II	TRF	evidenzbasierte Trainingsprogramme: Training mit aggressiven Kindern Training mit sozial ängstlichen Kindern Training mit aufmerksamkeitsgestörten Kindern Netzwerkarbeit
	Differenzierung in Menge, Niveau, Unterstützung, Sozialform Sicherung des Aufgabenverständnisses durch Visualisierungen, Gesten, gezielter Einsatz der Lehrersprache, Training metaphonologischer Fähigkeiten, Wortschatzaufbau, Berücksichtigung Fachwörter usw.					
Förderebene II **fokussierte Intervention** (Grundschulpädagogen; Sonderpädagogen: Beratung)	CBM (wöchentlich) qualitative Analysen der Schülerleistung	Förderung der phonologischen Bewusstheit Kieler Lese- und Rechtschreibaufbau Blitzwortlesen Marburger Rechtschreibtraining Förderung der phonologischen Bewusstheit	CBM (wöchentlich) qualitative Analysen der Schülerleistung	Fördermaterial aus dem Zahlenbuch („Verstehen und trainieren") Förderprogramm „Kalkulie"	SEVE MAI	unterrichtsintegrierte Verhaltenssteuerung 49 Handlungsmöglichkeiten
	Differenzierung in Menge, Niveau, Unterstützung, Sozialform Sicherung des Aufgabenverständnisses durch Visualisierungen, Gesten, gezielter Einsatz der Lehrersprache, handlungsbegleitendes Sprechen Einüben von Routineformaten					
Förderebene I **Klassenunterricht** (Grundschulpädagogen; Sonderpädagogen: Beratung)	MÜSC FE-RS CBM (monatlich)	Unterrichtswerk „Lulu lernt lesen!", „Lulu lernt rechtschreiben!" Förderung der phonologischen Bewusstheit	Kalkulie KEKS Rechenfisch FE-AF 2 CBM (monatlich)	Unterrichtswerk „Das Zahlenbuch"	Beobachtung	Verhaltensfördernde Klassenführung (Classroom Management) Präventions-programm: Lubo aus dem All

Erläuterungen: FE – Förderebene; esE – emotional-soziale Ebene; CBM – curriculum basierte Messungen; MÜSC – Münsteraner Screening (Mannhaupt, 2006); FE-RS – Formative Erfassung der Rechtschreibleistung im 2. Schuljahr (Kuhlmann & Hartke, 2011a); FE-AF 2 – Formative Erfassung arithmetischer Fähigkeiten im 2. Schuljahr (Kuhlmann & Hartke, 2011c); KEKS – Kompetenzerfassung in Kindergarten und Schule (May & Bennöhr, 2013); MAI – Münchener Aufmerksamkeitsinventar (Helmke & Renkl, 1992); SEVE – Schulische Einschätzung des Verhaltens und der Entwicklung (Hartke & Vrban, 2010); TRF – Teachers Report Form (Arbeitsgruppe Deutsche Child Behavior Checklist, 1993)

2.5.3 Möglichkeiten sprachlernunterstützender Maßnahmen im RIM

Die nachfolgend beschriebenen Maßnahmen zur Umsetzung eines inklusiven Beschulungskonzepts für Kinder mit hohem Förderbedarf im Bereich Sprache berücksichtigen zentrale Inhalte des Positionspapiers der Deutschen Gesellschaft für Sprachheilpädagogik (dgs, Glück et al. 2014; s. Abbildung 12). So werden Unterstützungsangebote in den Bereichen der Diagnostik (mit Lernverlaufsdiagnostik), Prävention, Förderung (unterrichtsimmanent und in Kleingruppen), spezifische therapeutische Angebote, ein Unterricht, der sprachförderliche Maßnahmen berücksichtigt, und Beratungssysteme implementiert. Mit dieser Konzeption soll die angestrebte Vielfalt an Maßnahmen, flexibel und spezifisch auf die individuellen Unterstützungsbedarfe der Kinder reagieren zu können, ermöglicht werden.

Dazu bedurfte es einer hochstrukturierten Fortbildungsreihe, welche die Inhalte des Konzepts an sich und das Wissen über die sprachheilpädagogischen Grundlagen und Fördermaßnahmen berücksichtigte (s. Ableitungen in den Zusammenfassungen der Punkte 2.1 bis 2.4). Dieses wurde den beteiligten Grundschul- und Sonderpädagogen sowie den Schulleitern in eigens für die jeweiligen Pädagogengruppen aufbereiteten Fortbildungen vermittelt (Mahlau, Diehl, Voß & Hartke, 2013; Mahlau et al., 2012; Mahlau et al., 2011b). Der zeitliche Umfang der Fortbildungsreihe für die Jahrgangsstufen 1 und 2 wird in Tabelle 9 dargestellt. Die im Förderbereich Sprache umgesetzten Fortbildungen sind veröffentlicht unter Mahlau, Voß und Hartke (2016).

Tabelle 9: Übersicht über den Fortbildungsumfang im RIM in den Klassen 1 und 2

	Klasse 1	
	Fortbildungszeit insgesamt	davon Fortbildungen im Förderbereich Sprache
Grund- und Sonderpädagogen	109 Stunden	18 Stunden
Sonderpädagogen	71 Stunden	15 Stunden
Schulleiter	56 Stunden	3 Stunden
	Klasse 2	
	Fortbildungszeit insgesamt	davon Fortbildungen im Förderbereich Sprache
Grund- und Sonderpädagogen	41 Stunden	5,5 Stunden
Sonderpädagogen	37,5 Stunden	17,5 Stunden
Schulleiter	7,5 Stunden	1,5 Stunden

2.5.3.1 Diagnostik und Lernfortschrittsdokumentation im Förderschwerpunkt Sprache

Sprachentwicklungsscreening aller Kinder

Die Eingangsdiagnostik zur Feststellung eines Förderbedarfs im Bereich Sprache[15] wird in einem Zweistufen-Prozess zu Beginn der Klasse 1 durchgeführt. Dabei werden in einem ersten Schritt alle eingeschulten Kinder mit Gruppenverfahren untersucht; in einem zweiten Schritt werden die als auffällig klassifizierten Kinder in Einzeltestungen differenzierter diagnostiziert. Hauptverantwortlich für die Durchführung ist der Sonderpädagoge.

Mit Hilfe eines zweistufigen Vorgehens, in dem mehrere Diagnostikverfahren eingesetzt werden, wird eine praktisch sehr relevante Differenzierung zwischen leicht sprachauffällige[16] und schwerer sprachauffällige Kinder[17] ermöglicht. Dadurch werden auch Kinder erkannt, deren Auffälligkeiten nicht durch expressive Symptome offensichtlich sind, sondern die, beispielsweise durch Sprachverständnisstörungen (s. Punkt 2.1.1), weniger sprachauffällig erscheinen und so möglicherweise nicht rechtzeitig gefördert werden. Weiterhin wird erwartet, dass durch ein gestuftes Vorgehen mit unterschiedlichen Testverfahren, das Problem der falschnegativen und falschpositiven Kinder geringer ist (s. Punkt 2.4.5), da sich die Symptomatik in mehreren Testverfahren zeigen muss.

Innerhalb der ersten drei Schulwochen erfolgt ein Sprachentwicklungsscreening mit dem Marburger Sprachverständnistest (MSVK, Elben & Lohaus, 2000) und dem Münsteraner Screening (MÜSC, Mannhaupt, 2006). Mit dem MSVK werden die rezeptiven sprachlichen Fähigkeiten, mit dem MÜSC (Mannhaupt, 2006) u. a. die Fähigkeiten zur phonologischen Informationsverarbeitung untersucht. Um die Entwicklung der produktiven sprachlichen Fähigkeiten einschätzen zu können, wird zusätzlich ein Elternfragebogen zur Anamnese der Sprachentwicklung (Mahlau, 2010a) durchgeführt. Dieser beinhaltet Fragen zur frühen Sprachentwicklung und zum aktuellen Sprachentwicklungsstand.

---

15 Im Folgenden wird nicht der Begriff *sonderpädagogischer Förderbedarf* verwendet, sondern der Begriff *pädagogischer Förderbedarf* oder schlicht *Förderbedarf*. Dies soll der Abgrenzung zum formal durch den Diagnostischen Dienst festgestellten sonderpädagogischen Förderbedarf dienen.

16 Für leicht sprachauffällige Kinder reichen die Maßnahmen der Förderebenen I und II aus, in dem z. B. das Aufgabenverständnis gesichert oder ein bestimmter Wortschatz erarbeitet wird.

17 Für schwerer sprachauffällige Kinder (z. B. Kinder mit SSES) werden die Maßnahmen der Förderebenen I bis III eingesetzt.

Da laut ICD-10 bei Kindern mit einer SSES eine durchschnittliche nonverbale Intelligenz vorliegen sollte, wird diese mit dem Culture-Fair-Intelligence-Test (CFT 1, Weiß & Osterland, 1997) erfasst. Auf der Grundlage des Screenings werden so die Risikokinder ermittelt, deren Ergebnisse auf eine Störung in der Sprachentwicklung hinweisen.

Zur Operationalisierung der Sprachentwicklungswerte werden folgende Marker angesetzt. Die sprachlichen Leistungen müssen für die Diagnose „potenzielle SSES" in zwei der drei Screeningverfahren unterdurchschnittlich bzw. auffällig oder im MSVK-Gesamt-T-Wert weit unterdurchschnittlich ausgeprägt sein. Als „unterdurchschnittliche Leistung" werden die im MÜSC (Mannhaupt, 2006) als Risikokinder erfassen Kinder bezeichnet. Dies geschieht durch das Erreichen des Risikopunktwerts von mindestens drei Risikopunkten. Im MSVK (Elben & Lohaus, 2000) ist als „unterdurchschnittlich" ein T-Wert ≤ 43 zu werten, als „weit unterdurchschnittlich" ein T-Wert ≤ 40. Anamnestische Informationen aus dem Elternfragebogen werden als „auffällig" gewertet, wenn bei den ersten vier Fragen zwei oder insgesamt vier Items auf eine gestörte Sprachentwicklung hinweisen. Die Grenzwerte werden im Screening relativ hoch angesetzt, um auch Kinder mit einer leichteren Form der SSES frühzeitig zu erkennen und mit der sich anschließenden spezifischen Sprachentwicklungsdiagnostik genauer beurteilen zu können.

Spezifische Sprachentwicklungsdiagnostik der im Screening auffälligen Kinder
In einem zweiten Schritt erfolgt die differenzierte Untersuchung dieser Kinder mit dem Sprachstandserhebungstest für Kinder im Alter von fünf bis zehn Jahren (SET 5–10, Petermann, 2010). In Anlehnung an die Kriterien der ICD-10 (DIMDI, 2013) müssen die Ergebnisse in mindestens zwei der Subtests einen T-Wert ≤ 43 aufweisen oder in mindestens einem Subtest mit einem T-Wert ≤ 40 unterdurchschnittlich sein, um bei dem jeweiligen Kind eine SSES festzustellen. Um möglichst sicher zu stellen, dass auch Kinder mit leichteren Sprachentwicklungsstörungen erfasst werden und eine spezifische Förderung erhalten, wurde das Kriterium mit T-Wert ≤ 43 in zwei Subtests relativ weit gefasst. Damit wird insbesondere dem mit dem RIM beabsichtigten Anspruch auf eine frühzeitige, spezifische Förderung und der Prävention von Sekundärsymptomatiken entsprochen. Der Einsatz weiterer Diagnostikverfahren oder die Erstellung eines Präventionsgutachtens erfolgen abhängig vom individuellen Störungsbild (s. Abbildung 18).

Im weiteren Verlauf der Schulzeit werden die Kinder zu mindestens zwei Zeitpunkten pro Schuljahr mit dem SET 5–10 (Petermann, 2010; Rißling, Mahlau, Hartke & Petermann, 2014) sowie ab Klasse 2 zusätzlich mit dem TROG-D (Fox, 2011), einem Test zur Überprüfung des Grammatikverständnisses, untersucht, um Lernfortschritte zu dokumentieren, die Förderung zu optimieren und ggf. festzustellen, dass kein erhöhter Förderbedarf mehr besteht.

Abbildung 18: Verlauf der Eingangsdiagnostik im RIM für den Förderbereich Sprache (Mahlau, 2012)

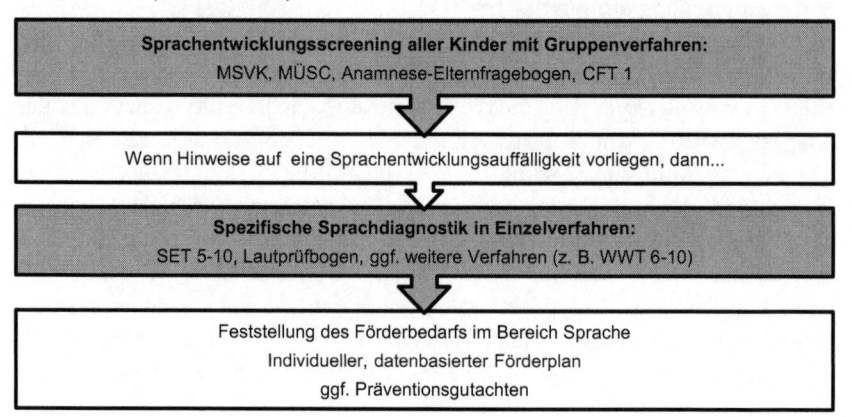

> **Sprachentwicklungsscreening aller Kinder mit Gruppenverfahren:**
> MSVK, MÜSC, Anamnese-Elternfragebogen, CFT 1
>
> ⇩
>
> Wenn Hinweise auf eine Sprachentwicklungsauffälligkeit vorliegen, dann...
>
> ⇩
>
> **Spezifische Sprachdiagnostik in Einzelverfahren:**
> SET 5-10, Lautprüfbogen, ggf. weitere Verfahren (z. B. WWT 6-10)
>
> ⇩
>
> Feststellung des Förderbedarfs im Bereich Sprache
> Individueller, datenbasierter Förderplan
> ggf. Präventionsgutachten

Erläuterungen: SET 5–10 – Sprachstandserhebungstest für Kinder im Alter zwischen 5 und 10 Jahren (Petermann, 2010); CFT 1 – Culture Fair Intelligence Test (Weiß & Osterland, 1997); MÜSC – Münsteraner Screening (Mannhaupt, 2006); MSVK – Marburger Sprachverständnistest für Kinder (Elben & Lohaus, 2006); WWT 6–10 – Wortschatz- und Wortfindungstest für 6- bis 10-Jährige (Glück, 2010)

Darüber hinaus wird bei Bedarf der Einsatz weiterer, differenzierender Diagnostikmaterialien empfohlen. So sollten im Grundschulbereich bei Störungen der semantisch-lexikalischen Fähigkeiten der Wortschatz- und Wortfindungstest (WWT 6–10, Glück, 2008), bei Störungen im phonetisch-phonologischen Bereich Lautprüfmaterialien und bei Störungen der morphologisch-syntaktischen Ebene die ESGRAF-R (Motsch, 2009), der Test des Satzverständnisses bei Kindern (TSVK, Siegmüller, Kauschke, van Minnen & Bittner, 2010) Anwendung finden. Im RIM ist der Einsatz des SET 5–10 (Petermann, 2010), des TROG-D (Fox, 2011) und eines Lautanalysebogens (Mahlau, 2010b) bei Kindern mit Förderbedarf im Bereich Sprache verbindlich.

Diagnostische Maßnahmen im weiteren Verlauf der Grundschulzeit
Zu Beginn der zweiten Klasse wird das Screening morphologischer Fähigkeiten (Mahlau, 2011), welches inhaltlich auf den Klassenaufgaben des ESGRAF-R (Motsch, 2009) basiert, bei allen Kindern eingesetzt. Es erhebt die morphologischen Fähigkeiten zur Kasusmarkierung (Dativ und Akkusativ), Plural- und Genusbildung und zur Subjekt-Verb-Kongruenz sowie die syntaktischen

Fähigkeiten zur Verbendstellung und Verbzweitstellung. Es ist ein Verfahren, dass ökonomisch[18] Hinweise auf sprachliche Schwierigkeiten geben soll, die möglicherweise bei bisher nicht als sprachentwicklungsauffällig erkannten Kindern vorliegen (zugezogene Kinder, Kinder, mit isolierten Schwierigkeiten auf der grammatischen Ebene usw.). Sollten Kinder nach einem festgelegten cut-off-Wert in diesem Screening auffallen, wird der SET 5-10 (Petermann, 2010) und der TROG-D (Fox, 2011) durchgeführt. Wenn Kinder sich im SET 5-10 (Petermann, 2010) bzw. im TROG-D (Fox, 2011) als auffällig erweisen, werden individuelle, sprachtherapeutische Maßnahmen auf den Förderebenen I bis III notwendig. Wie auch schon in Klasse 1 wird der Einsatz weiterer, differenzierender, Diagnostikmaterialien ausdrücklich empfohlen. In den zweiwöchentlich stattfindenden Förderplankonferenzen werden auf der Grundlage der Förderdiagnostik die Förderpläne konkretisiert und optimiert.

Um den Therapiefortschritt zu dokumentieren, werden Lernfortschrittsdokumentationen in Form von Pseudoparalleltests auf den Ebenen der Phonetik, der Syntax und der Morphologie eingesetzt (Mahlau, unv.). Diese sind abhängig vom individuellen Störungsbild des Kindes zu verwenden.

Es soll darauf hingewiesen werden, dass sich die Umsetzung des Bausteins der Diagnostik und der Lernverlaufsdokumentation für den Förderschwerpunkt Sprache als ausgesprochen schwierig erweist. Ein Screeningverfahren als normierter Gruppentest liegt im deutschsprachigen Bereich lediglich der MSVK (Elben & Lohmann, 2000) für den Beginn der ersten Klasse vor; zu späteren Zeitpunkten im Grundschulbereich sind im deutschsprachigen Raum keine weiteren normierten Testverfahren als Gruppenscreening vorhanden. Daher wurde im RIM für den Beginn der zweiten Klasse das Screening morphologischer Fähigkeiten (Mahlau, 2011) entwickelt und an 476 Kindern normiert. Verfahren zur Lernverlaufsdokumentation sind für den Bereich Sprache im deutschsprachigen Bereich noch gänzlich unbekannt; auch sie wurden innerhalb des RIM entwickelt.

2.5.3.2 Mehrebenenprävention im Förderschwerpunkt Sprache

Wesentliche Inhalte der Maßnahmen im RIM haben ihre fachliche Grundlage in „Bausteine sprachheilpädagogischen Unterrichts" von Karin Reber und Wilma Schönauer-Schneider (2009). Die nun folgenden Darlegungen orientieren sich an dieser Veröffentlichung. Deren Grundlagen für einen sprachheilpädagogischen Unterricht sind inhaltlich sehr praxisnah und sowohl für den Klassenunterricht als auch für die Kleingruppen- und Einzelförderung gut geeignet. Die

---

18 Gruppenverfahren mit geringem Material- und Auswertungsaufwand.

Fördermaßnahmen ermöglichen eine Unterrichtskonzeption mit gestufter Förderung und sind trotzdem miteinander verzahnt. Zu beachten ist zudem, dass die im RIM tätigen Regelschul- und Sonderpädagogen, bis auf eine Person, keine Grundlagenkenntnisse sprachheilpädagogischen Handelns hatten. Daher sind alle Fördermaßnahmen auf wesentliche Inhalte beschränkt.

Im RIM setzen die Grundschulpädagogen auf den ersten beiden Förderebenen allgemeine Inhalte eines sprachförderlichen Unterrichts um, die neben zentralen sprachförderlichen Unterrichtsprinzipien, die Förderung der Sprachkompetenzen der Kinder durch die Lehrersprache, die metasprachlichen Fähigkeiten und durch das handlungsbegleitende Sprechen beinhalten (s. Punkte 2.3.2.2 bis 2.3.2.4). Der Einsatz dieser Maßnahmen erfolgt in sämtlichen Unterrichtskontexten (alle Unterrichtsfächer, in verschiedenen methodischen Situationen). Speziellere Maßnahmen sind für die Kleingruppenförderung vorgesehen, in denen zum einen auf Fördermaßnahmen innerhalb des Unterrichts und zum anderen bereits auf die Probleme eines jeden Kindes mit hohem Sprachförderbedarf in Verbindung mit der Einzelförderung auf der Förderebene III eingegangen werden kann (s. Punkt 2.3.2.5). Dazu erhalten die Grundschulpädagogen entsprechend der Ableitungen im Kapitel 2 (Punkte 2.1.3 und 2.3.6) die notwendigen Fortbildungen zur Umsetzung sprachheilpädagogischen Unterrichts und die entsprechenden Kernaufgaben (Mahlau, Voß & Hartke, 2016). Das Vorgehen wird in Abbildung 19 dargestellt.

Abbildung 19: Sprachheilpädagogische Förderangebote in Abhängigkeit vom individuellen Störungsprofil und vom Curriculum

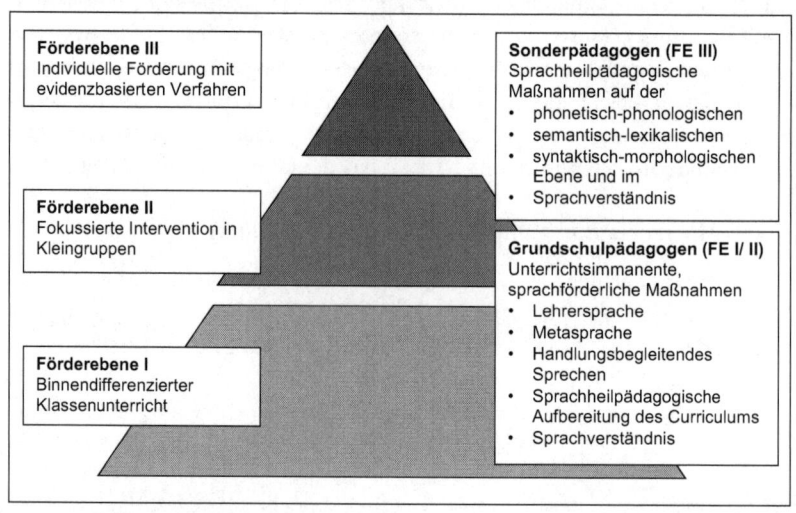

Förderebene III
Individuelle Förderung mit evidenzbasierten Verfahren

Förderebene II
Fokussierte Intervention in Kleingruppen

Förderebene I
Binnendifferenzierter Klassenunterricht

Sonderpädagogen (FE III)
Sprachheilpädagogische Maßnahmen auf der
- phonetisch-phonologischen
- semantisch-lexikalischen
- syntaktisch-morphologischen Ebene und im
- Sprachverständnis

Grundschulpädagogen (FE I/ II)
Unterrichtsimmanente, sprachförderliche Maßnahmen
- Lehrersprache
- Metasprache
- Handlungsbegleitendes Sprechen
- Sprachheilpädagogische Aufbereitung des Curriculums
- Sprachverständnis

Erläuterung: FE – Förderebene

Sprachförderliche Unterrichtsmaßnahmen berücksichtigen Inhalte, Methoden und Medien in allen Unterrichtsfächern, um die kommunikativen Fähigkeiten der Kinder zu verbessern. Neue sprachliche Strukturen, v. a. neue Begriffe und neue Satzmuster, sollten auf vielfältige Weise in verschiedenen Modalitäten geübt werden. Der Lehrer im RIM achtet darauf, dass die Schülerinnen und Schüler unbekannte Begriffe verstehen (Rezeption), versuchen, Begriffe nachzusprechen (Reproduktion) und selbst aktiv zu verwenden (Produktion). Darüber hinaus ist es für die Entwicklung der schriftsprachlichen Fähigkeiten wichtig, über Begriffe reflektieren zu können (Metasprache), um sie auch schriftlich korrekt zu gebrauchen (Schriftsprache). Häufig haben die betroffenen Kinder aufgrund zahlreicher Misserfolgserfahrungen wenig Motivation, sich verbal zu äußern. Unterrichtssituationen sollten daher besonders strukturiert werden, um von den Kindern erfolgreich versprachlicht werden zu können, z. B. durch Abrufhilfen oder Mitsprechen des Lehrers. Es ist grundsätzlich darauf zu achten, dass durch die Anpassung des Unterrichts an die sprachlichen Fähigkeiten der Kinder Erfolgserlebnisse ermöglicht werden.

Die Planung individueller Förderziele für die Kinder mit erhöhtem Sprachförderbedarf ist in Zusammenarbeit zwischen Grundschul- und Sonderpädagogen durchzuführen. Die sich aus den sprachlichen Voraussetzungen ergebenden individuellen Förderziele werden im Regelunterricht (Förderebene I), im Förderunterricht (Förderebene II) oder in einzelnen Unterrichtsabschnitten (Förderebene I und II) aufgegriffen. Während der Einführungs- und Übungsphase zu einer bestimmten Zielstruktur, konzentriert der Lehrer sich v. a. auf die Schülerinnen und Schüler, bei denen das angestrebte Lernziel in der Zone der nächsten Entwicklung liegt (also die in diesem Bereich Förderbedarf haben). Bestimmte Unterrichtsphasen und Lernziele erfordern gleichermaßen bestimmte sprachliche Strukturen. Beispielsweise kann im Fach Deutsch der Erwerb des /z/ sprachlich und schriftsprachlich erfolgen, im Fach Sachkunde können Begründungen mit Nebensatzkonstruktionen verbunden werden.

Im sprachheilpädagogischen Kontext ist auf eine Reduzierung der auditiven Anforderungen zu achten bzw. die Visualisierung der Aufgabenstellungen hervorzuheben. Dazu muss das sprachliche Anforderungsniveau des eingesetzten Mediums und Arbeitsmaterials den sprachlichen Voraussetzungen der Kinder entsprechen. Nicht selten besteht in Abhängigkeit vom Störungsbild des Kindes die Notwendigkeit, Unterrichtsmaterialien zu adaptieren oder selbst zu erstellen (Reber & Schönauer-Schneider, 2009). Auch müssen Maßnahmen zur Binnendifferenzierung in Absprache mit dem Sonderpädagogen berücksichtigt werden. Innere Differenzierung erfolgt u. a. über die Kriterien Lehrerhilfe,

Anforderungsniveau (Variation der Aufgabentypen nach Komplexität), Aufgabenanzahl, Medieneinsatz (Hilfen und Anregungen durch eine abgestimmte Medienvielfalt) sowie flexible Lerngruppen (zeitlich begrenzte Gruppenbildung anlässlich bestimmter Aufgabenstellungen) (Borchert, 1996).

Wie unter Punkt 2.3.2.2 bereits beschrieben, ist die Lehrersprache ein wichtiges sprachförderliches Medium im Unterricht. Nach Reber und Schönauer-Schneider (2009) sichern im sprachheilpädagogischen Unterricht die Lehrersprache und das Kommunikationsverhalten des Lehrers die Grundbedingungen für erfolgreiches Unterrichten, indem die Unterrichtsinhalte an die sprachlichen Voraussetzungen der Kinder angepasst werden. Zugleich dient die Lehrersprache als therapeutisches Mittel und Modell, indem den Schülern die notwendige Verständnis- und Strukturierungshilfe für die nachfolgenden Aufgaben vorgegeben werden. Es lassen sich somit eine allgemeine und eine spezifisch sprachförderliche Lehrersprache unterscheiden (Westdörp, 2010). Allgemein soll die Lehrersprache im Sprachniveau nur etwas über dem Niveau der Kinder liegen und für Kinder mit auditiven Merkschwächen hinsichtlich der Komplexität von Äußerungen und Arbeitsaufträgen reduziert werden. Durchaus beachtenswert sind nonverbale Kommunikationstechniken, die Hinweise für das Verständnis von Aufgaben und curricularen Inhalten geben, z. B. Mimik, Gestik, Blickkontakt, Raum- und Distanzverhalten, und parasprachliche Techniken, z. B. ein langsames, variables Sprechtempo, Stimmvariationen und eine gut modulierte Sprechmelodie. Beim Einsatz einer speziellen Lehrersprache sollte insbesondere der Einsatz von Modellierungstechniken (Dannenbauer, 2002) beachtet und therapeutisch genutzt werden.

Ein weiterer wichtiger Bestandteil sprachförderlichen Unterrichts ist die gezielte Entwicklung metasprachlicher Fähigkeiten (s. Punkt 2.3.2.3). Metasprachliche Fähigkeiten beziehen sich „auf alle Strukturebenen und Modalitäten der Sprachverwendung ..., so auch auf die Lautstrukturen der zu erlernenden Sprache" (Romonath 1998, 172). Diese müssen ggf. differenziert trainiert werden. Metasprachliches Handeln unterstützt die Wahrnehmung sprachlicher Regelhaftigkeiten, z. B. im Bereich der Phonologie, der Semantik oder der Grammatik (Tunmer & Bowey, 1984). Dieser Aspekt wird für alle Kinder mit dem Eintritt in die Schule bedeutsam, da sie für einen erfolgreichen Erwerb der Schriftsprache ausreichende metaphonologische Fähigkeiten aufweisen müssen, die einen wichtigen Teilaspekt metasprachlichen Wissens darstellen. Gerade Kinder mit SSES haben diese aber bis zum Schuleintritt häufig nur unzureichend erworben (Mahlau, 2008; Hartmann, 2002). Somit stellt die gezielte Förderung metaphonologischer Fähigkeiten eine Notwendigkeit für zwei Bereiche dar: zum einen dient sie sprachtherapeutisch dem Abbau phonologisch bedingter Aussprachestörungen, zum anderen der

Prävention von Schriftspracherwerbsstörungen, die häufig als Sekundärsymptomatik einer SSES auftreten und die betroffenen Menschen bis in das Erwachsenenalter begleiten (Romonath & Gregg, 2003). Im Unterricht wird darüber hinaus an der Ausdifferenzierung der semantischen Bewusstheit gearbeitet. So werden semantische Relationen, wie Ober- und Unterbegriffe, bestimmt, Wortfelder und Fachbegriffe handelnd und visualisiert erworben. Kindern mit SSES fällt es sehr schwer, abstrakte linguistische Fachbegriffe inhaltlich zu verstehen oder ihre häufig „ungewöhnliche" lexikalische Struktur zu erwerben sowie diese abrufbereit und richtig einzusetzen. Das Erarbeiten von Wortfeldern und das gezielte Aufzeigen semantischer Abgrenzungen zwischen einzelnen, sich ähnelnden, Begriffen unterstützen den Aufbau semantisch-lexikalischer Kompetenzen. Während der Erwerb der metaphonologischen und der metasemantischen Bewusstheit Gegenstand der Klassenstufe 1 ist, stellt die Entwicklung von syntaktischem und pragmatischem Bewusstsein einen Schwerpunkt ab Klassenstufe 2 dar. Dabei wird beispielsweise beurteilt, ob vorgegebene Sätze grammatisch korrekt sind bzw. ob ein bestimmtes Sprachhandeln der Situation angemessen ist. Die Lehrerin kann in diese Übungen unterschiedliche Modellierungstechniken gezielt einbringen, wie z. B. die modellierte Selbstkorrektur, das korrektive Feedback usw. Im Unterricht bedarf das Umgehen mit Fachbegriffen besonderer Beachtung, da sie permanent wichtig für das Verständnis des Unterrichtsgeschehens sind.

Für den sprachheilpädagogischen Unterricht ist handlungsbegleitendes Sprechen als übergreifende Methode anerkannt (Kornmann, 2007; s. Punkt 2.3.2.4). Der Wortschatz, die grammatischen Fähigkeiten und auch die kognitiven Fähigkeiten entwickeln sich positiv. Im Unterricht sollten daher Handlung und Sprache in einer optimal strukturierten Situation aufeinander bezogen sein, indem eine bestimmte Sprachsituation, z. B. das strukturierte Abarbeiten von Aufgabenfolgen, wiederholt präsentiert wird. Handlungsbegleitendes Sprechen vermittelt Abläufe und Zusammenhänge, d. h. dass der Lehrer sprachlich Beziehungen vergegenständlicht. Reine Handlungen (enaktive Phase) entwickeln sich durch handlungsbegleitendes Sprechen (äußere Sprache) allmählich zu einer inneren Sprache. Die innere Sprache (symbolische Phase) dient z. T. als Selbstinstruktion bei der Planung der auszuführenden Tätigkeit (Reber & Schönauer-Schneider, 2009).

Die beschriebenen Techniken der Lehrersprache, der Metasprache und des handlungsbegleitenden Sprechens sind sowohl in der Förderebene I als auch in der Förderebene II einsetzbar. Darüber hinaus ist es notwendig, den sprachauffälligen Kindern gezielt Aufgaben anzubieten, die zum einen *curricular spezifisch aufbereitet* wurden (z. B. im Umfang reduzierte Texte, stärker visualisierte Aufgabenstellungen usw.) und die *Übungen zum Abbau der Sprachauffälligkeiten* enthalten. Daher müssen in jedem Unterricht neben den allgemeinen sprachförderlichen Anteilen auch gezielte sprachtherapeutische Maßnahmen eingeplant werden (s. Punkt 2.3.2.5).

In der Förderung in kleineren Gruppen bzw. in der Einzelförderung (v. a. Förderebene II, aber auch in Förderebene I, z. B. in Phasen des offenen Unterrichts, beim Stationsbetrieb oder in der Wochenplanarbeit) sind zusätzlich Überlegungen notwendig, um Kinder mit einem Förderbedarf im Bereich Sprache gezielt individuell zu fördern. So kann z. B. im Stationsbetrieb eine Sprachstation angeboten werden, an der jeder Schüler und jede Schülerin eine bestimmte sprachförderliche Aufgabe bearbeitet. Die Kinder mit dem Förderschwerpunkt Sprache erhalten an dieser Station eine individuelle Aufgabe. Denkbar ist es auch, regelmäßige Übungen anzubieten, die sich an den sprachlichen Ebenen orientieren. Die betroffenen Schülerinnen und Schüler müssen gezielt auf der phonetisch-phonologischen Ebene (z. B. phonematische Differenzierung von Wörtern mit den Lauten /t/ und /d/), der semantisch-lexikalischen Ebene (z. B. semantisches Kategorisieren einzelner Begriffe in Ober- und Unterbegriffe), der morphologisch-syntaktischen Ebene (z. B. Festigung der Pluralbildung, Artikelzuordnung, Sprechen in einfachen Hauptsätzen) und im Sprachverständnis (z. B. Verstehen von Präpositionalphrasen) gefördert werden. Diese Übungen sind individuell für jeden Schüler und jede Schülerin mit einem Förderbedarf im Bereich Sprache in Zusammenarbeit mit dem Sonderpädagogen, der die Förderung auf der Förderebene III durchführt, auf der Grundlage der förderdiagnostischen Erkenntnisse zu planen und durchzuführen.

Auf der Förderebene III erfolgt die gezielte, individuelle sprachtherapeutische Förderung der Kinder, die von einem entsprechend ausgebildeten Sonderpädagogen durchgeführt wird (s. Ableitungen unter Punkt 2.2.3). Ziel ist die Überwindung bzw. Besserung und Kompensation sprachlicher Störungen. Dabei werden Therapieprogramme eingesetzt, die in der schulischen Förderpraxis umsetzbar und vom wissenschaftlichen Anspruch her einen möglichst hohen Grad in der Evidenzhierarchie erreicht haben sollten. Dieses betrifft Therapieverfahren der phonetisch-phonologischen, der syntaktisch-morphologischen und der semantisch-lexikalischen Ebene. Die Sonderpädagogen erhielten ebenfalls umfangreiche Fortbildungen zur Umsetzung der genannten Maßnahmen (Mahlau, Voß & Hartke, 2016).

Die Tabelle 10 stellt die eingesetzten Verfahren der Förderebene III im Überblick dar.

Tabelle 10: Therapiekonzepte auf der Förderebene III

Wenn Störung der...	dann Einsatz der ...
phonetisch-phonologischen Ebene	Psycholinguistisch orientierten Phonologie Therapie (P.O.P.T., Fox, 2006)
syntaktisch-morphologischen Ebene	Kontextoptimierung (Motsch, 2010)
semantisch-lexikalischen Ebene	Förderung in Anlehnung an die „Bausteine sprachtherapeutischen Unterrichts" (Reber & Schönauer-Schneider, 2009)

2.5.3.3 Evidenzbasierte Förderung im Förderschwerpunkt Sprache

Um eine effektive Förderung der Kinder mit einer SSES auf der Förderebene III zu gewährleisten, werden evidenzbasierte Therapieprogramme auf den einzelnen sprachlichen Ebenen eingesetzt. Bei der Auswahl der Therapieverfahren wurde berücksichtigt, ob es Evaluationsstudien gibt, die zeigen, in wie weit die Therapieprogramme evidenzbasiert sind. Da eine ausführliche Darstellung der im RIM eingesetzten Therapien bereits unter Punkt 2.2 erfolgte, sollen sie an dieser Stelle nur kurz beschrieben werden.

Zur Therapie von Störungen der Phonetik und Phonologie wird die *Psycholinguistisch orientierte Phonologie Therapie* (P.O.P.T., Fox, 2006) empfohlen. Die P.O.P.T. wurde unter Einbeziehung zentraler Prinzipien phonologischer Therapien und Überlegungen anderer Therapieprogramme wie Metaphon (Howell & Dean, 1994) und der Minimalpaartherapie (Weiner, 1981) erarbeitet. Ziel der Therapie ist es, den Kindern die Möglichkeit zu geben, die phonologischen Regeln der Erwachsenensprache zu erlernen und in ihrer Sprachproduktion anzuwenden. Zur Förderung der Fähigkeiten auf der grammatischen Ebene wird das Therapieverfahren *„Kontextoptimierung"* eingesetzt. Das Konzept wurde in unterschiedlichen sprachheilpädagogischen Handlungsfeldern evaluiert (Motsch, 2010). Es zeigt die Möglichkeit der Einbindung therapeutischer Maßnahmen im Unterricht und ist damit ein Therapieverfahren, das für den Einsatz im Rahmen des RIM als besonders geeignet eingeschätzt wird. Für die *Wortschatzförderung* findet im RIM eine aus der unterrichtlichen Praxis entstandene Konzeption Anwendung (Reber & Schönauer-Schneider, 2009). In dieser sind Fördermaßnahmen, die die Lemmaebene und die Lexemebene betreffen, sowie ein Abruf- und Strategietraining enthalten.

Abschließend sei erwähnt, dass bei allen Maßnahmen das individuelle Störungsprofil des Kindes beachtet werden muss, so wird die Auswahl therapeutischer Programme aus dem individuellen Förderbedarf abgeleitet.

2.5.4 Überlegungen zu den Stärken und Schwächen der Konzeption

Die Konzeption eines Unterrichtsmodells nach dem RTI-Ansatz ist im deutschsprachigen Raum in diesem Umfang bisher nicht erprobt worden. Neu ist auch die Konzeption eines inklusiven Unterrichtkonzepts für den Förderschwerpunkt Sprache für den deutschsprachigen Bereich. Somit stellt das RIM an sich und insbesondere die Konzeption des Förderbereichs Sprache ein Pilotprojekt dar, welches in der Praxis evaluiert werden muss und das es im Vorfeld bereits auf mögliche gute und weniger gute Gelingensvoraussetzungen zu analysieren gilt. So gibt es neben den positiven Seiten des Konzepts eine Reihe im Vorfeld der praktischen Umsetzung nicht umfassend einzuschätzende Problemfelder. Im Folgenden wird auf die vermuteten Stärken und Schwächen der vorliegenden Konzeption im Förderbereich Sprache eingegangen.

Vermutete Stärken

- Innerhalb des RIM bietet das Sprachförderkonzept eine klar vorgegebene Rahmenstruktur, die sich an die weiteren Konzeptinhalte des Modells anpasst und somit keine „exklusive" Stellung einnimmt. Damit ist eine wesentliche Bedingung inklusiven Unterrichts, nämlich das sich Kinder mit einem Förderbedarf als Teil einer gleichberechtigten inklusiven Gemeinschaft fühlen, gegeben.
- Eine hervorzuhebende Stärke einer erfolgreichen Beschulung für Kinder mit einem hohen Sprachförderbedarf im RIM ist die differenzierte Diagnostik aller Kinder zu Beginn der ersten beiden Schuljahre (Screening). So wird sichergestellt, dass Kinder mit Sprachentwicklungsauffälligkeiten mit hoher Wahrscheinlichkeit erfasst werden und anhand einer spezifischeren Diagnostik die individuelle Problematik erkannt wird. Der halbjährliche Einsatz des SET 5–10 (Petermann, 2010) ermöglicht eine Kontrolle des Sprachentwicklungsverlaufs und eine entsprechende Anpassung der Fördermaßnahmen an die individuellen Bedürfnisse des Kindes auf allen Förderebenen.
- Ausreichend an Effektivität sollten die Maßnahmen zur Förderung und im Unterricht sein. Die Fachliteratur wurde im Hinblick auf besonders wirksame Maßnahmen zur Sprachförderung analysiert und die sich als zum jetzigen Zeitpunkt am effektivsten erwiesenen Maßnahmen wurden in die Konzeption implementiert. Dadurch besteht die Erwartung, dass der Einsatz dieser besonders effektiven Verfahren und Materialien sich in einem vergleichsweise größeren Sprachentwicklungsfortschritt der Kinder mit SSES zeigt und sie dadurch schneller ihre individuelle Sprachstörungssymptomatik überwinden sowie keine bzw. weniger Sekundärsymptomatiken entwickeln.

- In gleicher Weise erfolgte die Analyse besonders effektiver Unterrichts- und Förderkonzepte in den Lernbereichen Mathematik und Deutsch. Auch hier wurden die Materialien im Konzept berücksichtigt, die sich laut Fachliteratur am Wirksamsten zeigten. Dadurch besteht die Chance, dass die Kinder mit SSES im RIM möglichst altersgerechte Lernleistungen in den Bereichen Deutsch und Mathematik entwickeln oder zumindest im Vergleich zur bisherigen Beschulung in Sprachheilklassen oder im Unterricht der Regelklasse größere Lernfortschritte erzielen.
- Im RIM wurden spezielle Maßnahmen für die soziale Entwicklung aller Kinder getroffen. Förderkonzepte zur Entwicklung prosozialen Verhaltens und zur Minderung von sozialem Problemverhalten wurden bei allen Kindern eingesetzt. Dieses Vorgehen soll dazu führen, dass insbesondere Kinder mit Entwicklungsrisiken in ihrer Klassengemeinschaft angenommen werden und Wertschätzung erfahren. Im RIM besteht somit eine größere Chance, dass Kinder mit SSES positive sozial-emotionale Schulerfahrungen machen, prosoziale Verhaltensweisen ausbilden und keine oder im Vergleich zu den herkömmlichen Beschulungsformen weniger Sekundärsymptome im emotional-sozialen Bereich entwickeln.
- Als positiv ist weiterhin die klare Rollenzuweisung der involvierten Grundschul- und Sonderpädagogen zu werten. Beide Pädagogengruppen haben ihre Arbeitsbereiche, ihre „Kernaufgaben", und kooperieren in bestimmten Aufgabenfeldern miteinander. Festgelegte Beratungszeiten, das einheitlich verwendete Material und die gemeinsam von Grundschul- und Sonderpädagogen besuchten Fortbildungen erleichtern spezielle Absprachen und eine gelingende Zusammenarbeit. So liegen für Grundschul- und Sonderpädagogen Übersichten für Kernaufgaben vor (Mahlau, Voß & Hartke, 2016), die Unterrichtsinhalte, den Einsatz von Messverfahren auf den unterschiedlichen Förderebenen und besondere Maßnahmen für einzelne Bereiche umfassen und die miteinander verzahnt sind.
- Die Voraussetzungen für eine gelingende Umsetzung einer Unterrichtskonzeption wie dem Sprachförderkonzept des RIM bilden umfangreiche Fortbildungsmaßnahmen. So wurden die sprachförderlichen Unterrichtsinhalte, wie Lehrersprache, handlungsbegleitendes Sprechen, metasprachliche Aspekte und die spezifische Aufbereitung des Unterrichtsmaterials, in Fortbildungen vermittelt, die beide Pädagogengruppen besuchten (Mahlau, Voß & Hartke, 2016). Der Sonderpädagoge kann somit bei Schwierigkeiten auf den Förderebenen I und II den Grundschulpädagogen im Sinne einer Supervision auf der Grundlage gemeinsam besuchter Fortbildungsinhalte beraten und unterstützen. Der

Grundschulpädagoge kann den Sonderpädagogen über die Wirksamkeit spezieller Maßnahmen im Unterricht informieren, welche diesem aus der Fortbildung bekannt sind. Der gemeinsame Besuch der Fortbildungen, deren Inhalte mit dem Gesamtkonzept und im Bereich Sprache zwischen den einzelnen Förderebenen abgestimmt sind, wird als Stärke des Konzeptes gesehen, da beide Pädagogengruppen ein einheitliches (sonder)pädagogisches Vorgehen und ein gemeinsames Fachvokabular entwickeln bzw. verwenden und dadurch gezielter, effektiver und somit erfolgreicher zusammenarbeiten.
- Ein wesentlicher Aspekt, der für das Gelingen des vorliegenden inklusiven Unterrichtskonzeptes spricht, ist, dass sich seine Wirksamkeit in US-amerikanischen Untersuchungen nachweisen ließ. Damit ist die Hoffnung verbunden, dass sich die dort gezeigten Potentiale auch im deutschsprachigen Raum verwirklichen lassen.
- Die vorgegebene Rahmenstruktur des Modells berücksichtigt bestimmte Voraussetzungen, wie räumliche, sächliche und personelle Bedingungen und ist auf die finanziellen Gegebenheiten des Bundeslandes M-V abgestimmt (z. B. Stundenzuweisung für Förderstunden). Somit besteht die Chance, dass ein inklusives Unterrichtskonzept, dass unter realistischen Rahmenbedingungen umgesetzt wird, sich für die Praxis als sinnvoll und lohnenswert erweist und somit Kindern mit besonderem Förderbedarf, u. a. im Förderbereich Sprache, dauerhaft eine inklusive Beschulung ermöglicht.

Vermutete Schwächen
Neben den Stärken gibt es innerhalb des Sprachförderkonzepts im RIM auch eine Reihe von voraussehbaren Problemen, die v. a. spezielle, in Deutschland bisher wenig im Unterrichtskontext berücksichtigte, Rahmenbedingungen betreffen.

- Es lässt sich feststellen, dass es in Deutschland nur sehr wenige evidenzbasierte Sprachtherapieverfahren gibt, so dass die Auswahl zwischen unterschiedlichen, in der Fachwissenschaft als gleichwertig angesehenen, Verfahren innerhalb einer bestimmten Sprachebene nicht gegeben ist. Die im RIM auf der Förderebene III implementierten Sprachtherapieverfahren sind auf den jeweiligen Sprachebenen zur Zeit die am besten evaluierten, jedoch sind sie, bis auf das Verfahren „Kontextoptimierung", nur an sehr kleinen Stichproben erforscht und erreichen lediglich einen geringen bis mittleren Grad innerhalb der Evidenzhierarchie der Oxford-Skala (s. Punkt 2.2). Die auf den Förderebenen I und II eingesetzten sprachförderlichen Maßnahmen basieren auf Erfahrungen aus dem sprachheilpädagogischen Unterrichtskontext, die nicht empirisch belegt sind, sondern auf Erkenntnissen von qualifiziertem Fachpersonal und einer zugrundeliegenden (Spracherwerbs)Theorie beruhen. Aufgrund der nicht bzw. wenigen vorhandenen Wirksamkeits- und Vergleichsstudien könnten sich die ausgewählten Verfahren als weniger effektiv erweisen als nach den Expertenmeinungen/Studien zu erwarten wäre.

- Ein weiteres Problemfeld könnte das Nichtvorhandensein des zentralen Bausteins der Lernfortschrittsmessung für den Förderbereich Sprache sein. Zur Entwicklungsmessung im Förderbereich Sprache existieren keine Diagnostikverfahren im Sinn der in Deutsch und Mathematik eingesetzten curriculumbasierten Messungen; weder im deutschsprachigen noch im internationalen Raum sind solche Verfahren vorhanden. Für die Messung der Sprachentwicklungsfortschritte der phonetischen sowie der morphologischen und syntaktischen Ebene wurden diese im RIM im Zuge des Projektes erst entwickelt und erstmalig eingesetzt. Diese Neuerung könnte in der Umsetzung Probleme bereiten, da die Sonderpädagogen dabei nicht auf schulpraktische Routinen zurückgreifen können.
- In ähnlicher Weise existieren nur wenige CBM für die Lernbereiche Deutsch und Mathematik. Auch wenn diese im US-amerikanischen Kontext bereits seit Jahrzehnten bekannt sind und dort in der Unterrichtspraxis Einsatz finden, sind sie im deutschsprachigen Raum erst in den letzten Jahren in den Fokus von Wissenschaftlern getreten (s. Punkt 2.4.3). Innerhalb der Unterrichtspraxis sind sie hierzulande (noch) so gut wie unbekannt. Die beteiligten Pädagogen setzen also im RIM Verfahren ein, die ihnen aus dem bisherigen Unterrichtskontext weitgehend fremd sind. Darüber hinaus müssen sie in die Lage versetzt werden, die sich aus den CBM ergebenden Daten zu interpretieren, um sie so für die Unterrichts- und Förderplanung nutzen zu können. Auch dieses Vorgehen gehörte bisher nicht zum Unterrichtsalltag der im RIM beteiligten Pädagogen. Ein Problem könnte sich folglich aus der fehlenden Routine beim Einsatz von Lernfortschrittsverfahren ergeben.
- Analog zu den Maßnahmen auf der Förderebene I im Förderbereich Sprache, existieren nur wenige evidenzbasierte Unterrichts- und Fördermaterialien in den Bereichen Mathematik und Deutsch. Die Evidenz dieser wenigen, für den Einsatz im RIM ausgewählten Verfahren (z. B. „Lulu lernt lesen") basiert darüber hinaus nicht auf Evaluationsstudien, sondern auf Erfahrungen von Experten und einer zugrundeliegenden Theorie. Von daher könnte sich der Einsatz der ausgewählten Verfahren als weniger effektiv erweisen als erwartet bzw. als nicht effektiver als Verfahren, von denen keine Angaben zur Wirksamkeit in der Fachliteratur zu finden sind.

- Eine weitere Grenze könnte sich aus der unzureichenden Ausbildung bzw. aus der fehlenden praktischen Erfahrung der Pädagogen mit inklusiv beschulten, sprachentwicklungsauffälligen, Kindern ergeben. Maßnahmen zur Beschulung von Kindern mit sonderpädagogischem Förderbedarf im inklusiven Kontext haben erst in den letzten Jahren Eingang in die Lehre der Universitäten gefunden und waren nicht Gegenstand des Studiums/ der Ausbildung der im RIM beteiligten Grundschulpädagogen. Sprachförderliche Maßnahmen und Therapieverfahren waren sowohl den Grundschul- als auch den Sonderpädagogen unbekannt. Diese wurden im RIM zwar in Fortbildungen vermittelt, es kann jedoch nicht davon ausgegangen werden, dass Fortbildungen weder vom zeitlichen Umfang noch von der Intensität ein Studium der Sprachheilpädagogik ersetzen. So könnte sich ein Problem aufgrund der fehlenden theoretischen Kenntnisse und praktischen Erfahrungen zur Förderung von Kindern mit SSES einstellen.
- Mögliche Schwierigkeiten für die Umsetzung der im RIM als notwendig erachteten Bausteine könnten sich aus den geringeren zeitlichen Rahmenbedingungen ergeben. So werden im US-amerikanischen RTI-Ansatz für die Förderebene II tägliche Übungssequenzen organisiert, die im RIM zeitlich nicht in diesem Umfang ermöglicht werden können. Hier gestaltet sich die wöchentliche Förderung auf Ebene II in der 1. Klasse mit drei Stunden für den Bereich Deutsch und mit zwei Stunden für den Bereich Mathematik; in der 2. Klasse mit zwei Förderstunden im Bereich Deutsch und einer Förderstunde in Mathematik. Es ist folglich nicht auszuschließen, dass die spezifische Förderung für leistungsschwache Kinder, zu denen häufig auch Kinder mit SSES zählen (s. Punkt 2.1), in den Bereichen Deutsch und Mathematik zu wenig intensiv umgesetzt werden kann.
- Ein weiteres Problem könnte das „Untergehen" der Kinder mit SSES in einem inklusiven System darstellen, da die in der gleichen Klasse beschulten Kinder mit erheblichen Problemen in den Bereichen emotional-soziale Entwicklung und Lernen sehr viel stärker die Zuwendung der Pädagogen einfordern.
- Nicht vergessen werden sollte, dass entgegen der Annahmen von Schulreformern und Entwicklern innovativer Unterrichtskonzepte, die involvierten Pädagogen vermutlich nicht alle freudvoll und engagiert das sehr komplexe RIM umsetzen. Der „Widerstand von Lehrkräften in Schulreformprozessen" wird von Terhart (2013, 75) umfassend thematisiert und zeigt sich in einer Anzahl internationaler (z. B. Moor, Edwards, Halpin & George, 2002) und nationaler Veröffentlichungen (Hartung-Beck, 2009; Maier, 2009) zu schulischen Reform- und Entwicklungsprozessen. *„Classrooms are rarely transformed in substantial*

ways by changes in educational policy" (Diamond 2006, 306). Nicht selten wird auf der Ebene der Schulpraxis wenig Begeisterung für neue Konzepte beobachtet, dagegen kommt es verstärkt zu Reaktanzen und offener Obstruktion[19]. Die Ursache des Widerstand gegen Veränderungsprozesse vermutet Terhart (2013) darin, dass viele Lehrer keinen Grund für eine Veränderung in ihrem über lange Jahre gewachsenen und sich auf subjektiver Ebene bewährten pädagogischen Handeln sehen. Terhart (2013) formuliert anekdotisch: „Die Chefs wollen den Wandel, aber diejenigen, die die Hauptarbeit weiter unten machen, wollen diesen Wandel eigentlich gar nicht" (ebd., 77). Um Widerstände gegen Innovationen zu überwinden, sollte das Produkt vom Grad der Unzufriedenheit mit dem bestehenden Zustand, ersten sichtbaren Schritten in Richtung der avisierten Veränderung und der Klarheit des Ziels größer sein als die materiellen und psycho-emotionalen Aufwendungen der beteiligten Personen. Die aufgebrachte Veränderungsenergie muss sich für die unmittelbar an der Umsetzung Beteiligten lohnen (Terhart, 2013). Dies sollte in der Vermittlung des RIM an die beteiligten Lehrkräfte und innerhalb seiner praktischen Begleitung entsprechend Beachtung finden.

In der nachfolgend dargestellten, explorativ angelegten und hypothesengenerierenden quasi-experimentellen Feldstudie wird das Konzept des RIM auf seine Wirksamkeit für Kinder mit SSES ausführlich evaluiert und mit den entsprechenden Verfahren statistisch geprüft.

---

19 In einer Fragebogenstudie untersuchte Maier (2009) bei über 3000 Pädagogen den Einsatz von und den Umgang mit Lernstandserhebungen. Es zeigte sich u. a., dass der größte Teil der Lehrkräfte die Ergebnisse nicht für individuelle Diagnosen und Beurteilungen der Schüler nutzte. Die Hälfte der befragten Lehrer setzte sie nicht zur Reflexion und Weiterentwicklung des eigenen Unterrichts ein. Darüber hinaus nahmen die Akzeptanzwerte im Laufe der Untersuchung noch ab. Hartung-Beck (2009) schlussfolgert anhand von ähnlichen Ergebnissen einer weiteren Untersuchung, dass die Lehrkräfte Lernstandserhebungen als Kontrollinstrument ihres eigenen Unterrichts empfinden, über den sie dann an entsprechender Stelle intern Rechenschaft ablegen müssen. Das Thema des Widerstands gegen Schulreformen ist heikel und mit wechselseitigen Fehlwahrnehmungen zwischen Innovatoren und ausführenden Lehrerinnen und Lehrern verbunden.

3 Methodik

3.1 Vorbemerkungen

Das unter Punkt 2.5 beschriebene Konzept wird, wie bereits erwähnt, seit dem Schuljahr 2010/2011 auf der Insel Rügen in Kooperation mit zwölf staatlichen Grundschulen, zwei Schulen mit dem Förderschwerpunkt Lernen, dem Staatlichen Schulamt Greifswald sowie dem Bildungsministerium Mecklenburg-Vorpommern umgesetzt. Die vorliegende Studie erfährt darüber hinaus vom Sprachheilpädagogischen Förderzentrum Rostock, vom Staatlichen Schulamt Rostock und den acht staatlichen Grundschulen Stralsunds Unterstützung. Das im wissenschaftlich-theoretischen Bereich als RIM bezeichnete Beschulungsmodell wird in seiner praktischen Umsetzung auf Rügen „Präventive und Integrative Schule auf Rügen (PISaR)" genannt. Seit dem Schuljahr 2010/2011 werden die Schüler der beteiligten PISaR-Grundschulen inklusiv unterrichtet; es fand seitdem keine Bildung von Sonderklassen, wie Sprachheilgrundschulklassen oder Klassen für Schüler mit den Förderschwerpunkten Lernen oder emotionale-soziale Entwicklung, statt.

Die im Folgenden näher betrachtete Entwicklung der Schüler mit einem hohen Förderbedarf im Bereich Sprache stellt demzufolge nur *eine Gruppe* von Kindern dar, die im RIM mit spezifischen Maßnahmen gefördert und unterrichtet werden. Darüber hinaus handelt es sich bei der vorliegenden Studie deutschlandweit um den *ersten Versuch*, ein Konzept nach dem US-amerikanischen RTI-Ansatz flächendeckend in einer Region umzusetzen. Sowohl die Implementation des Konzeptes als auch die Studie zur Entwicklung der Kinder mit hohem Förderbedarf im Bereich Sprache sind unter den *Chancen und Beschränkungen der Gesamtkonzeption des RIM und ihres Innovationspotentials* einzuordnen und zu bewerten.

Daher handelt sich bei der vorliegenden Studie um eine Primärstudie, die als explorative, quasi-experimentelle Feldstudie einzuordnen ist. Explorative Studien finden statt, wenn das Untersuchungsfeld empirisch noch recht unerforscht ist, folglich noch keiner oder sehr wenigen empirischen Studien unterzogen wurde, wie es bei der vorliegenden Fragestellung der Fall ist. Sie dienen dazu, erste Erkenntnisse zu sammeln, das Forschungsgebiet zu gliedern und weiterführende Studien vorzubereiten. Zielstellung ist es, in diesem relativ unerforschten Untersuchungsbereich neue bzw. konkretere Hypothesen zu entwickeln (Bortz & Döring, 2006). Bei Feldstudien „nimmt man am sozialen Leben des interessierenden Systems teil und hält dabei nach besonderen Ereignissen und

Verhaltensmustern ebenso Ausschau wie nach den unausgesprochenen Gesetzen und Regeln das Zusammenlebens" (Bortz & Döring 2006, 50). Im Unterschied zu Feldbeobachtungen[20], geht die vorliegende Untersuchung hypothesenprüfend und gleichzeitig hypothesengenerierend vor. Aufgrund des aufgezeigten Standes der Theorieentwicklung (s. Kapitel 2), lassen sich bereits begründete Hypothesen formulieren, die in der vorliegenden Untersuchung geprüft werden sollen. Der Forschungsstand ist jedoch noch nicht umfassend genug, um spezifische Hypothesen abzuleiten. Daher werden die Hypothesen unspezifisch formuliert. Genaue Angaben über die Veränderungsrichtung oder die Größe der erwarteten Unterschiede können noch nicht erfolgen. „Hypothesen, die mit dieser Untersuchungsart geprüft werden, behaupten [...], dass zwei oder mehrere „Behandlungsarten" (Treatments) unterschiedliche Wirkungen haben [....]" (Bortz & Döring 2006, 52). Darüber hinaus hat die vorliegende Untersuchung zum Ziel, neue, weiterführende Hypothesen zu generieren, die in nachfolgenden Untersuchungen strukturiert und spezifisch geprüft werden können.

Bei einem quasi-experimentellen Studiendesign erfolgt – im Gegensatz zu weiteren Formen der klinischen oder experimentellen Forschung (Röhrig, du Prel, Wachtlin & Blettner, 2009) – die Zuweisung der Versuchspersonen zu den Untersuchungsgruppen nicht durch Randomisierung oder Parallelisierung, sondern aufgrund einer bestimmten Eigenschaft (Röhrig et al., 2009). In der sich anschließenden Studie geschieht dies aufgrund des Vorliegens einer SSES zum Zeitpunkt der Einschulung. Ein quasi-experimenteller Versuchsplan mit Kontrollgruppe und Prätest-Posttest-Design beabsichtigt mithilfe des Prätest-Vergleichs zwischen der/den Experimental- und Kontrollgruppe(n) bereits mögliche Unterschiede auszuschließen, die bereits vor der systematischen Variation der unabhängigen Variable (Beschulung in unterschiedlichen Settings) in der Experimentalgruppe bestanden. Diese würden verhindern, dass spätere Unterschiede zwischen Experimental- und Kontrollgruppe(n) eindeutig auf den zu untersuchenden Zusammenhang zurückgeführt werden können. Auch bei einem Prätest-Posttest-Vergleich kann nicht ausgeschlossen werden, dass es weitere unabhängige Variablen gibt, in denen sich beide Gruppen schon vorher unterschieden, da die Testung nicht die vollständige Erhebung aller relevanter Variablen garantieren kann (Hertel, Klug & Schmitz, 2010).

Unter der vorliegenden Bedingung einer recht kleinen Stichprobengröße, die geringe oder mittlere Effektstärken nicht sichtbar werden lässt (Bortz & Döring, 2006), ist es sinnvoll, in einer hypothesengenerierenden Studie auch mögliche Daten *trends* zu berücksichtigen.

---

20 Ziel von Feldbeobachtungen ist es v. a., theoretische bzw. begriffliche Voraussetzungen zu schaffen, um erste Hypothesen formulieren zu können (Bortz & Döring, 2006).

Die vorliegende Studie ordnet sich in das „Phasenmodell des Forschungsprozesses im sprachtherapeutischen Bereich" nach Robey (2004) (s. Abbildung 9) in die Phase II ein. In der Phase II werden hypothesenerkundende Studien mit kleineren Gruppen durchgeführt, die sowohl eine als auch keine Kontrollgruppe berücksichtigen. Die vorliegende Untersuchung steht folglich noch am Beginn eines umfassenderen Forschungsprozesses. Anders als im Phasenmodell nach Robey (2004) findet jedoch kein Wirksamkeitnachweis unter kontrollierten Laborsituationen statt (*Efficacy*), sondern bereits *Effectiveness*, also die Wirksamkeit unter den Bedingungen der alltäglichen Praxis. Grund hierfür ist der inhaltliche Anspruch der Studie, der einen Vergleich von Unterricht über mehrere Jahre in unterschiedlichen Lernbereichen beabsichtigt. Eine Kontrolle der Einflüsse auf diese sehr komplexen Entwicklung- und Lernprozesse ist unter wissenschaftlich gut kontrollierten Laborsituationen nicht möglich. Daher erfolgt diese Untersuchung unter den variableren Bedingungen des praktischen Unterrichtsalltags in unterschiedlichen Schulsettings.

3.2 Fragestellung und Hypothesen

In der nachfolgend dargestellten Untersuchung sollen drei verschiedene Beschulungssettings in einem Dreigruppenversuchsplan vergleichend evaluiert werden. Dabei werden die bisherigen Formen der Förderung von Kindern mit einem Förderbedarf im Bereich Sprache, der Beschulung in Sprachheilklassen und im Unterricht in Regelklassen, untereinander und mit dem neu implementierten Sprachförderkonzept des RIM kontrastiert.

Die bestehenden segregativen und integrativen Beschulungsmöglichkeiten im Bereich Sprache verfolgen als Ziel eine erfolgreiche Beschulung der Schüler mit sonderpädagogischem Förderbedarf im Bereich Sprache. Während jedoch in den segregierenden Sprachheilklassen in einem sprachheilpädagogischen Unterricht mit therapeutischen Inhalten stärker die individuelle spezifische Sprachstörung eines jeden Kindes berücksichtigt wird, legt der Regelunterricht (unter den Bedingungen des gemeinsamen Unterrichts) seinen Schwerpunkt eher auf ein anregendes Sprachumfeld in sozialer Teilhabe und additive Förderangebote. Im neu zu implementierenden RIM wird versucht, die positiven Inhalte beider Ansätze miteinander zu verbinden, in dem sowohl ein sprachförderlicher Unterricht mit sprachtherapeutischen Förderstunden als auch Unterricht in einer inklusiven Regelklasse erfolgt. Doch lassen sich aus den theoretischen Überlegungen bereits Hinweise ableiten, welches Setting „wirksamer" ist?

Berücksichtigt man Erkenntnisse psycholinguistischer Spracherwerbstheorien (Grimm, 2003; Locke, 1997) ist davon auszugehen, dass die Zeitfenster, in denen

Kinder ohne Probleme die Sprache erwerben können, längst geschlossen sind. So verweist Locke darauf, dass Kinder spätestens im Alter von 2 ½ Jahren 50 Wörter aktiv verwenden müssen. Tun sie es nicht, schließt sich das Zeitfenster für einen unproblematischen Spracherwerb. Ungefähr die Hälfte der betroffenen Kinder entwickelt im Anschluss eine SSES, in der die sprachlichen Fähigkeiten langsamer und rigider, vermutlich durch kompensierende zentrale Verarbeitungsprozesse, erworben werden (Grimm, 2003). Bei Kindern mit SSES im Schulalter liegt eine SSES bereits seit Jahren vor. Nach diesen Überlegungen muss einerseits davon ausgegangen werden, dass eine im inklusiven Setting hervorgehobene alleinige „positive Sprachumwelt" nicht ausreichend fördernd wirkt, als dass sie einen sprachheilpädagogischen Schulkontext ersetzen könnte. Anderseits lässt sich festhalten, dass die leistungsbezogene Lernentwicklung von Kindern mit sonderpädagogischem Förderbedarf im Förderschwerpunkt Lernen deutlich positiver verläuft, wenn sie in inklusiven Settings unterrichtet werden. Dabei wird ein „Mitzieheffekt" vermutet, der von den unauffällig entwickelten Kindern ausgeht und einen günstigen Einfluss auf das Lernverhalten der Kinder mit Förderbedarf ausübt (Schnell, Sander & Federolf, 2011).

Eine Beurteilung der Ansätze ohne empirisches Hintergrundwissen, rein aus der Theorie heraus, wäre wenig überzeugend. Die Fragestellung der vorliegenden Untersuchung ist daher offen und die Hypothesen sind entsprechend ungerichtet formuliert.

3.2.1 Fragestellung

In der nachfolgenden Untersuchung soll die Frage geklärt werden, ob sich die Sprachentwicklungsfortschritte, der Lernerfolg und die sozial-emotionale Lage von Schülern mit einer SSES (Förderbedarf Sprache), wenn sie im inklusiven Unterricht unter den Bedingungen des RIM *oder* in segregierenden Lerngruppen (Sprachheilklassen) *oder* im integrativen Unterricht unter den herkömmlichen Bedingungen des Regelunterrichts[21] beschult werden, unterscheiden?

3.2.2 Ungerichtete Hypothesen

Grundschüler mit SSES unterscheiden sich in Abhängigkeit von der Beschulungsform hinsichtlich

---

21 Im Regelunterricht besteht die Möglichkeit unter den Bedingungen des „Gemeinsamen Unterrichts", wie er unter Punkt 2.3.3. beschrieben wurde, zu agieren.

Hypothese 1: der Entwicklung der sprachlichen Fähigkeiten
Hypothese 1a: auf der phonetisch-phonologischen Ebene.
Hypothese 1b: auf der semantisch-lexikalischen Ebene.
Hypothese 1c: auf der morphologisch-syntaktischen Ebene.

Hypothese 2: der Entwicklung der Schulleistungen
Hypothese 2a: im Bereich Rechtschreibung.
Hypothese 2b: im Bereich Lesen.
Hypothese 2c: im Bereich Mathematik.

Hypothese 3: der Entwicklung der emotionalen und sozialen Fähigkeiten in
Hypothese 3a: ihrem sozialen Verhalten.
Hypothese 3b: ihren emotionalen und sozialen Schulerfahrungen.

3.3 Probandengruppen

Die Probandengruppen der vorliegenden Studie wurden aus der Gesamtstichprobe der Evaluationsstudie zum RIM bestimmt. An der Untersuchung nahmen zu Beginn des Schuljahres 2010/2011 insgesamt 847 Kinder teil. Davon lernten 441 Schüler nach dem RIM auf der Insel Rügen, 385 Kinder nach den regulären Unterrichts- und Förderstrukturen (Regelklassen, Sprachheil- und Diagnoseförderklassen) in der Stadt Stralsund und 21 Schüler in zwei Sprachheilklassen der Stadt Rostock[22].

Die Experimentalgesamtgruppe setzt sich aus nahezu allen Schulanfängern der Insel Rügen des Schuljahres 2010/2011 zusammen. Die 441 Kinder verteilen sich auf 23 Klassen in 12 staatlichen Grundschulen der Insel Rügen. Die Schüler der beiden Privatschulen auf Rügen wurden in der Untersuchung nicht erfasst. Insgesamt besteht die Stichprobe aus 226 Jungen (51,2%) und 215 Mädchen (48,8%). Das Geschlechterverhältnis ist somit ausgewogen. Das durchschnittliche Alter der Kinder zu Schulbeginn beträgt 6;7 Jahre (SD = 0;4 Jahre).

Die Kontrollgruppe Stralsund beinhaltet 385 Kinder, die nach dem üblichen Beschulungskonzept von M-V unterrichtet wurden, das eine Beschulung in Grundschul-, Diagnoseförder- bzw. Sprachheilklassen ermöglicht. Zwei Kinder des Einschulungsjahrganges 2010/2011 (0,6%) wurden an einer Förderschule mit dem Förderschwerpunkt geistige Entwicklung beschult, deren Leistungs- und

---

22 Die nachfolgenden Angaben zur Beschreibung der Untersuchungsstichproben der Gesamtuntersuchung zum RIM wurden den Forschungsberichten von Voß et al. (2012) sowie Voß et al. (2013) entnommen.

Entwicklungsstand wurde bei der Datenerhebung nicht erfasst. Bei dieser Gruppe handelt es sich um alle Kinder staatlicher erster Grundschul- (N = 350, 90,9%), Diagnoseförder- (N = 29, 7,5%) und Sprachheilklassen (N = 7, 1,6%) der Hansestadt Stralsund im Schuljahr 2010/2011. Die Kinder der Kontrollgruppe Stralsund verteilen sich auf 16 Grundschul-, drei Diagnoseförderklassen (bzw. eine Klasse mit dem Förderschwerpunkt emotionale und soziale Entwicklung) sowie eine Sprachheilklasse in insgesamt neun Schulen Stralsunds (acht Grundschulen und die Schule für Kranke). Das Geschlechterverhältnis ist mit 182 Jungen (47,3%) und 203 Mädchen (52,7%) annähernd ausgewogen. Das mittlere Alter der Stralsunder Schüler zu Schulbeginn liegt bei 6;7 Jahren (SD = 0;3 Jahre) und unterscheidet sich damit nicht vom Alter der Experimentalgesamtgruppe.

Um eine aussagekräftige Stichprobe für den Bereich der Sprachentwicklung von Kindern mit SSES zu erhalten, wurden zusätzlich zwei Klassen des Sprachheilpädagogischen Förderzentrums der Hansestadt Rostock (N = 21) in die Untersuchungen einbezogen, da die Gruppe der Erstklässler in Sprachheilklassen innerhalb Stralsunds mit N = 7 deutlich unterrepräsentiert war. Die Gruppe der Kinder, die im Schuljahr 2010/2011 in eine Sprachheilklasse in Rostock eingeschult wurden, setzt sich aus 14 Jungen (66,6%) und sieben Mädchen (33,3%) zusammen. Das Geschlechterverhältnis ist somit erwartungsgemäß unausgewogen; es zeigt sich eine Überrepräsentation der Jungen. Im Durchschnitt sind die Kinder 6;8 Jahre alt (SD = 0;3 Jahre, s. Tabelle 11).

Tabelle 11: Übersicht über die Struktur der Gesamtstichprobe zu Schulbeginn 2010/2011

	EVALUATION – Gesamtuntersuchung
Experimentalgesamtgruppe	Präventive und Integrative Schule auf Rügen 441 Schüler 23 Klassen 12 Schulen
Kontrollgruppe Stralsund	Regionale Unterrichts- und Förderstrukturen mit Sprachheil- und Diagnoseförderklassen 385 Schüler (davon sieben Kinder in einer Sprachheilgrundschulklasse) 20 Klassen 9 Schulen
Kontrollgruppe Rostock	Sprachheilpädagogisches Förderzentrum (SFZ) 21 Schüler 2 Sprachheilklassen 1 Schule

Erläuterungen: SFZ – Sprachheilpädagogisches Förderzentrum

3.3.1 Abhängige Variablen

3.3.1.1 Sprachentwicklungsscreening aller Kinder

Zur Identifikation der Schüler mit Sprachentwicklungsproblemen wurden alle Kinder der Gesamtstichprobe[23] zu Beginn der ersten Klasse im Schuljahr 2010/2011 mit einem zweistufigen Sprachentwicklungsscreening untersucht. In einem ersten Schritt wurde der Sprachentwicklungsstand mit Hilfe von Gruppenverfahren, dem Marburger Sprachverständnistest (MSVK, Elben & Lohaus, 2000) und dem Münsteraner Screening (MÜSC, Mannhaupt, 2006), auf Auffälligkeiten beurteilt. Zusätzlich wurde ein Elternfragebogen zur Anamnese der Sprachentwicklung (Mahlau, 2010a) durchgeführt. Da laut ICD-10 (DIMDI, 2013) umschriebene Entwicklungsstörungen, zu denen die SSES zählt, darüber definiert sind, dass eine normale nonverbale Intelligenz vorliegt, wurden zum ersten Messzeitpunkt die Leistungen im CFT 1 der Subtests 3 bis 5 (Weiß & Osterland, 1997) bei allen Kindern als Kontrollvariable erfasst.

Operationalisierung der Werte im Screening

Die sprachlichen Leistungen sollten für die Diagnose „potenzielle SSES" in zwei der drei Sprachscreeningverfahren unterdurchschnittlich bzw. auffällig oder im MSVK (Elben & Lohaus, 2000) weit unterdurchschnittlich sein.

Als „unterdurchschnittliche Leistung" wurden die im MÜSC (Mannhaupt, 2006) als Risikokinder erfassen Schüler bezeichnet (Erreichung des Risikopunktwerts > 2). Im MSVK (Elben & Lohaus, 2000) war als „unterdurchschnittlich" ein T-Wert ≤ 43 zu werten, als weit unterdurchschnittlich ein T-Wert ≤ 40.

Anamnestische Informationen aus dem Elternfragebogen zur Anamnese der Sprachentwicklung (Mahlau, 2010a) wurden als „auffällig" eingeschätzt, wenn bei den ersten vier Fragen zwei oder in den Fragen 5 bis 22 mindestens vier Items auf eine gestörte Sprachentwicklung hinwiesen. Um Antworttendenzen („Ja"-Sage-Tendenz bzw. Zustimmungstendenz) auszuschließen, wurden negativ gepolte Items eingestreut. Somit ergaben sich vier Möglichkeiten zur Diagnose „potentielle SSES" (s. Tabelle 12).

---

23 Gesamtstichprobe = alle beteiligten Schülerinnen und Schüler der Insel Rügen (Experimentalgruppe), der Stadt Stralsund (Kontrollgruppe Stralsund) und des Sprachheilpädagogischen Förderzentrums Rostock (Kontrollgruppe Rostock).

Tabelle 12: Matrix zur Diagnosestellung „Verdacht auf SSES"

	1	2	3	4
Elternfragebogen zur Anamnese der Sprachentwicklung (Mahlau, 2010a)		x	x	
MÜSC (Mannhaupt, 2006)			x	x
MSVK (Elben & Lohaus, 2000)	xx		x	x

Erläuterungen: MÜSC – Münsteraner Screening (Mannhaupt, 2006); MSVK – Marburger Sprachverständnistest für Kinder (Elben & Lohaus, 2000); x – auffällig bzw. unterdurchschnittlich; xx – weit unterdurchschnittlich

Auf der Grundlage des Screenings wurden so die Risikokinder ermittelt, deren Ergebnisse auf eine potenzielle SSES hinwiesen. Dabei handelt es sich um 53 Kinder[24] in der Experimentalgesamtgruppe, um 28 Kinder in den Sprachheilklassen und um 41 Kinder in den regulären Klassen bzw. in den Diagnoseförderklassen in Stralsund.

3.3.1.2 Spezifische Sprachentwicklungsdiagnostik

Im zweiten Schritt wurde diese Kinder differenzierter sprachlich mit dem SET 5–10 (Petermann, 2010) im Einzeltestverfahren untersucht. Im SET 5–10 (Petermann, 2010) werden sehr umfassend Sprachentwicklungswerte erhoben, die die morphologische Ebene, den Wortschatz, das phonologische Arbeitsgedächtnis, das Sprachverständnis, die Sprachproduktion und die Verarbeitungsgeschwindigkeit diagnostizieren.

Operationalisierung der Werte in der Sprachentwicklungsdiagnostik
Die Auswahlkriterien erfolgen in Anlehnung an die Definition umschriebener Sprachentwicklungsstörungen der ICD-10 (DIMDI, 2013; s. Punkt 2.1). Nach Dannenbauer (1989) ist eine SSES durch einen verspäteten Sprechbeginn und einen verzögerten, inkonsistenten und desynchronisierten Verlauf der Sprachentwicklung bei normaler nonverbaler Intelligenz gekennzeichnet. Sie kann ihren Ausprägungsgrad auf unterschiedlichen sprachlichen Ebenen haben. Es können eine Ebene oder auch mehrere Ebenen in Kombination (von Suchodoletz, 2013; Grimm, 2003) betroffen sein. Eine besonders deutliche Symptomatik zeigt sich im Alter der zu untersuchenden Kinder auf der Ebene der Grammatik (u. a.

---

24 Die Prävalenz der sprachentwicklungsauffälligen Kinder im Screening beträgt sowohl in der Experimentalgruppe als auch in der Kontrollgruppe Stralsund 12%.

Grimm, 2003; Dannenbauer, 2001b) und der Lexik (Rothweiler, 2001a, 2001b; Glück, 2000).

Im SET 5-10 (Petermann, 2010) werden die sprachlichen Fähigkeiten in sieben Unterkategorien differenziert erhoben. Der Bereich „Verarbeitungsgeschwindigkeit" spiegelt keine linguistische Fähigkeit wider. Er ist daher zu unspezifisch für die Diagnose SSES und soll zur Diagnosestellung vernachlässigt werden. Es ergeben sich sechs relevante Sprachentwicklungsbereiche[25] mit neun Subtests (genauer s. Punkt 3.5.3), mit denen sich das Vorliegen einer SSES diagnostizieren lässt. Für diese Studie wurde festgelegt, dass für die Feststellung einer SSES die Ergebnisse im SET 5-10 (Petermann, 2010) in mindestens zwei der Subtests unterdurchschnittliche Leistungen (T-Wert ≤ 43) oder in mindestens einem Subtest weit unterdurchschnittliche Fähigkeiten (T-Wert ≤ 40) zeigen müssen.

Um der in der Definition der WHO erforderlichen durchschnittlichen Testintelligenz bei einer umschriebenen Sprachentwicklungsstörung gerecht zu werden, erfolgte zusätzlich die Bestimmung des Intelligenzquotienten mit den Subtests 3 bis 5 des CFT 1 (Weiß & Osterland, 1997). Der CFT 1 (Weiß & Osterland, 1997) ist ein nonverbaler Intelligenztest, so dass davon ausgegangen werden kann, dass die untersuchten Kinder wegen ihrer sprachlichen Leistungsdefizite nicht nachteilig beurteilt werden. Nach Weiß und Osterland (1997) kennzeichnet im CFT 1 ein Intelligenzquotient von 85 bis 90 noch eine durchschnittliche Intelligenz. Unter Berücksichtigung des Standardmessfehlers von neun Punkten in der IQ-Skala kann erst bei einem unteren Grenzwert von IQ < 81 mit ausreichender Sicherheit von einer intellektuellen Beeinträchtigung ausgegangen werden (s. dazu auch Hartmann, 2002). Der untere Grenzwert für eine normale nonverbale Intelligenz im CFT 1 (Weiß & Osterland, 1997) wurde unter zusätzlicher Berücksichtigung der Kriterien des Internationalen Klassifikationssystems für Psychische Störungen (Dilling et al., 2011, [ICD-10, F70–F73, F89]) für die vorliegende Untersuchung daher mit IQ ≥ 81 festgelegt.

Diejenigen Kinder, die sich in dieser Diagnostik als sprachentwicklungsauffällig erwiesen, werden im Folgenden als „Kinder mit spezifischen Sprachentwicklungsstörungen" bzw. als „Kinder mit SSES" bezeichnet. Diesen Kriterien entsprachen 29 Kinder aus der Beschulungspopulation des RIM, 20 Kinder aus den Sprachheilklassen und 30 Kinder aus den Regel- und Diagnoseförderklassen der Stadt Stralsund[26]. Die Abbildung 20 stellt das Vorgehen grafisch dar.

---

25 (1) produktiver Wortschatz, (2) semantische Relationen, (3) Sprachverständnis, (4) Sprachproduktion, (5) Morphologie und (6) auditive Merkfähigkeit
26 Bei Anwendung der ICD-10 (DIMDI, 2013) und im DSM-5 (American Psychiatric Association, 2013) kann für eine SSES von einer Prävalenz von 5 bis 8% ausgegangen

Abbildung 20: Diagnostik zur Bestimmung der Kinder mit SSES

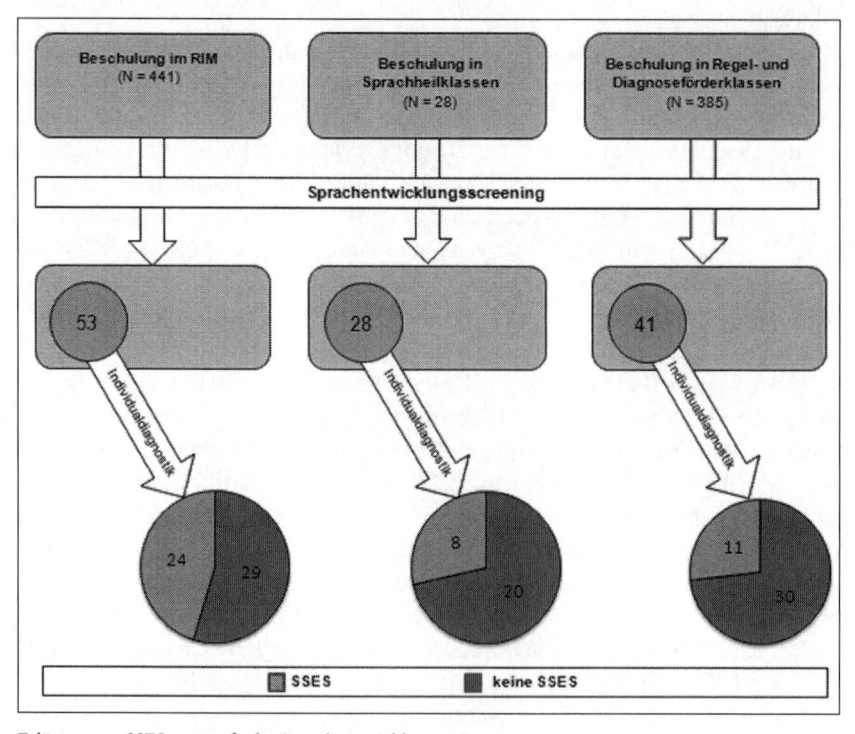

| Beschulung im RIM (N = 441) | Beschulung in Sprachheilklassen (N = 28) | Beschulung in Regel- und Diagnoseförderklassen (N = 385) |

Sprachentwicklungsscreening

| 53 | 28 | 41 |

Individualdiagnostik

| 24 / 29 | 8 / 20 | 11 / 30 |

■ SSES   ■ keine SSES

Erläuterung: SSES – spezifische Sprachentwicklungsstörung

---

werden. Die auf Rügen erfassten Kinder stellen den Einschulungsjahrgang eines ganzen Landkreises in staatlich geführten Grundschulen dar. In der Experimentalgruppe zeigt sich bezogen auf die diagnostizierten 29 Kinder mit SSES eine Auftretenshäufigkeit von 6,6%, was ziemlich genau der zu erwartenden Verteilung entspricht. In der Kontrollgruppe 1 befinden sich vordiagnostizierte Kinder aus den Städten Rostock und Stralsund bzw. deren ländlichem Einzugsgebiet (Umland), so dass hier keine Prävalenzangabe möglich ist. Die Kinder mit SSES der Kontrollgruppe 2 sind ebenfalls der Einschulungsjahrgang eines ganzen Landkreises von Grundschulen in staatlicher Trägerschaft. In diesem Landkreis lernen 30 Kinder mit SSES sowohl in Regelklassen als auch in einer Sprachheilklasse. Gemeinsam stellen sie 7,8% des Einschulungsjahrgangs dar. Auch hier zeigt sich die laut fachwissenschaftlicher Angaben zu erwartende Auftretenshäufigkeit.

3.3.2 Bildung und Beschreibung der Stichproben

Zur Aufnahme in die Untersuchungsgruppen wurden nach Abschluss des Messzeitpunktes 3 neben den Kriterien zum Vorliegen einer SSES auch das Vorhandensein möglichst vollständiger Datensätze zugrunde gelegt. Es erwies sich, dass von den 29 Kindern mit SSES im RIM (= Experimentalgruppe) drei Kinder unvollständige Datensätze zum Zeitpunkt der Lernausgangslage sowie zu einem der Hauptmesszeitpunkte hatten und darüber hinaus ein Kind bereits innerhalb der ersten Monate von der staatlichen Schule in eine Privatschule wechselte. Diese Kinder wurden in den Berechnungen nicht berücksichtigt, so dass die Experimentalgruppe 25 Kinder mit SSES enthält.

In den Sprachheilklassen (= Kontrollgruppe 1) wechselte von den 20 Kindern mit SSES ein Kind nach der ersten Klasse an eine Regelgrundschule und ein weiteres Kind erhielt seit Ende der 1. Klasse Einzelunterricht. Auch diese beiden Kinder wurden bei der Bildung der Untersuchungsgruppe nicht berücksichtigt. Die Kontrollgruppe 1 enthält daher 18 Kinder.

Zur Bildung der Gruppe, die Kinder mit SSES im regulären Unterricht in Stralsund beschult (= Kontrollgruppe 2), konnten von den 30 Kindern mit SSES sieben nicht berücksichtigt werden, da sie die an Grundschulen angegliederte Sonderklassenform Diagnoseförderklasse (DFK) besuchten. In einer DFK wird der Lernstoff von zwei Schuljahren auf drei Schuljahre gestreckt. Somit sind keine aussagekräftigen Vergleiche erreichter Lernziele im Rahmen des vorliegenden Untersuchungszeitraumes möglich. Weiterhin wechselte ein Kind im Laufe des ersten Schuljahres an ein Förderzentrum und ein weiteres Kind hatte erhebliche Datenausfälle zu den Hauptmesszeitpunkten. Daher erfolgte die Bildung der Kontrollgruppe 2 mit insgesamt 21 Kindern.

Zusammengefasst beträgt die Gesamtanzahl aller Probanden mit SSES 64 Kinder, die nach den oben genannten Kriterien ausgewählt wurden. Davon werden 25 Kinder in der Experimentalgruppe der Präventiven und Integrativen Schule Rügens in 23 Grundschulklassen in 12 Grundschulen unterrichtet. In den drei Sprachheilklassen (Kontrollgruppe 1), die sich auf ein Sprachheilpädagogisches Förderzentrum (Rostock) und auf eine an eine Grundschule angegliederte Sprachheilgrundschulklasse (Stralsund) verteilen, lernen 18 Kinder nach den Prinzipien des sprachtherapeutischen Unterrichts. Die Gruppe der spezifisch sprachentwicklungsgestörten Kinder in den Regelgrundschulklassen (Kontrollgruppe 2) umfasst 21 Schüler, die in 20 Grundschulklassen in acht Schulen lernen. Die Kontrollgruppe 2 erhält den herkömmlichen Unterricht in Regelklassen mit den entsprechenden schulkonzeptabhängigen Förderstrukturen (s. Tabelle 13).

Tabelle 13: Übersicht über die Verteilung der Untersuchungsgruppen

	Probandenanzahl
Experimentalgruppe	Rügener Inklusionsmodell 25 Schüler
Kontrollgruppe 1	Sprachtherapeutischer Unterricht in Sprachheilklassen 18 Schüler
Kontrollgruppe 2	Reguläre Unterrichts- und Förderstrukturen in Regelklassen 21 Schüler

Geschlechterverteilung

In den Gruppen stellt sich die Geschlechterverteilung folgendermaßen dar (s. Tabelle 14). In der Experimentalgruppe sind es 16 Jungen und neun Mädchen (1,8 : 1), in der Kontrollgruppe 1 lernen zehn Jungen und acht Mädchen (1,3 : 1). In beiden Gruppen entspricht die Geschlechterverteilung den Angaben der Literatur, die eine Häufung der Jungen bei Sprachentwicklungsauffälligkeiten ausweist. Mit dem von Leonard (1997) angegebenen Geschlechterverhältnis von 2,8 : 1 (Jungen : Mädchen) in der Population der Kinder mit SSES stimmt die rekrutierte Stichprobe allerdings nicht überein. Sie beinhaltet deutlich mehr Mädchen als es normalerweise der Fall ist. In der Kontrollgruppe 2 sind sogar mehr Mädchen (zwölf) und nur neun Jungen (1 : 1,3). Weshalb sich hier das in der Literatur angegebene Verhältnis praktisch umkehrt, kann nicht schlüssig erklärt werden. Möglicherweise handelt es sich um ein regionales Phänomen oder die „entwicklungsauffälligeren" Jungen sind eher in privat getragene Grundschulen eingeschult worden.

Tabelle 14: Übersicht über die Geschlechterverteilung der Probandengruppen

Gruppen		Häufigkeit	Prozent
Experimentalgruppe	m	16	64
	w	9	36
	ges.	25	100
Kontrollgruppe 1	m	10	55,6
	w	8	44,4
	ges.	18	100
Kontrollgruppe 2	m	9	45,5
	w	12	54,5
	ges.	21	100

Erläuterungen: m – männlich; w – weiblich; ges. – gesamt

Durchschnittsalter

Die Kinder der Experimentalgruppe waren zum Zeitpunkt der Einschulung durchschnittlich 6;7 Jahre alt; ihre Altersspanne lag zwischen 6;2 und 7;9 Jahren (SD = 0;5). Die Kinder der Kontrollgruppe 1 waren durchschnittlich 6;9 Jahre alt; ihre Altersspanne lag zwischen 6;2 und 7;6 Jahren (SD = 0;5). Die Probanden der Kontrollgruppe 2 waren durchschnittlich 6;6 Jahre alt mit einer Altersspanne zwischen 6;2 und 7;6 Jahren (SD = 0;4).

Die statistische Analyse zur Kontrolle von Altersunterschieden erfolgte mittels einfaktorieller ANOVA[27]. Der Haupteffekt zeigt, dass sich die Gruppen hinsichtlich des Alters signifikant unterscheiden, es gilt $F(2,61) = 3,480$, $p < .05$. Der Altersunterschied[28] zwischen den Kindern der Kontrollgruppen ist signifikant (p = 0,037, zweiseitig), zwischen der Kontrollgruppe 1 und der Experimentalgruppe nicht signifikant (p = 0,179, zweiseitig). Zwischen der Experimentalgruppe und der Kontrollgruppe 2 liegt ebenfalls kein signifikanter Altersunterschied vor (p = 1.000, zweiseitig)[29] (s. Tabelle 15).

Tabelle 15: *MZP 1 (Lernausgangslage): Deskriptive Statistik und Ergebnisse des Mittelwertvergleichs der Gruppen mit spezifisch sprachentwicklungsgestörten Kindern hinsichtlich des Alters*

Gruppe	N	M	min.	max.	SD	Gruppen	Mittlere Differenz	Standard-fehler	p (2-seitig)
						Alter			
EG	25	6;7	6;2	7;9	0;5	KG 1	-,22	,114	,179
						KG 2	,09	,111	1,000
KG 1	18	6;9	6;2	7;6	0;5	EG	,22	,114	,179
						KG 2	,31*	,120	,037
KG 2	21	6;6	6;2	7;6	0;4	EG	-,09	,110	1,000
						KG 1	-,31*	,120	,037

Erläuterungen: EG – Experimentalgruppe; KG 1 – Kontrollgruppe 1; KG 2 – Kontrollgruppe 2; N – Anzahl; M – Mittelwert; min. – Minimum; max. – Maximum; SD – Standardabweichung; p – Signifikanzwert

---

27 Die Beschreibung der Auswertungsverfahren und der statistischen Prüfgrößen (u. a. ANOVA) erfolgt unter Punkt 3.3 in diesem Kapitel.
28 s. Punkt 3.3 zur Berücksichtigung der Variable „Alter" als Kovariate in den Effektberechnungen.
29 Das Ergebnis liegt möglicherweise daran, dass vorschulisch sprachlich sehr auffällige Kinder, wie die Schüler von Sprachheilklassen, später eingeschult werden. So gab es in der Kontrollgruppe 1 vier Kinder (22%), die zum Einschulungszeitpunkt bereits über 7;2 Jahre alt und damit vom Schulbesuch ein Jahr zurückgestellt waren; in der Experimentalgruppe betraf dies nur zwei Kinder (8%), in der Kontrollgruppe 2 nur ein Kind (4,8%).

Intelligenz

Um zu untersuchen, ob sich die Probandengruppen trotz des Kriteriums der „normalen nonverbalen Intelligenz" in ihren intellektuellen Fähigkeiten unterscheiden, wurde der CFT 1 (Subtests 3 bis 5) (Weiß & Osterland, 1997) eingesetzt. Die Ergebnisse des CFT 1 (Weiß & Osterland, 1997) zeigen sich in den drei Gruppen wie folgt: Die Experimentalgruppe hat einen Mittelwert von M = 92,52 bei einem Minimum von 83 und einem Maximum von 103 IQ-Punkten (SD = 5,45). In der Kontrollgruppe 1 ist eine Intelligenzspanne von 87–127 IQ-Punkten (M = 97,78; SD = 10,24), in der Kontrollgruppe 2 eine Intelligenzspanne von 81–124 IQ-Punkten (M = 91,14; SD = 10,24) zu verzeichnen. Der Mittelwert der Gesamtgruppe zeigt mit einem IQ von 93,55, das Interpretationsschema des CFT 1[30] (Weiß & Osterland, 1997) zu Grunde gelegt, dass die Kinder mit SSES insgesamt eine durchschnittliche Intelligenz besitzen (s. Tabelle 16).

Die statistische Analyse erfolgte mittels einfaktorieller ANOVA nach Bonferroni. In der Tabelle 16 ist ersichtlich, dass es keine signifikanten Unterschiede zwischen den Gruppen gibt. Der Haupteffekt zeigt entsprechend, dass sich die kognitive Leistungsfähigkeit zwischen den Gruppen mit $F(2,61) = 3,120$, $p > .05$ nicht signifikant unterscheidet. So unterscheiden sich die Kinder der Kontrollgruppe 1 weder von der Experimentalgruppe (p = 0,164, zweiseitig), noch von der Kontrollgruppe 2 (p = 0,061, zweiseitig). Zwischen der Kontrollgruppe 2 und der Experimentalgruppe liegt ebenfalls kein signifikanter Unterschied vor (p = 1,000, zweiseitig).

Tabelle 16: *MZP 1 (Lernausgangslage): Deskriptive Statistik und Ergebnisse des Mittelwertvergleichs der Gruppen mit spezifisch sprachentwicklungsgestörten Kindern hinsichtlich der Entwicklung der Intelligenz gemessen mit dem Culture Fair Intelligence Test (CFT 1, Weiß & Osterland, 1997)*

Gruppe	N	M	min.	max.	SD	Gruppen	Mittlere Differenz	Standardfehler	p (2-seitig)
Intelligenzwert (CFT 1)									
EG	25	92,52	83	103	5,45	KG 1	-5,26	2,683	,164
						KG 2	1,38	2,569	1,000

---

[30] Der CFT 1 (Weiß & Osterland, 1997) gibt folgende Einteilung an: < 66 extrem geringe Intelligenz, 67–79 sehr niedrige Intelligenz, 80–90 niedrige Intelligenz, 91–109 durchschnittliche Intelligenz, 110–120 hohe Intelligenz, 121–134 sehr hohe Intelligenz, > 135 extrem hohe Intelligenz.

Gruppe	N	M	min.	max.	SD	Gruppen	Mittlere Differenz	Standard-fehler	p (2-seitig)
KG 1	18	97,78	87	127	10,24	EG	-5,26	2,683	,164
						KG 2	6,63	2,787	,061
KG 2	21	91,14	81	124	10,24	EG	-1,38	2,569	1,000
						KG 1	-6,63	2,787	,061

Erläuterungen: EG – Experimentalgruppe; KG 1 – Kontrollgruppe 1; KG 2 – Kontrollgruppe 2; N – Anzahl; M – Mittelwert; min. – Minimum; max. – Maximum; SD – Standardabweichung; p – Signifikanzwert; CFT 1 – Culture Fair Intelligence Test (Weiß & Osterland, 1997)

Sprachentwicklungswerte

Wie bereits beschrieben, wurden die Probanden, um eine SSES so zweifelsfrei wie möglich festzustellen, mit einem Elternfragebogen zur Anamnese der Sprachentwicklung (Mahlau, 2010a), dem MSVK (Elben & Lohaus, 2000), dem MÜSC (Mannhaupt, 2006) und mit dem SET 5–10 (Petermann, 2010) differenziert untersucht. Die Sprachentwicklungswerte zeigen sich wie folgt:

Anamnese der Sprachentwicklung

Der Elternfragebogen zur Anamnese der Sprachentwicklung (Mahlau, 2010a) erfasst in den Fragen 1–4 Angaben zur allgemeinen und in den Fragen 5–22 den Stand der aktuellen Sprachentwicklung (s. Punkt 3.5.2).

Dargestellt wird in der folgenden Tabelle 17 die Anzahl der Risikopunkte. Die deskriptive Statistik zeigt, dass aus der Experimentalgruppe und der Kontrollgruppe 1 für jeweils ein Kind kein Fragebogen ausgewertet werden konnte; der Grund dafür ist vermutlich ein nicht von den Eltern zurückgegebener Fragebogen. Von den vier möglichen Risikopunkten erreichten die Experimentalgruppe M = 1,71 (min. 0, max. 4, SD = 1,23), die Kontrollgruppe 1 durchschnittlich M = 2,47 (min. 0, max. 4, SD = 1,18) und die Kontrollgruppe 2 M = 1,05 (min. 0, max. 3, SD = 0,92). Der Mittelwert der Gesamtgruppe zeigt einen Risikopunktwert von M = 1,69 (min. 0, max. 4). Im zweiten Teil des Fragebogens wurden insgesamt 17 Fragen beantwortet, es waren folglich maximal 17 Risikopunkte möglich. Hiervon erhielten die Kinder der Kontrollgruppe 1 durchschnittlich M = 8,24 (min. 0, max. 16, SD = 3,62). Dies sind wesentlich mehr als die Angaben der Eltern der Kinder der anderen beiden Untersuchungsgruppen. So vergaben die Eltern der Kinder in der Kontrollgruppe 2 nur ca. halb so oft (M = 3,43) Risikopunkte (min. 0, max. 7, SD = 1,91), die der Experimentalgruppe 4,58 Risikopunkte (min. 0, max. 10, SD = 2,95). Insgesamt zeigte sich ein Mittelwert von 5,19 Risikopunkten für die Gesamtgruppe (min. 0, max. 16).

Die Berechnung auf Signifikanz erfolgte durch eine MANOVA[31] (korrigiert nach Bonferroni). Der Einsatz einer MANOVA ergibt sich daraus, dass in mehr als zwei Gruppen mehr als eine abhängige Variable berechnet wurden. Der Haupteffekt (Pillai-Spur) zeigt, dass sich die Angaben im Elternfragebogen zur Anamnese der Sprachentwicklung (Mahlau, 2010a) zwischen den Gruppen unterschiedlich verteilen, es gilt $V = .44$, $F(4,118) = 8{,}410$, $p < .01$. Wie bereits aus der deskriptiven Statistik zu vermuten ist, zeigen sich (hoch)signifikante Unterschiede zwischen den Kontrollgruppen sowohl für den ersten Teil ($p = 0{,}001$, zweiseitig) als auch für den zweiten Teil des Fragebogens ($p = 0{,}000$, zweiseitig). Es zeigen sich mit $p = 0{,}108$ (zweiseitig) keine signifikanten Unterschiede zwischen den Kindern der Experimentalgruppe und der Kontrollgruppe 1 im ersten Teil, jedoch wird mit $p = 0{,}000$ (zweiseitig) der zweite Teil hochsignifikant. Mit einem Signifikanzwert von $p = 0{,}160$ (zweiseitig) im ersten Teil und mit $p = 0{,}545$ (zweiseitig) im zweiten Teil des Fragebogens liegt kein signifikanter Unterschied zwischen der Experimentalgruppe und der Kontrollgruppe 2 vor.

Es bleibt festzuhalten, dass sich die Gruppen in den von den Eltern beurteilten Entwicklungsbereichen unterscheiden. Die Kinder der Sprachheilklassen in der Kontrollgruppe 1 zeigen deutlich auffälligere Befunde in den anamnestischen Informationen zur Sprachentwicklung (s. Tabelle 17).

Tabelle 17: MZP 1 (Lernausgangslage): Deskriptive Statistik und Ergebnisse des Mittelwertvergleichs der Gruppen mit spezifisch sprachentwicklungsgestörten Kindern hinsichtlich der Risikopunkte im Elternfragebogen zur Anamnese der Sprachentwicklung (Mahlau, 2010a)

Gruppe	N	M	min.	max.	SD	Gruppen	Mittlere Differenz	Standardfehler	p (2-seitig)
Anzahl der Risikopunkte in Frage 1–4									
EG	24	1,71	0	4	1,23	KG 1	-,76	,355	,108
						KG 2	,66	,335	,160
KG 1	17	2,47	0	4	1,18	EG	,76	,355	,108
						KG 2	1,42*	,366	,001
KG 2	21	1,04	0	3	,92	EG	-,66	,335	,160
						KG 1	-1,42*	,366	,001

---

[31] Die Beschreibung der Auswertungsverfahren und der statistischen Prüfgrößen (u. a. MANOVA) erfolgt unter Punkt 3.3 in diesem Kapitel.

Gruppe	N	M	min.	max.	SD	Gruppen	Mittlere Differenz	Standard-fehler	p (2-seitig)
Anzahl der Risikopunkte in Frage 5–22									
EG	24	4,58	0	10	2,95	KG 1	-3,65*	,906	,000
						KG 2	1,15	,854	,545
KG 1	17	8,24	3	16	3,62	EG	3,65*	,906	,000
						KG 2	4,81*	,933	,000
KG 2	21	3,43	0	7	1,91	EG	-1,15	,854	,545
						KG 1	-4,81*	,933	,000

Erläuterungen: EG – Experimentalgruppe; KG 1 – Kontrollgruppe 1; KG 2 – Kontrollgruppe 2; N – Anzahl; M – Mittelwert; min. – Minimum; max. – Maximum; SD – Standardabweichung; p – Signifikanzwert

Im Folgenden erfolgt die Darstellung der Lernausgangslage nach den sprachlichen Ebenen, zunächst die des Sprachverständnisses, dann die der phonologischen, die der semantisch-lexikalischen und die der morphologisch-syntaktischen Ebene.

Lernausgangslage im Sprachverständnis
Die Erhebung von Sprachentwicklungsauffälligkeiten im Bereich der rezeptiven Sprachfähigkeiten erfolgte durch den MSVK (Elben & Lohaus, 2000). Die Ergebnisse (bezogen auf den Gesamt-T-Wert) zeigen sich in den drei Gruppen folgendermaßen: Die Experimentalgruppe hat einen Mittelwert von M = 43,36 bei einem Minimum von M = 34 und einem Maximum von M = 54 (SD = 5,1). In der Kontrollgruppe 1 ist eine T-Wert-Spanne von 27 bis 57 (SD = 6,91) bei einem Mittelwert von M = 44,20 vorhanden, in der Kontrollgruppe 2 eine Spanne von 33 bis 55 T-Wert-Punkten (M = 42,02, SD = 5,11) zu verzeichnen. Der Mittelwert der Gesamtgruppe zeigt einem T-Wert von M = 43,16.

Die Berechnung auf Signifikanz erfolgte durch eine univariate Varianzanalyse korrigiert nach Bonferroni. Der Haupteffekt zeigt, dass sich die Leistung im MSVK (Elben & Lohaus, 2000) in allen Gruppen ähnlich verteilt, es gilt $F(2,60) = 1,240$, $p > .05$. Aus den Daten ist ersichtlich, dass es keine signifikanten Unterschiede zwischen den Gruppen gibt.

Bezogen auf die Klassifizierungsangaben zur T-Wert-Skala des MSVK (Elben & Lohaus, 2000) liegt das Sprachverständnis aller Gruppen im unteren durchschnittlichen Bereich (s. Tabelle 18).

Tabelle 18: *MZP 1 (Lernausgangslage): Deskriptive Statistik und Ergebnisse des Mittelwertvergleichs der Gruppen mit spezifisch sprachentwicklungsgestörten Kindern hinsichtlich der Entwicklung der rezeptiven Sprachfähigkeiten erhoben mit dem Marburger Sprachverständnistest (MSVK, Elben & Lohaus, 2000)*

Gruppe	N	M	min.	max.	SD	Gruppen	Mittlere Differenz	Standard-fehler	p (2-seitig)
MSVK									
EG	25	43,36	34	54	5,1	KG 1	-1,42	1,79	1,000
						KG 2	1,56	1,68	1,000
KG 1	18	44,20	27	57	6,91	EG	1,42	1,79	,368
						KG 2	2,98	1,90	1,000
KG 2	21	42,02	33	55	5,11	EG	-1,56	1,68	1,000
						KG 1	-2,98	1,90	,368

Erläuterungen: EG – Experimentalgruppe; KG 1 – Kontrollgruppe 1; KG 2 – Kontrollgruppe 2; N – Anzahl; M – Mittelwert; min. – Minimum; max. – Maximum; SD – Standardabweichung; p – Signifikanzwert; MSVK– Marburger Sprachverständnistest (MSVK, Elben & Lohaus, 2000)

Lernausgangslage auf der phonologischen Ebene
Die Fähigkeiten des phonologischen Arbeitsgedächtnisses wurden durch den Subtest „Kunstwörter nachsprechen" des SET 5–10 (Petermann, 2010) erhoben. Dabei wurden laut Testanweisung nur Kinder bis zu einem Alter von sechs Jahren berücksichtigt. Da dies in der Experimentalgruppe und in der Kontrollgruppe 1 eine Probandenreduzierung (Experimentalgruppe um N = 9; Kontrollgruppe 1 um N = 8) zur Folge hatte, können die Ergebnisse nur informativ gewertet werden.

Die Ergebnisse zeigen sich in den drei Gruppen ähnlich verteilt (Tabelle 19). Sie werden auf Rohwertbasis dargestellt. Die Experimentalgruppe zeigt einen Mittelwert von M = 6,44 bei einem Minimum von 0 und einem Maximum von 17 Punkten (SD = 4,3). In der Kontrollgruppe 1 liegt eine Spanne von 1 bis 17 bei einem Mittelwert von 7,80 (SD = 4,6) vor. Die Kinder der Kontrollgruppe 2 konnten minimal 2, maximal 15 Punkte erreichen (SD = 3,6) bei einem M = 6,95.

Die Signifikanzberechnung erfolgte mittels einfaktorieller ANOVA korrigiert nach Bonferroni. Aus den Daten ist ersichtlich, dass in der Lernausgangslage keine signifikanten Unterschiede zwischen den Gruppen vorliegen. Der Haupteffekt zeigt, dass sich die Leistung des phonologischen Arbeitsgedächtnisses in allen Gruppen ähnlich verteilt, es gilt $F(2,44) = 0{,}342$, $p > .05$. Die Prüfung der

Mittelwerte zeigt, dass keine signifikanten Unterschiede zwischen den Gruppen nachweisbar sind. Für alle Werte gilt p = 1,000 (p > .05, zweiseitig). Bezogen auf die Normstichprobe des SET 5-10 (Petermann, 2010) zeigen alle Untersuchungsgruppen weit unterdurchschnittliche Leistungen. Die Experimentalgruppe hat einen T-Wert[32] von 32, die Kontrollgruppe 1 hat einen T-Wert von 35 und die Kontrollgruppe 2 hat einen T-Wert von 33 (s. Tabelle 19).

Tabelle 19: MZP 1 (Lernausgangslage): Deskriptive Statistik und Ergebnisse des Mittelwertvergleichs der Gruppen mit spezifisch sprachentwicklungsgestörten Kindern hinsichtlich der Entwicklung auf der phonologischen Ebene erhoben mit dem Subtest 10 Kunstwörter nachsprechen des Sprachstandserhebungstests für Kinder im Alter zwischen 5-10 Jahren (SET 5-10, Petermann, 2010)

Gruppe	N	M	min.	max.	SD	T-Wert	Gruppen	Mittlere Differenz	Standardfehler	p (2-seitig)
SET 5-10: Subtest 10 Kunstwörter nachsprechen										
EG	16	6,44	0	17	4,3	32	KG 1	-1,36	1,65	1,000
							KG 2	-,51	1,36	1,000
KG 1	10	7,80	1	17	4,6	35	EG	1,36	1,65	1,000
							KG 2	,85	1,57	1,000
KG 2	21	6,95	2	15	3,6	33	EG	,51	1,36	1,000
							KG 1	-,85	1,57	1,000

Erläuterungen: EG – Experimentalgruppe; KG 1 – Kontrollgruppe 1; KG 2 – Kontrollgruppe 2; N – Anzahl; M – Mittelwert; min. – Minimum; max. – Maximum; SD – Standardabweichung; p – Signifikanzwert; SET 5-10 – Sprachstandserhebungstest für Kinder im Alter zwischen 5-10 Jahren (Petermann, 2010)

Lernausgangslage auf der semantisch-lexikalischen Ebene
Um die Fähigkeiten der Kinder im Bereich des Wortschatzes zu überprüfen, wurden aus dem SET 5-10 (Petermann, 2010) die Subtest 1 (Bildbenennung), Subtest 2 (Kategorienbildung) und Subtest 5 (Fragen zum Text) ausgewählt und auf Rohwertbasis ausgewertet. Die Mittelwerte der Gruppen betragen beim Subtest 1

---

32 Um eine einheitliche Interpretation der Normwerte aller verwendeten Testverfahren anzuwenden, werden die Bewertungsmaßstäbe von Leistungstests verwendet, die sich von Bewertungsmaßstäben von Entwicklungstests unterscheiden können. Es wird folgende Einteilung zugrunde gelegt: T-Wert ≤ 35 = weit unterdurchschnittlich, T-Wert 36–43 = unterdurchschnittlich, T-Wert 44–56 = durchschnittlich, T-Wert 57–60 überdurchschnittlich, T-Wert > 60 = weit überdurchschnittlich.

(Bildbenennung) für die Kinder der Experimentalgruppe M = 29,00 (min. 18, max. 36, SD = 4,58), für die Kontrollgruppe 1 M = 28,94 (min. 15, max. 36, SD = 5,08) Rohwertpunkte und für die Kontrollgruppe 2 M = 28,95 (min. 17, max. 36, SD = 4,62). In der im Subtest 2 kontrollierten Fähigkeit zur Kategorienbildung erreichte die Experimentalgruppe 15,48 Rohwertpunkte (min. 2, max. 26, SD = 4,93), die Kontrollgruppe 1 M = 15,50 Rohwertpunkte (min. 6, max. 24, SD = 5,21) und die Kontrollgruppe 2 M = 13,24 Rohwertpunkte (min. 6, max. 21, SD = 3,49). Beim korrekten Beantworten von Fragen zu einem vorgelesenen Text (Subtest 5) erhielten die Experimentalgruppe 3,54 Punkte (min. 0, max. 10, SD = 2,71), die Kontrollgruppe 1 im Mittel 3,11 Punkte (min. 0, max. 6, SD = 2,08) und die Schüler der Kontrollgruppe 2 2,57 Rohwertpunkte (min. 0, max. 6, SD = 1,63).

Die Berechnung auf Signifikanz erfolgte durch eine multivariate MANOVA korrigiert nach Bonferroni mittels Signifikanzberechnungen für die drei Untertest des SET 5–10 (Petermann, 2010) zur Erhebung des Wortschatzes. Es zeigten sich für die drei semantisch-lexikalischen Subtests keine signifikanten Unterschiede zwischen den drei Untersuchungsgruppen (alle p > .05, zweiseitig). Pillai's Spur (Haupteffekt) zeigt $V = .097$, $F(6,120) = 1.023$, $p > .05$. Insgesamt deuten die Analysen daraufhin, dass hinsichtlich des Wortschatzes eine gute Vergleichbarkeit der Gruppen vorliegt. Im Folgenden sollen die Ergebnisse auf Subtestebene dargestellt werden.

Wie bereits aus der deskriptiven Statistik abzuleiten war, zeigten sich für den Subtests 1 (Bildbenennung) keine signifikanten Unterschiede zwischen den Untersuchungsgruppen. Alle multiplen Vergleiche zeigten p = 1,000 (zweiseitig). Im Subtest 2, der die Fähigkeit zur Kategorienbildung erhob, sind die Unterschiede zwischen allen Gruppen ebenfalls nicht signifikant. Zwischen den Kontrollgruppen zeigte sich p = 0,391 (zweiseitig), zwischen den der Experimentalgruppe und der Kontrollgruppe 1 p = 1,000 (zweiseitig). Die Schüler der Kontrollgruppe 2 und die der Experimentalgruppe unterscheiden sich mit p = 0,313 (zweiseitig) ebenfalls nicht signifikant. Das Beantworten von Fragen zu einem vorgelesenen Text (Subtest 5) gelingt ebenfalls allen Gruppen in vergleichbarer Weise. Die Kontrollgruppen unterscheiden sich mit p = 1,000 (zweiseitig) nicht signifikant voneinander, die Experimentalgruppe und die Kontrollgruppe 1 sind mit p = 1,000 (zweiseitig) leistungsmäßig ähnlich. Mit p = 0,467 (zweiseitig) liegt keine Signifikanz zwischen der Experimentalgruppe und der Kontrollgruppe 2 vor.

Im Folgenden sollen die T-Werte dargestellt werden, um einen Vergleich zur Altersnorm vornehmen zu können. Im Bereich der Bildbenennung erreichte die Experimentalgruppe einen T-Wert von 36 (unterdurchschnittlich), die

Kontrollgruppe 1 einen T-Wert von 35 (weit unterdurchschnittlich) und die Kontrollgruppe 2 einen T-Wert von ebenfalls 35, der einem weit unterdurchschnittlichen Entwicklungsstand entspricht. Im Subtest 2 zur Kategorienbildung erreichen die Experimentalgruppe 38 T-Werte-Punkte (unterdurchschnittlich), die Kontrollgruppe 1 37 T-Wert-Punkte (unterdurchschnittlich) und die Kontrollgruppe 2 32 T-Wert-Punkte (weit unterdurchschnittlich). Im Subtest 5 (Fragen zum Text) erreichten die Experimentalgruppe 32 T-Wert-Punkte und die Kontrollgruppe 1 29 T-Wert-Punkte, die Kontrollgruppe 2 erreichte einen T-Wert von 28. Es liegen alle Gruppen im weit unterdurchschnittlichen Bereich.

Zusammenfassend lässt sich für den Bereich der semantisch-lexikalischen Ebene feststellen, dass die Lernausganglage mit weit unterdurchschnittlichen Leistungen innerhalb der einzelnen Untersuchungsgruppen der Erwartung bei Kindern mit SSES entspricht. Die Gruppen unterscheiden sich in keinem Subtest voneinander, sie sind folglich miteinander vergleichbar (s. Tabelle 20).

Tabelle 20: *MZP 1 (Lernausgangslage): Deskriptive Statistik und Ergebnisse des Mittelwertvergleichs der Gruppen mit spezifisch sprachentwicklungsgestörten Kindern hinsichtlich der Entwicklung auf der semantisch-lexikalischen Ebene erhoben mit den Subtests 1 Bildbenennung, 2 Kategorienbildung, 5 Fragen zum Text des Sprachstandserhebungstests für Kinder im Alter zwischen 5–10 Jahren (SET 5–10, Petermann, 2010)*

Gruppe	N	M	min.	max.	SD	T-Wert	Gruppen	Mittlere Differenz	Standardfehler	p (2-seitig)
SET 5–10: Subtest 1 Bildbenennung											
EG	25	29,00	18	36	4,58	36	KG 1	,06	1,465	1,000
							KG 2	,05	1,403	1,000
KG 1	18	28,94	15	36	5,08	35	EG	-,06	1,465	1,000
							KG 2	-,01	1,522	1,000
KG 2	21	28,95	17	36	4,62	35	EG	-,05	1,403	1,000
							KG 1	,01	1,522	1,000
SET 5–10: Subtest 2 Kategorienbildung											
EG	25	15,48	2	26	4,93	38	KG 1	-,02	1,420	1,000
							KG 2	2,24	1,359	,313
KG 1	18	15,50	6	24	5,21	37	EG	,02	1,420	1,000
							KG 2	2,26	1,457	,391
KG 2	21	13,24	6	21	3,49	32	EG	-2,24	1,359	,313
							KG 1	-2,26	1,475	,391

Gruppe	N	M	min.	max.	SD	T-Wert	Gruppen	Mittlere Differenz	Standardfehler	p (2-seitig)
SET 5–10: Subtest 5 Fragen zum Text										
EG	25	3,52	0	10	2,71	32	KG 1	,41	,689	1,000
							KG 2	,95	,660	,467
KG 1	18	3,11	0	6	2,08	29	EG	-,41	,689	1,000
							KG 2	,54	,716	1,000
KG 2	21	2,57	0	6	1,63	28	EG	-,95	,660	,467
							KG 1	-,54	,716	1,000

Erläuterungen: EG – Experimentalgruppe; KG 1 – Kontrollgruppe 1; KG 2 – Kontrollgruppe 2; N – Anzahl; M – Mittelwert; min. – Minimum; max. – Maximum; SD – Standardabweichung; p – Signifikanzwert; SET 5–10 – Sprachstandserhebungstest für Kinder im Alter zwischen 5–10 Jahren (Petermann, 2010)

Lernausgangslage auf der syntaktisch-morphologischen Ebene
Um die Fähigkeiten auf der syntaktisch-morphologischen Ebene zu überprüfen, wurden folgende Subtests des SET 5–10 (Petermann, 2010) durchgeführt und anhand der Rohwerte ausgewertet: Subtest 4 (Handlungssequenzen), Subtest 6 (Bildergeschichte), Subtest 7 (Satzbildung), Subtest 8 (Plural-Singular-Bildung) und Subtest 9 (Erkennen/ Korrektur inkorrekter Sätze).

Die Mittelwerte der Gruppen (s. Tabelle 21) betragen bei den Handlungssequenzen (Subtest 4) für die Kinder der Experimentalgruppe M = 5,72 (min. 2, max. 9, SD = 2,24), für die Kontrollgruppe 1 M = 6,06 Rohwertpunkte (min. 2, max. 9, SD = 2,22) und für die Kontrollgruppe 2 M = 6,57 (min. 1, max. 11, SD = 2,42). In der im Subtest 6 kontrollierten Fähigkeit zum Erzählen einer Bildergeschichte erreichten die Experimentalgruppe auf Rügen 6,36 Rohwertpunkte (min. 0, max. 9, SD = 1,93), die Kontrollgruppe 1 M = 6,11 Rohwertpunkte (min. 1, max. 8, SD = 2,11) und die Kontrollgruppe 2 M = 7,33 (min. 6, max. 8, SD = 0,73). Das Bilden von Sätzen (Subtest 7) gelang den Kindern der Experimentalgruppe mit 4,40 Punkten (min. 0, max. 12, SD = 2,94), der Kontrollgruppe 1 mit 3,83 Punkten (min. 3, max. 12, SD = 3,28) und der Kontrollgruppe 2 mit einem Mittelwert von 5,05 Rohwertpunkten (min. 0, max. 9, SD = 2,56). Die Mittelwerte der Gruppen betragen beim Bilden von Singular- und Pluralformen (Subtest 8) in der Experimentalgruppe M = 9,04 (min. 4, max. 15, SD = 2,87), in der Kontrollgruppe 1 M = 8,83 Rohwertpunkte (min. 3, max. 12, SD = 2,55) und in der Kontrollgruppe 2 M = 9,95 (min. 3, max. 14, SD = 3,07). Das Erkennen und Korrigieren von inkorrekten Sätzen (Subtest 9) gelang den Kindern der Experimentalgruppe mit 8,20 Punkten (min. 1, max. 13, SD = 2,69), der Kontrollgruppe 1 im Mittel mit

6,56 Rohwertpunkten (min. 1, max. 11, SD = 2,75) und der Kontrollgruppe 2 mit 9,90 Rohwertpunkten (min. 6, max. 12, SD = 1,90).

Die Berechnung auf Signifikanz erfolgte wiederum mittels MANOVA. Die Signifikanzberechnung wurde für die fünf Subtests zur Erhebung der morphologisch-syntaktischen Ebene (abhängige Variablen) durchgeführt.

Der Haupteffekt über alle Subtests wird nicht signifikant. Pillai's Spur zeigt V = .276, $F(10,116)$ = 1.86, p > .05. Es ergab sich jedoch in den Einzelvergleichen für einen der fünf Subtests ein signifikanter Unterschied zwischen den Kontrollgruppen. Dies betrifft den Subtest 9, der das Erkennen und Korrigieren von inkorrekten Sätzen erhebt. Dabei haben die Kinder der Kontrollgruppe 1 die geringeren Fähigkeiten. Für alle anderen Subtests liegen keine signifikanten Unterschiede vor. Die Experimentalgruppe unterscheidet sich von den beiden anderen Gruppen nicht.

Im Folgenden werden die Ergebnisse auf Subtestebene dargestellt. Wie bereits anhand der deskriptiven Statistik abzuleiten war, zeigen sich für den Subtest 4 (Handlungssequenzen) keine signifikanten Unterschiede zwischen den Untersuchungsgruppen. Die „multiple comparisons" zeigen zwischen der Experimentalgruppe und der Kontrollgruppe 1 sowie zwischen den beiden Kontrollgruppen p = 1,000 (zweiseitig). Zwischen der Experimentalgruppe und der Kontrollgruppe 2 ergibt sich p = .694 (zweiseitig). Im Subtest 6, der die Fähigkeit zum Erzählen einer Bildergeschichte überprüfte, zeigen sich ebenfalls keine signifikanten Unterschiede zwischen den Gruppen. Zwischen den Kontrollgruppen zeigte sich p = 0,086 (zweiseitig), zwischen der Kontrollgruppe 1 und der Experimentalgruppe p = 1,000 (zweiseitig). Die Schüler der Kontrollgruppe 2 und die der Experimentalgruppe unterscheiden sich mit p = 0,173 (zweiseitig) nicht signifikant. Die Fähigkeit zur Satzbildung (Subtest 7) gelingt ebenso allen Gruppen in vergleichbarer Weise. Die Kontrollgruppen unterscheiden sich mit p = 0,603 (zweiseitig) nicht signifikant voneinander, die Kontrollgruppe 1 und die Experimentalgruppe mit p = 1,000 (zweiseitig) ebenfalls nicht. Mit p = 1,000 (zweiseitig) liegt keine Signifikanz zwischen der Experimentalgruppe und der Kontrollgruppe 2 vor. Im Subtest 8, in dem die Fähigkeit zum Bilden von Singular- und Pluralformen erhoben wurde, zeigen sich keine Signifikanzen. Zwischen den Kontrollgruppen zeigte sich ein Wert von p = 0,680 (zweiseitig), zwischen der Kontrollgruppe 1 und der Experimentalgruppe p = 1,000 (zweiseitig). Die Schüler der Kontrollgruppe 2 und der Experimentalgruppe unterscheiden sich mit p = 0,853 (zweiseitig) ebenfalls nicht signifikant. Das Erkennen und Korrigieren von inkorrekten Sätzen (Subtest 9) wird dagegen sehr unterschiedlich gelöst. Die Kontrollgruppen unterscheiden sich mit p = 0,000 (zweiseitig) hoch signifikant voneinander, dabei sind die Kinder der Kontrollgruppe 1 deutlich schlechter. Die Kontrollgruppe 1 und die Experimentalgruppe unterscheiden sich mit p = 0,766 (zweiseitig) nicht signifikant voneinander. Zwischen der Experimentalgruppe und der Kontrollgruppe 2 zeigt sich mit p = 0,733 (zweiseitig) ebenfalls keine Signifikanz.

Um eine Einordnung innerhalb der Altersnorm vornehmen zu können, sollen die T-Werte dargestellt werden. Im Bereich der Handlungssequenzen (Subtest 4) erreichte die Experimentalgruppe 32 T-Wert-Punkte, die Kontrollgruppe 1 einen T-Wert von 33 und die Kontrollgruppe 2 35 T-Wert-Punkte. Alle Gruppen zeigen einen weit unterdurchschnittlichen Entwicklungsstand. Im Subtest 6 (Bildergeschichte) erreichte die Experimentalgruppe einen T-Wert von 49, die Kontrollgruppe 1 von 49 und die Kontrollgruppe 2 von 60. Damit liegen die Untersuchungsgruppen im durchschnittlichen bzw. die Kontrollgruppe 2 sogar im überdurchschnittlichen Bereich. Dieses Ergebnis sollte mit Vorsicht betrachtet werden, da der Subtest 6 sehr wenig differenziert. Im Subtest 7 zur Satzbildung erreichen alle Gruppen weit unterdurchschnittliche Leistungen mit 32 T-Wert-Punkten in der Experimentalgruppe, 31 T-Wert-Punkten in der Kontrollgruppe 1 und 33 T-Wert-Punkten in der Kontrollgruppe 2. Im Subtest 8 (Plural-Singular-Bildung) zeigen die Experimentalgruppe mit 34, die Kontrollgruppe 1 mit 33 ein weit unterdurchschnittliches und die Kontrollgruppe 2 mit 37 T-Wertpunkten ein unterdurchschnittliches Leistungsvermögen. Im Subtest 9 zur Korrektur inkorrekter Sätze zeigen die Gruppen sehr unterschiedliche Leistungen. Die Experimentalgruppe liegt mit einem T-Wert von 39 im unterdurchschnittlichen Bereich, die Kontrollgruppe 1 zeigt mit einem T-Wert von 32 weit unterdurchschnittliche Leistungen, die Kontrollgruppe 2 zeigt dagegen mit einem T-Wert von 52 durchschnittliche Leistungen.

Zusammenfassend lässt sich feststellen, dass die Subtests zur grammatischen Ebene gemäß den Erwartungen bei Kindern mit SSES weit unterdurchschnittliche bis knapp durchschnittliche Leistungswerte zeigen. Es zeigt sich im Erkennen und Korrigieren von inkorrekten Sätzen ein signifikanter Unterschied in der Lernausgangslage zwischen den drei Untersuchungsgruppen. Dieser liegt zwischen den beiden Kontrollgruppen vor, wobei die Kinder der Kontrollgruppe 1 die geringeren Fähigkeiten haben (s. Tabelle 21).

Um eine Vergleichbarkeit der Lernausgangslage im Bereich der syntaktisch-morphologischen Fähigkeiten zu gewährleisten, wird der sich signifikant zwischen den Kontrollgruppen unterscheidende Subtest zum Zeitpunkt der Lernausgangslage in den nachfolgenden Effektberechnungen als Kovariate (s. Ausführungen unter Punkt 3.6) berücksichtigt.

Tabelle 21: MZP 1 (Lernausgangslage): Deskriptive Statistik und Ergebnisse des Mittelwertvergleichs der Gruppen mit spezifisch sprachentwicklungsgestörten Kindern hinsichtlich der Entwicklung auf der syntaktisch-morphologischen Ebene erhoben mit den Subtest 4 Handlungssequenzen, Subtest 6 Bildergeschichte, Subtest 7 Satzbildung, Subtest 8 Plural-Singular-Bildung und Subtest 9 Erkennen/ Korrektur inkorrekter Sätze des Sprachstandserhebungstests für Kinder im Alter zwischen 5–10 Jahren (SET 5–10, Petermann, 2010)

Gruppe	N	M	min.	max.	SD	T-Wert	Gruppen	Mittlere Differenz	Standard-fehler	p (2-seitig)
SET 5–10: Subtest 4 Handlungssequenzen											
EG	25	6,06	2	9	2,24	32	KG 1	-,34	,735	1,000
							KG 2	-,85	,704	,7694
KG 1	18	6,25	2	9	2,22	33	EG	,34	,735	1,000
							KG 2	-,52	,764	1,000
KG 2	21	6,57	1	11	2,42	35	EG	,85	,704	,694
							KG 1	,52	,764	1,000
SET 5–10: Subtest 6 Bildergeschichten											
EG	25	6,36	0	9	1,93	49	KG 1	,25	,525	1,000
							KG 2	-,97	,503	,173
KG 1	18	6,11	1	8	2,11	49	EG	-,25	,525	1,000
							KG 2	-1,22	,546	,086
KG 2	21	7,33	6	8	,73	60	EG	,97	,503	,173
							KG 1	1,22	,546	,086
SET 5–10: Subtest 7 Satzbildung											
EG	25	4,40	0	12	2,94	32	KG 1	,57	,904	1,000
							KG 2	-,65	,865	1,000
KG 1	18	3,83	3	12	3,28	31	EG	-,57	,904	1,000
							KG 2	-1,21	,939	,603
KG 2	21	5,05	0	9	2,56	33	EG	,65	,865	1,000
							KG 1	1,21	,939	,603
SET 5–10: Subtest 8 Singular-Plural-Bildung											
EG	25	9,04	4	15	2,87	34	KG 1	,21	,882	1,000
							KG 2	-,91	,844	,853
KG 1	18	8,83	3	12	2,55	33	EG	-,21	,882	1,000
							KG 2	-1,21	,916	,680
KG 2	21	9,95	3	14	3,07	37	EG	,91	,844	,853
							KG 1	1,12	,916	,680

Gruppe	N	M	min.	max.	SD	T-Wert	Gruppen	Mittlere Differenz	Standard-fehler	p (2-seitig)
SET 5–10: Subtest 9 Erkennen/ Korrektur inkorrekter Sätze										
EG	25	8,20	1	13	2,69	39	KG 1	1,64	,766	,107
							KG 2	-1,70	,733	,070
KG 1	18	6,56	1	11	2,75	32	EG	-1,64	,766	,107
							KG 2	-3,35*	,796	,000
KG 2	21	9,90	6	12	1,90	52	EG	1,70	,733	,070
							KG 1	3,35*	,796	,000

Erläuterungen: EG – Experimentalgruppe; KG 1 – Kontrollgruppe 1; KG 2 – Kontrollgruppe 2; N – Anzahl; M – Mittelwert; min. – Minimum; max. – Maximum; SD – Standardabweichung; p – Signifikanzwert; SET 5–10 – Sprachstandserhebungstest für Kinder im Alter zwischen 5–10 Jahren (Petermann, 2010)

Lernausgangslage für die Lernbereiche Deutsch und Mathematik
Um die Vorausläuferfähigkeiten im Bereich Deutsch zu ermitteln, wurde das MÜSC (Mannhaupt, 2006) eingesetzt. Die Analyse der Ergebnisse wird bei diesem Test durch die Ermittlung von Risikopunkten gewährleistet. Dabei wird ein Kind als „auffällig" klassifiziert, wenn innerhalb des Gesamttests mehr als zwei Risikopunkte erreicht werden. Die Ergebnisse zeigen sich in den drei Gruppen folgendermaßen: Die Experimentalgruppe hat einen Mittelwert von M = 2,72 bei einem Minimum von 1 und einem Maximum von 7 Risikopunkten (SD = 1,43). In der Kontrollgruppe 1 liegt eine Risikopunktspanne von 0 bis 5 bei einem Mittelwert von 2,33 (SD = 1,65) vor, in der Kontrollgruppe 2 ist eine Spanne von 1 bis 7 Risikopunkten bei einem Mittelwert von 3,10 (SD = 1,55) zu verzeichnen.

Die Berechnung auf Signifikanz erfolgte durch eine einfaktorielle ANOVA nach Bonferroni. Aus den Daten ist ersichtlich, dass es keine signifikanten Unterschiede zwischen den Gruppen gibt. Der Haupteffekt zeigt $F(2,61) = 1,203$, $p > .05$. So sind die Leistungen zwischen den Kontrollgruppen mit p = 0,379 (zweiseitig) nicht signifikant unterschiedlich, zwischen der Kontrollgruppe 1 und der Experimentalgruppe zeigt sich p = 1,000 (zweiseitig). Ebenfalls keine Signifikanz liegt zwischen der Experimentalgruppe und der Kontrollgruppe 2 vor (p = 1,000, zweiseitig).

Bezogen auf die Angaben zur Einschätzung des Leistungsvermögens im MÜSC (Mannhaupt, 2006) zeigt sich, dass alle Gruppen im Mittel mehr als zwei Risikopunkte haben. Damit zeigen alle Untersuchungsgruppen in ihren Vorausläuferfähigkeiten für den Schriftspracherwerb im Mittelwert ein Entwicklungsrisiko (s. Tabelle 22).

Tabelle 22: MZP 1 (Lernausgangslage): Deskriptive Statistik und Ergebnisse des Mittelwertvergleichs der Gruppen mit spezifisch sprachentwicklungsgestörten Kindern hinsichtlich der Vorläuferfähigkeiten des Schriftspracherwerbs erhoben mit dem Münsteraner Screening (MÜSC, Mannhaupt, 2006)

Gruppe	N	M	min.	max.	SD	Interpretation	Gruppen	Mittlere Differenz	Standardfehler	p (2-seitig)
MÜSC										
EG	25	2,72	1	7	1,43	Risikogruppe	KG 1	,39	,473	1,000
							KG 2	-,38	,453	1,000
KG 1	18	2,33	0	5	1,65	Risikogruppe	EG	-,39	,473	1,000
							KG 2	-,76	,492	,379
KG 2	21	3,10	1	7	1,55	Risikogruppe	EG	,38	,453	1,000
							KG 1	,76	,492	,379

Erläuterungen: EG – Experimentalgruppe; KG 1 – Kontrollgruppe 1; KG 2 – Kontrollgruppe 2; N – Anzahl; M – Mittelwert; min. – Minimum; max. – Maximum; SD – Standardabweichung; p – Signifikanzwert; MÜSC – Münsteraner Screening (Mannhaupt, 2006)

Um die Vorausläuferfähigkeiten im Bereich Mathematik zu bestimmen, wurde das Diagnoseverfahren Kalkulie (Gerlach, Fritz, Ricken & Schmidt, 2007), ein kombiniertes Diagnose- und Trainingsprogramm für rechenschwache Kinder, eingesetzt. Die Ergebnisse werden auf Basis des Gesamtrohwertes dargestellt. Die Schüler in der Experimentalgruppe erreichten zwischen 0 und 27 Rohwertpunkten und hatten einen Gesamtmittelwert von M = 17,36 (SD = 7,01). In der Kontrollgruppe 1 erreichten die Kinder mindestens 13 und höchstens 35 Rohwertpunkte bei einem Mittelwert von 22,89 (SD = 6,16). Bei den Kindern in der Kontrollgruppe 2 ergab sich eine Gesamtrohwertspanne zwischen 7 und 27 mit M = 17,34 (SD = 5,80).

Die Signifikanzberechnung erfolgte wiederum durch eine einfaktorielle ANOVA (Bonferroni). Wie anhand der deskriptiven Übersicht schon zu vermuten ist, sind die Kinder der Kontrollgruppe 1 in ihrer Lernausgangslage den anderen beiden Gruppen signifikant überlegen[33] (Haupteffekt: $F(2,61) = 4,930, p < .05$). So ist der Unterschied zwischen den Kontrollgruppen (p = 0,024, zweiseitig) und zwischen der Kontrollgruppe 1 und der Experimentalgruppe signifikant (p = 0,021, zweiseitig). Mit p = 1,000 (zweiseitig) liegt keine Signifikanz zwischen der Experimentalgruppe und der Kontrollgruppe 2 vor.

Bezogen auf das Auswertungsschema des Diagnoseverfahrens Kalkulie sind die Untersuchungsgruppen in ihren mathematischen Vorausläuferfähigkeiten

---

33 S. Punkt 3.3 zur Berücksichtigung der Variable „Kalkulie" als Kovariate in den Effektberechnungen.

insgesamt gering entwickelt. Im Verfahren werden keine T-Werte angegeben, sondern Prozentränge (PR). Die Experimentalgruppe erreichte einen PR von 24, die Kontrollgruppe 1 einen PR von 43 und die Kontrollgruppe 2 einen PR von 21. Demnach haben die Experimentalgruppe und die Kontrollgruppe 2 unterdurchschnittliche, die Kontrollgruppe 1 hat durchschnittliche mathematische Lernvoraussetzungen[34] (s. Tabelle 23).

Tabelle 23: *MZP 1 (Lernausgangslage): Deskriptive Statistik und Ergebnisse des Mittelwertvergleichs der Gruppen mit spezifisch sprachentwicklungsgestörten Kindern hinsichtlich der Vorläuferfähigkeiten in Mathematik erhoben mit Kalkulie – Teil 1 (Fritz, Ricken & Gerlach, 2007)*

Gruppe	N	M	min.	max.	SD	PR	Gruppen	Mittlere Differenz	Standardfehler	p (2-seitig)
Kalkulie Teil 1										
EG	25	17,36	0	27	7,01	24	KG 1	-5,53*	1,978	,021
							KG 2	,12	1,894	1,000
KG 1	18	22,89	13	35	6,16	43	EG	5,53*	1,978	,021
							KG 2	5,65*	2,055	,024
KG 2	21	17,24	7	27	5,80	21	EG	-,12	1,894	1,000
							KG 1	-5,65	2,055	,024

Erläuterungen: EG – Experimentalgruppe; KG 1 – Kontrollgruppe 1; KG 2 – Kontrollgruppe 2; N – Anzahl; M – Mittelwert; min. – Minimum; max. – Maximum; SD – Standardabweichung; PR – Prozentrang; p – Signifikanzwert

Zusammenfassend lässt sich feststellen, dass die Lernausgangslage zwischen den drei Gruppen hinsichtlich der kognitiven, sprachlich-rezeptiven, semantisch-lexikalischen, der phonologischen Fähigkeiten und der Vorausläuferfähigkeiten im Bereich Deutsch vergleichbar ist. In Bezug auf das Alter und die Risikopunktanzahl im Elternfragebogen zur Anamnese der Sprachentwicklung (Mahlau, 2010a) ergeben sich signifikante Unterschiede zwischen den Kontrollgruppen. Die unterschiedliche Risikopunktzahl soll in den späteren Effektberechnungen keine weitere Berücksichtigung finden, da durch die weitere Sprachdiagnostik umfassende Sprachentwicklungswerte standardisierter Testverfahren zum Zeitpunkt der Lernausgangslage vorliegen. Das signifikant unterschiedliche Alter muss in allen späteren Effektberechnungen berücksichtigt werden. Im Bereich

---

34 Analog zur Vorgehensweise der Interpretation der T-Wert-Normen wird folgende Einteilung zugrunde gelegt: PR ≤ 7 = weit unterdurchschnittlich, PR 8–25 = unterdurchschnittlich, PR 26–73 = durchschnittlich, PR 74–84 überdurchschnittlich, PR ≥ 85 = weit überdurchschnittlich.

der syntaktisch-morphologischen Fähigkeiten zeigt sich im 9. Subtests des SET 5–10 (Petermann, 2010) ein signifikanter Unterschied zuungunsten der Kinder der Kontrollgruppe 1. Dagegen sind die Vorausläuferfähigkeiten im Bereich Mathematik bei den Kindern der Kontrollgruppe 1 signifikant höher als bei den anderen beiden Gruppen. In den Effektberechnungen und bei der Interpretation der Ergebnisse muss dies innerhalb der jeweiligen Leistungsbereiche beachtet werden (s. Tabelle 24).

Tabelle 24: Zusammenfassende Darstellung der Lernausgangslage

Bereich	Verfahren	Signifikanz	Vergleichbarkeit
Alter	Angabe der Schule	Kontrollgruppe 1 hoch signifikant älter als Kontrollgruppe 2	eingeschränkt
Kognitive Entwicklung	CFT 1 (Weiß & Osterland, 1997)	keine Signifikanzen zwischen den Gruppen	gegeben
Sprache Rezeption	MSVK (Elben & Lohaus, 2000)	keine Signifikanzen zwischen den Gruppen	gegeben
Sprache semantisch-lexikalische Ebene	SET 5–10 (Petermann, 2010) UT1 Bildbenennung	keine Signifikanzen zwischen den Gruppen	gegeben
	SET 5–10 (Petermann, 2010) UT2 Kategorienbildung	keine Signifikanzen zwischen den Gruppen	gegeben
	SET 5–10 (Petermann, 2010) UT5 Fragen zum Text	keine Signifikanzen zwischen den Gruppen	gegeben
Sprache phonologische Ebene	SET 5–10 (Petermann, 2010) UT10 Kunstwörter nachsprechen	keine Signifikanzen zwischen den Gruppen	gegeben
Sprache morphologisch-syntaktische Ebene	SET 5–10 (Petermann, 2010) UT4 Handlungssequenzen	keine Signifikanzen zwischen den Gruppen	gegeben
	SET 5–10 (Petermann, 2010) UT6 Bildergeschichte	keine Signifikanzen zwischen den Gruppen	gegeben
	SET 5–10 (Petermann, 2010) UT7 Satzbildung	keine Signifikanzen zwischen den Gruppen	gegeben
	SET 5–10 (Petermann, 2010) UT8 Singular-Plural-Bildung	keine Signifikanzen zwischen den Gruppen	gegeben
	SET 5–10 (Petermann, 2010) UT9 Erkennen/ Korrektur inkorrekter Sätze	Kontrollgruppe 1 hoch signifikant schlechter als Kontrollgruppe 2	eingeschränkt

Bereich	Verfahren	Signifikanz	Vergleichbarkeit
Vorausläuferfähigkeiten Deutsch	MÜSC (Mannhaupt, 2006)	keine Signifikanzen zwischen den Gruppen	gegeben
Vorausläuferfähigkeiten Mathematik	Diagnoseverfahren Kalkulie (Fritz et al., 2007)	Kontrollgruppe 1 signifikant besser als Experimentalgruppe und Kontrollgruppe 2	eingeschränkt

Erläuterungen: UT – Untertest; SET 5–10 – Sprachstandserhebungstest für Kinder im Alter von 5–10 Jahren (Petermann, 2010); MÜSC – Münsteraner Screening (Mannhaupt, 2006); CFT 1 – Culture Fair Intelligence Test (Weiß & Osterland, 1997); MSVK – Marburger Sprachverständnistest (Elben & Lohaus, 2006)

3.3.3 Unabhängige Variable

3.3.3.1 Förderung in unterschiedlichen schulischen Settings

In der Experimentalgruppe finden in einer Regelklasse für die Kinder mit SSES in Abhängigkeit vom individuellen Störungsprofil und vom Curriculum sprachheilpädagogische Förderangebote statt. Diese entsprechen dem Sprachförderkonzept im RIM, das unter Punkt 2.5.3 ausführlich dargestellt wurde. In der Kontrollgruppe 1 erfolgt die Beschulung nach den Prinzipien des sprachtherapeutischen Unterrichts in den Sprachheilklassen. Der sprachtherapeutische Unterricht wurde unter Punkt 2.3.2 erläutert. In der Kontrollgruppe 2 erfolgt der Unterricht entsprechend der schulkonzeptabhängigen Fördermaßnahmen innerhalb des Regelunterrichts (mit den Fördermöglichkeiten des „Gemeinsamen Unterrichts"), der unter Punkt 2.3.3 beschrieben wurde.

3.3.3.2 Treatmentkontrolle in der Experimentalgruppe Rügen

Um zu gewährleisten, ob und in wie weit die Umsetzung der pädagogischen Maßnahmen den Vorgaben des RIM entspricht, wurden unterschiedliche Maßnahmen zur Treatmentkontrolle durchgeführt. Zum einen wurden den Schulleitern in Fortbildungen die Inhalte des RIM in komprimierter Form vermittelt. Sie erhielten zusätzlich eine Schulung zur Qualitätskontrolle des Unterrichts, zu motivierendem Führungsverhalten und zu kooperativen Fallbesprechungen. Die Schulleitungen wurden zu regelmäßigen Hospitationen im Unterricht der beteiligten Pädagogen verpflichtet. Die Maßnahmen der Schulleitungen wurden durch das Staatliche Schulamt Greifswald regelmäßig kontrolliert. Zum anderen erfolgten Unterrichtsbesuche in größeren Abständen vom zuständigen Schulrat und von Mitarbeitern der Universität Rostock, die gemeinsam mit den Lehrkräften und den jeweiligen Schulleitern hinsichtlich der beobachteten Treatmentumsetzung nachbesprochen wurden. Weiterhin wurden zu zwei verschiedenen Zeitpunkten differenzierte Fragebögen an die beteiligten Pädagogen verteilt. Diese enthielten sehr detaillierte Fragen, die die Umsetzung des RIM hinsichtlich des Einsatzes von Materialien, bestimmter Differenzierungsmaßnahmen, den Einsatz von Förderstunden usw. auf den unterschiedlichen Förderebenen betrafen. Die Fragebögen wurden an die Grundschulpädagogen und die Sonderpädagogen jeweils zum Ende des ersten und zweiten Schuljahres ausgegeben. Um zu überprüfen, in wie weit die vorgegebene Konzeption auch tatsächlich im Klassenunterricht und in den Förderstunden umgesetzt wurde, gaben die Grundschullehrerinnen und -lehrer zum Ende der Schuljahre auf einem Fragebogen ihre Einschätzung zur Umsetzung der implementierten Maßnahmen in ihrem eigenen Unterricht auf den Förderebenen I und II an. Neben differenzierten Angaben zum Einsatz vorgegebener Materialien, Diagnostikverfahren und Förderkonzepte wurden auch Daten zur Einstellung der Pädagogen zum Konzept des RIM und zur inklusiven Beschulung allgemein erhoben (s. Anhang C der online zugänglichen Zusatzinformationen). Die Schulleiter erhielten ebenfalls einen Fragebogen mit den gleichen Fragen und schätzten die jeweiligen an ihrer Schule arbeitenden Lehrerinnen und Lehrer entsprechend „extern" ein. Darüber hinaus wurden die Schulleiter zu Unterrichtsbesuchen in den Projektklassen angehalten, um die Pädagogen in der Reflexion der eingesetzten Konzeptinhalte zu unterstützen. Die Sonderpädagogen gaben für jedes geförderte Kind auf einem Fragebogen die in der Förderung der Ebene III eingesetzten Maßnahmen, die Ziele und den Erfolg der Förderung an. Im zweiten Schuljahr fanden zusätzlich Hospitationen durch die Mitarbeiter der Universität statt, die die erlebten pädagogischen Maßnahmen in einem Kriterienkatalog skalierten. Sämtliche Unterrichtsbesuche wurden zu zweit durchgeführt und unabhängig voneinander ausgewertet, um die Interraterreliabilität sicher zu stellen. Die Auswertung der Fragebögen spiegelt für die Ebenen I und II einen Unterricht wieder, der grundsätzlich das vorgegebene Treatment beinhaltet, sich aber in den einzelnen Klassen in der Umsetzung sehr unterschiedlich zeigt. So erfolgt beispielsweise der monatliche Einsatz von curriculumbasierten Messungen im Bereich Lesen in 95% der Klassen, aber nur 31% der Grundschullehrerinnen und Grundschullehrer setzt sie wöchentlich zur Kontrolle des Lernfortschritts förderbedürftiger Kinder ein.

Im Folgenden sollen die Ergebnisse der „Treatmentfragebögen" der Grundschul- und Sonderpädagogen dargestellt werden.

3.3.3.2.1 Treatmentfragebogen Grundschulpädagogen

Die Beantwortung und Auswertung der Fragebögen wurde anonym durchgeführt, so dass davon ausgegangen werden kann, dass die Pädagogen nicht unter Erwartungs- oder Erfolgsdruck antworteten. Die Antworten konnten in vier Kategorien (trifft zu, trifft eher zu, trifft eher nicht zu, trifft nicht zu) gegeben werden, die im Vorfeld genau definiert wurden. Am Ende der 1. Klasse nahmen 26 Grundschulpädagogen teil, dies entspricht einer Teilnahme von 100%. Es machten jedoch nicht alle Pädagogen zu jedem Item Angaben. Dies liegt möglicherweise daran, dass im RIM nicht in jeder Klasse Kinder mit Sprachentwicklungsauffälligkeiten lernten. Am Ende der 2. Klasse nahmen 22 Grundschulpädagogen teil. Damit liegt ein Rücklauf von 84,6% vor.

Im Rahmen eines umfassenden Fragebogens zur Treatmentkontrolle erfolgten auch Fragen zur Einschätzung des Sprachentwicklungsstandes der Kinder mit SSES und zu Anteilen sprachförderlichen Unterrichts innerhalb des Regelunterrichts und der Kleingruppenarbeit. Im Anhang D der online zugänglichen Zusatzinformationen werden die Antworten der einzelnen Items für den Förderbereich Sprache wiedergegeben.

Zusammenfassend betrachtet, schätzt die deutliche Mehrheit der Grundschullehrer ihre Maßnahmen zur Umsetzung sprachförderlicher Unterrichtsanteile als gut bis sehr gut ein (ca. 70 bis 80%). In jedem Item überwiegen die Angaben einer sehr häufigen bis häufigen Umsetzung gezielter sprachförderlicher Maßnahmen. Die Grundschulpädagogen kennen überwiegend die Sprachproblematiken der Kinder mit besonderem Förderbedarf und befinden sich mehrheitlich in ständigem Austausch mit den Sonderpädagogen. Im deskriptiven Vergleich zwischen den Angaben zwischen der ersten und der zweiten Klasse lässt sich sogar eine Zunahme der umgesetzten Maßnahmen beobachten.

3.3.3.2.2 Treatmentfragebogen Sonderpädagogen

Die Fragebögen der Sonderpädagogen bezogen sich in ihren Angaben im Gegensatz zu den Fragebögen der Grundschullehrer nicht auf die ganze Klasse, sondern wurden für jedes Kind mit einer SSES ausgefüllt. Für die erste Klasse erfolgte ein Rücklauf von 23 Fragebögen (25 gesamt; 92%), für die zweite Klasse 24 Fragebögen (96%). Der Rücklauf der Fragebögen zur Treatmentkontrolle ist somit als gut bis sehr gut zu bewerten. Nicht jedes Item wurde in jedem Fragebogen beantwortet. Einige Items sollten durch eigene bzw. individuelle Angaben ergänzt werden, auf deren Darstellung an dieser Stelle verzichtet wird. Die Fragebögen zwischen den beiden Klassenstufen unterscheiden sich in ihrem Umfang. Da in der zweiten Klasse eine Belastung durch einen umfangreichen Fragebogen zur

Treatmentkontrolle der Lehrer nicht möglich war, wurden weniger Daten erhoben. Auch zeigte sich, dass in der zweiten Klasse bereits elf Kinder (44%) nicht mehr in der Förderebene III im Einzelsetting oder in Kleingruppen spezifisch gefördert wurden, da ihre Sprachentwicklungsproblematik sich im schulischen Kontext als nicht mehr förderungsbedürftig zeigte bzw. die Belastung in der Klasse durch besonders verhaltensauffällige Kinder so groß war, dass die Sonderpädagogen sich ausschließlich diesen anderen Kindern widmen mussten.

Zu Beginn des Fragebogens der ersten Klasse erfolgten Fragen zur Diagnostik. Es zeigte sich, dass bei allen Kindern die Diagnostik konzeptkonform durchgeführt wurde. Die Sonderpädagogen verwendeten durchgängig den MSVK (Elben & Lohaus, 2006), das MÜSC (Mannhaupt, 2006), den Elternfragebogen zur Anamnese der Sprachentwicklung (Mahlau, 2010a), den CFT 1 (Weiß & Osterland, 1997) und den SET 5-10 (Petermann, 2010). Der Lautanalysebogen (Mahlau, 2010b) wurde bei einem Kind nicht eingesetzt. Ein Grund wurde dafür nicht angegeben. Es erfolgten Fragen zum Lernumfeld und zu den Rahmenbedingungen der Förderung. Innerhalb der ersten Klasse fand bei zehn Kindern (40%) eine Einzelförderung statt, bei 13 Kindern (52%) einer Kleingruppenförderung. 12 Kinder (48%) wurden zu zweit gefördert, also zwei Mal sechs Kinder, eine Kleingruppe bestand aus drei Kindern (12%). Bei allen Kindern fand die Förderung ein Mal wöchentlich statt. Die Anzahl der Minuten variiert: sechs Kinder erhielten maximal 30 Minuten Förderung, 15 Kinder zwischen 35 und 45 Minuten Förderung in der Woche.

In der zweiten Klasse fand die Förderung bei einem Kind (4%) einzeln statt, bei zwölf Kindern (48%) in einer Kleingruppe. Die Gruppengröße betrug zwei bis drei Kinder. Jede Förderung wurde ein Mal wöchentlich durchgeführt. Dabei erfolgte bei vier Kindern (16%) eine Förderung von jeweils 20 Minuten, bei acht Kindern (32%) von 40 bis 45 Minuten. Die Angaben werden im Anhang D der online zugänglichen Zusatzinformationen tabellarisch dargestellt.

Zum Ende der zweiten Klasse wurde erhoben, ob evidenzbasierte Therapieformate in der Förderung der Förderebene III berücksichtigt wurden und ob bereits Ziele in der Sprachförderung erreicht werden konnten. Die Tabelle 25 stellt die Angaben der Sonderpädagogen entsprechend dar. Zu beachten ist, dass die unter „keine Angabe" aufgeführten Häufigkeiten/ Prozentangaben für die Kinder mit SSES stehen, die keine Sprachförderung mehr in der zweiten Klasse erhielten.

Tabelle 25: Treatmentkontrolle: Fragebogen der Sonderpädagogen zum MZP 3 (Ende Klasse 2)

	Klasse 2	
	Häufigkeit	Prozent
Es erfolgte der Aufbau der Förderung nach evidenzbasierten Therapien (u. a. P.O.P.T., Kontextoptimierung).		
sehr häufig	3	12,0
häufig	8	32,0
selten	0	0
sehr selten	4	16,0
keine Angabe	11	44,0
Gesamt	24	96,0
Es sind Ziele in der Sprachförderung erreicht worden.		
ja	13	52,0
nein	0	0
keine Angabe	11	44,0
Gesamt	24	96,0

In der zweiten Klasse wurde der Anteil der geförderten Sprachebenen sehr unterschiedlich angegeben. Bei fast allen Kindern (12) wurden mehrere Bereiche gefördert. Nur bei einem Kind wurde lediglich eine Ebene berücksichtigt (Abbildung 21).

Abbildung 21: Treatmentkontrolle: Anteil geförderter Sprachentwicklungsbereiche Ende Klasse 2 (MZP 3)

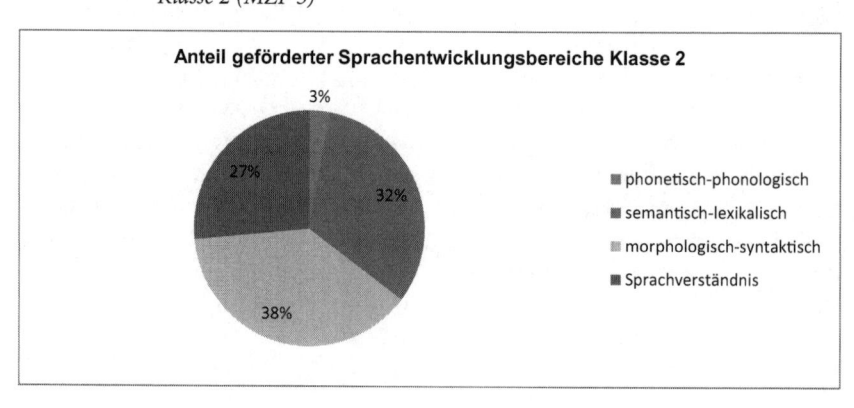

Anteil geförderter Sprachentwicklungsbereiche Klasse 2

- phonetisch-phonologisch: 32%
- semantisch-lexikalisch: 38%
- morphologisch-syntaktisch: 27%
- Sprachverständnis: 3%

Mit 3% war die phonetisch-phonologische Ebene die am wenigsten geförderte Ebene. Die Anteile der anderen Sprachebenen waren mit 38% für die syntaktisch-morphologische Ebene, 32% für die Ebene des Wortschatzes und mit 27% für das Sprachverständnis relativ ausgeglichen. Bei einem Kind ist die Förderung nach der zweiten Klasse abgeschlossen gewesen, bei zehn Kindern blieb sie weiterhin notwendig.

Zusammengefasst lässt sich feststellen, dass die Sprachförderung den Sonderpädagogen analog der Treatmentvorgaben schwerer fällt als den Grundschulpädagogen. Grundsätzlich ist ein schulinternes Fördernetzwerk aufgebaut, der Einbezug weiterer Fachleute ist jedoch weniger gegeben. Die Dokumentation erfolgt zufriedenstellend. Die Ziele und Maßnahmen innerhalb der individuellen Fördermaßnahmen unterscheiden sich, so dass keine pauschalen Schlussfolgerungen für die Umsetzung gezogen werden können. Kritisch ist die stark verringerte Förderung auf der Förderebene III von fast der Hälfte aller Kinder mit SSES innerhalb der zweiten Klasse zu sehen, positiv dagegen der Einsatz evidenzbasierter Verfahren am Ende der zweiten Klasse. Der Einsatz von ca. 44% evidenzbasierter Verfahren bei einem Rücklauf von 96% ist für ein Pilotprojekt als zufriedenstellend zu betrachten.

3.4 Untersuchungsplan und -durchführung

Die Evaluationsstudie zum RIM im Förderbereich Sprache ist als Dreigruppenversuchsplan mit drei Messzeitpunkten konzipiert und hat innerhalb von zwei Jahren Daten erhoben. Der erste Erhebungszeitpunkt befand sich am Anfang des ersten Schuljahres und erfasste durch ein Screening und eine nachfolgende Sprachentwicklungsdiagnostik relevante Daten zum Sprachentwicklungsstand, zur Anamnese der Sprachentwicklung, zur kognitiven Entwicklung und zu den Vorläuferfähigkeiten des Schriftspracherwerbs sowie der Mathematik (Lern- und Entwicklungsvoraussetzungen). Danach wurden zum Schuljahresende der ersten und der zweiten Klasse eine Sprachentwicklungsdiagnostik und eine Erhebung der Leistungsfähigkeit im Lesen, Rechtschreiben und Rechnen durchgeführt. Weiterhin wurde die sozial-emotionale Entwicklung durch Fragebögen (Selbst und Fremdbewertung) beurteilt.

Die Sitzungen, in denen die unter Punkt 3.5 erläuterten Untersuchungsmaterialien eingesetzt wurden, erfolgten sowohl in Einzelsituationen (SET 5–10 [Petermann, 2010], TROG-D [Fox, 2011], Lautanalyse [Mahlau, 2010b], Zahlennachsprechen und Buchstaben-Zahlenfolgen des HAWIK-IV [Petermann & Petermann, 2010a]) als auch durch Gruppenverfahren (MÜSC [Mannhaupt, 2006], Kalkulie [Fritz et al., 2007], MSVK [Elben & Lohaus, 2000], CFT 1 [Weiß & Osterland, 1997], WLLP [Küspert & Schneider, 1998] bzw. WLLP-R [Schneider et al., 2011), DERET 1–2+ [Stock & Schneider, 2008a], DEMAT 1+ [Krajewski et al., 2002), DEMAT 2+ [Krajewski et al., 2004], FEESS 1–2 [Rauer & Schuck, 2004], SDQ [Lehrerfragebogen; Goodman, 2005], Elternfragebogen zur Anamnese der Sprachentwicklung [Mahlau, 2010a]). Diese wurden in Abhängigkeit von der Konzentration und Motivation der Kinder sowie von äußeren Rahmenbedingungen (vorhandene Räumlichkeiten; Aktivitäten in der Schule, die Zeitbeschränkungen unterlagen) in mehreren Sitzungen durchgeführt. Der Untersuchungsplan wird in Tabelle 26 dargestellt.

Tabelle 26: *Erhebungsplan mit Zeitablauf und Testverfahren*

MZP	Zeitstruktur	Inhaltlicher Ablauf	Eingesetzte Verfahren
	August 2010	Einschulung	
MZP 1	September 2010	Feststellung des Sprachentwicklungsstandes (Bestimmung der Probandengruppen) der intellektuellen Voraussetzungen der Vorausläuferfähigkeiten in den Bereichen Deutsch und Mathematik	SET 5–10 (Petermann, 2010) Elternfragebogen zur Anamnese der Sprachentwicklung (Mahlau, 2010a) MSVK (Elben & Lohaus, 2000) CFT 1 (Weiß & Osterland, 1997) MÜSC (Mannhaupt, 2006) Kalkulie (Fritz et al., 2007)
MZP 2	Juni – September 2011	Erhebung des Sprachentwicklungsstandes Erhebung schriftsprachlicher Fähigkeiten mathematischer Fähigkeiten sozial-emotionaler Fähigkeiten nach dem ersten Schuljahr	SET 5–10 (Petermann, 2010) TROG-D (Fox, 2011) DERET 1–2+ (Stock & Schneider, 2008a) WLLP (Küspert & Schneider, 1998) DEMAT 1+ (Krajewski et al., 2002) FEESS 1–2 (Rauer & Schuck, 2004) SDQ (Goodman, 2005)

MZP	Zeitstruktur	Inhaltlicher Ablauf	Eingesetzte Verfahren
MZP 3	Juni – September 2012	Erhebung des Sprachentwicklungsstandes Erhebung schriftsprachlicher Fähigkeiten mathematischer Fähigkeiten sozial-emotionaler Fähigkeiten nach dem zweiten Schuljahr	SET 5–10 (Petermann, 2010) TROG-D (Fox, 2011) Lautanalysebogen (Mahlau, 2010b) Untertests "Zahlennachsprechen" und Buchstaben-Zahlen-Folgen" aus dem HAWIK-IV (Petermann & Petermann, 2010a) DERET 1–2+ (Stock & Schneider, 2008a) WLLP-R (Schneider et al., 2011) DEMAT 2+ (Krajewski et al., 2004) FEESS 1–2 (Rauer & Schuck, 2004) SDQ (Goodman, 2005)

Erläuterungen: MZP – Messzeitpunkt; MSVK – Marburger Sprachentwicklungstest (Elben & Lohaus, 2000); MÜSC – Münsteraner Screening (Mannhaupt, 2006); CFT 1 – Culture Fair Intelligence Test /Weiß & Osterland, 1997); SET 5–10 – Sprachstandserhebungstest für Kinder im Alter zwischen 5 und 10 Jahren (Petermann, 2010); UT – Untertest; TROG-D – Test zur Überprüfung des Grammatikverständnisses (Fox, 2011); UT ZN – Untertest Zahlen nachsprechen; UT BZF – Untertest Buchstaben-Zahlenfolgen; HAWIK-IV – Hamburg-Wechsler-Intelligenztest für Kinder – IV (Petermann & Petermann, 2010a); FEESS 1–2 – Fragebogen zur Erfassung emotionaler und sozialer Schulerfahrungen von Grundschulkindern erster und zweiter Klassen (Rauer & Schuck, 2004); SDQ – Strengths and Difficulties Questionnaire (Goodman, 1997, 2005); DERET 1–2+ – Deutscher Rechtschreibtest für das erste und zweite Schuljahr (Stock & Schneider, 2008a); WLLP – Würzburger Leise Leseprobe (Küspert & Schneider, 1998); WLLP-R – Würzburger Leise Leseprobe – Revision (Schneider et al., 2011); DEMAT 2+ – Deutscher Mathematiktest für zweite Klassen (Krajewski et al., 2004)

Die Wahl der ausgesuchten Untersuchungsstandorte (Rügen, Stralsund, Rostock) ergab sich zum einen aus der räumlichen Nähe zur Universität Rostock und zum anderen durch die an der Studie beteiligten Landkreise im Schulamtsbereich Greifswald (Kooperationspartner der Universität Rostock). Die Testpersonen bzw. deren Eltern sowie die Leitungen der Schulen wurden durch Informationsbriefe und persönliche Treffen zu einer Teilnahme an der Untersuchung motiviert. Jede teilnehmende Institution und die Erziehungsberechtigten jedes teilnehmenden Kindes haben ihr Einverständnis erklärt, an der Untersuchung mitzuwirken. Das Ministerium für Bildung, Wissenschaft und Kultur des Landes Mecklenburg-Vorpommern erteilte eine schriftliche Genehmigung. Die Untersuchungen wurden von speziell geschulten Studierenden und Pädagogen durchgeführt. Die Erhebungen zu den Effektuntersuchungen erfolgten ausschließlich von externen Personen, i. d. R. Studierenden und wissenschaftlichen Hilfskräften der Universität Rostock.

3.5 Messverfahren

Bei der Auswahl der Erhebungsinstrumente wurden neben den inhaltlichen auch ökonomische und pragmatische Aspekte berücksichtigt. So war im Wesentlichen die Güte der Verfahren ausschlaggebend, es musste aber auch die Möglichkeit der Gruppentestung bei Diagnostikverfahren, die die Gesamtstichprobe betrafen, gegeben sein. Die in Tabelle 26 dargestellten Verfahren werden nachfolgend differenziert erläutert.

3.5.1 Marburger Sprachverständnistest (MSVK; Elben & Lohaus, 2000)

Inhalt

Der MSVK erfasst das Sprachverständnis von Kindern in den sprachlichen Bereichen Semantik, Syntax und Pragmatik.

Der MSVK berücksichtigt die relevanten Dimensionen der Sprachentwicklung im Rahmen entwicklungspsychologischer und sprachwissenschaftlicher Erkenntnisse. Das Sprachverständnis gliedert sich nach Ansicht der Autoren in die Prozesse der Sprachperzeption, in die Prozesse des Bedeutungserkennens und in die Prozesse der Berücksichtigung der Bedeutung von Denken und Handeln.

Normierung und Stichprobengröße

Die Normierung wurde an einer Stichprobe von 1045 Kindern in neun Bundesländern vorgenommen und ergab geschlechts- und altersspezifische Normen (T-Werte und Prozentränge) für Kindergartenkinder ab fünf Jahren und Erstklässler.

Reliabilität und Validität

- Reliabilität:
  - Retest-R.: zwischen $r = .35$ und $r = .88$, für den Gesamttest bei $r = .67$
  - Cronbachs α: zwischen $α = .51$ und $α = .82$, für den Gesamttest bei $α = .89$
- Validität:
  - Konstruktv.: gegeben durch Analysen der Interkorrelation und Faktorenanalyse
  - Kriterienbezogene V.: gegeben durch Korrelation mit verschiedenen Außenkriterien

Praktikabilität in Anwendung und Auswertung

Die 80 Items (Bilderreihen) werden durch mündlich gegebene Instruktionen bearbeitet. Der Test kann als Gruppen- oder Einzeluntersuchung durchgeführt werden. Die korrekt gelösten Items werden addiert und ergeben einen Gesamtrohwert, der in T-Werte und Prozentränge mithilfe von Normierungstabellen transformiert werden kann.

Altersspanne
Der Test kann bei Kindern im Alter von fünf bis sieben Jahren durchgeführt werden.

Testdauer
Es gibt keine Zeitbegrenzung. Für die Durchführung wird eine Zeitspanne von 30–45 Minuten angegeben.

Messung eines Entwicklungsverlaufes
Das Diagnostikmaterial wurde nicht für die Entwicklungsmessung überprüft.

3.5.2 Elternfragebogen zur Anamnese der Sprachentwicklung (Mahlau, 2010a)

Inhalt
Der Elternfragebogen zur Anamnese der Sprachentwicklung (Mahlau, 2010a) erfasst in den Fragen 1–4 Angaben zur allgemeinen Sprachentwicklung, die sich zum einen auf Aussagen von Fachleuten (Kinderarzt, Logopäde) und zum anderen auf das wichtige Zeitfenster des Sprechbeginns und auf häufig mit Sprachauffälligkeiten verbundene Krankheiten (Mittelohrentzündung, Probleme beim Hören) beziehen. Es wird davon ausgegangen, dass Eltern sich an diese wichtigen Eckdaten in der Entwicklung ihres Kindes gut erinnern können. Die Fragen 5–22 beziehen sich auf den Stand der aktuellen Sprachentwicklung und erheben Angaben zu den sprachlichen Ebenen der Aussprache, des Wortschatzes, der Grammatik und der Pragmatik (Erzählverhalten) sowie zum Redefluss und zum Sprachverständnis. Allgemeine Angaben zum Hören werden ebenfalls erhoben, da sie Hinweise auf eine Auditive Verarbeitungs- und Wahrnehmungsstörung enthalten, die ursächlich einer SSES zugrunde liegen könnte.

Praktikabilität in Anwendung und Auswertung
Die Auswertung erfolgt über eine Auswertungsschablone. Es gibt zwei Möglichkeiten, die einen Verdacht auf eine Sprachentwicklungsauffälligkeit begründen. Werden bei den Angaben zum allgemeinen Sprachentwicklungsverlauf (Fragen 1–4) mindestens zwei Risikopunkte gegeben bzw. werden bei den differenzierteren

Angaben (Fragen 5-22) mindestens vier Risikopunkte erreicht, besteht der Verdacht auf ein erhöhtes Risiko einer SSES.

Altersspanne
Der Fragebogen kann für Kinder im Grundschulalter ausgefüllt werden.

Testdauer
Es gibt keine Zeitbegrenzung. Für die Durchführung wird eine Zeitspanne von 10 Minuten veranschlagt.

Messung eines Entwicklungsverlaufes
Das Diagnostikmaterial wurde nicht für die Entwicklungsmessung überprüft.

3.5.3 Sprachstandserhebungstest für Kinder im Alter zwischen 5 und 10 Jahren (SET 5–10; Petermann, 2010)

Inhalt
Der SET 5–10 ermöglicht die differenzierte Beurteilung des Sprachentwicklungsstandes von Kindern. Beachtet werden dabei die Bereiche Wortschatz, semantische Relationen, Verarbeitungsgeschwindigkeit, Sprachverständnis, Sprachproduktion, Morphologie und auditive Merkfähigkeit. Besonderes Augenmerk liegt auf der Erfassung der sprachlichen Leistung bei Risikokindern. Der SET 5–10 besteht aus zehn Untertests, die sieben Sprachbereiche abdecken (Tabelle 27).

Tabelle 27: Beschreibung der Untertests des SET 5–10 (Sprachstandserhebungstest für Kinder im Alter von 5–10 Jahren; Petermann, 2010)

Sprachbereich	Subtest	Alters-bereich	Aufgabenstellung
(produktiver) Wortschatz	UT 1: Bildbenennung	5–10 Jahre	Benennung von Bildern
Semantische Relationen	UT 2: Kategorienbildung	5–10 Jahre	Übergeordnetes Konzept von Abbildungen erkennen und benennen
Verarbeitungs-geschwindigkeit	UT 3: Sternsuche	5–10 Jahre	Zielbilder innerhalb einer festgesetzten Zeit in strukturiert angeordneten Symbolreihen abstreichen

Sprachbereich	Subtest	Alters-bereich	Aufgabenstellung
Sprach-verständnis	UT 4: Handlungssequenzen	5–10 Jahre	Verständnis grammatischer Strukturformen und semantischer Relationen erfassen
	UT 5: Fragen zum Text	5–6 Jahre/ 7–10 Jahre	Fragen zu dargebotenen Texten beantworten
Sprach-produktion	UT 6: Bildergeschichte	5–10 Jahre	Versprachlichung eines bildlich vorgegebenen Szenariums
	UT 7: Satzbildung	5–10 Jahre	Aus vorgegebenen Wörtern einen semantisch und grammatisch korrekter Satz bilden
Morphologie	UT 8: Singular-Plural-Bildung	5–10 Jahre	Überprüfung des morphologischen Regelwissens
	UT 9: Erkennen / Korrektur inkorrekter Sätze	5–6 Jahre/ 7–10 Jahre	Grammatisch inkorrekte oder korrekte Sätze bewerten und ggf. berichtigen
Auditive Merkfähigkeit	UT 10: Kunstwörter nachsprechen	5–6 Jahre	Erhebung sprachrelevanter Gedächtnisfähigkeiten

Erläuterung: UT – Untertest

Vorhandensein einer Entwicklungstheorie

Der SET 5–10 basiert auf einem modifizierten Sprachkomponentenmodell in Anlehnung an Barrett (1999). Acht von insgesamt zehn Untertests sind den Bereichen der Sprachkomponente Semantik zugeordnet. Ergänzt wurde das Modell um die Bereiche der Verarbeitungsgeschwindigkeit und der auditiven Merkfähigkeit. Das Modell wird in Abbildung 22 dargestellt.

Abbildung 22: Barretts Modell (1999) ergänzt um die basalen Fähigkeiten Verarbeitungsgeschwindigkeit und auditive Merkfähigkeit (zit. in Petermann, 2010)

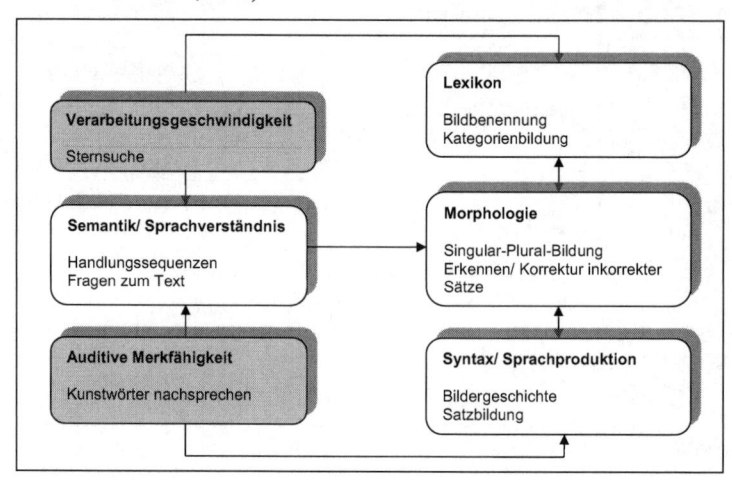

Normierung und Stichprobengröße

Normwerte wurden an einer Stichprobe von 1052 Kindern in Deutschland gewonnen.

Reliabilität und Validität

Der SET 5–10 weist folgende Reliabilitätswerte auf (Cronbachs Alpha) (s. Tabelle 28):

Tabelle 28: Subtest des SET 5–10 (Petermann, 2010) mit Cronbachs Alpha

Subtest	Cronbachs Alpha
Bildbenennung (UT 1)	.91
Kategorienbildung (UT 2)	.74
Sternsuche (UT 3)	-
Handlungssequenzen (UT 4)	.77
Fragen zum Text (UT 5)	.62 (5–6 Jahre) / .61 (7–10 Jahre)
Bildergeschichte (UT 6)	.67
Satzbildung (UT 7)	.91
Singular-Plural-Bildung (UT 8)	.84
Erkennen/ Korrektur inkorrekter Sätze (UT 9)	.72 (5–6 Jahre) / .71 (7–10 Jahre)
Kunstwörter nachsprechen (UT 10)	.78

Erläuterung: UT – Untertest

Die Reliabilitätswerte sind nicht für alle Subtests zufriedenstellend (s. UT 5, UT 6). Nach mündlicher Angabe des Herausgebers (Prof. Dr. F. Petermann) werden aktuell weitere Analysen hinsichtlich eines weiteren, differenzierteren Zuverlässigkeitsnachweises durchgeführt. Die Konstruktvalidität ist durch Analysen der Interkorrelation und Faktorenanalyse gegeben, die der kriteriumsbezogenen Validität durch Korrelation mit verschiedenen Außenkriterien.

Praktikabilität in Anwendung und Auswertung
Der SET 5–10 wird als Einzeltest durchgeführt. Die Durchführung ist standardisiert. Die Testrohwerte werden mithilfe von Tabellen in Standardwerte überführt und die Interpretation der Testergebnisse ist mit T-Werten und Prozentrangwerten möglich.

Altersspanne
Normwerte liegen für den Altersbereich von 5;0 bis 10;11 Jahren vor.

Testdauer
Die Durchführung des SET 5–10 beträgt etwa 45 Minuten.

Messung eines Entwicklungsverlaufes
Das Diagnostikmaterial wird aktuell für die Messung eines Entwicklungsverlaufs überprüft.

3.5.4 Test zur Überprüfung des Grammatikverständnisses (TROG-D; Fox, 2011)

Inhalt
Der TROG-D dient zur Überprüfung des Grammatikverständnisses. Der Test untersucht, wie gut grammatische Strukturen der deutschen Sprache, die durch Flexion, Funktionswörter und Satzstellung gekennzeichnet sind, beherrscht werden. Darüber hinaus gibt der TROG-D Auskunft über mögliche Schwierigkeiten innerhalb dieser Parameter. Dabei wird durch die Möglichkeit einer qualitativen Analyse eine direkte Ableitung von Therapiezielen deutlich. Der Test besteht aus 84 Items, bei dem jedes Item mit drei Ablenkern versehen ist. Diese unterscheiden sich nur minimal grammatisch oder lexikalisch vom Zielsatz.

Der TROG-D basiert auf dem *„Test for Reception of Grammar"* von Bishop (1983/1989). Eine Entwicklungstheorie beschreibt Fox (2011) nicht. Vielmehr entstand der TROG-D als Übersetzung von Forschungsmaterialien, die durch Bishop (2003) für Studien entwickelt wurden, die verschiedene Aspekte des Sprachverständnisses bei Kindern mit SSES untersuchten. Dabei wurde beachtet, dass das

Material mit möglichst einfachen und wenigen Wörtern auskommt, um schlechte Ergebnisse aufgrund von lexikalischen Störungen gering zu halten, sowie dass der Einfluss nichtlinguistischer Faktoren, also z. B. Handlungen, minimiert wird.

Normierung und Stichprobengröße
Es liegen Daten von 893 monolingual (deutsch) aufwachsenden Kindern aus allen Bundesländern vor.

Reliabilität und Validität
Für die interne Konsistenz des TROG-D wird Cronbachs-Alpha mit $\alpha = .86$ angegeben. Die Testhalbierungs-Reliabilität (nach der odd-even-Methode) liegt bei $r = .87$. Die Konstruktvalidität ist durch Faktorenanalyse gegeben.

Praktikabilität in Anwendung und Auswertung
Das Verständnis grammatischer Strukturen wird mit Hilfe von Multiple-Choice-Aufgaben in einer Einzeltestung geprüft. Die Testitems und die verwendeten Ablenker werden durch ein begrenztes und einfaches Vokabular von Substantiven, Adjektiven und Verben dargestellt. Im Vorfeld kann durch Wortschatzkarten geprüft werden, ob dieses beherrscht wird. Es kann eine quantitative Analyse oder eine qualitative Analyse der Testergebnisse vorgenommen werden. Für die ermittelten Rohwerte stehen Prozentrangwerte und T-Wert-Normen im Anhang zur Verfügung.

Altersspanne
Normwerte liegen für den Altersbereich von 3;0–10;11 Jahren vor.

Testdauer
Für die Durchführung des TROG-D sind ca. 10 bis 20 Minuten einzuplanen. Die Testdurchführung erfolgt mit der Vorgabe einer multiple-choice Auswahl.

Messung eines Entwicklungsverlaufes
Das Diagnostikmaterial wurde nicht für die Entwicklungsmessung überprüft.

3.5.5 Lautanalysebogen (Mahlau, 2010b)

Inhalt
Der Lautprüfbogen ist ein Material zur vollständigen und einfachen Erhebung des deutschen Phoneminventars. Die Ableitung des als nächstes zu therapierenden Phonems ist ersichtlich. Der Therapiefortschritt und damit die Effektivität des Therapiekonzepts werden deutlich.

Praktikabilität in Anwendung und Auswertung
Das zu überprüfende Kind erhält die Bilderbögen vorgelegt. Es wird gebeten, jedes Bild langsam und deutlich zu benennen. Sollte das Kind nicht selbstständig auf die Zielform kommen, wird das Wort vorgesprochen. Das Kind wird aufgefordert, es nachzusprechen. Der Untersucher bewertet die Äußerungen des Kindes parallel zum Benennen. Er kann die korrekt gebildeten Phoneme und Phonemverbindungen durch Abhaken in einem Protokollbogen markieren. Die falsch gebildeten Phoneme sind durch den Ersatzlaut zu kennzeichnen. Im Anschluss an die Diagnostik erfolgt eine quantitative und qualitative Auswertung. Der Untersucher bestimmt die Anzahl aller falsch gesprochenen Phoneme und Phonemverbindungen und den nächsten zu therapierenden Laut.

Altersspanne
Der Lautanalysebogen kann ab einem Alter von 3;0 Jahren eingesetzt werden.

Testdauer
Für die Durchführung benötigt man ca. fünf bis zehn Minuten.

Messung eines Entwicklungsverlaufes
Das Diagnostikmaterial wurde nicht für die Entwicklungsmessung überprüft.

3.5.6 Untertests "Zahlennachsprechen" und „Buchstaben-Zahlen-Folgen" aus dem HAWIK-IV (Petermann & Petermann, 2010a)

Inhalt
Der Hamburg-Wechsler-Intelligenztest für Kinder IV (HAWIK-IV, Petermann & Petermann, 2010a) ist ein Einzeltestverfahren zur Ermittlung des Intelligenzquotienten von Kindern und Jugendlichen. Der Gesamttest besteht aus 15 Untertests (davon fünf optionale Tests). Die Untertests werden in die vier Index-Bereiche „Sprachverständnis", „Wahrnehmungsgebundenes Logisches Denken", „Arbeitsgedächtnis" und „Verarbeitungsgeschwindigkeit" zusammengefasst.

Beim „Zahlen nachsprechen", werden vorgesprochene Zahlenreihen vom Probanden nachgesprochen. Der Untertest besteht aus zwei Testteilen, Zahlen nachsprechen vorwärts sowie rückwärts. Geprüft werden dabei das auditive Kurzzeitgedächtnis, Reversibilität, bezogen auf das rückwärts Nachsprechen von Zahlen, und die Konzentrationsfähigkeit. Im Untertest „Buchstaben-Zahlen-Folgen", werden dem Kind Buchstaben und Zahlen vorgesprochen, die es sortieren muss. Zuerst müssen Zahlen in aufsteigender Reihenfolge sortiert werden, danach die Buchstaben. Dabei soll die Fähigkeiten, eine vom Testleiter vorgegebene Reihe aus Zahlen und Buchstaben alphabetisch bzw. numerisch sortiert wiederzugeben, sowie das Arbeitsgedächtnis, geprüft werden.

Dem Intelligenzkonzept liegt die „Wechsler-Bellevue Intelligence Scale" zu Grunde, nach der Intelligenz unter anderem ein globales Konstrukt ist. Demnach wird das Verhalten eines Individuums als Ganzes bestimmt. Desweiteren ist Intelligenz auch ein spezifisches Konstrukt. Sie setzt sich aus verschiedenen Faktoren zusammen, in denen sich Individuen unterscheiden.

Normierung und Stichprobengröße
Die Normierung wurde an einer Stichprobe von 1.650 Kindern aus Deutschland, der deutschsprachigen Schweiz und Österreich an 825 Mädchen und 825 Jungen vorgenommen.

Reliabilität und Validität

- Reliabilität:
  - Reliabilität zwischen $r = .76$ und $r = .91$ auf Untertestebene, zwischen $r = .87$ und $r = .94$ auf Indexebene und $r = .97$ für den Gesamttest.
- Validität:
  - Es liegen Studien zur faktoriellen und zur kriteriumsbezogenen V. vor.

Praktikabilität in Anwendung und Auswertung
Der HAWIK-IV wird als Einzeltest durchgeführt. Die Durchführung ist standardisiert. Die Testrohwerte werden mithilfe von Tabellen in Standardwerte überführt und die Interpretation der Testergebnisse ist mit T-Werten und Prozentrangwerten möglich.

Altersspanne
Einsetzbar für Kinder und Jugendliche im Alter von 6;0 bis 16;11 Jahren.

Testdauer
Es gibt keine Zeitbegrenzung. Für die Durchführung beider Untertests wird erfahrungsgemäß eine Zeitspanne von 10 bis 20 Minuten angegeben. Die Durchführung des Gesamttests beträgt etwa 65 bis 90 Minuten.

Messung eines Entwicklungsverlaufes
Das Diagnostikmaterial wurde nicht für die Entwicklungsmessung überprüft.

3.5.7 Culture Fair Intelligence Test (CFT 1; Weiß & Osterland, 1997)

Inhalt

Der „*Culture Fair Intelligence Test 1*" ist ein Test zur Bestimmung der Grundintelligenz. Dabei bemüht sich der Test um die Ermittlung sprachfreier und kulturunabhängiger Intelligenzaspekte mittels zeichnerisch dargestellter Items. Die Subtests 3–5 (Powertests) umfassen die Bereiche: Klassifikationen (UT 3), Ähnlichkeiten (UT 4) und Matrizen (UT 5).

Die Testbatterie basiert auf der Intelligenztheorie von R. B. Cattell. Diese Theorie geht davon aus, dass sich die allgemeine intellektuelle, sprachfreie Leistungsfähigkeit („*general abilitiy*") in zwei allgemeine Intelligenzformen gliedern lässt: Den flüssigen Intelligenzfaktor („*general-fluid ability*") und den kristallisierten Intelligenzfaktor („*general-crystallized ability*"). Die Subtests 3–5 haben einen hohen bis mittleren Anteil am „*general-fluid-ability*-Faktor".

Normierung und Stichprobengröße

Bedingt durch die Testrevision mit veränderten Bearbeitungszeiten erfolgte 1995 eine Normierung von 1200 Probanden. Die Handanweisung weist Alters- und Klassennormen mit Prozenträngen, T-Werten und IQ-Werten auf.

Reliabilität und Validität

Für die Subtests 3–5 liegen Reliabilitätswerte vor: UT 3 Klassifikation $r = .70$, UT 4 Ähnlichkeit $r = .76$, UT 5 Matrizen $r = .79$. In der revidierten 5. Auflage liegt der Summenwert bei $r = .88$ (jeweils N = 91). Die kriterienbezogene Validität verzeichnet Korrelationen mit anderen Verfahren zwischen $r = .48$ und $r = .66$.

Praktikabilität in Anwendung und Auswertung

Der CFT 1 kann als Einzel- oder Gruppentest eingesetzt werden. Es liegt eine Handanweisung vor, die Hinweise für die Vorbereitung der Testsituation und die Durchführung des CFT 1 angibt. Genaue Anweisungen für die Bestimmung der Rohwerte der jeweiligen Untertests existieren. Der CFT 1 liegt in zwei Pseudoparallelversionen vor.

Altersspanne

Der CFT 1 kann bei Kindern im Alter zwischen 5;6 bis 9;5 Jahren eingesetzt werden.

Testdauer
Es existieren drei unterschiedliche Testzeiten. Die Testdauer für die Untertests 3 bis 5 ist abhängig von der Schulform und der Klassenstufe und variiert zwischen 11 und 16 Minuten und 30 Sekunden.

Messung eines Entwicklungsverlaufes
Das Diagnostikmaterial wurde nicht für die Entwicklungsmessung überprüft.

3.5.8 Fragebogen zur Erfassung von Verhaltensauffälligkeiten und -stärken: Strengths and Difficulties Questionnaire (SDQ; Goodman, 1997, 2005)

Inhalt
Der *Strengths and Difficulties Questionnaire* (SDQ) ist ein kurzer Fragebogen zu Verhaltensauffälligkeiten und -stärken bei Kindern und Jugendlichen. Er liegt in Eltern- und Lehrerversionen sowie als Selbstbericht vor. Die 25 Items verteilen sich auf fünf Skalen: „Emotionale Probleme", „Verhaltensprobleme", „Hyperaktivität", „Verhaltensprobleme mit Gleichaltrigen" und „Prosoziales Verhalten". Bei der Formulierung der 25 SDQ-Items wurde gezielt auf eine Ausgewogenheit von positiven und negativen Verhaltensaspekten geachtet.

Normierung und Stichprobengröße
Es bestehen zur deutschen Version des SDQ erste Validierungsbefunde, bislang aber noch keine Normierung der deutschsprachigen Version. Die Normierung erfolgte an N = 8208 aus ganz Großbritannien.

Reliabilität und Validität
Für die Gesamtproblemskala, „Emotionale Probleme" und „Prosoziales Verhalten" liegt Cronbachs Alpha bei > .63. Die übrigen Skalen liegen unter .4. Es ergaben sich fünf Faktoren, die eine Varianz von 41.8% erklären. Die Item-Subskalen-Korrelationen sind ausreichend, die Faktorenstruktur entspricht für drei Subskalen („Verhaltensprobleme mit Gleichaltrigen", „Hyperaktivität", „Verhaltensprobleme") nicht der originalen Faktorenzusammensetzung. Die Reliabilität der Gesamt- und der genannten Subskalen ist für ein Screeningverfahren ausreichend, was für die übrigen Subskalen allerdings nicht der Fall ist. Die Faktorenstruktur war nicht komplett replizierbar. Die prognostische Validität ist durch Regressionsanalysen mit weiteren Verfahren gegeben.

Praktikabilität in Anwendung und Auswertung
Der Fragebogen wird durch Eltern, Lehrer oder Erzieher zu Hause oder in der Schule ausgefüllt und im Anschluss mit Hilfe einer Schablone ausgewertet. Nach der Auswertung werden Gesamtproblemwerte aus den vier Skalen „Emotionale Probleme", „Hyperaktivität", „Probleme im Umgang mit Gleichaltrigen" und „Verhaltensauffälligkeiten" ermittelt. Die Skala „Prosoziales Verhalten" wird dabei separat gewertet.

Altersspanne
Die Fremdbewertung durch den SDQ kann für Kinder im Alter von 4 bis 17 Jahren erfolgen. Eine Selbstbewertung kann im Alter von 11 bis 17 Jahren stattfinden.

Testdauer
Es gibt keine Zeitbegrenzung.

Messung eines Entwicklungsverlaufes
Das Diagnostikmaterial wurde nicht für die Entwicklungsmessung überprüft.

3.5.9 Fragebogen zur Erfassung emotionaler und sozialer Schulerfahrungen von Grundschulkindern erster und zweiter Klassen (FEESS 1–2; Rauer & Schuck, 2004)

Inhalt
Der FEESS 1–2 erfasst die Perspektive von Kindern auf ihre grundlegenden emotionalen und sozialen Erfahrungen als Schulkinder. Er gliedert sich in die zwei Teilfragebögen SIKS und SALGA. Die sieben Skalen der beiden Fragebögen sind aus den allgemeinen, nicht-kognitiven Zielen der Grundschullehrpläne der Bundesländer und deren psychologischen Konstrukten entwickelt worden. Im ersten Teilfragebogen (SIKS) werden die folgenden Dimensionen des Sozialklimas und des Fähigkeits-Selbstkonzepts erhoben: Kompetenzzuschreibungen (Selbstkonzept der Fähigkeit), die erlebte eigene soziale Integration in die Klasse (Soziale Integration) und die wahrgenommenen sozialen Beziehungen (Klassenklima). Der zweite Teilfragebogen (SALGA) erfasst unterschiedliche Aspekte des Schul- und Lernklimas: Wohlbefinden in der Schule (Schuleinstellung), die Wahrnehmung der Gefühle beim Lernen (Lernfreude), die Bereitschaft sich schulisch Neuem und Anstrengendem zu öffnen (Anstrengungsbereitschaft) und die Wahrnehmung der Lehrerinnen und Lehrer (Gefühl des Angenommenseins). Es existieren vier unterschiedliche Forschungstraditionen, die als theoretische Bezugspunkte für die Entwicklung der Skalen des FEESS 1–2 gelten: die

Theorie der Selbstwirksamkeit von Bandura (1997), die Selbstbestimmungstheorie von Deci und Ryan (1993), die Schulqualitätsforschung (Fend, 1998) sowie die Integrationsforschung.

Normierung und Stichprobengröße
Es liegen Individualnormen getrennt für Schüler der ersten (N = 781) und zweiten Klassen (N = 864) vor. Zudem gibt es gesonderte Normen für ganze Klassen der beiden Schulstufen.

Reliabilität und Validität
Die internen Konsistenzen liegen je nach Skala zwischen $\alpha = .63$ und $\alpha = .94$. Die Retest-Reliabilitäten variieren nach einem Schuljahr zwischen $rtt = .34$ und $rtt = .53$. Die curriculare Validität ist durch die Orientierung an den Lehrplänen aller deutschen Bundesländer gegeben. Die kriterienbezogene Validität erfalge mit anderen Verfahren ($r = .31$ und $r = .64$), die Korrelation mit dem Lehrerurteil liegt zwischen $r = .31$ und $r = .47$.

Praktikabilität in Anwendung und Auswertung
Der FEESS 1–2 ist in ganzen Klassen zur Diagnostik und zur Evaluation durchführbar. Er ist aber auch als Einzeltest einsetzbar, um die Sichtweisen der Kinder ihrer subjektiv verarbeiteten Lernumwelt umfassend und standardisiert zu untersuchen. Mit Hilfe von Schablonen kann der Fragebogen ausgewertet werden. So können Profile für einzelne Kinder sowie ganze Klassen ermittelt werden. Der FEESS 1–2 kann zusammen mit dem FEESS 3–4 (Rauer & Schuck, 2003) bei der Entwicklung und Evaluation auch mehrere Jahre umfassender, individueller und auf Klassen bezogener Förderkonzepte eingesetzt werden.

Altersspanne
Schüler der ersten und zweiten Klasse der Grundschule und entsprechende Stufen der Sonderschule.

Testdauer
Beide Teilfragebögen sind als Gruppenverfahren in jeweils ca. 30 Minuten zu bearbeiten. Der längere zweite Teilfragebogen benötigt kaum mehr Zeitaufwand als der erste, da die Instruktion abgekürzt werden kann, weil sie bereits beim ersten Teilfragebogen erfolgt ist.

Messung eines Entwicklungsverlaufes
Das Diagnostikmaterial wurde nicht für die Entwicklungsmessung überprüft.

3.5.10 Münsteraner Screening (MÜSC; Mannhaupt, 2006)

Inhalt

Das Münsteraner Screening (MÜSC) dient der Erfassung von empirisch nachgewiesenen Lernvoraussetzungen im Schriftspracherwerb. Das Screening ermöglicht die Feststellung eines Förderbedarfs im frühen Schriftspracherwerb direkt nach der Einschulung. Angenommen wird, dass die menschliche Entwicklung als Bewältigung von aufeinander aufbauenden Aufgaben zu verstehen ist. In diesem Sinne bedarf es der erfolgreichen Erledigung früherer Aufgaben, um nachfolgende Aufgaben absolvieren zu können. Darüber hinaus wird im Sinne eines kompensatorischen Entwicklungsmodells angenommen, dass Kinder „moderate Schwächen in einigen Voraussetzungen durch den Einsatz ihrer Stärken kompensieren können" (Mannhaupt 2006, 12). Probleme im Schriftspracherwerb werden erst angenommen, wenn fehlende Voraussetzungen eine bestimmte Grenze überschreiten. Das MÜSC erhebt die phonologische Bewusstheit, die Aufmerksamkeit und das Gedächtnis.

Normierung und Stichprobengröße

Exakte Normen liegen für die ersten fünf Wochen nach der Einschulung vor. Insgesamt umfasste die Stichprobe 2896 Kinder aus zwei Bundesländern.

Reliabilität und Validität

Die Reliabilitätswerte der einzelnen Subtests liegen zwischen $r = .65$ und $r = .88$. Die Angaben zur prognostische Validität erfolgt nach RATZ = 60,1. Die Konstruktvalidität ist durch Faktorenanalyse gegeben.

Praktikabilität in Anwendung und Auswertung

Das MÜSC kann in Gruppen mit bis zu acht Kindern durchgeführt werden. Dabei sind zwei Sitzungen für die gesamte Durchführung einzuplanen. Es liegen zwei parallele Testversionen vor. Allen Aufgaben geht eine Übungsphase voraus. Eindeutige Durchführungsanweisungen existieren. Ein Auswertungsbogen kann genutzt werden, um Risikowerte zu ermitteln und ein Leistungsprofil zu erstellen.

Altersspanne

Der Einsatz erfolgt ausschließlich am Anfang der 1. Klasse.

Testdauer

Die Bearbeitungszeit des Screenings beträgt zweimal 25 Minuten.

Messung eines Entwicklungsverlaufes
Angaben zu durchgeführten Messungen des Entwicklungsverlaufes liegen nicht vor.

3.5.11 Kalkulie (Fritz, Ricken & Gerlach, 2007)

Inhalt
Das Verfahren „Kalkulie" besteht aus einem Diagnose- und einem Trainingsteil. Es ist ein Test zur Erfassung tragender Konzeptvorstellungen für den Bereich der mathematischen Entwicklung und ein Training für Kinder erster bis dritter Klassen, die grundlegende mathematische Konzepte nicht entwickelt haben und für die das Risiko der Entwicklung einer Rechenstörung besteht.

Die Aufgaben des Trainings bestehen aus fünf unterscheidbaren Niveaus, die wesentliche Meilensteine in der Entwicklung basaler Konzepte und Kompetenzen repräsentieren.

Normierung und Stichprobengröße
Die Normierung erfolgte an einer Stichprobe von 2513 Schülern aus Nordrhein-Westfalen.

Reliabilität und Validität

- Reliabilität:
    - Cronbachs α: zwischen α = .77 und α = .89
- Validität:
    - Kriterienbezogene V.: Korrelationen r = .65
    - Prognostische V.: r = .65
    - Konstruktv.: Korrelation zwischen den Teilen bei r = .4

Praktikabilität in Anwendung und Auswertung
Die Messung der Vorläuferfähigkeiten Mathematik erfolgt als Einzel- oder Gruppentest, dadurch wird eine Reflexion über die eingesetzten Lösungsstrategien ermöglicht. Die Aufgaben werden im Unterricht oder in einer schulischen Förderstunde bearbeitet.

Altersspanne
Grundschulkinder der ersten bis dritten Klasse.

Testdauer
Die Bearbeitungsdauer beträgt ca. 45 Minuten.

Messung eines Entwicklungsverlaufes
Das Diagnostikmaterial wurde nicht für die Entwicklungsmessung überprüft.

3.5.12 Würzburger Leise Leseprobe (WLLP; Küspert & Schneider, 1998), Würzburger Leise Leseprobe – Revision (WLLP-R; Schneider, Blanke, Faust & Küspert, 2011)

Inhalt
Die Würzburger Leise Leseprobe (WLLP) ermöglicht die ökonomische Erfassung der Leseleistung im gesamten Grundschulbereich. Mit ihr kann die Entwicklung der Lesefertigkeit über mehrere Klassenstufen hinweg mit dem gleichen Instrument erfasst und somit individuelle Leistungszuwächse längsschnittlich genau abgebildet werden. Dieser Test misst die Lesegeschwindigkeit, indem geschriebenen Wörtern jeweils vier Bildalternativen gegenübergestellt sind und das korrespondierende Bild anzustreichen ist. 140 Items können maximal bearbeitet werden. Von besonderer Bedeutung ist die Tatsache, dass die WLLP das leise Lesen erfasst, da das leise Lesen eher der natürlichen Lesesituation entspricht als das laute, welches in den meisten verfügbaren standardisierten Lesetests überprüft wird.

Normierung und Stichprobengröße
Es liegen Normen für die Klassenstufen eins bis vier, nach Geschlecht getrennt, jeweils für die letzten zwei Monate eines Schuljahres (WLLP; N = 2820) vor.
Der WLLP-R wurde an 2333 Kindern aus den ersten vier Grundschulklassen normiert.

Reliabilität und Validität
Die Korrelationskoeffizienten, welche über die Paralleltestmethode ermittelt wurden, liegen bei r = .87 (1. Klasse), r = .92 (2. Klasse), r = .93 (3. Klasse) und r = .82 (4. Klasse). Die über die Retestmethode (Intervall von 14 Wochen) errechneten Korrelationskoeffizienten betragen: r = .75 (1. Klasse), r = .81 (2. Klasse). Die Paralleltestreliabilität der WLLP-R (.82 $\leq$ r $\leq$ .93) und die Retestreliabilität (.76 $\leq$ r $\leq$ .82; für einen Zeitraum von 14 Wochen) sind bei der WLLP-R für die vier Klassenstufen gewährleistet. Die kriterienbezogene Validität erfolgte anderen Verfahren und liegt zwischen r = .51 und r = .79; die Korrelationen mit dem Lehrerurteil liegen zwischen r = .39 und r = .75; die Korrelationen mit der Zensur in Deutsch zwischen r = .43 und r = .45.

Praktikabilität in Anwendung und Auswertung
Die WLLP bzw. die WLLP-R kann im Rahmen einer Gruppensitzung, aber auch als Einzeltest, durchgeführt werden. Die Auswertung erfolgt mittels Schablone. Dabei werden Fehlerpunkte errechnet, die einer weiteren Auswertung zugrunde liegen.

Altersspanne
Der Test richtet sich an Schülerinnen und Schüler der Grundschulklassen eins bis vier.

Testdauer
Der Gesamtzeitaufwand beträgt etwa 15 Minuten, inklusive Instruktion. Die reine Testbearbeitung beträgt fünf Minuten.

Messung eines Entwicklungsverlaufes
Das Diagnostikmaterial wurde nicht für die Entwicklungsmessung überprüft.

3.5.13 Deutscher Rechtschreibtest für das erste und zweite Schuljahr (DERET 1–2+; Stock & Schneider, 2008a)

Inhalt
Der DERET 1–2+ ist ein Testverfahren, mit dessen Hilfe die orthografischen Fähigkeiten von Grundschulkindern untersucht werden. Er bietet die Möglichkeit, lehrplangemäße Fehleranalysen der Rechtschreibfehler vorzunehmen und eignet sich ebenfalls zur Diagnostik einer Rechtschreibschwäche. Der DERET 1–2+ setzt sich aus einer Kombination von zu diktierenden Fließtexten und einem Lückentext zusammen, der gemeinsam mit dem Fließtext eine qualitative Fehleranalyse erlaubt. Insgesamt besteht der Fließtext für die erste Klassenstufe aus 29 Wörtern (zzgl. sechs Lückentextwörtern) und für die zweite Klassenstufe aus 52 Wörtern (zzgl. 12 Lückentextwörtern).

Dem DERET 1–2+ liegen die Lehrplananforderungen aller 16 Bundesländer zugrunde. Er enthält Wörter, die ausschließlich aus dem Grundwortschatz stammen und bezieht ebenfalls die Wörterlisten der gängigsten Rechtschreiblehrbücher mit ein. Um einen Kontexteinfluss durch bereits abgedruckte Wörter zu vermeiden und um die Schreibmotivation zu erhöhen, besteht er hauptsächlich aus Fließtexten.

Normierung und Stichprobengröße
Die Normierungsstichprobe bestand pro Klassenstufe aus über 7500 Kindern.

Reliabilität und Validität
Je nach Klassenstufe und Testform liegt die interne Konsistenz des Rechtschreibtests zwischen α = .89 und α = .92, die Split-Half-Reliabilität zwischen r = .89 und r = .91. Die Werte für die Retestreliabilität liegen zwischen rtt = .82 und rtt = .93 und jene für die Paralleltestreliabilität zwischen r = .87 und r = .88. Die curriculare Validität ist durch die Orientierung an den Lehrplänen aller Bundesländer gegeben. Die kriterienbezogene Validität mit anderen Verfahren liegt zwischen r = .63 und r = .82; die Korrelationen mit dem Lehrerurteil zwischen r = .58 und r = .71.

Praktikabilität in Anwendung und Auswertung
Der DERET 1–2+ wird in Form von zu diktierenden Fließtexten und einem Lückentext durchgeführt. Durch einfaches Auszählen der Fehler wird der Gesamtfehlerwert bestimmt. Zusätzlich kann durch die Erfassung der Häufigkeiten in verschiedenen Fehlerarten ein Fehlerprofil erstellt werden, das Hinweise auf mögliche Problembereiche liefert.

Altersspanne
Der DERET 1–2 findet bei Grundschulkindern vom Ende der ersten bis zum Beginn der dritten Klasse Anwendung.

Testdauer
Das Verfahren ist sowohl als Gruppen- als auch als Einzeltest in etwa 30 Minuten durchführbar.

Messung eines Entwicklungsverlaufes
Das Diagnostikmaterial wurde nicht für die Entwicklungsmessung überprüft.

3.5.14 Deutscher Mathematiktest für erste Klassen (DEMAT 1+; Krajewski, Küspert, Schneider & Visé, 2002)

Inhalt
Der DEMAT 1+ dient zur Überprüfung der mathematischen Kompetenz von Grundschülern am Ende der ersten Klasse und am Anfang der zweiten Klasse, sowie der frühen Diagnose einer Rechenschwäche bzw. besonderer Mathematikstärken. In den verschiedenen Aufgabenstellungen wird Bezug auf die Inhalte der Mathematiklehrpläne der 1. Klassen aller deutschen Bundesländer genommen. Die Aufgaben umfassen die neun Bereiche: Mengen – Zahlen, Zahlenraum, Addition, Subtraktion, Zahlenzerlegung/ Zahlenergänzung, Teil – Ganzes, Kettenaufgaben,

Ungleichungen und Sachaufgaben. Der DEMAT 1+ wurde auf der Grundlage der Lehrpläne aller deutschen Bundesländer entwickelt.

Normierung und Stichprobengröße
Es liegen nach Klassenstufe und Geschlecht getrennte Normen für den letzten Monat des ersten. Schuljahres (N = 1354) und die ersten drei Monate des 2. Schuljahres (N = 1582) vor. Die Normierung erfolgte mittels Datenerhebungen in zwölf deutschen Bundesländern.

Reliabilität und Validität
Für die Subtests liegt die interne Konsistenz zwischen $r = .56$ und $r = .84$; beim Gesamttest beträgt sie $r = .89$ bzw. $r = .88$ für die 1. bzw. 2. Klasse. Zwischen den Leistungen des ersten und zweiten Schuljahres ergab sich eine Retest-Reliabilität von $r = .65$.

Praktikabilität in Anwendung und Auswertung
Der DEMAT 1+ ist als Gruppentest in zwei Parallelformen A und B konzipiert, die nach unterschiedlichen Testzeiten, die abhängig von Schulform und Klassenstufe sind, durchgeführt werden. Eine Handanweisung ermöglicht eine standardisierte Durchführung und gibt Hinweise für die Vorbereitung der Testsituation. Da die Punktvergabe auf der Subtestebene stattfindet, kann ein Leistungsprofil für jeden Schüler erstellt werden, aus dem Hinweise auf vorhandene Problembereiche abgeleitet werden können. Durch die gute Differenzierung im unteren Leistungsbereich, ist das Verfahren im Rahmen einer Förderdiagnostik sowie zur Diagnose einer Rechenschwäche besonders gut einsetzbar. Schablonen zur Auswertung erlauben eine rasche Bearbeitung der Testhefte. Das Auswertungsprogramm DEMAT 1+/ 2+ steht optional zur Auswertung zur Verfügung. Es enthält zusätzliche, über den Test hinausgehende Analysefunktionen (z. B. Prüfen auf Vorliegen einer Teilleistungsstörung).

Altersspanne
Grundschulkinder am Ende der ersten Klasse und Anfang der zweiten Klasse.

Testdauer
Als Gruppentest werden etwa 40 Minuten, als Einzeltest etwa 20–35 Minuten benötigt.

Messung eines Entwicklungsverlaufes
Das Diagnostikmaterial wurde nicht für die Entwicklungsmessung überprüft.

3.5.15 Deutscher Mathematiktest für zweite Klassen (DEMAT 2+; Krajewski, Liehm & Schneider, 2004)

Inhalt

Der DEMAT 2+ ermöglicht die Überprüfung der mathematischen Kompetenz von Grundschülern am Ende der zweiten Klasse und am Anfang der dritten Klasse. Desweiteren dient er der frühen Diagnostik einer Rechenschwäche bzw. besonderer Mathematikstärken. In den verschiedenen Aufgabenstellungen wird Bezug auf die Inhalte der Mathematiklehrpläne der 2. Klassen aller deutschen Bundesländer genommen. Die zehn Inhaltsschwerpunkte sind in den Subtests: Zahleneigenschaften, Längenvergleich, Addition und Subtraktion, Verdoppeln und Halbieren, Division, Rechnen mit Geld, Sachaufgaben und Geometrie enthalten.

Im DEMAT 2+ verweisen Krajewski et al. (2004) auf die wechselseitige Beeinflussung von Intelligenz, mathematischem Vorwissen und anspruchsvollem, verständnisfördernden Mathematikunterricht.

Normierung und Stichprobengröße

Es liegen nach Klassenstufe getrennte Normen für das Ende des 2. Schuljahres und den Beginn des 3. Schuljahres vor. Dem Aufbau des Tests liegen die Lehrpläne aller deutschen Bundesländer zu Grunde. Der DEMAT 2+ ist normiert in allen deutschen Bundesländern.

Reliabilität und Validität

- Reliabilität:
  - Splithalf-R.: zwischen $r = .94$ und $r = .95$
  - Cronbachs α: zwischen $α = .91$ und $α = .93$

- Validität:
  - Curriculare V.: gegeben durch Orientierung an Lehrplänen aller Bundesländer
  - Kriterienbezogene V.: Korrelationen mit anderen Verfahren zwischen $r = .53$ und $r = .67$
  - prognostische V.: Korrelationen mit anderen Verfahren zwischen $r = .63$ und $r = .67$
  - differenzielle V.: Korrelationen mit anderen Verfahren zwischen $r = .37$ und $r = .43$

Praktikabilität in Anwendung und Auswertung
Der DEMAT 2+ ist ein Gruppentest mit zwei Parallelformen A und B. Durch eine Handanweisung wird eine standardisierte Durchführung gewährleistet. Desweiteren gibt sie Hinweise zur Vorbereitung der Testsituation. Da die Punktvergabe auf der Subtestebene stattfindet, kann ein Leistungsprofil für jeden Schüler erstellt werden, aus dem Hinweise auf vorhandene Problembereiche abgeleitet werden können. Durch die gute Differenzierung im unteren Leistungsbereich ist das Verfahren im Rahmen einer Förderdiagnostik sowie zur Diagnose einer Rechenschwäche besonders gut einsetzbar. Zur Testauswertung steht optional das Auswertungsprogramm DEMAT 1+/ 2+ zur Verfügung.

Altersspanne
Der DEMAT 2+ ist bei Grundschulkinder am Ende der zweiten und Anfang der dritten Klasse einsetzbar.

Testdauer
Wird der Test als Gruppentest durchgeführt, dauert er ca. 45 Minuten, als Einzeltest müssen 20 bis 40 Minuten eingeplant werden.

Messung eines Entwicklungsverlaufes
Das Diagnostikmaterial wurde nicht für die Entwicklungsmessung überprüft.

3.6 Auswertungsverfahren, statistische Prüfgrößen und Störvariablen

Die zum Ende der Schuljahre stattfindenden Effektuntersuchungen vergleichen über zwei Schuljahre den sprachlichen, schulischen und emotional-sozialen Entwicklungsstand der Kinder mit SSES, die in der Experimentalgruppe und in den beiden Kontrollgruppen unterrichtet und gefördert wurden.

Da sich in der Lernausgangslage das Alter als zwischen den Kontrollgruppen signifikant unterschiedlich erwiesen hat und da davon auszugehen ist, dass das Alter in Entwicklungsprozessen eine nicht zu vernachlässigende Rolle spielt, soll die Variable „Alter" als Kovariate in alle Effektuntersuchungen eingehen. Dies stellt sicher, dass die Voraussetzungen zum Zeitpunkt der Lernausgangslage statistisch ausgeglichen sind.

Um einen direkten Vergleich des sprachlichen Leistungszuwachses zu ermöglichen, wird der SET 5–10 (Petermann, 2010) jeweils zum Schuljahresende durchgeführt. Dabei werden bis auf den dritten und zehnten alle Subtests des

SET 5-10 (Petermann, 2010) berücksichtigt[35]. Für den sich zum Zeitpunkt der Lernausgangslage signifikant unterscheidenden grammatischen Bereich erfolgen Kovarianzanalysen, korrigiert nach Bonferroni. Es kann davon ausgegangen werden, dass die Leistungsfähigkeit im Erkennen und Korrigieren inkorrekter Sätze zum Zeitpunkt der Lernausgangslage die grammatischen Leistungen in den Effektuntersuchungen beeinflusst. Um die Lernausgangslage statistisch ausgeglichen zu halten, wird der grammatische Subtest 9 (Erkennen/ Korrigieren inkorrekter Sätze) des SET 5-10 (Petermann, 2010) zum Zeitpunkt der Lernausgangslage als Kovariate berücksichtigt. Ergänzend werden der TROG-D (Fox, 2011) und zum MZP 3 ein Lautanalysebogen (Mahlau, 2010b) und zwei Untertests zur Überprüfung des phonologischen Arbeitsgedächtnisses des HAWIK-IV (Petermann & Petermann, 2010a) eingesetzt. Weiterhin werden zum MZP 2 und 3 die Schulleistungen im Bereich Lesen (mittels WLLP, Küspert & Schneider, 1998 bzw. WLLP-R, Schneider, Blanke, Faust & Küspert, 2011), Rechtschreiben (mittels DERET 1-2+, Stock & Schneider, 2008a) und Mathematik (mittels DEMAT 1+, Krajewski, Küspert, Schneider & Visé, 2002; DEMAT 2+, Krajewski, Liehm & Schneider, 2004) sowie die emotional-sozialen Fähigkeiten (mittels FEESS 1-2, Rauer & Schuck, 2004; SDQ, Goodman, 2005) erhoben. Ein Vergleich der curricularen Leistungen soll Aufschluss über den Lernzuwachs der Kinder mit SSES in diesen Bereichen geben. Dabei muss berücksichtigt werden, dass die mathematischen Vorausläuferfähigkeiten sich zwischen den Gruppen signifikant zugunsten der Kontrollgruppe 1 unterscheiden. Da im Verfahren Kalkulie (Fritz et al., 2007) zentrale Vorausläuferfähigkeiten des mathematischen Lernbereiches erhoben werden, ist davon auszugehen, dass sich zum Zeitpunkt der Lernausgangslage signifikant voneinander unterscheidende Leistungen Auswirkungen auf die Effektuntersuchungen zum MZP 2 und MZP 3 haben. Daher werden für den mathematischen Bereich Kovarianzanalysen (ANOVA) berechnet, wobei die Werte des Kalkulieverfahrens zum Zeitpunkt der Lernausgangslage die Kovariate darstellen. Mit dem FEESS 1-2 (Rauer & Schuck, 2004) werden die grundlegenden sozialen und emotionalen Schulerfahrungen der Kinder erfasst, mit dem SDQ (Goodman, 2005) erfolgt eine Einschätzung der Stärken und Schwächen im Verhalten der einzelnen Kinder durch den Lehrer.

Zur Beantwortung der Fragestellung und zur Überprüfung der aufgestellten Hypothesen wurden verschiedene statistische Verfahren und Parameter

---

35 Der Subtests 3 (Sternsuche) wurde als nichtlinguistische Fähigkeit nicht berücksichtigt; der Subtest 10 (Kunstwörter nachsprechen) hat keine Normierungswerte für das Alter der untersuchten Kinder.

berücksichtigt. Zur Überprüfung der Hypothesen hinsichtlich vorhandener Unterschiede in der Entwicklung der sprachlichen Fähigkeiten (Hypothese 1), curricularer Fähigkeiten (Hypothese 2) und sozial-emotionaler Fähigkeiten und Befindlichkeiten (Hypothese 3) wurden t-Tests, ANOVA und MANOVA[36] bzw. Kovarianzanalysen durchgeführt. Die Wahl der jeweiligen Verfahren zur Signifikanzberechnung erfolgte abhängig von der Anzahl der beteiligten Gruppen (unabhängige Variable) und der Anzahl der abhängigen Variablen, die die verschiedenen Fähigkeiten prüften. Als unabhängige Variable wird in der vorliegenden Untersuchung das Beschulungssetting angesehen.

Die Berechnung von Unterschieden auf der phonetischen Ebene (Lautanalyse), zwischen zwei Gruppen – den Kindern der Experimentalgruppe und der Kontrollgruppe 1 – erfolgte durch t-Tests für unabhängige Stichproben (erster Teil der Hypothese 1a)[37]. Um zu kontrollieren, ob die Untersuchungsgruppen signifikante Entwicklungszuwächse bzw. -unterschiede zwischen den Messzeitpunkten im sprachlichen und sozial-emotionalen Bereich aufweisen, wurden in einer Zusatzanalyse t-Test für verbundene Stichproben berechnet. *T-Tests* sind Verfahren zur Überprüfung des Unterschieds zweier Stichprobenmittelwerte. *T-Tests für unabhängige Stichproben* vergleichen die Stichprobenmittelwerte aus zwei verschiedenen Populationen, *t-Test für verbundene (abhängige) Stichproben* vergleichen, ob sich die mittlere Differenz der Messwerte unterscheidet. Voraussetzung dabei ist, dass die Differenzen normalverteilt sind. Die Normalverteilung wird mit dem Kolmogorow-Smirnow-Test geprüft (Nachtigall & Wirtz, 1998).

Um die sich signifikant unterscheidende Lernausgangslage im Alter, im Subtest „Erkennen und Korrigieren inkorrekter Sätze" des SET 5-10 (Petermann, 2010) sowie im Bereich der mathematischen Vorläuferfähigkeiten statistisch auszugleichen, wurden bei allen weiteren Effektberechnung Kovarianzanalysen (*analysis of covariance* = ANCOVA) eingesetzt. ANCOVA sind statistische Verfahren, die eine Verbindung zwischen einer Varianzanalyse (ANOVA oder MANOVA) und einer linearen Regressionsanalyse und damit eine Erweiterung dieser Verfahren darstellen. Kovarianzanalysen werden verwendet, wenn der Einfluss der unabhängigen Faktoren auf die abhängige Variable weniger stark werden soll. Dieses Vorgehen reduziert die Varianz der Messwerte und führt zur Erhöhung der statistischen Power der Varianzanalyse (Bortz & Schuster, 2010). So wird rechnerisch der Einfluss der Kovariaten bereinigt. Die dabei berücksichtigten Testverfahren zum Zeitpunkt der Lernausgangslage stellen die Kovariaten

---

36 Begriffe werden weiter unten im Text erläutert.
37 nur MZP 3, s. auch Anhang A der online zugänglichen Zusatzinformationen.

bzw. die Kovariable dar. Bei sinnvoll ausgewählten Kovariaten kann die Sensitivität des statistischen Tests verbessert werden (Backhaus, Erichson, Plinke & Weiber, 2008).

Varianzanalysen (ANOVA = *analysis of variance*) sind statistische Verfahren, die Varianzen und Prüfgrößen berechnen, um Erklärungen für die sich in den Daten befindenden Gesetzmäßigkeiten zu erhalten. Die Varianz einer Zielvariabe wird – hier unter Berücksichtigung der angegebenen Kovariaten – durch den Einfluss einer oder mehrerer Variablen erklärt, so z. B. die mathematische Leistungsfähigkeit als abhängige Variable (Hypothese 2c) bzw. die Lautanalyse (Hypothese 1a). Die Einflussvariablen sind in dieser Hypothese die drei Untersuchungsgruppen der Kinder mit SSES (unabhängige Variable). Die Signifikanzprüfung erfolgt nach der *Bonferroni-Korrektur*, mit deren Hilfe die Alphafehler-Kumulierung bei multiplen Paarvergleichen neutralisiert wird. Die *Alphafehler-Kumulierung* bezeichnet die globale Erhöhung der Alpha-Fehler-Wahrscheinlichkeit durch multiples Testen in ein und derselben Stichprobe.

Um Unterschiede in der Entwicklung der Fähigkeiten auf der phonologischen Ebene (phonologisches Arbeitsgedächtnis; Hypothese 1a), der semantisch-lexikalischen Ebene (Hypothese 1b) und in der Entwicklung der Fähigkeiten auf der morphologisch-syntaktischen Ebene (Hypothese 1c), in der Entwicklung der schriftsprachlichen Leistungen (Hypothesen 2a und 2b) sowie in den emotionalen und sozialen Schulerfahrungen (Hypothese 3b) und im Sozialverhalten (Hypothese 3a) zu prüfen, wurden multivariate Varianzanalysen unter Berücksichtigung der angegebenen Kovariaten, die sogenannten MANOVA, berechnet. *MANOVA* ist eine Erweiterung der ANOVA-Varianzanalyse für mehr als eine abhängige Variable bei mehr als zwei unabhängigen Variablen. Die abhängigen Variablen stellen hierbei die Subtests zum phonologischen Arbeitsgedächtnisses des HAWIK-IV (Petermann & Petermann, 2010a), die Subtests des SET 5–10 (Petermann, 2010), die schriftsprachlichen Diagnostikverfahren sowie die Subtests des FEESS 1–2 (Rauer & Schuck, 2004) und des SDQ (Goodman, 2005) dar. Die unabhängigen Variablen sind die drei Schulsettings. Die Signifikanzprüfung erfolgte ebenfalls nach der Bonferroni-Korrektur (Bortz & Döring, 2006).

Zur Interpretation der Ergebnisse werden neben der Anzahl (N), der Mittelwert (M), der Minimal- (min.) und Maximalwert (max.), die Standardabweichung (SD) und der Signifikanzwert (p) dargestellt. Der *Mittelwert* gilt als der bekannteste Kennwert in der Statistik und kennzeichnet die Summe aller Messwerte dividiert durch die Anzahl der eingehenden Werte. Die *Standardabweichung* (Streuung) ist ein gebräuchliches quantitatives Maß für die Variabilität (Dispersion) einer Variablen. Das *Signifikanzniveau* ist eine per Konvention festgelegte Höchstgrenze der Alpha-Fehler-Wahrscheinlichkeit (p < .05 = signifikant; p < .01 = hoch signifikant). Das Signifikanzniveau (Alpha-Fehler-Niveau) wurde mit p = .05 festgelegt. Das 5%-Niveau ist in der Forschung üblich (Bortz & Döring, 1995).

Weiterhin werden die mittlere Differenz und der Standardfehler angegeben. Der *Standardfehler* liefert eine Aussage über die Güte des geschätzten Parameters, z. B. die Leistungen im Bereich Lesen. Sie zeigt, ob die Einzelwerte nahe beieinander liegen oder eine starke Streuung der Daten vorliegt. Dabei gilt, dass je mehr Einzelwerte es gibt, desto kleiner der Standardfehler ist, und umso genauer kann der unbekannte Parameter geschätzt werden. Der Standardfehler macht somit die gemessene Streuung (Standardabweichung) zweier Datensätze mit unterschiedlichen Stichprobenumfängen vergleichbar, indem er die Standardabweichung auf den Stichprobenumfang normiert (Bortz & Döring, 2006).

Es erfolgt die Darstellung der T-Werte, um einen Bezug zur Normierungsstichprobe herzustellen und, beim Vorliegen signifikanter Unterschiede, die Angabe der Effektstärke (ES) als Maß der praktischen Relevanz. Die Berechnung der ES ist davon abhängig, ob die Varianzen zwischen den Gruppen im zu vergleichenden Kriterium als gleich angenommen werden können oder nicht. Zur Interpretation der ES wird sich auf die Klassifikation nach Cohen (1988) bezogen, die sich in den Human- und Sozialwissenschaften als zweckmäßige Einschätzung etabliert hat (Bortz & Döring, 2006). Die Berechnung der ES erfolgt auf Subtestebene als Quotient des Mittelwertunterschieds und der gepoolten Standardabweichung der jeweiligen Untersuchungsgruppen (Cohen, 1988). Hinsichtlich der Effektstärken werden die Beträge der Mittelwertdifferenzen verrechnet, die Richtung des Effektes ergibt sich aus den angegebenen Mittelwerten. Nach Cohen lassen sich die Effektstärken zwischen .20 ≤ ES < .50 als kleinen Effekt, zwischen .50 ≤ ES < .80 als einen mittleren Effekt und ES ≥ .80 als einen großen Effekt interpretieren (Cohen, 1992).

Bei den vorliegenden MANOVA erfolgt für den Haupteffekt die Angabe nach Cohen (1988) als partielles η^2 (partielles Eta-Quadrat). Die Berechnung erfolgt anhand der Formel:

$$\eta^2 = \frac{QS_{Effekt}}{QS_{Effekt} + QS_{Res}}$$

Dabei steht QS_{Effekt} für die Quadratsumme des zu bestimmenden Effektes und QS_{Res} für die Quadratsumme der Residualvarianz. Die Berechnung erfolgt im verwendeten SPSS-Programm (PASW Statistics) standardmäßig als partielles η^2 als Schätzer der Effektgröße. Das Maß gibt an, wie viel Varianz der abhängigen

Variablen durch die unabhängige Variable prozentual erklärt wird. Danach gilt ein $\eta^2 = .01$ als kleiner Effekt, ein $\eta^2 = .06$ als mittlerer Effekt und ein $\eta^2 = .14$ als großer Effekt.

Über die Stichprobengröße lässt sich die ‚Power' eines statistischen Tests steuern (Diehl, 1995). Bortz (1993) empfiehlt eine *optimale Stichprobengröße* – für zwei Stichprobenmittelwerte aus unabhängigen Stichproben – von 310 Probanden für einen schwachen Effekt, von 50 Probanden für einen mittleren Effekt und von 20 Probanden für einen starken Effekt. Diese Angaben gelten für p = .05 und einer Teststärke von .80. Durch die vorliegende Stichprobe von N = 64 Probanden kann ein optimaler Stichprobenumfang zur statistischen Absicherung kleiner Effekte nicht erreicht werden. Eine Testplanung im Sinne einer optimalen Bestimmung der Teststärke (β) und des β-Fehlers ist demnach beim Vorliegen mittlerer nur knapp und beim Vorliegen kleiner Effekte nicht möglich. Eine Teststärke von .80 (das Niveau von .80 ist konventionell festgelegt) kann folglich nur bei mittleren bis starken Effekten erreicht werden. Mittels des Levene-Tests der Varianzgleichheit wird die Homogenität der Varianzen berechnet.

Im Folgenden sollen einige mögliche Störfaktoren dargestellt und bewertet werden. Der Experimentator kann als Störvariable ausgeschlossen werden, da an der Untersuchung ca. 35 Personen beteiligt waren. Da die Untersucher sich dabei an standardisierte Vorgaben gehalten haben und keine Vorstellung in Bezug auf die vom Kind zu erwartenden Leistungen hatten, zeigten sie keine Erwartungshaltungen, welche die Ergebnisse der kindlichen Leistungen hätten beeinträchtigen können.

Als mögliche Störvariable wurden schulkonzeptabhängige Faktoren, wie die Schul- und die Klassengröße sowie die Anzahl der Förderstunden erhoben. Die durchschnittliche Schüleranzahl der Schulen der Experimentalgruppe belief sich auf 136, die der Kontrollgruppe 2 auf 198. Für die Kontrollgruppe 1 ist keine Schüleranzahl pro Schule zu bestimmen, da zwei Sprachheilklassen an einem Sprachheilpädagogischen Förderzentrum und eine Sprachheilklasse an einer Grundschule unterrichtet wurden. Die durchschnittliche Klassengröße belief sich in der Experimentalgruppe auf 19,7 Kinder und in der Kontrollgruppe 2 auf 22,9 Kinder. In beiden Gruppen liegen normale Schul- und Klassengrößen vor. Dagegen sind die Sprachheilklassen wesentlich kleiner. In der Kontrollgruppe 1 belief sich die Klassengröße auf durchschnittlich 10 Kinder (in absoluten Zahlen 1 x 8, 1 x 10 und 1 x 12 Kinder). Nach Hattie (2013) hat die Klassengröße nur einen geringen Einfluss auf die Lernentwicklung der Kinder (d = .21). Ihr sollte als Störvariable daher keine größere Bedeutung beigemessen werden.

Ein weiterer Störfaktor kann die durchschnittliche Anzahl von Förderstunden (s. Tabelle 29) sein, die wöchentlich in den beiden Schuljahren gegeben wurden. Sie unterschied sich in Klasse 1 zwischen der Experimentalgruppe und der Kontrollgruppe 2 mit 0,8 Unterrichtseinheiten (UE) Differenz in Mathematik und mit 0,7 UE in Deutsch zugunsten der Experimentalgruppe. In der zweiten Klasse waren mit einer Differenz von jeweils 0,1 UE pro Fach kaum Unterschiede zu verzeichnen. Die Kontrollgruppe 1 erhielt insgesamt durchschnittlich 4,6 Förderstunden in der ersten Klasse und 3,3 Stunden in der zweiten Klasse. Diese Förderstunden wurden nicht nur für den Fachunterricht verwendet, sondern hauptsächlich für spezifische Therapiestunden im Bereich Sprache.

Tabelle 29: Förderstunden in Klasse 1 und 2

	Mathematik			Deutsch/ Sprache		
	EG	KG 1	KG 2	EG	KG 1	KG 2
1. Schuljahr	2,3 UE	2,3	1,5 UE	3,0 UE	2,3	2,2 UE
2. Schuljahr	1,6 UE	1,6	1,5 UE	2,3 UE	1,7	2,2 UE
Gesamt	3,9 UE	3,9 UE	3,0 UE	5,3 UE	4,0 UE	4,4 UE

Erläuterungen: EG – Experimentalgruppe; KG – Kontrollgruppe; UE – Unterrichtseinheiten

Betrachtet man die Gesamtanzahl der Förderstunden über die beiden Schuljahre in beiden Fächern, hat die Experimentalgruppe mit insgesamt 9,2 Förderstunden etwas mehr Zeit zur Verfügung als die beiden Kontrollgruppen (Kontrollgruppe 1: 7,9 UE; Kontrollgruppe 2: 7,4 UE). Dies sollte bei der Diskussion der Ergebnisse beachtet werden.

Als Störvariablen müssen Unterschiede in der Intelligenz und im Alter zwischen den Gruppen beachtet werden. Beide Variablen können einen Einfluss auf die erhobenen curricularen und sprachlichen Leistungen haben und sind statistisch abgeklärt worden (s. Punkt 3.3.2). Dabei erwies sich die Variable „Intelligenz" als nicht signifikant zwischen den Gruppen. Das Alter wird, wie oben beschrieben, als Kovariate in den Effektuntersuchungen eingesetzt.

Als weiterer unerwünschter Einflussfaktor muss eine additive, logopädische Förderung berücksichtigt werden. Neun von den 25 Kindern der Experimentalgruppe waren zusätzlich in logopädischer Behandlung (36%). In der Kontrollgruppe 1 hatten wesentlich mehr Kinder, 12 von 18, eine logopädische Behandlung (67%). In der Kontrollgruppe 2 erhielten sechs der 21 Kinder eine logopädische Therapie (29%). Da die Anteile additiv logopädisch therapierter Kinder sich zwischen den Untersuchungsgruppen stark unterscheiden, sollte dieser Aspekt bei der Interpretation der Ergebnisse berücksichtigt werden.

4 Ergebnisse

4.1 Hypothesenüberprüfung
4.1.1 Sprachentwicklung
4.1.1.1 Ergebnisse zum Ende der Klasse 1

Zum Ende der Klasse 1 (MZP 2) wurden zur Kontrolle des Sprachentwicklungsverlaufs die semantisch-lexikalische und die morphologisch-syntaktische Ebene berücksichtigt. Es erfolgte der Einsatz der entsprechenden Subtests des SET 5–10 (Petermann, 2010) und des TROG-D (Fox, 2011).

Lernverlauf auf der semantisch-lexikalischen Ebene
Die Subtest 1 (Bildbenennung), Subtest 2 (Kategorienbildung) und Subtest 5 (Fragen zum Text) des SET 5–10 (Petermann, 2010) wurden auf Rohwertbasis zunächst deskriptiv ausgewertet.

Beim Subtests 1 (Bildbenennung) betragen die Mittelwerte für die Kinder der Experimentalgruppe M = 34,16 (min. 29, max. 37; SD = 2,56), für die Kontrollgruppe 1 M = 32,72 Rohwertpunkte (min. 23, max. 37; SD = 4,06) und für Kontrollgruppe 2 M = 31,81 (min. 26, max. 37; SD = 2,8). In der im Subtest 2 erfassten Fähigkeit zur Kategorienbildung erreichen die Kinder der Experimentalgruppe 19,76 Rohwertpunkte (min. 11, max. 26; SD = 3,57), die Kinder der Kontrollgruppe 1 M = 21,06 Rohwertpunkte (min. 12, max. 28; SD = 5,25) und die Kontrollgruppe 2 M = 16,76 (min. 11, max. 24; SD = 3,27). Das Beantworten von Fragen zu einem vorgelesenen Text (Subtest 5) gelingt der Experimentalgruppe mit M = 6,56 Rohwertpunkten (min. 2, max. 10; SD = 2,14), der Kontrollgruppe 1 im Mittel mit M = 6,06 Punkten (min. 1, max. 10; SD = 2,46) und der Kontrollgruppe 2 mit einem Mittelwert von 5,67 Rohwertpunkten (min. 1, max. 10; SD = 2,58) und. Die Mittelwerte liegen in diesen Subtest nahe beieinander.

Die Signifikanzberechnungen erfolgten durch MANOVA mit der Variable „Alter" als Kovariate, da sich das Alter zwischen den Gruppen signifikant unterscheidet. Über die Gesamtgruppe und alle abhängigen Variablen hinweg zeigt sich mit V = .282, $F(6,118) = 3,226$, p < .05 (p = ,006) ein signifikanter Haupteffekt für die semantisch-lexikalische Ebene. Die ES (partielles η^2) beträgt $\eta^2 = 0.171$ und verweist nach Cohen (1988) auf einen großen Effekt. Die genauere Analyse der einzelnen semantisch-lexikalischen Subtests des SET 5–10 (Petermann, 2010) verweisen auf einen signifikanten Unterschied im Subtest 1 (Bildbenennung) und Subtest 2 (Kategorienbildung) zwischen den Gruppen. Für den dritten Subtest ergibt sich kein signifikanter Unterschied.

Für den Subtest 1 (Bildbenennung) zeigen sich nach einem Jahr Förderung signifikante Unterschiede zwischen der Experimentalgruppe und der Kontrollgruppe 2. Die Leistungen der Kindern zwischen der Experimentalgruppe und der Kontrollgruppe 2 sind mit p = 0,026 (zweiseitig) signifikant. Die ES (Cohens d) beträgt d = 0.9 und verweist nach Cohen auf einen großen Effekt. Zwischen den Kontrollgruppen ist mit p = 0,554 (zweiseitig) keine Signifikanz vorhanden. Zwischen der Experimentalgruppe und der Kontrollgruppe 1 liegt mit p = 0,821 (zweiseitig) ebenfalls keine Signifikanz vor. Im Subtest 2 (Fähigkeit zur Kategorienbildung), sind die Unterschiede zwischen den Gruppen ebenfalls signifikant. Zwischen den Kontrollgruppen zeigt sich mit p = 0,001 (zweiseitig) ein signifikanter Unterschied. Die ES beträgt d = 1.03 (großer Effekt) und hat damit eine sehr hohe pädagogische Relevanz. Zwischen der Kontrollgruppe 1 und der Experimentalgruppe liegt mit p = 0,467 (zweiseitig) kein signifikanter Unterschied vor. Die Kontrollgruppe 2 und die Experimentalgruppe unterscheiden sich mit p = 0,026 (zweiseitig) ebenfalls signifikant. Mit einer ES von d = .89 liegt nach der Konvention von Cohen ein großer Effekt vor.

Das Beantworten von Fragen zu einem vorgelesenen Text gelingt in allen Gruppen in vergleichbarer Weise. Die Kontrollgruppen unterscheiden sich mit p = 1,000 (zweiseitig) nicht, die Kontrollgruppe 1 und die Experimentalgruppe mit p = 1,000 (zweiseitig) ebenfalls nicht. Mit p = 0,701 (zweiseitig) liegt keine Signifikanz zwischen der Experimentalgruppe und der Kontrollgruppe 2 vor.

Die T-Werte verweisen darauf, dass in allen Gruppen ein sehr erfreulicher Anstieg derselben vorliegt. Während in der Lernausgangslage die T-Werte sich überwiegend als weit unterdurchschnittlich zeigten, sind nun die T-Werte des semantisch-lexikalischen Bereichs deutlich in Richtung einer durchschnittlichen Altersnorm angestiegen. Im Bereich der Bildbenennung (Subtest 1) stieg in der Experimentalgruppe im Vergleich zum MZP 1 der T-Wert um dreizehn Punkte auf 49 (durchschnittlich), in der Kontrollgruppe 1 um zehn T-Wert-Punkte auf 45 (durchschnittlich) und in der Kontrollgruppe 2 um sieben Punkte auf 41 (unterdurchschnittlich) T-Wert-Punkte. Im Subtest 2 zur Kategorienbildung stieg der T-Wert der Experimentalgruppe um zwölf Punkte auf 47 Punkte (durchschnittlich), in der Kontrollgruppe 1 um vierzehn Punkte auf 51 T-Wert-Punkte (durchschnittlich) und in der Kontrollgruppe 2 um acht Punkte auf 40 T-Wert-Punkte (unterdurchschnittlich). Im Subtest 5 (Fragen zum Text) gab es in der Experimentalgruppe einen Anstieg von zwölf T-Wert-Punkten auf 44 T-Wert-Punkte (durchschnittlich), in der Kontrollgruppe 1 einen Anstieg um ebenfalls zwölf T-Wert-Punkten auf 41 (unterdurchschnittlich) und in der Kontrollgruppe 2 ebenfalls um zwölf T-Wert-Punkten auf 40 (unterdurchschnittlich).

Zusammenfassend lässt sich für den Bereich der semantisch-lexikalischen Ebene feststellen, dass sich die Kinder der Experimentalgruppe und der Kontrollgruppe 1 in ähnlicher Weise entwickeln. Im Vergleich dazu verläuft der Lernfortschritt in der Kontrollgruppe 2 weniger günstig. Die Kontrollgruppe 2 belegt zum MZP 2, ca. ein Jahr nach Beginn der schulischen Förderung, in allen drei semantisch-lexikalischen Subtests den letzten Platz, wogegen die Experimentalgruppe in zwei Subtests und die Kontrollgruppe 1 in einem Subtest (Kategorienbildung) am besten abschneiden (s. Tabelle 30).

Tabelle 30: *MZP 2 Deskriptive Statistik und Ergebnisse des Mittelwertvergleichs der Gruppen mit spezifisch sprachentwicklungsgestörten Kindern hinsichtlich der Entwicklung auf der semantisch-lexikalischen Ebene erhoben mit den Subtests 1 Bildbenennung, 2 Kategorienbildung, 5 Fragen zum Text des Sprachstandserhebungstests für Kinder im Alter zwischen 5–10 Jahren (SET 5–10, Petermann, 2010)*

Gruppe	N	M	min.	max.	SD	T-Wert	Gruppen	Mittlere Differenz	Standard-fehler	p (2-seitig)
SET 5–10: Subtest 1 Bildbenennung											
EG	25	34,16	29	37	2,56	49	KG 1	1,09	,983	,821
							KG 2	2,49*	,919	,026
KG 1	18	32,72	23	37	4,06	45	EG	-1,09	,983	,821
							KG 2	1,40	1,045	,554
KG 2	21	31,81	26	37	2,80	41	EG	-2,49*	,919	,026
							KG 1	-1,40	1,045	,554
SET 5–10: Subtest 2 Kategorienbildung											
EG	25	19,76	11	26	3,57	47	KG 1	-1,81	1,262	,467
							KG 2	3,20*	1,179	,026
KG 1	18	21,06	12	28	5,25	51	EG	1,81	1,262	,467
							KG 2	5,02*	1,341	,001
KG 2	21	16,76	11	24	3,27	40	EG	-3,20*	1,179	,026
							KG 1	-5,02*	1,341	,001
SET 5–10: Subtest 5 Fragen zum Text											
EG	26	11,73	4	18	3,17	48	KG 1	,60	,763	1,000
							KG 2	,86	,713	,701
KG 1	18	11,50	5	16	3,31	46	EG	-,60	,763	1,000
							KG 2	,26	,810	1,000
KG 2	21	11,14	8	18	2,94	47	EG	-,86	,713	,701
							KG 1	-,26	,810	1,000

Erläuterungen: EG – Experimentalgruppe; KG 1 – Kontrollgruppe 1; KG 2 – Kontrollgruppe 2; N – Anzahl; M – Mittelwert; min. – Minimum; max. – Maximum; SD – Standardabweichung; p – Signifikanzwert; SET 5–10 – Sprachstandserhebungstest für Kinder im Alter zwischen 5–10 Jahren (Petermann, 2010)

Lernverlauf auf der syntaktisch-morphologischen Ebene
Um die Fähigkeiten auf der syntaktisch-morphologischen Ebene zu überprüfen, wurden die grammatischen Subtests des SET 5–10 (Petermann, 2010) durchgeführt. Zur Erhebung der rezeptiven grammatischen Fähigkeiten wurde der TROG-D (Fox, 2011) eingesetzt.

Die Mittelwerte der Gruppen betragen bei den Handlungssequenzen (Subtest 4) für die Kinder der Experimentalgruppe M = 8,52 (min. 3, max. 12; SD = 2,10), für die Kontrollgruppe 1 M = 8,39 (min. 5, max. 12; SD = 1,88) und für die Kontrollgruppe 2 M = 8,00 (min. 5, max. 12; SD = 1,58). Für die im Subtest 6 kontrollierte Fähigkeit zum Erzählen einer Bildergeschichte erreichen die Kinder der Experimentalgruppe 7,24 Rohwertpunkte (min. 5, max. 8; SD = 0,78), die der Kontrollgruppe 1 M = 7,28 Rohwertpunkte (min. 4, max. 8; SD = 1,07) und die der Kontrollgruppe 2 M = 7,57 (min. 5, max. 8; SD = 0,93). Im Subtest 7 gelingt das Bilden von Sätzen der Experimentalgruppe mit 8,32 Punkten (min. 2, max. 12; SD = 3,05), der Kontrollgruppe 1 im Mittel mit 8,06 Punkten (min. 0, max. 12; SD = 3,56) und der Kontrollgruppe 2 mit einem Mittelwert von 7,43 Rohwertpunkten (min. 1, max. 10; SD = 2,42). Die Bildung von Singular- und Pluralformen (Subtest 8) gelingt in der Experimentalgruppe mit M = 11,80 (min. 4, max. 18; SD = 3,24), in der Kontrollgruppe 1 mit M = 11,50 (min. 5, max. 16; SD = 3,31) und in der Kontrollgruppe 2 mit M = 11,14 (min. 8, max. 18; SD = 2,94). Beim Erkennen und Korrigieren von Sätzen (Subtest 9) erreichen die Experimentalgruppe 8,24 Punkte (min. 5, max. 11; SD = 1,94), die Kontrollgruppe 1 im Mittel 6,61 Rohwertpunkte (min. 0, max. 11; SD = 2,50) und die Kontrollgruppe 2 8,24 Rohwertpunkte (min. 3, max. 11; SD = 1,81). Im TROG-D (Fox, 2011) erreichen die Kinder der Experimentalgruppe 11,75 Punkte (min. 4, max. 18; SD = 3,21), die Kontrollgruppe 1 im Mittel 12,00 (min. 9, max. 18; SD = 2,14) und die Kontrollgruppe 2 12,05 (min. 10, max. 17; SD = 1,93).

Die Prüfung der Mittelwerte erfolgt wiederum mittels multivariater Kovarianzanalysen. Die Ergebnisse des grammatischen Subtests 9 (Erkennen und Korrigieren inkorrekter Sätze), der zur Lernausgangslage signifikant unterschiedlich war sowie die Variable „Alter", stellen dabei die Kovariaten dar, um die statistische Signifikanz bei der Lernausgangslage innerhalb der vorliegenden Effektberechnung zum MZP 2 zu berücksichtigen. Über die Gesamtgruppe und alle abhängigen Variablen (grammatische Subtest des SET 5–10) hinweg zeigt sich nach Pillai V = .284, $F(10,112) = 1,853$, p > .05 (p = ,059) und damit kein signifikanter Haupteffekt für die grammatischen Subtests. Die genauere Analyse über die einzelnen abhängigen Variablen verweist entsprechend auf keinen signifikanten Unterschied zwischen den Gruppen.

Für den Subtest 4 (Handlungssequenzen) zeigen sich keine signifikanten Unterschiede zwischen den Kindern der Untersuchungsgruppen (zwischen der Experimentalgruppe und der Kontrollgruppe 1: p = 1,000, zweiseitig; zwischen der Experimentalgruppe und der Kontrollgruppe 2: p = 0,507, zweiseitig; zwischen den Kontrollgruppen: p = 0,455, zweiseitig). Im Subtest 6, der die Fähigkeit zum Erzählen einer Bildergeschichte überprüft, zeigen sich ebenfalls keine signifikanten Unterschiede zwischen den Gruppen (alle p = 1,000, zweiseitig). Die Fähigkeit zur Satzbildung (Subtest 7) gelingt allen Gruppen ebenfalls in vergleichbarer Weise (zwischen der Experimentalgruppe und der Kontrollgruppe 1: p = 1,000, zweiseitig; zwischen der Experimentalgruppe und der Kontrollgruppe 2: p = 0,320, zweiseitig; zwischen den Kontrollgruppen: p = 0,157, zweiseitig). Im Subtest 8, in dem die Fähigkeit zum Bilden von Singular- und Pluralformen erhoben wurde, sind ebenfalls keine signifikanten Unterschiede zwischen den Gruppen nachweisbar (zwischen der Experimentalgruppe und der Kontrollgruppe 1: p = 1,000, zweiseitig; zwischen der Experimentalgruppe und der Kontrollgruppe 2: p = 0,764, zweiseitig; zwischen den Kontrollgruppen: p = 0,655, zweiseitig). Beim Erkennen und Korrigieren von inkorrekten Sätzen (Subtest 9) liegen keine signifikanten Unterschiede zwischen den Gruppen mehr vor. Die Experimentalgruppe und die Kontrollgruppe 1 unterscheiden sich mit p = 0,219 (zweiseitig) nicht signifikant voneinander. Zwischen der Experimentalgruppe und der Kontrollgruppe 2 zeigt sich mit p = 1,000 (zweiseitig) keine Signifikanz. Die Kontrollgruppen unterscheiden sich mit p = 0,794 (zweiseitig) ebenfalls nicht signifikant.

Um die rezeptiven Fähigkeiten auf der syntaktisch-morphologischen Ebene zu überprüfen, und so die Ergebnisse des SET 5–10 (Petermann, 2010) abzusichern, wurde zusätzlich der TROG-D (Fox, 2011) durchgeführt und anhand der Rohwerte ausgewertet.

Die Prüfung der Mittelwerte erfolgte mittels Kovarianzanalyse mit dem Alter als Kovariate (ANOVA). Der Haupteffekt zeigte, dass die rezeptiven grammatischen Fähigkeiten sich in allen Gruppen ähnlich verteilen, es gilt $F_{(2,58)} = 0,090$, $p > .05$, damit ist kein signifikanter Haupteffekt für den TROG-D (Fox, 2011) nachweisbar. Die Fähigkeit für das Verständnis für die grammatischen Strukturen des Deutschen, die durch Flexion, Funktionswörter und Satzstellung markiert werden, gelingt allen Gruppen folglich in vergleichbarer Weise. Alle paarweisen Vergleiche zwischen den drei Untersuchungsgruppen unterscheiden sich mit jeweils p = 1,000 (zweiseitig) nicht signifikant voneinander.

Die T-Werte verweisen darauf, dass auch auf der syntaktisch-morphologischen Ebene ein Anstieg der T-Werte zu verzeichnen ist. Im Bereich der Handlungssequenzen (Subtest 4) stieg in der Experimentalgruppe der T-Wert im Vergleich zum MZP 1 um elf Punkte auf 43, in der Kontrollgruppe 1 um neun

T-Wert-Punkt auf 42 und in der Kontrollgruppe 2 um fünf Punkte auf 40. Damit liegen die Fähigkeiten zur Satzbildung in allen drei Untersuchungsgruppen im Vergleich zur Normierungsstichprobe des SET 5–10 (Petermann, 2010) im unterdurchschnittlichen Bereich. Im Subtest 6 (Bildergeschichte) gab es innerhalb des ersten Schuljahres in der Experimentalgruppe einen Anstieg um sieben Punkte auf 56 T-Wert-Punkte, in der Kontrollgruppe 1 um dreizehn Punkte auf T-Wert 62. Der T-Wert der Kontrollgruppe 2 beläuft sich auf einen Wert von 70 und erhöht sich somit im Vergleich zur Lernausgangslage um zehn T-Wert-Punkte. Da der Subtest „Bildergeschichte" im mittleren und oberen Bereich nicht hinreichend differenziert (s. Punkt 3.5.3) ist dieser Wert sehr mit Vorsicht zu betrachten. Danach zeigen die Experimentalgruppe durchschnittliche, die Kontrollgruppe 1 überdurchschnittliche und die Kontrollgruppe 2 weit überdurchschnittliche Leistungen. Im Subtest 7 zur Satzbildung stieg der T-Wert der Experimentalgruppe um zehn Punkte auf 42 Punkte, in der Kontrollgruppe 1 um fünfzehn Punkte auf 46 T-Wert-Punkte und in der Kontrollgruppe 2 um fünf Punkte auf 38 T-Wert-Punkte. Somit zeigen die Experimentalgruppe unterdurchschnittliche, die Kontrollgruppe 1 durchschnittliche und die Kontrollgruppe 2 unterdurchschnittliche Leistungen. Im Subtest 8 (Plural-Singular-Bildung) gab es in der Experimentalgruppe einen Anstieg um zehn Punkte auf 44 T-Wert-Punkte, in der Kontrollgruppe 1 um neun Punkte auf T-Wert 43 und in der Kontrollgruppe 2 um vier Punkten auf T-Wert = 41. Die Werte deuten auf eine durchschnittliche Leistungsfähigkeit in der Experimentalgruppe und auf unterdurchschnittliche Leistungen in den Kontrollgruppen hin. Im Subtest 9 zum Erkennen bzw. zur Korrektur inkorrekter Sätze verändert sich das Bild. Hier sind in der Kontrollgruppe 2 rückläufige Entwicklungen zu verzeichnen. Der T-Wert in der Experimentalgruppe stieg um zwei Punkte auf 41, in der Kontrollgruppe 1 blieb er bei 32 T-Wert-Punkten und in der Kontrollgruppe 2 sank er um zwölf Punkte auf 38 T-Wert-Punkte. Alle Werte sind im Vergleich zur Altersnorm unterdurchschnittlich (Experimentalgruppe und Kontrollgruppe 2) bzw. weit unterdurchschnittlich (Kontrollgruppe 1). Zu beachten ist hierbei, dass die Anforderungen innerhalb des Subtests ansteigen und dies v. a. die etwas älteren Kinder in der Kontrollgruppe 1 betraf. Der Vergleich mit der Altersnorm deutet in der Kontrollgruppe 2 auf eine absinkende Fähigkeit hin. Die T-Werte im TROG-D (Fox, 2011) verweisen auf unterdurchschnittliche Leistungen in der Experimentalgruppe mit einem T-Wert von 39 sowie in den Kontrollgruppen mit einem T-Wert von jeweils 42 (s. Tabelle 31).

Tabelle 31: MZP 2: Deskriptive Statistik und Ergebnisse des Mittelwertvergleichs der Gruppen mit spezifisch sprachentwicklungsgestörten Kindern hinsichtlich der Entwicklung auf der syntaktisch-morphologischen Ebene erhoben mit den Subtest 4 Handlungssequenzen, Subtest 6 Bildergeschichte, Subtest 7 Satzbildung, Subtest 8 Plural-Singular-Bildung und Subtest 9 Erkennen/ Korrektur inkorrekter Sätze des Sprachstandserhebungstests für Kinder im Alter zwischen 5–10 Jahren (SET 5–10, Petermann, 2010) und mit dem Test zur Überprüfung des Grammatikverständnisses (TROG-D, Fox, 2011)

Gruppe	N	M	min.	max.	SD	T-Wert	Gruppen	Mittlere Differenz	Standard-fehler	p (2-seitig)
SET 5–10: Subtest 4 Handlungssequenzen											
EG	25	8,52	3	12	2,10	43	KG 1	-,20	,605	1,000
							KG 2	,80	,576	,507
KG 1	18	8,39	5	12	1,88	42	EG	,20	,605	1,000
							KG 2	1,00	,687	,455
KG 2	21	8,00	5	12	1,58	40	EG	-,80	,576	,507
							KG 1	-1,00	,687	,455
SET 5–10: Subtest 6 Bildergeschichten[38]											
EG	25	7,24	5	8	0,78	56	KG 1	-,14	,299	1,000
							KG 2	-,25	,285	1,000
KG 1	18	7,28	4	8	1,07	62	EG	,14	,299	1,000
							KG 2	-,10	,340	1,000
KG 2	21	7,57	5	8	0,93	70	EG	,25	,285	1,000
							KG 1	,10	,340	1,000
SET 5–10: Subtest 7 Satzbildung											
EG	25	8,32	2	12	3,05	42	KG 1	-,63	,908	1,000
							KG 2	1,42	,864	,320
KG 1	18	8,06	0	12	3,56	46	EG	,63	,908	1,000
							KG 2	2,04	1,031	,157
KG 2	21	7,43	1	10	2,42	38	EG	-1,42	,864	,320
							KG 1	-2,04	1,031	,157

---

38 Der Subtest 6 Bildergeschichte differenziert kaum. Für die hier zu beachtende Altersgruppe der 7;0–7;11 Jahre alten Kinder entspricht der Rohwert 7 einem T-Wert von 46 (PR = 35), der Rohwert von 8 einem T-Wert von 80 (PR = 100). Daher entsprechen die fast gleichen Rohwerte der Gruppen dennoch unterschiedlichen T-Werten.

Gruppe	N	M	min.	max.	SD	T-Wert	Gruppen	Mittlere Differenz	Standard-fehler	p (2-seitig)
SET 5–10: Subtest 8 Singular-Plural-Bildung										
EG	25	11,80	4	18	3,24	44	KG 1	-,32	1,010	1,000
							KG 2	1,11	,961	,764
KG 1	18	11,50	5	16	3,31	43	EG	,32	1,010	1,000
							KG 2	1,43	1,147	,655
KG 2	21	11,14	8	18	2,94	41	EG	-1,11	,961	,764
							KG 1	-1,43	1,147	,655
SET 5–10: Subtest 9 Erkennen/ Korrektur inkorrekter Sätze										
EG	25	8,24	5	11	1,94	41	KG 1	1,20	,660	,219
							KG 2	,36	,628	1,000
KG 1	18	6,61	0	11	2,50	32	EG	-1,20	,660	,219
							KG 2	-,84	,749	,794
KG 2	21	8,24	3	11	1,81	38	EG	-,36	,628	1,000
							KG 1	,84	,749	,794
TROG-D										
EG	24	11,75	4	18	3,21	39	KG 1	-,29	,825	1,000
							KG 2	-,28	,784	1,000
KG 1	18	12,00	9	18	2,14	42	EG	,29	,825	1,000
							KG 2	,00	,879	1,000
KG 2	20	12,05	10	17	1,93	42	EG	,28	,784	1,000
							KG 1	-,00	,879	1,000

Erläuterungen: EG – Experimentalgruppe; KG 1 – Kontrollgruppe 1; KG 2 – Kontrollgruppe 2; N – Anzahl; M – Mittelwert; min. – Minimum; max. – Maximum; SD – Standardabweichung; p – Signifikanzwert; SET 5–10 – Sprachstandserhebungstest für Kinder im Alter zwischen 5–10 Jahren (Petermann, 2010); TROG-D – Test zur Überprüfung des Grammatikverständnisses (Fox, 2011)

4.1.1.2 Ergebnisse zum Ende der Klasse 2

Zum Ende der zweiten Klassen (MZP 3) wurde der Sprachentwicklungsstand zusätzlich zur semantisch-lexikalischen und morphologisch-syntaktischen auch auf der phonetisch-phonologischen Ebene erhoben. Zum MZP 3 gab es in der Kontrollgruppe 1 ein Kind, das während des Schuljahres einen längeren Klinikaufenthalt hatte und danach die Klasse wiederholte, so dass in der Kontrollgruppe 1 N = 17 Probanden getestet werden konnten.

Phonetisch-phonologische Ebene

Um die Fähigkeiten auf der phonetisch-phonologischen Ebene zu überprüfen, wurden ein Lautanalysebogen (Mahlau, 2010b) und zwei Subtests des HAWIK-IV

(Petermann & Petermann, 2010a) zur Überprüfung des phonologischen Arbeitsgedächtnisses („Zahlen nachsprechen" und „Buchstaben-Zahlen-Folgen") eingesetzt. Die Auswertung der Analyse zur Lautbildung erfolgte anhand der Fehlerrate, der Subtests Zahlen nachsprechen und Buchstaben-Zahlen-Folgen anhand der Rohwerte. Die deskriptive Statistik zeigt Folgendes:

Die Lautbildung gelingt in der Experimentalgruppe mit M = 2,00 Fehlern (min. 0, max. 9; SD = 2,32), der Kontrollgruppe 1 mit M = 4,00 Fehlern (min. 0, max. 30; SD = 7,26) und in der Kontrollgruppe 2 mit M = 2,50 Fehlerpunkten (min. 0, max. 16; SD = 3,56). Die Mittelwerte der Gruppen betragen im Subtest Zahlen nachsprechen für die Kinder der Experimentalgruppe M = 11,00 (min. 6, max. 15; SD = 2,17), für die Kontrollgruppe 1 M = 11,12 Rohwertpunkte (min. 7, max. 15; SD = 1,96) und für die Kontrollgruppe 2 M = 11,81 (min. 9, max. 15; SD = 1,63). Die Mittelwerte der Gruppen betragen im Subtest Buchstaben-Zahlen-Folgen für die Kinder der Experimentalgruppe im Mittel M = 11,79 (min. 4, max. 19; SD = 3,66), für die Kontrollgruppe 1 M = 12,35 Rohwertpunkte (min. 5, max. 17; SD = 3,87) und für die Kontrollgruppe 2 M = 12,62 (min. 6, max. 20; SD = 4,59).

Die Prüfung der Mittelwerte der Fehler in der Lautbildung erfolgt mittels Kovarianzanalyse mit der Variable „Alter" als Kovariate (ANOVA). Der Haupteffekt zeigt, dass die Lautbildungsfähigkeit sich in allen Gruppen ähnlich verteilt, es gilt $F(2,57) = 1,109$, $p > .05$, damit ist kein signifikanter Haupteffekt nachweisbar. Die Fähigkeit zur Lautbildung gelingt zum MZP 3 in allen Gruppen in vergleichbarer Weise. Die Analyse auf Gruppenebene zeigt entsprechend für den Mittelwertvergleich zwischen Experimentalgruppe und Kontrollgruppe 1 p = 0,449 (zweiseitig), zwischen Experimentalgruppe und Kontrollgruppe 2 p = 1,000 (zweiseitig) und zwischen den beiden Kontrollgruppen p = 0,821 (zweiseitig).

Die Prüfung der Mittelwerte für die Subtests des HAWIK-IV (Petermann & Petermann, 2010a) erfolgte mittels multivariater Varianzanalysen (MANOVA) mit der Variable „Alter" als Kovariate. Über die Gesamtgruppe und beide abhängigen Variablen hinweg zeigt sich nach Pillai $V = .031$, $F(4,116) = 0,766$, $p > .05$ und damit kein signifikanter Haupteffekt für die Tests zum phonologischen Arbeitsgedächtnis. Die genauere Analyse über die einzelnen abhängigen Variablen verweist entsprechend auf keinen signifikanten Unterschied zwischen den Gruppen. So zeigt sich für den Subtests Zahlen nachsprechen zwischen der Experimentalgruppe und der Kontrollgruppe 1 p = 1,000 (zweiseitig), zwischen der Experimentalgruppe und der Kontrollgruppe 2 p = 0,594 (zweiseitig), zwischen beiden Kontrollgruppen p = 1,000 (zweiseitig). Im Subtest Buchstaben-Zahlen-Folgen zeigt die Analyse für den Mittelwertvergleich zwischen allen Gruppen p = 1,000 (zweiseitig).

Bezogen auf die Altersnorm entsprechen die Mittelwerte im Subtest Zahlen nachsprechen in der Experimentalgruppe einem T-Wert von 43, in der Kontrollgruppe 1 ebenfalls einem T-Wert von 43 und in der Kontrollgruppe 2 einem T-Wert von 46. Damit zeigen die Experimentalgruppe und die Kontrollgruppe 1 Werte an der Grenze zum unterdurchschnittlichen Bereich, die Kontrollgruppe 2 im durchschnittlichen Bereich. Für den Subtest Buchstaben-Zahlen-Folgen zeigt der Normvergleich einen T-Wert von 45 für die Experimentalgruppe, von 45 für die Kontrollgruppe 1 und von 48 für die Kontrollgruppe 2. Diese Werte verweisen auf Leistungen im durchschnittlichen Bereich. Die Tabelle 32 stellt die Ergebnisse im Überblick dar.

Tabelle 32: MZP 3: Deskriptive Statistik und Ergebnisse des Mittelwertvergleichs der Gruppen mit spezifisch sprachentwicklungsgestörten Kindern hinsichtlich der Entwicklung auf der phonetisch-phonologischen Ebene erhoben mit dem Lautanalysebogen (Mahlau, 2010b) und dem Subtest Zahlen nachsprechen und dem Subtest Buchstaben-Zahlen-Folgen des HAWIK-IV (Petermann & Petermann, 2010a)

Gruppe	N	M	min.	max.	SD	T-Wert	Gruppen	Mittlere Differenz	Standard-fehler	p (2-seitig)
Lautanalyse											
EG	24	2,00	0	9	2,32	k. A.	KG 1	-2,20	1,503	,449
							KG 2	-,43	1,398	1,000
KG 1	17	4,00	0	30	7,26	k. A.	EG	2,20	1,503	,449
							KG 2	1,77	1,600	,821
KG 2	20	2,50	0	16	3,56	k. A.	EG	,43	1,398	1,000
							KG 1	-1,77	1,600	,821
HAWIK-IV: Subtest Zahlen nachsprechen											
EG	24	11,00	6	15	2,17	43	KG 1	-,29	,635	1,000
							KG 2	-,76	,582	,594
KG 1	17	11,12	7	15	1,96	43	EG	,29	,635	1,000
							KG 2	-,47	,666	1,000
KG 2	21	11,81	9	15	1,63	46	EG	,76	,582	,594
							KG 1	,47	,666	1,000

Gruppe	N	M	min.	max.	SD	T-Wert	Gruppen	Mittlere Differenz	Standard-fehler	p (2-seitig)
HAWIK-IV: Subtest Buchstaben-Zahlen-Folgen										
EG	24	11,79	4	19	3,66	45	KG 1	-,70	1,335	1,000
							KG 2	-,79	1,224	1,000
KG 1	17	12,35	5	17	3,87	45	EG	,70	1,335	1,000
							KG 2	-,09	1,399	1,000
KG 2	21	12,62	6	20	4,59	48	EG	,79	1,224	1,000
							KG 1	,09	1,399	1,000

Erläuterungen: EG – Experimentalgruppe; KG 1 – Kontrollgruppe 1; KG 2 – Kontrollgruppe 2; N – Anzahl; M – Mittelwert; min. – Minimum; max. – Maximum; SD – Standardabweichung; p – Signifikanzwert; k. A. – keine Angabe möglich; HAWIK-IV – Hamburg-Wechsler-Intelligenztest für Kinder – IV (Petermann & Petermann, 2010a)

Semantisch-lexikalische Ebene

Aus dem SET 5–10 (Petermann, 2010) wurden der Subtest 1 (Bildbenennung), der Subtest 2 (Kategorienbildung) und der Subtest 5 (Fragen zum Text) eingesetzt und wiederum auf Rohwertbasis ausgewertet. Die deskriptive Statistik zeigte folgende Werte.

Beim Subtests 1 (Bildbenennung) betragen die Mittelwerte für die Kinder der Experimentalgruppe M = 33,56 (min. 23, max. 39; SD = 3,22), für die Kontrollgruppe 1 M = 30,65 Rohwertpunkte (min. 12, max. 38; SD = 5,98) und für die Kontrollgruppe 2 M = 33,00 (min. 28, max. 37; SD = 2,55). Für die im Subtest 2 erfasste Fähigkeit zur Kategorienbildung erreichen die Kinder der Experimentalgruppe auf Rügen M = 19,44 Rohwertpunkte (min. 8, max. 27; SD = 4,34), die der Kontrollgruppe 1 M = 19,35 Rohwertpunkte (min. 6, max. 26; SD = 5,20) und die Schüler der Kontrollgruppe 2 M = 19,05 (min. 12, max. 27; SD = 3,88). Die Fragen zu einem vorgelesenen Text zu beantworten gelingt der Experimentalgruppe mit M = 7,16 (min. 2, max. 10; SD = 2,50), der Kontrollgruppe 1 im Mittel mit M = 7,76 Punkten (min. 5, max. 10; SD = 1,72) und der Kontrollgruppe 2 mit einem Mittelwert von 7,95 Rohwertpunkten (min. 1, max. 10; SD = 2,20).

Die Signifikanzberechnungen erfolgten mit Hilfe einer Kovarianzanalyse (MANOVA) mit der Variable „Alter" als Kovariate. Über die Gesamtgruppe und alle abhängigen Variablen hinweg zeigt sich mit V = .162, $F(6,116) = 1,699$, $p > .05$ kein signifikanter Haupteffekt für die semantisch-lexikalische Ebene. Der Entwicklungsstand der drei Untersuchungsgruppen unterscheidet sich nicht signifikant voneinander.

Für den Subtest 1 (Bildbenennung) zeigt sich nach zwei Jahren Förderung kein signifikanter Unterschied zwischen den Gruppen. Zwischen der

Experimentalgruppe und der Kontrollgruppe 1 gilt p = 0,092 (zweiseitig). Die Leistungen zwischen den Kontrollgruppen sind mit p = 0,302 (zweiseitig) ebenfalls nicht signifikant unterschiedlich. Zwischen der Experimentalgruppe und der Kontrollgruppe 2 ist mit p = 1,000 (zweiseitig) keine Signifikanz erkennbar. Im Subtest 2 (Fähigkeit zur Kategorienbildung) gibt es ebenfalls keine Unterschiede zwischen den Gruppen. Alle Mittelwertvergleiche ergaben p = 1,000 (zweiseitig). Das Beantworten von Fragen zu einem vorgelesenen Text (Subtest 5) gelingt in allen Gruppen weiterhin in vergleichbarer Weise. Die Kontrollgruppen unterscheiden sich mit p = 1,000 (zweiseitig) nicht, die Kontrollgruppe 1 und die Experimentalgruppe sind mit ebenfalls p = 0,893 (zweiseitig) vergleichbar. Mit p = 0,812 (zweiseitig) liegt keine Signifikanz zwischen der Experimentalgruppe und der Kontrollgruppe 2 vor.

Im Bereich der Bildbenennung erreicht die Experimentalgruppe einen T-Wert von 48 (durchschnittlich), die Kontrollgruppe 1 von 41 (unterdurchschnittlich) und die Kontrollgruppe 2 von 45 (durchschnittlich). Im Subtest 2 zur Kategorienbildung liegt der T-Wert der Experimentalgruppe bei 47, der der Kontrollgruppe 1 bei 46 und der T-Wert der Kontrollgruppe 2 ebenfalls bei 46 T-Wert-Punkten. Im Subtest 5 (Fragen zum Text) erreicht die Experimentalgruppe 50 T-Wert-Punkte, die Kontrollgruppe 1 51 und die Kontrollgruppe 2 53 T-Wert-Punkte. Damit liegen die Experimentalgruppe und die beiden Kontrollgruppen in allen semantisch-lexikalischen Subtests überwiegend im durchschnittlichen Altersnormbereich. Die Tabelle 33 stellt die Ergebnisse entsprechend dar.

Tabelle 33: MZP 3: Deskriptive Statistik und Ergebnisse des Mittelwertvergleichs der Gruppen mit spezifisch sprachentwicklungsgestörten Kindern hinsichtlich der Entwicklung auf der semantisch-lexikalischen Ebene erhoben mit den Subtests 1 Bildbenennung, 2 Kategorienbildung, 5 Fragen zum Text des Sprachstandserhebungstests für Kinder im Alter zwischen 5–10 Jahren (SET 5–10, Petermann, 2010)

Gruppe	N	M	min.	max.	SD	T-Wert	Gruppen	Mittlere Differenz	Standard-fehler	p (2-seitig)
SET 5–10: Subtest 1 Bildbenennung										
EG	25	33,56	23	39	3,22	48	KG 1	2,87	1,296	,092
							KG 2	,58	1,194	1,000
KG 1	17	30,65	12	38	5,98	41	EG	-2,87	1,296	,092
							KG 2	-2,29	1,374	,302
KG 2	21	33,00	28	37	2,55	45	EG	-,58	1,194	1,000
							KG 1	2,29	1,374	,302

Gruppe	N	M	min.	max.	SD	T-Wert	Gruppen	Mittlere Differenz	Standard-fehler	p (2-seitig)
SET 5–10: Subtest 2 Kategorienbildung											
EG	25	19,44	8	27	4,34	47	KG 1	,13	1,451	1,000
							KG 2	,38	1,337	1,000
KG 1	17	19,35	6	26	5,20	46	EG	-,13	1,451	1,000
							KG 2	,25	1,539	1,000
KG 2	21	19,05	12	27	3,88	46	EG	-,38	1,337	1,000
							KG 1	-,25	1,539	1,000
SET 5–10: Subtest 5 Fragen zum Text											
EG	25	7,16	2	10	2,50	50	KG 1	-,75	,715	,893
							KG 2	-,73	,659	,812
KG 1	17	7,76	5	10	1,72	51	EG	,75	,715	,893
							KG 2	,02	,759	1,000
KG 2	21	7,95	1	10	2,20	53	EG	,73	,659	,812
							KG 1	-,02	,759	1,000

Erläuterungen: EG – Experimentalgruppe; KG 1 – Kontrollgruppe 1; KG 2 – Kontrollgruppe 2; N – Anzahl; M – Mittelwert; min. – Minimum; max. – Maximum; SD – Standardabweichung; p – Signifikanzwert; SET 5–10 – Sprachstandserhebungstest für Kinder im Alter zwischen 5–10 Jahren (Petermann, 2010)

Syntaktisch-morphologische Ebene

Um die Fähigkeiten auf der syntaktisch-morphologischen Ebene zu überprüfen, wurden wie schon zum MZP 2 die grammatischen Subtests des SET 5–10 (Petermann, 2010) durchgeführt und anhand der Rohwerte ausgewertet. Zur Erhebung der rezeptiven grammatischen Fähigkeiten wurde zusätzlich der TROG-D (Fox, 2011) eingesetzt.

Die Mittelwerte der Gruppen betragen im Subtest 4 (Handlungssequenzen) für die Kinder der Experimentalgruppe M = 9,32 (min. 4, max. 12; SD = 1,95), für die Kontrollgruppe 1 M = 9,82 Rohwertpunkte (min. 8, max. 12; SD = 1,43) und für die Kontrollgruppe 2 M = 9,33 (min. 6, max. 12; SD = 1,68). Im Erzählen einer Bildergeschichte (Subtest 6) erreichen die Kinder der Experimentalgruppe 7,56 Rohwertpunkte (min. 5, max. 8; SD = 0,71), die Kinder der Kontrollgruppe 1 M = 7,24 Rohwertpunkte (min. 4, max. 8; SD = 1,09) und die Kinder der Kontrollgruppe 2 M = 7,81 Punkte (min. 7, max. 8; SD = 0,4). Im Subtest 7 zur Satzbildung erhält die Experimentalgruppe 9,44 Punkte (min. 4, max. 12; SD = 1,61), die Kontrollgruppe 1 8,24 Punkte (min. 0, max. 12; SD = 3,75) und die Kontrollgruppe 2 8,76 Rohwertpunkte (min. 4, max. 12; SD = 2,23). Die Bildung von Singular- und Pluralformen im Subtest 8 gelingt in der Experimentalgruppe mit M = 13,80 (min. 9, max. 16; SD = 2,08), in der Kontrollgruppe 1 mit M = 12,29 Rohwertpunkten (min. 7, max. 16; SD = 2,64) und in der Kontrollgruppe 2 mit M = 13,76 Punkten (min. 8, max. 17; SD = 2,53). Im Subtest 9 (Erkennen und Korrektur inkorrekter Sätze) erreichen die Kinder der Experimentalgruppe 8,04 Punkte (min. 3, max. 12; SD = 1,99), die Kinder der Kontrollgruppe 1 im Mittel 8,18 Rohwertpunkte (min. 1, max. 12; SD = 2,72) und die Kinder der Kontrollgruppe 2 9,19 Rohwertpunkte (min. 5, max. 12; SD = 1,81). Die Mittelwerte des TROG-D (Fox, 2011) betragen im Gesamtrohwert für die Kinder der Experimentalgruppe M = 13,96 (min. 8, max. 21; SD = 2,7), für die Kontrollgruppe 1 M = 14,29 Rohwertpunkte (min. 7, max. 19; SD = 3,62) und für die Kontrollgruppe 2 M = 14,23 (min. 10, max. 19; SD = 2,23).

Die Prüfung der Mittelwerte erfolgt mittels multivariater Kovarianzanalysen. Die Ergebnisse des grammatischen Subtests 9 zur Lernausgangslage sowie die Variable „Alter" stellten dabei wiederum die Kovariaten dar, um die statistische Signifikanz bei der Lernausgangslage innerhalb der vorliegenden Effektberechnung zum MZP 3 zu berücksichtigen. Über die Gesamtgruppe und die abhängigen grammatischen SET-Subtests (unabhängige Variablen) hinweg zeigt sich nach Pillai V = .282, $F(10,110) = 1,803$, p > .05 (p = 0,068) und damit kein signifikanter Haupteffekt für die grammatischen Subtests des SET 5–10 (Petermann, 2010). Die genauere Analyse über die einzelnen abhängigen Variablen verweist entsprechend auf keinen signifikanten Unterschied zwischen den Gruppen.

Für den Subtest 4 (Handlungssequenzen) zeigen sich keine signifikanten Unterschiede zwischen den Kindern der Experimentalgruppe, der Kontrollgruppe 1 und der Kontrollgruppe 2 (zwischen der Experimentalgruppe und der Kontrollgruppe 1: p = 0,406, zweiseitig; zwischen der Experimentalgruppe und der Kontrollgruppe 2: p = 1,000, zweiseitig; zwischen den Kontrollgruppen: p = 0,165, zweiseitig). Im Subtest 6 (Bildergeschichte) zeigen sich ebenfalls keine signifikanten Unterschiede zwischen den Gruppen. Zwischen den Kontrollgruppen zeigt sich ein p = 0,420 (zweiseitig), zwischen der Kontrollgruppe 1 und der Experimentalgruppe p = 0,304 (zweiseitig). Die Schüler der Kontrollgruppe 1 und der Experimentalgruppe unterscheiden sich mit p = 1,000 (zweiseitig) ebenfalls nicht signifikant voneinander. Die Fähigkeit zur Satzbildung im Subtest 7 ist mit p = 1,000 (zweiseitig) zwischen den Kontrollgruppen und mit p = 1,000 (zweiseitig) zwischen Kontrollgruppe 1 und Experimentalgruppe sowie mit p = 0,339 (zweiseitig) zwischen Kontrollgruppe 2 und Experimentalgruppe nicht signifikant. Ein ähnliches Ergebnis zeigt sich im Subtest 8, in dem die Fähigkeit zum Bilden von Singular- und Pluralformen erhoben wird. Auch hier zeigt sich, dass in allen Gruppen vergleichbare Leistungen erreicht werden. So liegt zwischen den beiden Kontrollgruppen ein p = 0,863 (zweiseitig) vor, zwischen der Kontrollgruppe 1 und der Experimentalgruppe p = 0,139 (zweiseitig). Mit p = 1,000 (zweiseitig) liegt ebenfalls kein Unterschied zwischen der Kontrollgruppe 2 und der Experimentalgruppe vor. Beim Erkennen und Korrigieren von inkorrekten Sätzen im Subtest 9 unterscheiden sich die Kontrollgruppen mit p = 1,000 (zweiseitig) nicht signifikant voneinander. Die Kontrollgruppe 1 und die Experimentalgruppe unterscheiden sich mit p = 1,000 (zweiseitig) ebenfalls nicht signifikant voneinander. Zwischen der Experimentalgruppe und der Kontrollgruppe 2 zeigt sich mit p = 0,745 (zweiseitig) keine Signifikanz.

Die Prüfung der Mittelwerte des TROG-D (Fox, 2011) erfolgte mittels Kovarianzanalyse (ANOVA) mit dem Alter als Kovariate. Der Haupteffekt zeigt, dass die rezeptiven grammatischen Fähigkeiten sich in allen Gruppen ähnlich verteilen, nach Pillai gilt $F_{(2,58)} = 0,168$, $p > .05$, damit ist auch zum MZP 3 kein signifikanter Haupteffekt für den TROG-D (Fox, 2011) nachweisbar. Das Verständnis grammatischer Strukturen gelingt allen Gruppen in vergleichbarer Weise. Die Analyse auf Gruppenebene zeigt entsprechend für alle Mittelwertvergleiche weiterhin p = 1,000 (zweiseitig).

Im Bereich der Handlungssequenzen (Subtest 4) erreicht die Experimentalgruppe einen T-Wert von 48, die Kontrollgruppe 1 einen T-Wert von 50 und die Kontrollgruppe 2 einen T-Wert von 46. Die Werte verweisen bezogen auf die Normierungsstichprobe des SET 5–10 (Petermann, 2010) auf Fähigkeiten innerhalb der Altersnorm. Im Subtest 6 (Bildergeschichte) zeigt sich in der Experimentalgruppe ein T-Wert von 66, in der Kontrollgruppe 1 von 61 und in der Kontrollgruppe 2 von 73. Alle T-Werte verweisen auf eine weit überdurchschnittliche Leistungsfähigkeit der Gruppen. Wie bereits an anderen Stellen erwähnt, sollte dieses Ergebnis mit Vorsicht interpretiert werden, da der SET 5–10 (Petermann, 2010) in diesem Subtest nicht hinreichend differenziert. Im Subtest 7 zur Satzbildung erzielt die Experimentalgruppe 46 T-Wert-Punkte, die Kontrollgruppe 1 48 T-Wert-Punkte und die Kontrollgruppe 2 46 T-Wert-Punkte (alle Gruppen durchschnittlich). Im Subtest 8 (Singular-Plural-Bildung) erreicht die Experimentalgruppe 51, die Kontrollgruppe 1 45 und die Kontrollgruppe 2 52 T-Wert-Punkte. Auch in diesem Subtest entsprechen alle Werte dem Durchschnitt. Im Subtest 9 (Erkennen/ Korrektur inkorrekter Sätze) liegt der T-Wert der Experimentalgruppe bei 38 Punkten, in der Kontrollgruppe 1 bei 40 T-Wert-Punkten und in der Kontrollgruppe 2 bei 44 T-Wert-Punkten. Somit zeigen die Experimentalgruppe und die Kontrollgruppe 1 eine unterdurchschnittliche und die Kontrollgruppe 2 eine durchschnittliche Leistungsfähigkeit.

Die T-Werte im TROG-D (Fox, 2011) verweisen auf durchschnittliche Ergebnisse in der Experimentalgruppe (T-Wert = 44) sowie auch in der Kontrollgruppe 1 mit einem T-Wert von 45 und in der Kontrollgruppe 2 mit einem T-Wert von ebenfalls 45 (s. Tabelle 34).

Tabelle 34: MZP 3: Deskriptive Statistik und Ergebnisse des Mittelwertvergleichs der Gruppen mit spezifisch sprachentwicklungsgestörten Kindern hinsichtlich der Entwicklung auf der syntaktisch-morphologischen Ebene erhoben mit den Subtest 4 Handlungssequenzen, Subtest 6 Bildergeschichte, Subtest 7 Satzbildung, Subtest 8 Plural-Singular-Bildung und Subtest 9 Erkennen/ Korrektur inkorrekter Sätze des Sprachstandserhebungstests für Kinder im Alter zwischen 5-10 Jahren (SET 5-10, Petermann, 2010) und mit dem Test zur Überprüfung des Grammatikverständnisses (TROG-D, Fox, 2011)

Gruppe	N	M	min.	max.	SD	T-Wert	Gruppen	Mittlere Differenz	Standardfehler	p (2-seitig)
SET 5-10: Subtest 4 Handlungssequenzen											
EG	25	9,32	4	12	1,95	48	KG 1	-,83	,546	,406
							KG 2	,38	,513	1,000
KG 1	17	9,82	8	12	1,43	50	EG	,83	,546	,406
							KG 2	1,21	,617	,165
KG 2	21	9,33	6	12	1,68	46	EG	-,38	,513	1,000
							KG 1	-1,21	,617	,165
SET 5-10: Subtest 6 Bildergeschichten											
EG	25	7,56	5	8	,71	66	KG 1	,29	,251	,773
							KG 2	-,19	,236	1,000
KG 1	17	7,24	4	8	1,09	61	EG	-,29	,251	,773
							KG 2	-,47	,283	,304
KG 2	21	7,81	7	8	,40	73	EG	,19	,236	1,000
							KG 1	,47	,283	,304
SET 5-10: Subtest 7 Satzbildung											
EG	25	9,44	4	12	1,61	46	KG 1	,62	,803	1,000
							KG 2	1,22	,756	,339
KG 1	17	8,24	0	12	3,75	48	EG	-,62	,803	1,000
							KG 2	,60	,908	1,000
KG 2	21	8,76	4	12	2,23	46	EG	-1,22	,756	,339
							KG 1	-,60	,908	1,000

Gruppe	N	M	min.	max.	SD	T-Wert	Gruppen	Mittlere Differenz	Standard-fehler	p (2-seitig)
SET 5–10: Subtest 8 Singular-Plural-Bildung											
EG	25	13,80	9	17	2,08	51	KG 1	1,24	,785	,364
							KG 2	,34	,739	1,000
KG 1	17	12,29	7	16	2,64	45	EG	-1,24	,785	,364
							KG 2	-,89	,887	,955
KG 2	21	13,76	8	17	2,53	52	EG	-,34	,739	1,000
							KG 1	,89	,887	,955
SET 5–10: Subtest 9 Erkennen/ Korrektur inkorrekter Sätze											
EG	25	8,04	3	12	1,99	38	KG 1	-,58	,690	1,000
							KG 2	-,76	,649	,745
KG 1	17	8,18	1	12	2,72	40	EG	,58	,690	1,000
							KG 2	-,17	,780	1,000
KG 2	21	9,19	5	12	1,81	44	EG	,76	,649	,745
							KG 1	,17	,780	1,000
TROG-D											
EG	24	13,96	8	21	2,70	44	KG 1	-,25	,935	1,000
							KG 2	-,50	,858	1,000
KG 1	17	14,29	7	19	3,62	45	EG	,25	,935	1,000
							KG 2	-,24	,981	1,000
KG 2	21	14,43	10	19	2,23	45	EG	,50	,858	1,000
							KG 1	,24	,981	1,000

Erläuterungen: EG – Experimentalgruppe; KG 1 – Kontrollgruppe 1; KG 2 – Kontrollgruppe 2; N – Anzahl; M – Mittelwert; min. – Minimum; max. – Maximum; SD – Standardabweichung; p – Signifikanzwert; SET 5–10 – Sprachstandserhebungstest für Kinder im Alter zwischen 5–10 Jahren (Petermann, 2010); TROG-D – Test zur Überprüfung des Grammatikverständnisses (Fox, 2011)

4.1.2 Schulleistungsfähigkeit

4.1.2.1 Ergebnisse zum Ende der Klasse 1

Schriftsprachliche Fähigkeiten

Um die schriftsprachlichen Fähigkeiten am Ende der ersten Klasse zu überprüfen, wurden der DERET 1–2+ (Stock & Schneider, 2008a) zur Erhebung der orthografischen Fähigkeiten und die WLLP (Küspert & Schneider, 1998) zur Erfassung der Lesekompetenz durchgeführt und auf Rohwertbasis ausgewertet. Beachtet werden muss, dass für die Interpretation der Rechtschreibdaten die Fehlersumme, nicht die richtigen Verschriftlichungen, zu Grunde gelegt wird. Anhand der visuellen Inspektion der Daten sieht man, dass die Fehlerquote in den Gruppen sehr ähnlich ist. So beträgt im DERET 1–2+ (Stock & Schneider, 2008a) der Mittelwert der Fehlersumme in der Experimentalgruppe M = 22,54 (min. 10, max. 31; SD = 5,94), in der Kontrollgruppe 1 M = 22,28 (min. 12, max. 28; SD = 4,92) und in der Kontrollgruppe 2 M = 21,86 (min. 0, max. 32; SD = 7,36).

In der WLLP (Küspert & Schneider, 1998) beträgt der Mittelwert der richtig gelesenen Wörter in der Experimentalgruppe M = 22,08 (min. 0, max. 66; SD = 16,81), in der Kontrollgruppe 1 M = 19,72 (min. 5, max. 36; SD = 10,16) und in der Kontrollgruppe 2 M = 20,86 (min. 0, max. 64; SD = 13,36). Die Mittelwerte sind folglich in den Gruppen sehr ähnlich.

Die Signifikanzberechnung erfolgte mittels MANOVA, wobei das Alter als Kovariate berücksichtigt wird. Der Haupteffekt zeigt, dass die rechtschreiblichen Fähigkeiten und die Lesefähigkeit sich in allen Gruppen ähnlich verteilen, nach Pillai gilt V = .012, $F(4,118) = 0.179$, $p > .05$. Damit ist kein signifikanter Haupteffekt nachweisbar. Auffällig ist, dass die Leistungsfähigkeit in der Kontrollgruppe 1 deutlich enger beieinander liegt, in den anderen beiden Gruppen streut die Leistungsfähigkeit stärker. Sowohl für die rechtschreiblichen Fähigkeiten als auch für die Lesefähigkeit gilt für alle Mittelwertvergleiche $p = 1,000$ (zweiseitig).

Im Folgenden soll eine differenzierte Beurteilung der Leistungsfähigkeit erfolgen. Im DERET 1–2+ (Stock & Schneider, 2008a) und in der WLLP (Küspert & Schneider, 1998) sind für die Testauswertung keine T-Werte angegeben, sondern PR. Dabei entsprechen die rechtschreiblichen Leistungen in der Experimentalgruppe einem PR von 8, in der Kontrollgruppe 1 einem PR von 10 und in der Kontrollgruppe 2 ebefalls einem PR von 10. Die Leistungsfähigkeit aller Untersuchungsgruppen ist im Vergleich zur Normierungsstichprobe des DERET 1–2+ (Stock & Schneider, 2008a) als unterdurchschnittlich zu bezeichnen. Für die Experimentalgruppe ergibt sich in der WLLP (Küspert & Schneider, 1998) ein PR von 19. Die Kontrollgruppe 1 erreicht einen PR von 12 und die Kontrollgruppe 2 einen PR von 14. Damit ist die Lesefähigkeit aller Gruppen zum MZP 2 unterdurchschnittlich (Tabelle 35).

Tabelle 35: MZP 2: Deskriptive Statistik und Ergebnisse des Mittelwertvergleichs der Gruppen mit spezifisch sprachentwicklungsgestörten Kindern hinsichtlich der Entwicklung auf der schriftsprachlichen Ebene erhoben mit dem Deutschen Rechtschreibtest für das erste und zweite Schuljahr (DERET 1–2+, Stock & Schneider, 2008a) und der Würzburger Leise Leseprobe (WLLP, Küspert & Schneider, 1998)

Gruppe	N	M	min.	max.	SD	PR	Gruppen	Mittlere Differenz	Standard-fehler	p (2-seitig)
DERET 1–2+										
EG	24	22,54	10	31	5,94	8	KG 1	,73	1,991	1,000
							KG 2	,50	1,863	1,000
KG 1	18	22,28	12	29	4,92	10	EG	-,73	1,991	1,000
							KG 2	-,23	2,098	1,000
KG 2	21	21,86	0	32	7,36	10	EG	-,50	1,863	1,000
							KG 1	,23	2,098	1,000
WLLP										
EG	25	22,08	0	66	16,81	19	KG 1	1,38	4,568	1,000
							KG 2	1,56	4,274	1,000
KG 1	18	19,72	5	36	10,16	12	EG	-1,38	4,568	1,000
							KG 2	,18	4,814	1,000
KG 2	21	20,86	0	64	13,36	14	EG	-1,56	4,274	1,000
							KG 1	-,18	4,814	1,000

Erläuterungen: EG – Experimentalgruppe; KG 1 – Kontrollgruppe 1; KG 2 – Kontrollgruppe 2; N – Anzahl; M – Mittelwert; min. – Minimum; max. – Maximum; SD – Standardabweichung; p – Signifikanzwert; DERET 1–2+ – Deutscher Rechtschreibtest für erste und zweite Klassen (Stock & Schneider, 2008a); WLLP – Würzburger Leise Leseprobe (Küspert & Schneider, 1998)

Mathematische Fähigkeiten

Zur Erhebung grundlegender arithmetischer Leistungen wurde der DEMAT 1+ (Krajewski et al., 2002) eingesetzt und auf Rohwertbasis ausgewertet. Im DEMAT 1+ (Krajewski et al., 2002) beträgt der Mittelwert für die Kinder der Experimentalgruppe M = 20,36 (min. 3, max. 30; SD = 7,6), für die Kontrollgruppe 1 M = 23,67 (min. 11, max. 35; SD = 7,8) und für die Kontrollgruppe 2 M = 21,71 (min. 11, max. 31; SD = 5,43). Die Signifikanzberechnung erfolgte mittels ANOVA-Analyse (Kovarianzanalyse) nach Bonferroni. Da die Lernvoraussetzung sich zwischen den Gruppen signifikant unterschied, werden als Kovariaten das Ergebnis des Verfahrens Kalkulie (Fritz et al., 2007) und das Alter berücksichtigt, um so die sich signifikant unterscheidenden Lernvoraussetzungen statistisch auszugleichen. Der Haupteffekt zeigt, dass die arithmetischen Fähigkeiten sich in allen Gruppen ähnlich verteilen, es gilt F (2,59) = 0,321, p > .05, damit ist zum MZP 2 kein signifikanter Haupteffekt für den DEMAT 1+ (Krajewski et al., 2002) nachweisbar. Die Analyse auf Gruppenebene zeigt entsprechend für die Mittelwertvergleiche zwischen allen Gruppenvergleichen p = 1,000 (zweiseitig).

Die mathematische Leistungsfähigkeit der Experimentalgruppe entspricht einem T-Wert von 43, die Kontrollgruppe 1 erreicht einen T-Wert von 49 und die Kinder der Kontrollgruppe 2 erreichen einen T-Wert von 46. Die Werte der beiden Kontrollgruppen liegen im Normbereich der Normierungsstichprobe, die Experimentalgruppe befindet sich im unterdurchschnittlichen Bereich (s. Tabelle 36).

Tabelle 36: MZP 2: Deskriptive Statistik und Ergebnisse des Mittelwertvergleichs der Gruppen mit spezifisch sprachentwicklungsgestörten Kindern hinsichtlich der Entwicklung der mathematischen Fähigkeiten erhoben mit dem Deutscher Mathematiktest für erste Klassen 1+ (DEMAT 1+; Krajewski et al., 2002)

Gruppe	N	M	min.	max.	SD	T-Wert	Gruppen	Mittlere Differenz	Standard-fehler	p (2-seitig)
DEMAT 1+										
EG	25	20,36	3	30	7,60	43	KG 1	-,21	2,044	1,000
							KG 2	-1,41	1,824	1,000
KG 1	18	23,67	11	35	7,80	49	EG	,21	2,044	1,000
							KG 2	-1,20	2,156	1,000
KG 2	21	21,71	11	31	5,43	46	EG	1,41	1,824	1,000
							KG 1	1,20	2,156	1,000

Erläuterungen: EG – Experimentalgruppe; KG 1 – Kontrollgruppe 1; KG 2 – Kontrollgruppe 2; N – Anzahl; M – Mittelwert; min. – Minimum; max. – Maximum; SD – Standardabweichung; p – Signifikanzwert; DEMAT 1+ – Deutscher Mathematiktest für erste Klassen (Krajewski et al., 2002)

4.1.2.2 Ergebnisse zum Ende der Klasse 2

Zum MZP 3 konnten in der Kontrollgruppe 1 von einem Kind aufgrund eines Klinikaufenthaltes keine Daten erhoben werden.

Schriftsprachliche Fähigkeiten

Um die schriftsprachlichen Fähigkeiten am Ende der zweiten Klasse zu überprüfen, wurden wiederum der DERET 1-2+ (Stock & Schneider, 2008a) zur Erhebung der orthografischen Fähigkeiten und die WLLP-R (Schneider et al., 2011) zur Erfassung der Lesekompetenz durchgeführt und anhand der Rohwerte ausgewertet. Beachtet werden muss wie bereits zum MZP 2, dass für die

Interpretation der Rechtschreibdaten die Fehlersumme, nicht die richtigen Verschriftlichungen, zu Grunde gelegt wird.

Im DERET 1–2+ (Stock & Schneider, 2008a) beträgt der Mittelwert der Fehlersumme in der Experimentalgruppe M = 31,20 (min. 10, max. 52; SD = 10,19), in der Kontrollgruppe 1 M = 27,94 (min. 10, max. 49; SD = 11,9) und in der Kontrollgruppe 1 M = 29,71 (min. 13, max. 50; SD = 11,11). In der WLLP-R (Schneider et al., 2011) beträgt der Mittelwert der richtig gelesenen Wörter in der Experimentalgruppe M = 54,40 (min. 20, max. 95; SD = 20,39), in der Kontrollgruppe 1 M = 57,47 (min. 23, max. 93; SD = 19,29) und in der Kontrollgruppe 2 M = 48,38 (min. 17, max. 98; SD = 21,21).

Die Signifikanzberechnung erfolgte mittels MANOVA mit dem Alter als Kovariate. Der Haupteffekt zeigt, dass die rechtschreiblichen Fähigkeiten und die Lesefähigkeit sich in allen Gruppen ähnlich verteilen, nach Pillai gilt V = .087, $F(4,118) = 0,087$, $p > .05$. Damit ist kein signifikanter Haupteffekt nachweisbar. Für die rechtschreiblichen Fähigkeiten gilt für die Mittelwertvergleiche zwischen der Experimentalgruppe und der Kontrollgruppe 2 sowie der Kontrollgruppen p = 1,000 (zweiseitig). Zwischen der Experimentalgruppe und der Kontrollgruppe 1 zeigt sich p = 0,711 (zweiseitig). Die Mittelwertvergleiche der Lesefähigkeit zeigen zwischen der Experimentalgruppe und der Kontrollgruppe 1 p = 1,000 (zweiseitig), zwischen der Experimentalgruppe und der Kontrollgruppe 2 p = 0,740 (zweiseitig) und zwischen den beiden Kontrollgruppen p = 0,223 (zweiseitig). Es liegen keine signifikant unterschiedlichen Leistungen hinsichtlich der Lese- und Rechtschreibkompetenz zwischen den drei Gruppen vor.

Wie bereits zum MZP 2 soll nun eine differenzierte Beurteilung der Leistungsfähigkeit über die PR erfolgen. Die rechtschreiblichen Leistungen in der Experimentalgruppe entsprechen zum MZP 3 einem PR von 5, in der Kontrollgruppe 1 einem PR von 7 und in der Kontrollgruppe 2 einem PR von 6. Die Leistungsfähigkeit ist somit in allen Untersuchungsgruppen im Vergleich zur Normierungsstichprobe des DERET 1–2+ (Stock & Schneider, 2008a) als weit unterdurchschnittlich zu bezeichnen. Innerhalb der Prozentrangnormen kam es im Vergleich zum MZP 2 in allen Untersuchungsgruppen zu einem Absinken. Für die Experimentalgruppe ergibt sich für die Lesefähigkeit ein PR = 26. Die Kontrollgruppe 1 erreichte einen PR = 30 und die Kontrollgruppe 2 hat einen PR = 17. Damit ist die Lesefähigkeit der Experimentalgruppe und der Kontrollgruppe 1 als durchschnittlich, die der Kontrollgruppe 2 als unterdurchschnittlich einzuschätzen (s. Tabelle 37).

Tabelle 37: MZP 3: Deskriptive Statistik und Ergebnisse des Mittelwertvergleichs der Gruppen mit spezifisch sprachentwicklungsgestörten Kindern hinsichtlich der Entwicklung auf der schriftsprachlichen Ebene erhoben mit dem Deutschen Rechtschreibtest für das erste und zweite Schuljahr (DERET 1–2+, Stock & Schneider, 2008a) und der Würzburger Leise Leseprobe – Revision (WLLP-R, Schneider, Blanke, Faust & Küspert, 2011)

Gruppe	N	M	min.	max.	SD	PR	Gruppen	Mittlere Differenz	Standard-fehler	p (2-seitig)
DERET 1–2+										
EG	25	31,20	10	52	10,19	5	KG 1	4,22	3,534	,711
							KG 2	1,10	3,255	1,000
KG 1	17	27,94	10	49	11,90	7	EG	-4,22	3,534	,711
							KG 2	-3,12	3,747	1,000
KG 2	21	29,71	13	50	11,11	6	EG	-1,10	3,255	1,000
							KG 1	3,12	3,747	1,000
WLLP-R										
EG	25	54,40	20	95	20,39	26	KG 1	-5,50	6,495	1,000
							KG 2	7,00	5,983	,740
KG 1	17	57,47	23	93	19,29	30	EG	5,50	6,495	1,000
							KG 2	12,51	6,887	,223
KG 2	21	48,38	17	98	21,21	17	EG	-7,00	5,983	,740
							KG 1	-12,51	6,887	,223

Erläuterungen: EG – Experimentalgruppe; KG 1 – Kontrollgruppe 1; KG 2 – Kontrollgruppe 2; N – Anzahl; M – Mittelwert; min. – Minimum; max. – Maximum; SD – Standardabweichung; p – Signifikanzwert; DERET 1–2+ - Deutscher Rechtschreibtest für erste und zweite Klassen (Stock & Schneider, 2008a); WLLP-R – Würzburger Leise Leseprobe- Revision (Schneider et al., 2011)

Mathematische Fähigkeiten

Zur Erhebung grundlegender arithmetischer Leistungen wurde der DEMAT 2+ (Krajewski et al., 2004) eingesetzt und auf Rohwertbasis ausgewertet.

Im DEMAT 2+ (Krajewski et al., 2004) beträgt der Mittelwert für die Kinder der Experimentalgruppe M = 10,31 (min. 1, max. 35; SD = 6,63), für die Kontrollgruppe 1 M = 13,20 (min. 1, max. 34; SD = 10,46) und für die Kontrollgruppe 2 M = 11,62 (min. 1, max. 28; SD = 7,07). Die Signifikanzberechnung erfolgte wiederum mittels ANOVA-Analyse (Kovarianzanalyse) nach Bonferroni mit den Variablen Kalkulie und Alter als Kovariaten. Da die Lernvoraussetzungen sich zwischen den Gruppen signifikant unterscheiden, wird als Kovariate das Ergebnis des Kalkulieverfahrens berücksichtigt. Im Bereich Mathematik liegt ein ähnliches

Ergebnis wie für die schriftsprachlichen Fähigkeiten vor, die Gruppen unterscheiden sich nicht, der Haupteffekt zeigt F (2,58) = 0,080, p > .05.

Die Analyse auf Gruppenebene (paarweise Vergleiche) zeigt entsprechend für die Mittelwertvergleiche zwischen der Experimentalgruppe und der Kontrollgruppe 2 sowie zwischen beiden Kontrollgruppen p = 1,000 (zweiseitig). Die mathematische Leistungsfähigkeit der Experimentalgruppe entspricht einem T-Wert von 40, die Kontrollgruppe 1 erreicht einen T-Wert von 42 und die Kontrollgruppe 2 einen T-Wert von 41. Alle Werte liegen im Vergleich zur Normierungsstichprobe im unterdurchschnittlichen Bereich (s. Tabelle 38).

Tabelle 38: *MZP 3: Deskriptive Statistik und Ergebnisse des Mittelwertvergleichs der Gruppen mit spezifisch sprachentwicklungsgestörten Kindern hinsichtlich der Entwicklung der mathematischen Fähigkeiten erhoben mit dem Deutscher Mathematiktest für zweite Klassen (DEMAT 2+; Krajewski et al., 2004)*

Gruppe	N	M	min.	max.	SD	T-Wert	Gruppen	Mittlere Differenz	Standardfehler	p (2-seitig)
						DEMAT 2+				
EG	25	10,58	1	25	6,63	40	KG 1	-,45	2,498	1,000
							KG 2	-,88	2,204	1,000
KG 1	17	13,21	1	34	10,46	42	EG	,45	2,498	1,000
							KG 2	-,43	2,631	1,000
KG 2	21	11,62	1	28	7,07	41	EG	,88	2,204	1,000
							KG 1	,43	2,631	1,000

Erläuterungen: EG – Experimentalgruppe; KG 1 – Kontrollgruppe 1; KG 2 – Kontrollgruppe 2; N – Anzahl; M – Mittelwert; min. – Minimum; max. – Maximum; SD – Standardabweichung; p – Signifikanzwert; DEMAT 2+ – Deutscher Mathematiktest für zweite Klassen (Krajewski et al., 2004)

4.1.3 Sozial-emotionale Entwicklung

4.1.3.1 *Ergebnisse zum Ende der Klasse 1*

Die sozial-emotionale Entwicklung der Kinder wurde zum ersten Mal zum Ende des ersten Schuljahres erfasst. Mit dem SDQ (Goodman, 2005) erfolgt eine Einschätzung der Stärken und Schwächen im Verhalten der einzelnen Kinder durch den Lehrer. Zur Erhebung grundlegender sozialer und emotionaler Schulerfahrungen wurde der FEESS 1–2 (Rauer & Schuck, 2004) eingesetzt. Zunächst erfolgt eine Darstellung der Ergebnisse des SDQ-Gesamtwertes, dazu werden die ersten vier Subtests des SDQ (Goodman, 2005) zu einem SDQ-Gesamtproblemwert zusammengefasst, anschließend werden die Ergebnisse in den einzelnen Untertests berichtet.

Im *SDQ-Gesamtproblemwert* erreichen die Experimentalgruppe M = 10,64 Rohwertpunkte (min. 0, max. 29; SD = 7,4), die Kinder der Kontrollgruppe 1 M = 13,67 Rohwertpunkte (min. 4, max. 25; SD = 5,89) und die Kontrollgruppe 2 M = 10,24 (min. 1, max. 29; SD = 6,55). Im Subtest 1 *Emotional Symptoms* des SDQ (Goodman, 2005) betragen die Mittelwerte der Gruppen für die Kinder der Experimentalgruppe M = 1,76 (min. 0, max. 8; SD = 2,3), für die Kontrollgruppe 1 M = 2,94 Rohwertpunkte (min. 0, max. 9; SD = 3,0) und für die Kontrollgruppe 2 M = 2,24 (min. 0, max. 8; SD = 2,07). Für die im Subtest 2 kontrollierten *Conduct Problems* erreicht die Experimentalgruppe 1,76 Rohwertpunkte (min. 0, max. 8; SD = 2,03), die Kontrollgruppe 1 M = 2,67 Rohwertpunkte (min. 0, max. 8; SD = 2,47) und die Kontrollgruppe 2 M = 1,29 (min. 0, max. 7; SD = 2,0). Im Subtest 3 (*Hyper-activity*) haben die Kinder der Experimentalgruppe 5,00 Punkte (min. 0, max. 10; SD = 2,83), die Kinder der Kontrollgruppe 1 im Mittel einen Wert von M = 5,67 (min. 1, max. 10; SD = 2,7) und die Kontrollgruppe 2 erreicht einen Mittelwert von 4,90 Rohwertpunkten (min. 0, max. 9; SD = 2,79). Bei den *Peer Problems* (Subtest 4) zeigen die Kinder in der Experimentalgruppe ein M = 2,12 (min. 0, max. 7; SD = 2,19), die Kontrollgruppe 1 ein M = 2,39 (min. 0, max. 5; SD = 1,85) und die Kontrollgruppe 2 ein M = 1,81 (min. 0, max. 6; SD = 1,76). Im Subtest 5 (*Prosocial Behavior*) erreichen die Kinder der Experimentalgruppe 7,96 Punkte (min. 3, max. 10; SD = 2,17), die Kontrollgruppe 1 im Mittel 7,22 Rohwertpunkte (min. 5, max. 10; SD = 2,07) und die Kontrollgruppe 2 einen Mittelwert von 8,29 Rohwertpunkten (min. 3, max. 10; SD = 1,95). Die Berechnung auf Signifikanz erfolgte mit Hilfe von MANOVA-Analysen für die fünf Subtests des SDQ (Goodman, 2005) zur Erhebung von Stärken und Schwächen im sozialen und emotionalen Verhalten (abhängigen Variablen) und dem Alter der Gruppen als Kovariate. Über die Gesamtgruppe und alle abhängigen Variablen hinweg zeigt sich mit V = .146, $F(10,114) = 0,898$, $p > .05$ kein signifikanter Haupteffekt für den SDQ (Goodman, 2005). Der sozial-emotionale Entwicklungsstand der drei Untersuchungsgruppen unterscheidet sich nicht signifikant voneinander. Im Folgenden wird die Darstellung auf Subtestebene wiedergegeben. Ein erster Überblick über die Mittelwerte zeigte bereits, dass keine größeren Unterschiede zwischen den Gruppen vorliegen.

Der zu einem *SDQ-Gesamtproblemwert* zusammengefasste Wert der ersten vier Subtests des SDQ (Goodman, 2005) zeigt keine signifikanten Unterschiede zwischen den Gruppen. Zwischen der Experimentalgruppe und der Kontrollgruppe 1 ergibt sich ein p = 0,247 (zweiseitig), zwischen der Experimentalgruppe und der Kontrollgruppe 2 p = 1,000 (zweiseitig) und zwischen den Kontrollgruppen liegt ein p = 0,161 (zweiseitig) vor.

Für den Subtest 1 (*Emotional Symptoms*) zeigen sich keine signifikanten Unterschiede zwischen den Untersuchungsgruppen (zwischen der Experimentalgruppe und der Kontrollgruppe 1: p = 0,154 [zweiseitig], Experimentalgruppe und Kontrollgruppe 2: p = 1,000 [zweiseitig], zwischen beiden Kontrollgruppen: p = 0,459 [zweiseitig]). Im Subtest 2 (*Conduct Problems*) zeigen sich zwischen den Kontrollgruppen mit p = 0,130 (zweiseitig) sowie zwischen der Experimentalgruppe und der Kontrollgruppe 1 mit p = 0,455 (zweiseitig) keine signifikanten Unterschiede. Zwischen der Experimentalgruppe und der Kontrollgruppe 2 zeigt sich ein p = 1,000 (zweiseitig). *Hyper-activity* (Subtest 3) zeigt sich in allen Gruppen in vergleichbarer Weise (zwischen der Experimentalgruppe und der Kontrollgruppe 1: p = 0,953 [zweiseitig], Experimentalgruppe und Kontrollgruppe 2: p = 1,000 [zweiseitig], zwischen beiden Kontrollgruppen: p = 0,771 [zweiseitig]). Im Subtest 4 (*Peer Problems*) liegt ein ähnliches Ergebnis vor. Auch hier zeigt sich, dass zwischen der Experimentalgruppe und der Kontrollgruppe 1 mit p = 1,000 (zweiseitig) sowie zwischen der Experimentalgruppe und der Kontrollgruppe 2 mit p = 1,000 (zweiseitig) keine Unterschiede nachweisbar sind. Ein ebenfalls nicht signifikanter Unterschied ist zwischen den Kontrollgruppen erkennbar (p = 0,937, zweiseitig). Im *Prosocial Behavior* (Subtest 5) zeigen sich zwischen der Experimentalgruppe und Kontrollgruppe 1 mit p = 0,517 (zweiseitig) und zwischen der Experimentalgruppe und der Kontrollgruppe 2 p = 1,000 (zweiseitig) keine Signifikanz. Zwischen den Kontrollgruppen zeigen sich mit p = 0,202 (zweiseitig) ebenfalls keine signifikanten Unterschiede. Im SDQ (Goodman, 2005) werden keine T-Wert-Normen angegeben, sondern ein Interpretationsschema von „unauffällig" über „grenzwertig" zu „auffällig". Bezogen auf die Angaben zur Interpretation der SDQ-Angaben, zeigen die Experimentalgruppe und die Kontrollgruppe 2 sowohl im Gesamtproblemwert (alle Subtests) als auch im prosozialen Verhalten einen normalen Ausprägungsgrad. Die Kontrollgruppe 1 weist dagegen einen ungünstigeren Gesamtproblemwert auf, wobei insbesondere die Subtests Verhaltensauffälligkeiten und Hyperaktivität Werte im grenzwertigen Bereich haben. Das prosoziale Verhalten ist in der Kontrollgruppe 1 ebenfalls normal ausgeprägt. In der Tabelle 39 sind die Ergebnisse im Überblick dargestellt.

Tabelle 39: MZP 2: Deskriptive Statistik und Ergebnisse des Mittelwertvergleichs der Gruppen mit spezifisch sprachentwicklungsgestörten Kindern hinsichtlich der emotional-sozialen Fähigkeiten erhoben mit den Subtest 1 Emotional Symptoms, Subtest 2 Conduct Problems, Subtest 3 Hyper-activity, Subtest 4 Peer Problems, Subtest 5 Prosocial Behavior des Strengths and Difficulties Questionnaires (SDQ, Goodman, 2005)

Gruppe	N	M	min.	max.	SD	Interpretation	Gruppen	Mittlere Differenz	Standardfehler	p (2-seitig)
SDQ UT 1–4 Gesamtproblemwert										
EG	25	10,64	0	29	7,40	unauffällig	KG 1	-3,75	2,124	,247
							KG 2	,69	1,985	1,000
KG 1	18	13,66	4	25	5,89	grenzwertig	EG	3,75	2,124	,247
							KG 2	4,44	2,257	,161
KG 2	21	10,24	1	29	6,55	unauffällig	EG	-,69	1,985	1,000
							KG 1	-4,44	2,257	,161
SDQ UT1 Emotional Symptoms										
EG	25	1,76	0	8	2,30	unauffällig	KG 1	-1,52	,764	,154
							KG 2	-,35	,714	1,000
KG 1	18	2,94	0	9	3,00	unauffällig	EG	1,52	,764	,154
							KG 2	1,18	,812	,459
KG 2	21	2,24	0	8	2,07	unauffällig	EG	,35	,714	1,000
							KG 1	-1,18	,812	,459
SDQ UT2 Conduct Problems										
EG	25	1,76	0	8	2,03	unauffällig	KG 1	-1,00	,689	,455
							KG 2	,51	,644	1,000
KG 1	18	2,67	0	8	2,47	grenzwertig	EG	1,00	,689	,455
							KG 2	1,51	,732	,130
KG 2	21	1,29	0	7	2,00	unauffällig	EG	-,51	,644	1,000
							KG 1	-1,51	,732	,130
SDQ UT3 Hyper-activity										
EG	25	5,00	0	10	2,83	unauffällig	KG 1	-,89	,884	,953
							KG 2	,18	,827	1,000
KG 1	18	5,67	1	10	2,70	grenzwertig	EG	,89	,884	,953
							KG 2	1,08	,940	,771
KG 2	21	4,90	0	9	2,79	unauffällig	EG	-,18	,827	1,000
							KG 1	-1,08	,940	,771

Gruppe	N	M	min.	max.	SD	Interpretation	Gruppen	Mittlere Differenz	Standardfehler	p (2-seitig)
SDQ UT4 Peer Problems										
EG	25	2,12	0	7	2,19	unauffällig	KG 1	-,34	,628	1,000
							KG 2	,34	,587	1,000
KG 1	18	2,39	0	5	1,85	unauffällig	EG	,34	,628	1,000
							KG 2	,68	,667	,937
KG 2	21	1,81	0	6	1,76	unauffällig	EG	-,34	,587	1,000
							KG 1	-,68	,667	,937
SDQ UT5 Prosocial Behavior										
EG	25	7,96	3	10	2,17	unauffällig	KG 1	,91	,659	,517
							KG 2	-,39	,616	1,000
KG 1	18	7,22	5	10	2,07	unauffällig	EG	-,91	,659	,517
							KG 2	-1,30	,700	,202
KG 2	21	8,29	3	10	1,95	unauffällig	EG	,39	,616	1,000
							KG 1	1,30	,700	,202

Erläuterungen: EG – Experimentalgruppe; KG 1 – Kontrollgruppe 1; KG 2 – Kontrollgruppe 2; N – Anzahl; M – Mittelwert; min. – Minimum; max. – Maximum; SD – Standardabweichung; p – Signifikanzwert; UT – Untertest; SDQ – Strengths and Difficulties Questionnaires (Goodman, 2005)

Im Folgenden sollen nun die Ergebnisse des FEESS 1–2 (Rauer & Schuck, 2004) zum MZP 2 dargestellt werden. Im FEESS 1–2 (Rauer & Schuck, 2004) kann kein Gesamtwert gebildet werden, daher erfolgt die Ergebnisdarstellung ausschließlich auf Subtestebene.

Im Subtest 1 des FEESS 1–2 (zur sozialen Integration) betragen die Mittelwerte der Gruppen für die Experimentalgruppe M = 7,84 (min. 4, max. 11; SD = 1,8), für die Kontrollgruppe 1 M = 8,28 Rohwertpunkte (min. 2, max. 11; SD = 2,72) und für die Kontrollgruppe 2 M = 6,90 (min. 2, max. 11; SD = 2,83). Im Subtest 2 (Klassenklima) erreichen die Experimentalgruppe 7,48 (min. 2, max. 10; SD = 2,0), die Kontrollgruppe 1 M = 8,94 (min. 2, max. 11; SD = 2,26) und die Kontrollgruppe 2 M = 7,76 Rohwertpunkte (min. 4, max. 10; SD = 1,76). Im Selbstkonzept der Schulfähigkeit im Subtest 3 haben die Experimentalgruppe 11,00 Punkte (min. 4, max. 15; SD = 2,11), die Kontrollgruppe 1 im Mittel einen Wert von M = 11,00 (min. 6, max. 15; SD = 2,91) und die Kontrollgruppe 2 einen Mittelwert von 10,00 Rohwertpunkten (min. 2, max. 15; SD = 4,06). In Subtest 4 zur Schuleinstellung zeigen die Kinder der Experimentalgruppe einen Mittelwert von 10,62 (min. 2, max. 14; SD = 3,81), die Kontrollgruppe 1 einen M = 11,78 (min. 7, max. 14; SD = 2,07) und die Kontrollgruppe 2 einen M = 8,38 (min. 0, max. 14; SD = 4,36). Im Subtest 5 (Anstrengungsbereitschaft) erreichen die Kinder der

Experimentalgruppe 10,26 Punkte (min. 6, max. 13; SD = 1,91), die der Kontrollgruppe 1 im Mittel 10,61 (min. 4, max. 13; SD = 1,88) und die Kontrollgruppe 2 erreicht einen Mittelwert von 9,33 Rohwertpunkten (min. 5, max. 13; SD = 2,60). Im Subtest 6 wird die Lernfreude erhoben. Die Experimentalgruppe erreicht 9,83 Rohwertpunkte (min. 2, max. 13; SD = 3,0), die Kontrollgruppe 1 M = 10,28 Rohwertpunkte (min. 5, max. 13; SD = 2,16) und die Kontrollgruppe 2 M = 8,67 (min. 3, max. 13; SD = 2,97). Im Gefühl des Angenommenseins im Subtest 7 hat die Experimentalgruppe ein M von 10,22 (min. 3, max. 13; SD = 2,92), die Kontrollgruppe 1 im Mittel einen Wert von M = 10,61 (min. 5, max. 13; SD = 2,36), die Kontrollgruppe 2 einen Mittelwert von 8,71 (min. 3, max. 13; SD = 2,92).

Die Berechnung auf Signifikanz erfolgte mit Hilfe von MANOVA-Analysen für die sieben Subtests des FEESS 1-2 (Rauer & Schuck, 2004) zur Erhebung von grundlegenden sozialen und emotionalen Erfahrungen (abhängigen Variablen) mit dem Alter als Kovariate. Über die Gesamtgruppe und alle abhängigen Variablen hinweg zeigt sich mit V = .302 $F(14,106) = 1,348$, p > .05 kein signifikanter Haupteffekt für den FEESS 1-2 (Rauer & Schuck, 2004). Die sozial-emotionalen Schulerfahrungen der drei Untersuchungsgruppen unterscheiden sich zum MZP 2 jedoch in zwei Subtests signifikant voneinander.

Für den Subtests 1 (*Soziale Integration*) zeigen sich keine signifikanten Unterschiede zwischen der Experimentalgruppe und der Kontrollgruppe 1 (p = 1,000, zweiseitig) sowie zwischen den Kontrollgruppen (p = 0,234, zweiseitig). Zwischen der Experimentalgruppe und der Kontrollgruppe 2 stellte sich mit p = 0,826 (zweiseitig) ebenfalls kein Unterschied dar. Im Subtest 2, der Aussagen zum *Klassenklima* beinhaltet, zeigt sich zwischen der Experimentalgruppe und der Kontrollgruppe 1 ein signifikanter Unterschied von p = 0,036 (p < .05, zweiseitig) zugunsten der Kontrollgruppe 1. Die ES verweist mit d = 0,71 auf einen mittleren Effekt. Zwischen den Kontrollgruppen sind mit p = 0,218 (zweiseitig) keine signifikanten Unterschiede nachweisbar. Zwischen der Experimentalgruppe und der Kontrollgruppe 2 zeigt sich ein p = 1,000 (zweiseitig). Auch die Aussagen zum *Selbstkonzept* (Subtest 3) erweisen sich in allen Gruppen als ähnlich. Die Unterschiede zwischen den Kindern der Kontrollgruppen sind mit p = 0,522 (zweiseitig) nicht signifikant, der Unterschied zwischen der Experimentalgruppe und der Kontrollgruppe 1 ebenso wenig (p = 1,000, zweiseitig). Zwischen der Experimentalgruppe und der Kontrollgruppe 2 lag kein signifikanter Unterschied vor (p = 1.000, zweiseitig). Dagegen verweist die *Schuleinstellung* des Subtest 4 auf deutliche Unterschiede zwischen den Kontrollgruppen. Hier zeigt sich ein signifikanter Unterschied (p = 0,011, p < .05, zweiseitig), wobei die Schüler der Kontrollgruppe 1 die positivere Schuleinstellung haben. Die ES verweist mit d = 1,00 nach Cohen auf einen großen Effekt. Zwischen der Experimentalgruppe und der Kontrollgruppe 1 unterscheiden sich die Aussagen zur Schuleinstellung nicht signifikant (p = 0,603, zweiseitig). Zwischen der Experimentalgruppe und der Kontrollgruppe 2 sind mit p = 0,158 (zweiseitig) die Mittelwerte nicht signifikant. Die im Subtest 5 erhobene *Anstrengungsbereitschaft* zeigt keine Signifikanz zwischen den Gruppen. Zwischen der Experimentalgruppe und der Kontrollgruppe 1 ist kein Unterschied (p = 1,000, zweiseitig) darstellbar, zwischen den Kontrollgruppen zeigt sich mit p = 0,160 (zweiseitig) ebenfalls keine Signifikanz. Zwischen der Experimentalgruppe und der Kontrollgruppe 2 liegen mit p = 0,432 (zweiseitig) keine signifikanten Unterschiede vor. Im Subtest 6, der Aussagen zur *Lernfreude* erhebt, zeigen sich zwischen den Kontrollgruppen mit p = 0,149 (zweiseitig) sowie zwischen der Experimentalgruppe und der Kontrollgruppe 1 mit p = 1,000 (zweiseitig) keine signifikanten Unterschiede. Zwischen der Experimentalgruppe und der Kontrollgruppe 2 liegt mit p = 0,444 (zweiseitig) keine Signifikanz vor. Auch die Aussagen zum *Gefühl des Angenommenseins* (Subtest 3) zeigen sich in allen Gruppen ähnlich. Der Unterschied zwischen den Kontrollgruppen ist mit p = 0,06 (zweiseitig) nicht signifikant, der Unterschied zwischen der Experimentalgruppe und der Kontrollgruppe 1 ebenso wenig (p = 1,000, zweiseitig). Zwischen der Experimentalgruppe und der Kontrollgruppe 2 liegt kein signifikanter Unterschied vor (p = 0,185, zweiseitig).

Bezogen auf die T-Werte zeigt sich ein differenziertes Bild. Im Subtest 1 zur sozialen Integration sind die Experimentalgruppe und die Kontrollgruppe 1 mit einem T-Wert von 44 im durchschnittlichen Bereich, die Schüler der Kontrollgruppe 2 mit einem T-Wert von 34 im weit unterdurchschnittlichen Bereich. Im Subtest 2 (Klassenklima) hat die Experimentalgruppe mit T-Wert = 35 einen weit unterdurchschnittlichen Wert, die Kontrollgruppe 1 (T-Wert = 55) und die Kontrollgruppe 2 mit einem T-Wert = 45 liegen im durchschnittlichen Bereich. Das Selbstkonzept (Subtest 3) ist in der Experimentalgruppe und in der Kontrollgruppe 1 mit einem T-Wert von jeweils 34 und in der Kontrollgruppe 2 mit einem T-Wert = 20 weit unterdurchschnittlich. In der Schuleinstellung (Subtest 4) befinden sich die Experimentalgruppe im durchschnittlichen Bereich (T-Wert = 55), die Kontrollgruppe 1 im weit überdurchschnittlichen Bereich (T-Wert = 62) und die Kontrollgruppe 2 im unterdurchschnittlichen Bereich (T-Wert = 38). In der Anstrengungsbereitschaft (Subtest 5) ist die Experimentalgruppe (T-Wert = 40) unterdurchschnittlich, die Kontrollgruppe 1 (T-Wert = 52) durchschnittlich und die Kontrollgruppe 2 weit unterdurchschnittlich (T-Wert = 30). Beim Subtest 6 zur Lernfreude zeigen sich alle Gruppen im Bereich des Normalen (Experimentalgruppe: T-Wert = 53, Kontrollgruppe 1: T-Wert = 53, Kontrollgruppe 2:

T-Wert = 44). Das Gefühl des Angenommenseins (Subtest 7) zeigt sich in der Experimentalgruppe mit einem T-Wert von 47, in der Kontrollgruppe 1 mit einem T-Wert von 55 als durchschnittlich und in der Kontrollgruppe 2 mit einem T-Wert von 41 als unterdurchschnittlich.

Zusammengefasst lässt sich aufzeigen, dass sich die Kinder der Kontrollgruppe 1 (Sprachheilklassen) am Wohlsten fühlen. Es zeigen sich mit Ausnahme des Selbstkonzepts, bei dem ein unterdurchschnittlicher Wert vorliegt, im Gruppenmittel keine emotionalen Probleme. Die Kinder der Rügener Experimentalgruppe haben drei unterdurchschnittliche Werte im Bereich des Klassenklimas, des Selbstkonzepts und in der Anstrengungsbereitschaft, fühlen sich sonst aber in ihrer Klasse angenommen und gewertschätzt. Die Kinder der Kontrollgruppe 2 zeigen in fünf der sieben Skalen unterdurchschnittliche oder weit unterdurchschnittliche Werte (Soziale Integration, Selbstkonzept der Schulfähigkeit, Schuleinstellung, Anstrengungsbereitschaft, Gefühl des Angenommenseins) und sind auch bei den durchschnittlichen Subskalen im Vergleich zu den beiden anderen Gruppen immer an letzter Stelle (s. Tabelle 40).

Tabelle 40: MZP 2: Deskriptive Statistik und Ergebnisse des Mittelwertvergleichs der Gruppen mit spezifisch sprachentwicklungsgestörten Kindern hinsichtlich der Entwicklung auf der emotionalen Ebene erhoben mit Subtest 1 Soziale Integration, Subtest 2 Klassenklima, Subtest 3 Selbstkonzept der Schulfähigkeit, Subtest 4 Schuleinstellung, Subtest 5 Anstrengungsbereitschaft, Subtest 6 Lernfreude, Subtest 7 Gefühl des Angenommenseins des Fragebogen zur Erfassung emotionaler und sozialer Schulerfahrungen von Grundschulkindern erster und zweiter Klassen (FEESS 1–2, Rauer & Schuck, 2004)

Gruppe	N	M	min.	max.	SD	T-Wert	Gruppen	Mittlere Differenz	Standard-fehler	p (2-seitig)
FEESS 1–2 Soziale Integration										
EG	25	7,84	4	11	1,80	44	KG 1	-,68	,801	1,000
							KG 2	,83	,750	,826
KG 1	18	8,28	2	11	2,72	44	EG	,68	,801	1,000
							KG 2	1,50	,837	,234
KG 2	21	6,90	2	11	2,83	34	EG	-,83	,750	,826
							KG 1	-1,50	,837	,234
FEESS 1–2 Klassenklima										
EG	25	7,48	2	10	2,00	35	KG 1	-1,68*	,650	,036
							KG 2	-,44	,608	1,000
KG 1	18	8,94	2	11	2,26	55	EG	1,68*	,650	,036
							KG 2	1,24	,678	,218
KG 2	21	7,76	4	10	1,76	45	EG	,44	,608	1,000
							KG 1	-1,24	,678	,218

Gruppe	N	M	min.	max.	SD	T-Wert	Gruppen	Mittlere Differenz	Standard-fehler	p (2-seitig)
FEESS 1–2 Selbstkonzept der Schulfähigkeit										
EG	25	11,00	4	15	2,66	34	KG 1	-,66	1,038	1,000
							KG 2	,83	,971	1,000
KG 1	18	11,00	6	15	2,91	34	EG	,66	1,038	1,000
							KG 2	1,49	1,084	,522
KG 2	21	10,00	2	15	4,06	20	EG	-,83	,971	1,000
							KG 1	-1,49	1,084	,522
FEESS 1–2 Schuleinstellung										
EG	25	10,62	2	14	3,81	55	KG 1	-1,52	1,178	,603
							KG 2	2,18	1,103	,158
KG 1	18	11,78	7	14	2,07	62	EG	1,52	1,178	,603
							KG 2	3,71*	1,230	,011
KG 2	21	8,38	0	14	4,36	38	EG	-2,18	1,103	,158
							KG 1	-3,71*	1,230	,011
FEESS 1–2 Anstrengungsbereitschaft										
EG	25	10,26	6	13	1,91	40	KG 1	-,47	,703	1,000
							KG 2	,97	,658	,432
KG 1	18	10,61	4	13	1,88	52	EG	,47	,703	1,000
							KG 2	1,45	,734	,160
KG 2	21	9,33	5	13	2,60	30	EG	-,97	,658	,432
							KG 1	-1,45	,734	,160
FEESS 1–2 Lernfreude										
EG	25	9,83	2	13	3,00	53	KG 1	-,65	,899	1,000
							KG 2	1,23	,842	,444
KG 1	18	10,28	5	13	2,16	53	EG	,65	,899	1,000
							KG 2	1,88	,939	,149
KG 2	21	8,67	3	13	2,97	44	EG	-1,23	,842	,444
							KG 1	-1,88	,939	,149
FEESS 1–2 Gefühl des Angenommenseins										
EG	25	10,22	3	13	2,92	47	KG 1	-,65	,899	1,000
							KG 2	1,23	,842	,444
KG 1	18	10,61	5	13	2,36	55	EG	,65	,899	1,000
							KG 2	1,88	,939	,149
KG 2	21	8,71	3	13	2,92	41	EG	-1,23	,842	,444
							KG 1	-2,24	,934	,060

Erläuterungen: EG – Experimentalgruppe; KG 1 – Kontrollgruppe 1; KG 2 – Kontrollgruppe 2; N – Anzahl; M – Mittelwert; min. – Minimum; max. – Maximum; SD – Standardabweichung; p – Signifikanzwert; FEESS 1–2 – Fragebogen zur Erfassung emotionaler und sozialer Schulerfahrungen von Grundschulkindern erster und zweiter Klassen (Rauer & Schuck, 2004)

4.1.3.2 Ergebnisse zum Ende der Klasse 2

Zum MZP 3, zwei Jahre nach Schulbeginn, wurde wiederum die Einschätzung der Klassenlehrer zum Sozialverhalten der Schüler mit dem Lehrerfragebogen SDQ (Goodman, 2005) sowie von den Schülern zur Einschätzung sozial-emotionaler Schulerfahrungen der FEESS 1–2 (Rauer & Schuck, 2004) erhoben.

In der Ergebnisdarstellung erfolgt analog zum MZP 2 zunächst die Darstellung des SDQ-Gesamtproblemwertes (Summe aus Subtest 1–4), anschließend die Ergebnisse in den einzelnen Untertests.

Im *SDQ-Gesamtproblemwert* erreichen die Experimentalgruppe auf Rügen 10,28 Rohwertpunkte (min. 0, max. 24; SD = 7,05), die Kinder der Kontrollgruppe 1 M = 9,67 Rohwertpunkte (min. 2, max. 24; SD = 5,87) und die Kontrollgruppe 2 M = 12,67 (min. 1, max. 25; SD = 8,45). Im Subtest 1 *Emotional Symptoms* des SDQ (Goodman, 2005) betragen die Mittelwerte der Gruppen für die Kinder der Experimentalgruppe M = 2,00 (min. 0, max. 6; SD = 2,0), für die Kontrollgruppe 1 M = 1,67 Rohwertpunkte (min. 0, max. 7; SD = 1,94) und für die Kontrollgruppe 2 M = 2,62 (min. 0, max. 8; SD = 2,56). Für die im Subtest 2 kontrollierten *Conduct Problems* erreicht die Experimentalgruppe 1,88 Rohwertpunkte (min. 0, max. 8; SD = 1,90), die Kontrollgruppe 1 M = 1,44 (min. 0, max. 6; SD = 2,09) und die Kontrollgruppe 2 M = 2,29 (min. 0, max. 7; SD = 2,41). Im Subtest 3 (*Hyperactivity*) haben die Kinder der Experimentalgruppe 4,68 Punkte (min. 0, max. 10; SD = 2,91), die Kinder der Kontrollgruppe 1 im Mittel einen Wert von M = 4,56 (min. 1, max. 10; SD = 2,64) und die Kontrollgruppe 2 von 5,71 Rohwertpunkten (min. 1, max. 10; SD = 3,05). Bei den *Peer Problems* (Subtest 4) zeigen die Kinder in der Experimentalgruppe ein M = 2,20 (min. 0, max. 9; SD = 2,50), die Kinder der Kontrollgruppe 1 ein M = 2,00 (min. 0, max. 9; SD = 2,54) und die Schüler der Kontrollgruppe 2 ein M = 2,05 (min. 0, max. 6; SD = 1,72). Im Subtest 5 (*Prosocial Behavior*) erreicht die Experimentalgruppe 8,32 Punkte (min. 4, max. 10; SD = 1,77), die Kontrollgruppe 1 6,72 Rohwertpunkte (min. 3, max. 10; SD = 2,16) und die Kontrollgruppe 2 einen Mittelwert von 8,10 Rohwertpunkten (min. 3, max. 10; SD = 2,1).

Die Prüfung der Mittelwerte des SDQ (Goodman, 2005) erfolgte mittels multivariater Varianzanalysen mit der Variable „Alter" als Kovariate. Über die Gesamtgruppe und alle abhängigen Variablen hinweg zeigt sich nach Pillai V = .248, $F(10,114) = 1.615$, p > .05 (p = ,111, zweiseitig) und damit kein signifikanter Haupteffekt für die Subtests des SDQ (Goodman, 2005) zum MZP 3.

Im Folgenden wird die Darstellung auf Subtestebene wiedergegeben. Der zu einem SDQ-Gesamtproblemwert zusammengefasste Wert der ersten vier Subtests des SDQ (Goodman, 2005) zeigt keine signifikanten Unterschiede zwischen den Gruppen. Zwischen den Mittelwertvergleichen der Experimental- und der Kontrollgruppe 1 ergibt sich p = 1,000 (zweiseitig), zwischen der Experimental- und der Kontrollgruppe 2 zeigt sich ein p von 0,891 (zweiseitig) und zwischen den beiden Kontrollgruppen p = 0,867 (zweiseitig).

Für den Subtest 1 (*Emotional Symptome*) zeigen sich keine signifikanten Unterschiede zwischen den Kindern der Kontrollgruppen (p = 0,779, zweiseitig) sowie zwischen der Experimentalgruppe und der Kontrollgruppe 1 (p = 1,000, zweiseitig). Zwischen der Experimentalgruppe und der Kontrollgruppe 2 zeigt sich ein p = 0,323 (zweiseitig). Im Subtest 2 (*Conduct Problems*) zeigen sich zwischen den Kontrollgruppen mit p = 0,781 (zweiseitig) sowie zwischen der Experimentalgruppe und der Kontrollgruppe 1 mit p = 1,000 (zweiseitig) keine signifikanten Unterschiede. Zwischen der Experimentalgruppe und der Kontrollgruppe 2 zeigt sich ebenfalls ein p = 1,000 (zweiseitig). Die *Hyper-activity* (Subtest 3) erweist sich zwischen der Experimentalgruppe und der Kontrollgruppe 1 (p = 1,000, zweiseitig), der Experimentalgruppe und der Kontrollgruppe 2 (p = 0,683, zweiseitig) sowie zwischen den beiden Kontrollgruppen (p = 0,647, zweiseitig) als nicht signifikant. Im Subtest 4 (*Peer Problems*) ergibt sich ein Wert von p = 1,000 (zweiseitig). Im *Prosocial Behavior* (Subtest 5) zeigt sich zwischen der Experimentalgruppe und der Kontrollgruppe 1 mit p = 0,056 (zweiseitig), zwischen der Experimentalgruppe und der Kontrollgruppe 2 (p = 1,000, zweiseitig) sowie zwischen den beiden Kontrollgruppen (p = 0,181, zweiseitig) keine signifikanten Unterschiede. Bezogen auf die Angaben zur Interpretation der SDQ-Angaben liegen die Experimentalgruppe und die Kontrollgruppe 1 im Gesamtproblemwert, in allen Subtests und im prosozialen Verhalten im Normbereich. Die Kontrollgruppe 2 weist einen Gesamtproblemwert im „grenzwertigen" Bereich auf. Das prosoziale Verhalten ist auch in dieser Gruppe unauffällig (s. Tabelle 41).

Tabelle 41: MZP 3: Deskriptive Statistik und Ergebnisse des Mittelwertvergleichs der Gruppen mit spezifisch sprachentwicklungsgestörten Kindern hinsichtlich der emotional-sozialen Fähigkeiten erhoben mit den Subtest 1 Emotional Symptoms, Subtest 2 Conduct Problems, Subtest 3 Hyper-activity, Subtest 4 Peer Problems, Subtest 5 Prosocial Behavior des Strengths and Difficulties Questionnaires (SDQ, Goodman, 2005)

Gruppe	N	M	min.	max.	SD	Inter-pretation	Gruppen	Mittlere Differenz	Standard-fehler	p (2-seitig)
SDQ UT 1–4 Gesamtproblemwert										
EG	25	10,28	0	24	7,05	unauffällig	KG 1	,36	2,323	1,000
							KG 2	-2,29	2,171	,891
KG 1	18	9,66	2	24	5,87	unauffällig	EG	-,36	2,323	1,000
							KG 2	-2,64	2,468	,867
KG 2	21	12,67	1	25	8,45	grenzwertig	EG	2,29	2,171	,891
							KG 1	2,64	2,468	,867
SDQ UT1 Emotional Symptoms										
EG	25	1,52	0	6	2,00	unauffällig	KG 1	-,22	,700	1,000
							KG 2	-1,07	,654	,323
KG 1	18	1,67	0	7	1,94	unauffällig	EG	,22	,700	1,000
							KG 2	-,85	,744	,779
KG 2	21	2,62	0	8	2,56	unauffällig	EG	1,07	,654	,323
							KG 1	,85	,744	,779
SDQ UT2 Conduct Problems										
EG	25	1,88	0	8	1,90	unauffällig	KG 1	,42	,684	1,000
							KG 2	-,40	,640	1,000
KG 1	25	1,88	0	8	1,90	unauffällig	EG	-,42	,684	1,000
							KG 2	-,82	,727	,787
KG 2	21	2,29	0	7	2,41	unauffällig	EG	,40	,640	1,000
							KG 1	,82	,727	,787
SDQ UT3 Hyper-activity										
EG	25	4,68	0	10	2,91	unauffällig	KG 1	,18	,926	1,000
							KG 2	-1,06	,865	,683
KG 1	18	4,56	1	10	2,64	unauffällig	EG	-,18	,926	1,000
							KG 2	-1,23	,984	,647
KG 2	21	5,71	1	10	3,05	grenzwertig	EG	1,06	,865	,683
							KG 1	1,23	,984	,647
SDQ UT4 Peer Problems										
EG	25	2,20	0	9	2,50	unauffällig	KG 1	-,02	,724	1,000
							KG 2	,24	,677	1,000
KG 1	18	2,00	0	9	2,54	unauffällig	EG	,02	,724	1,000
							KG 2	,26	,769	1,000
KG 2	21	2,05	0	6	1,72	unauffällig	EG	-,24	,677	1,000
							KG 1	-,26	,769	1,000

Gruppe	N	M	min.	max.	SD	Interpretation	Gruppen	Mittlere Differenz	Standard-fehler	p (2-seitig)
SDQ UT5 Prosocial Behavior										
EG	25	8,32	4	10	1,77	unauffällig	KG 1	1,55	,640	,056
							KG 2	,25	,598	1,000
KG 1	18	6,72	3	10	2,16	unauffällig	EG	-1,55	,640	,056
							KG 2	-1,30	,680	,181
KG 2	21	8,10	3	10	2,10	unauffällig	EG	-,25	,598	1,000
							KG 1	1,30	,680	,181

Erläuterungen: EG – Experimentalgruppe; KG 1 – Kontrollgruppe 1; KG 2 – Kontrollgruppe 2; N – Anzahl; M – Mittelwert; min. – Minimum; max. – Maximum; SD – Standardabweichung; p – Signifikanzwert; UT – Untertest; SDQ – Strengths and Difficulties Questionnaires (Goodman, 2005)

Im Folgenden sollen nun die Ergebnisse des FEESS 1–2 (Rauer & Schuck, 2004) zum MZP 3 dargestellt werden. Die Ergebnisdarstellung erfolgt auf Subtestebene, da im FEESS 1–2 (Rauer & Schuck, 2004) kein Gesamtwert gebildet werden kann. Zu diesem Messzeitpunkt konnten bei einigen Kindern aufgrund ungenauer Angaben in den Fragebögen in einzelnen Untertests keine Bewertung vorgenommen werden.

Im Subtest 1 des FEESS 1–2 (*soziale Integration*) betragen die Mittelwerte der Gruppen für die Kinder der Experimentalgruppe M = 7,65 (min. 5, max. 11; SD = 2,79), für die Kontrollgruppe 1 M = 6,88 Rohwertpunkte (min. 0, max. 11; SD = 2,71) und für die Kontrollgruppe 2 M = 6,25 (min. 0, max. 11; SD = 3,18). Zum im Subtest 2 erhobenen *Klassenklima* äußern sich die Experimentalgruppe mit 7,56 Rohwertpunkten (min. 3, max. 11; SD = 2,02), die Kontrollgruppe 1 mit M = 7,00 (min. 4, max. 11; SD = 2,26) und die Kontrollgruppe 2 mit M = 6,20 (min. 2, max. 11; SD = 2,88). Im *Selbstkonzept der Schulfähigkeit* im Subtest 3 hat die Experimentalgruppe 11,20 Punkte (min. 6, max. 15; SD = 2,55), die Kontrollgruppe 1 im Mittel einen Wert von M = 10,19 (min. 4, max. 14; SD = 3,41) und die Kontrollgruppe 2 von 8,05 Rohwertpunkten (min. 1, max. 15; SD = 4,45). Im Subtest 4 zur *Schuleinstellung* zeigen die Kinder der Experimentalgruppe einen Mittelwert von 8,80 (min. 1, max. 14; SD = 4,79), die der Kontrollgruppe 1 M = 11,82 (min. 6, max. 14; SD = 2,40) und die Schüler der Kontrollgruppe 2 einen M = 9,21 (min. 0, max. 14; SD = 4,52). Im Subtest 5 (*Anstrengungsbereitschaft*) erreichen die Kinder der Experimentalgruppe 10,40 Punkte (min. 4, max. 13; SD = 2,35), die der Kontrollgruppe 1 im Mittel 11,47 Rohwertpunkte (min. 7, max. 13; SD = 1,91) und die Kinder der Kontrollgruppe 2 erreichen einen Mittelwert von 9,55 Rohwertpunkten (min. 0, max. 13; SD = 3,40). Im Subtest 6 wurde die *Lernfreude* erhoben. Die Experimentalgruppe bewertet diese mit 9,24 Rohwertpunkten (min. 1, max. 13; SD = 3,41), die Kontrollgruppe 1 im Mittel mit

M = 11,00 (min. 8, max. 13; SD = 1,58) und die Kontrollgruppe 2 mit M = 7,95 (min. 0, max. 13; SD = 3,67). Im Subtest 7 (*Gefühl des Angenommenseins*) hat die Experimentalgruppe ein M = 10,56 (min. 3, max. 13; SD = 2,83), die Kontrollgruppe 1 M = 11,25 (min. 8, max. 13; SD = 1,53) und die Kontrollgruppe 2 einen Mittelwert von 9,56 (min. 1, max. 13; SD = 3,43).

Die Berechnung auf Signifikanz erfolgte zum MZP 3 mit Hilfe von MANOVA-Analysen für die sieben Subtests des FEESS 1–2 (Rauer & Schuck, 2004) zur Erhebung von grundlegenden sozialen und emotionalen Schulerfahrungen, als Kovariate wurde die Variable „Alter" einbezogen. Über die Gesamtgruppe und alle abhängigen Variablen hinweg zeigt sich nach Pillai V = .396, $F(14,98)$ = 1,728, p > .05 (zweiseitig) und damit kein signifikanter Haupteffekt. Die Analyse auf Subtestebene verweist darauf, dass in fünf der sieben Untertests des FEESS 1–2 (Rauer & Schuck, 2004) keine signifikanten Unterschiede zwischen den Gruppen nachweisbar sind.

Für den Subtests 1 (*Soziale Integration*) zeigen sich keine signifikanten Unterschiede zwischen der Experimentalgruppe und der Kontrollgruppe 1 (p = 0,842, zweiseitig) sowie zwischen den Kontrollgruppen (p = 1,000, zweiseitig). Zwischen der Experimentalgruppe und der Kontrollgruppe 2 stellt sich mit p = 0,294 (zweiseitig) ebenfalls kein Unterschied dar. Im Subtest 2, der Aussagen zum *Klassenklima* beinhaltet, zeigen sich zwischen den Kontrollgruppen mit p = 0,973 (zweiseitig) sowie zwischen der Experimentalgruppe und der Kontrollgruppe 1 mit p = 1,000 (zweiseitig) keine signifikanten Unterschiede. Zwischen der Experimentalgruppe und der Kontrollgruppe 2 zeigt sich ein p = 0,180 (zweiseitig). Die Aussagen zum *Selbstkonzept der Schulfähigkeit* (Subtest 3) erweist sich dagegen zwischen der Experimentalgruppe und der Kontrollgruppe 2 zugunsten der Experimentalgruppe als signifikant unterschiedlich (p = 0,012, zweiseitig). Die ES beträgt d = .92 und verweist nach der Konvention von Cohen auf einen großen Effekt. Die Unterschiede zwischen den Kindern der Kontrollgruppen sind mit p = 0,311 (zweiseitig) nicht signifikant, der Unterschied zwischen der Experimentalgruppe und der Kontrollgruppe 1 ebenso wenig (p = 0,924, zweiseitig). Die *Schuleinstellung* des Subtest 4 verweist zum MZP 3 auf keine Unterschiede. Zwischen den Kontrollgruppen zeigt sich ein nicht signifikanter Unterschied von p = 0,258 (zweiseitig). Zwischen der Kontrollgruppe 1 und der Experimentalgruppe unterscheiden sich die Aussagen zur Schuleinstellung nicht signifikant (p = 0,079, zweiseitig). Zwischen der Experimentalgruppe und der Kontrollgruppe 2 ist mit p = 1,000 (zweiseitig) der Mittelwert ebenfalls nicht signifikant. Die im Subtest 5 erhobene *Anstrengungsbereitschaft* zeigt wiederum keine Signifikanz zwischen den Gruppen. Zwischen der Experimentalgruppe und der

Kontrollgruppe 1 ist kein Unterschied (p = 0,350, zweiseitig) darstellbar, zwischen den Kontrollgruppen zeigt sich mit p = 0,076 (zweiseitig) ebenfalls keine Signifikanz. Zwischen der Experimentalgruppe und der Kontrollgruppe 2 zeigen sich mit p = 0,947 (zweiseitig) keine signifikanten Unterschiede. Im Subtest 6, der Aussagen zur *Lernfreude* erhebt, ergibt sich zwischen den Kontrollgruppen mit p = 0,020 (zweiseitig) ein signifikanter Unterschied zugunsten der Kinder in der Kontrollgruppe 1. Die ES verweist nach Cohen mit d = 1.09 auf einen großen Effekt. Zwischen der Experimentalgruppe und der Kontrollgruppe 1 zeigen sich mit p = 0,163 (zweiseitig) keine signifikanten Unterschiede, ebenso wenig zwischen der Experimentalgruppe und der Kontrollgruppe 2 mit p = 0,686 (zweiseitig). Auch die Aussagen zum *Gefühl des Angenommenseins* (Subtest 7) zeigen sich in allen Gruppen ähnlich. Der Unterschied zwischen den Kontrollgruppen ist mit p = 0,057 (zweiseitig) knapp nicht signifikant, der Unterschied zwischen der Experimentalgruppe und der Kontrollgruppe 1 ebenso wenig (p = 0,781, zweiseitig). Zwischen der Experimentalgruppe und der Kontrollgruppe 2 liegt kein signifikanter Unterschied vor, p = 0,327 (zweiseitig).

Bezogen auf die T-Werte zeigt sich wie schon zum MZP 2 ein differenziertes Bild. Im Subtest 1 zur sozialen Integration ist die Experimentalgruppe im knapp durchschnittlichen (T-Wert von 44) und die Kontrollgruppe 1 mit einem T-Wert = 38 im unterdurchschnittlichen Bereich, die Schüler der Kontrollgruppe 2 mit einem T-Wert = 33 sind im weit unterdurchschnittlichen Bereich. Im Subtest 2 (Klassenklima) liegen die Experimentalgruppe mit einem T-Wert = 54, die Kontrollgruppe 1 (T-Wert = 47) im durchschnittlichen und die Kontrollgruppe 2 mit einem T-Wert = 40 im unterdurchschnittlichen Bereich. Das Selbstkonzept (Subtest 3) ist in der Experimentalgruppe (T-Wert = 33), in der Kontrollgruppe 1 (T-Wert = 27) sowie in der Kontrollgruppe 2 (T-Wert = 20) weit unterdurchschnittlich. In der Schuleinstellung (Subtest 4) befinden sich die Experimentalgruppe und die Kontrollgruppe 2 im durchschnittlichen Bereich (beide T-Werte = 45), die Kontrollgruppe 1 ist mit einem T-Wert = 61 weit überdurchschnittlich. In der Anstrengungsbereitschaft (Subtest 5) sind die Experimentalgruppe (T-Wert = 35) und die Kontrollgruppe 2 (T-Wert = 35) weit unterdurchschnittlich, in der Kontrollgruppe 1 ist diese Skala durchschnittlich (T-Wert = 45). Beim Subtest 6 zur Lernfreude zeigt sich die Experimentalgruppe im Bereich des Unterdurchschnittlichen (T-Wert = 40), und die Kontrollgruppe 2 ebenfalls (T-Wert = 37). Die Kontrollgruppe 1 zeigt eine überdurchschnittliche Lernfreude (T-Wert = 57). Das Gefühl des Angenommenseins (Subtest 7) zeigt sich in der Experimentalgruppe mit einem T-Wert von 51, in der Kontrollgruppe 1 mit einem T-Wert von 51 als durchschnittlich und in der Kontrollgruppe 2 mit einem T-Wert von 43 als leicht unterdurchschnittlich.

Zusammenfassend lässt sich aufzeigen, dass sich die emotionale Lage der Kinder mit SSES im Vergleich zum MZP 2 in allen Gruppen verschlechtert hat. Die Kinder der Kontrollgruppe 1 fühlen sich nach wie vor am Wohlsten. Sie zeigen in zwei Subtests (weit) unterdurchschnittliche (Soziale Integration, Selbstkonzept der Schulfähigkeit), aber auch in zwei Subtests überdurchschnittliche Werte (Schuleinstellung, Lernfreude). Die Kinder der Rügener Experimentalgruppe haben drei (weit) unterdurchschnittliche Werte (Selbstkonzept, Anstrengungsbereitschaft, Lernfreude) und die Kinder der Kontrollgruppe 2 zeigen in sechs der sieben Skalen (weit) unterdurchschnittliche Werte (soziale Integration, Klassenklima, Selbstkonzept, Lernfreude, Anstrengungsbereitschaft, Gefühl des Angenommenseins) (s. Tabelle 42).

Tabelle 42: *MZP 3: Deskriptive Statistik und Ergebnisse des Mittelwertvergleichs der Gruppen mit spezifisch sprachentwicklungsgestörten Kindern hinsichtlich der Entwicklung auf der emotionalen Ebene erhoben mit Subtest 1 Soziale Integration, Subtest 2 Klassenklima, Subtest 3 Selbstkonzept der Schulfähigkeit, Subtest 4 Schuleinstellung, Subtest 5 Anstrengungsbereitschaft, Subtest 6 Lernfreude, Subtest 7 Gefühl des Angenommenseins des Fragebogen zur Erfassung emotionaler und sozialer Schulerfahrungen von Grundschulkindern erster und zweiter Klassen (FEESS 1–2, Rauer & Schuck, 2004)*

Gruppe	N	M	min.	max.	SD	T-Wert	Gruppen	Mittlere Differenz	Standardfehler	p (2-seitig)
FEESS 1–2 Soziale Integration										
EG	25	7,72	2	11	2,79	44	KG 1	1,06	,976	,842
							KG 2	1,57	,931	,294
KG 1	17	6,88	0	11	2,71	38	EG	-1,06	,976	,842
							KG 2	,51	1,085	1,000
KG 2	20	6,25	0	11	3,18	33	EG	-1,57	,931	,294
							KG 1	-,51	1,085	1,000
FEESS 1–2 Klassenklima										
EG	25	7,56	3	11	2,02	54	KG 1	,58	,793	1,000
							KG 2	1,46	,757	,180
KG 1	17	7,00	4	11	2,26	47	EG	-,58	,793	1,000
							KG 2	,88	,882	,973
KG 2	20	6,20	2	11	2,88	40	EG	-1,46	,757	,180
							KG 1	-,88	,882	,973

Gruppe	N	M	min.	max.	SD	T-Wert	Gruppen	Mittlere Differenz	Standardfehler	p (2-seitig)
FEESS 1-2 Selbstkonzept der Schulfähigkeit										
EG	25	11,20	6	15	2,55	33	KG 1	1,21	1,178	,924
							KG 2	3,38*	1,124	,012
KG 1	16	10,19	4	14	3,41	27	EG	-1,21	1,178	,924
							KG 2	2,17	1,310	,311
KG 2	20	8,05	1	15	4,45	20	EG	-3,38*	1,124	,012
							KG 1	-2,17	1,310	,311
FEESS 1-2 Schuleinstellung										
EG	25	8,80	1	14	4,79	45	KG 1	-3,16	1,384	,079
							KG 2	-,47	1,321	1,000
KG 1	17	11,82	6	14	2,40	61	EG	3,16	1,384	,079
							KG 2	2,69	1,540	,258
KG 2	19	9,21	0	14	4,52	45	EG	,47	1,321	1,000
							KG 1	-2,69	1,540	,258
FEESS 1-2 Anstrengungsbereitschaft										
EG	25	10,40	4	13	2,35	35	KG 1	-1,37	,856	,350
							KG 2	,83	,817	,947
KG 1	17	11,47	7	13	1,91	45	EG	1,37	,856	,350
							KG 2	2,19	,952	,076
KG 2	20	9,55	0	13	3,40	35	EG	-,83	,817	,947
							KG 1	-2,19	,952	,076
FEESS 1-2 Lernfreude										
EG	25	9,24	1	13	3,41	40	KG 1	-1,96	,998	,163
							KG 2	1,16	,953	,686
KG 1	17	11,00	8	13	1,58	57	EG	1,96	,998	,163
							KG 2	3,12*	1,110	,020
KG 2	19	7,95	0	13	3,67	37	EG	-1,16	,953	,686
							KG 1	-3,12*	1,110	,020
FEESS 1-2 Gefühl des Angenommenseins										
EG	25	10,56	3	13	2,83	51	KG 1	-1,01	,890	,781
							KG 2	1,39	,849	,327
KG 1	16	11,25	8	13	1,53	51	EG	1,01	,890	,781
							KG 2	2,40	,990	,057
KG 2	18	9,56	1	13	3,43	43	EG	-1,39	,849	,327
							KG 1	-2,40	,990	,057

Erläuterungen: EG – Experimentalgruppe; KG 1 – Kontrollgruppe 1; KG 2 – Kontrollgruppe 2; N – Anzahl; M – Mittelwert; min. – Minimum; max. – Maximum; SD – Standardabweichung; p – Signifikanzwert; FEESS 1-2 – Fragebogen zur Erfassung emotionaler und sozialer Schulerfahrungen von Grundschulkindern erster und zweiter Klassen (Rauer & Schuck, 2004)

4.2 Ergebniszusammenfassung

4.2.1 Ergebniszusammenfassung zum Ende der Klasse 1

Im Folgenden sollen die Ergebnisse, zunächst für den MZP 2, in einer Übersicht (Tabelle 43) zusammenfassend dargestellt werden. Dabei werden die Unterschiede zwischen den Gruppen und der Vergleich zur Normalpopulation als Ergebnis berücksichtigt. Die Bereiche, in denen keine vergleichbare Lernausgangslage vorlag, sind kursiv gekennzeichnet.

Tabelle 43: MZP 2: Zusammenfassende Darstellung der Ergebnisse der Teilstudie zur sprachlichen Entwicklung nach einem Schuljahr

Bereich	Verfahren	Signifikanz	Ergebnis
Sprache semantisch-lexikalische Ebene	SET 5–10 (Petermann, 2010) UT1 Bildbenennung	Signifikanz zwischen Experimentalgruppe und Kontrollgruppe 2	Experimentalgruppe signifikant besser als Kontrollgruppe 2
			Experimentalgruppe und Kontrollgruppe 1 durchschnittlich
			Kontrollgruppe 2 unterdurchschnittlich
	SET 5–10 (Petermann, 2010) UT2 Kategorienbildung	Signifikanzen zwischen Experimentalgruppe und Kontrollgruppe 2 sowie zwischen Kontrollgruppen	Kontrollgruppe 1 signifikant besser als Kontrollgruppe 2
			Experimentalgruppe signifikant besser als Kontrollgruppe 2
			Experimentalgruppe und Kontrollgruppe 1 durchschnittlich
			Kontrollgruppe 2 unterdurchschnittlich
	SET 5–10 (Petermann, 2010) UT5 Fragen zum Text	keine Signifikanzen zwischen den Gruppen	Experimentalgruppe durchschnittlich
			Kontrollgruppen unterdurchschnittlich
	SET 5–10 (Petermann, 2010) UT4 Handlungssequenzen	keine Signifikanzen zwischen den Gruppen	alle Gruppen unterdurchschnittlich

Bereich	Verfahren	Signifikanz	Ergebnis
Sprache semantisch-lexikalische Ebene	SET 5–10 (Petermann, 2010) UT6 Bildergeschichte	keine Signifikanzen zwischen den Gruppen	Experimentalgruppe durchschnittlich / Kontrollgruppe 1 überdurchschnittlich / Kontrollgruppe 2 weit überdurchschnittlich
	SET 5–10 (Petermann, 2010) UT7 Satzbildung	keine Signifikanzen zwischen den Gruppen	Experimentalgruppe unterdurchschnittlich / Kontrollgruppe 1 durchschnittlich / Kontrollgruppe 2 unterdurchschnittlich
	SET 5–10 (Petermann, 2010) UT8 Singular-Plural-Bildung	keine Signifikanzen zwischen den Gruppen	Experimentalgruppe durchschnittlich / Kontrollgruppe 1 unterdurchschnittlich / Kontrollgruppe 2 unterdurchschnittlich
	SET 5–10 (Petermann, 2010) UT 9 Erkennen/ Korrektur inkorrekter Sätze	*keine Signifikanzen zwischen den Gruppen*	*Experimentalgruppe unterdurchschnittlich / Kontrollgruppe 1 weit unterdurchschnittlich / Kontrollgruppe 2 unterdurchschnittlich*
	TROG D (Fox, 2011)	keine Signifikanzen zwischen den Gruppen	alle Gruppen unterdurchschnittlich
Deutsch	DERET 1–2+ (Stock & Schneider, 2008a)	keine Signifikanzen zwischen den Gruppen	alle Gruppen unterdurchschnittlich
	WLLP (Küspert & Schneider, 1998)	keine Signifikanzen zwischen den Gruppen	alle Gruppen unterdurchschnittlich
Mathematik	*DEMAT 1+ Krajewski et al., 2002)*	*keine Signifikanzen zwischen den Gruppen*	*Experimentalgruppe unterdurchschnittlich / Kontrollgruppen durchschnittlich*
emotional-soziale Ebene Lehrereinschätzung	SDQ (Goodman, 2005) Gesamtproblemwert	keine Signifikanzen zwischen den Gruppen	Experimentalgruppe und Kontrollgruppe 2 unauffällig / Kontrollgruppe 1 grenzwertig
	SDQ (Goodman, 2005) Prosoziales Verhalten	keine Signifikanzen zwischen den Gruppen	alle Gruppen unauffällig

Bereich	Verfahren	Signifikanz	Ergebnis
emotional-soziale Ebene Selbsteinschätzung	FEESS 1–2 (Rauer & Schuck, 2004) Soziale Integration	keine Signifikanzen zwischen den Gruppen	Experimentalgruppe und Kontrollgruppe 1 durchschnittlich Kontrollgruppe 2 weit unterdurchschnittlich
	FEESS 1–2 (Rauer & Schuck, 2004) Klassenklima	Signifikanz zwischen Experimentalgruppe und Kontrollgruppe 1	Kontrollgruppe 1 signifikant besser als Experimentalgruppe Experimentalgruppe weit unterdurchschnittlich beide Kontrollgruppen durchschnittlich
	FEESS 1–2 (Rauer & Schuck, 2004) Selbstkonzept der Schulfähigkeit	keine Signifikanzen zwischen den Gruppen	alle Gruppen weit unterdurchschnittlich
	FEESS 1–2 (Rauer & Schuck, 2004) Schuleinstellung	Signifikanzen zwischen Kontrollgruppe 1 und Kontrollgruppe 2	Kontrollgruppe 1 signifikant besser als Kontrollgruppe 2 Experimentalgruppe durchschnittlich Kontrollgruppe 1 weit überdurchschnittlich Kontrollgruppe 2 unterdurchschnittlich
	FEESS 1–2 (Rauer & Schuck, 2004) Anstrengungsbereitschaft	keine Signifikanzen zwischen den Gruppen	Experimentalgruppe unterdurchschnittlich Kontrollgruppe 1 durchschnittlich Kontrollgruppe 2 weit unterdurchschnittlich
	FEESS 1–2 (Rauer & Schuck, 2004) Lernfreude	keine Signifikanzen zwischen den Gruppen	alle Gruppen durchschnittlich
	FEESS 1–2 (Rauer & Schuck, 2004) Gefühl des Angenommenseins	keine Signifikanzen zwischen den Gruppen	Experimentalgruppe und Kontrollgruppe 1 durchschnittlich Kontrollgruppe 2 unterdurchschnittlich

Erläuterungen: SET 5–10 – Sprachstandserhebungstest für Kinder im Alter zwischen 5 und 10 Jahren (Petermann, 2010); UT – Untertest; TROG-D – Test zur Überprüfung des Grammatikverständnisses (Fox, 2011); FEESS 1–2 – Fragebogen zur Erfassung emotionaler und sozialer Schulerfahrungen von

Grundschulkindern erster und zweiter Klassen (Rauer & Schuck, 2004); SDQ – Strengths and Difficulties Questionnaire (Goodman, 1997, 2005); DERET 1–2+ – Deutscher Rechtschreibtest für das erste und zweite Schuljahr (Stock & Schneider, 2008a); WLLP – Würzburger Leise Leseprobe (Küspert & Schneider, 1998); DEMAT 1+ – Deutscher Mathematiktest für erste Klassen (Krajewski et al., 2002)

4.2.2 Ergebniszusammenfassung zum Ende der Klasse 2

Zusammenfassend lässt sich feststellen, dass sich die Effekte nach zwei Schuljahren zwischen den drei Gruppen auffallend ähnlich sind. Nur in wenigen Bereichen gibt es Unterschiede. Bedeutsam sind die signifikanten und gleichsam pädagogisch relevanten Unterschiede im Selbstkonzept der Schulfähigkeit (FEESS 1–2, Rauer & Schuck, 2004) zugunsten der Experimentalgruppe im Vergleich zur Kontrollgruppe 2 sowie in der Lernfreude zwischen den Kontrollgruppen. Tabelle 44 gibt die Ergebnisse zum MZP 3 im Überblick wieder.

Tabelle 44: MZP 3: Zusammenfassende Darstellung der Ergebnisse der Teilstudie zur sprachlichen Entwicklung nach zwei Schuljahren

Bereich	Verfahren	Signifikanz	Ergebnis
Sprache phonetisch-phonologische Ebene	Lautanalysebogen (Mahlau, 2010b)	keine Signifikanzen zwischen den Gruppen	gleicher Sprachentwicklungsstand
	HAWIK-IV (Petermann & Petermann, 2010a) UT Zahlenfolgen nachsprechen	keine Signifikanzen zwischen den Gruppen	Experimentalgruppe und Kontrollgruppe 1 leicht unterdurchschnittlich Kontrollgruppe 2 durchschnittlich
	HAWIK-IV (Petermann & Petermann, 2010a) UT Buchstaben-Zahlenfolgen	keine Signifikanzen zwischen den Gruppen	alle Gruppen durchschnittlich
Sprache semantisch-lexikalische Ebene	SET 5–10 (Petermann, 2010) UT1 Bildbenennung	keine Signifikanzen zwischen den Gruppen	Experimentalgruppe und Kontrollgruppe 2 durchschnittlich Kontrollgruppe 1 unterdurchschnittlich
	SET 5–10 (Petermann, 2010) UT2 Kategorienbildung	keine Signifikanzen zwischen den Gruppen	alle Gruppen durchschnittlich
	SET 5–10 (Petermann, 2010) UT5 Fragen zum Text	keine Signifikanzen zwischen den Gruppen	alle Gruppen durchschnittlich

Bereich	Verfahren	Signifikanz	Ergebnis
Sprache morphologisch-syntaktische Ebene	SET 5–10 (Petermann, 2010) UT4 Handlungssequenzen	keine Signifikanzen zwischen den Gruppen	alle Gruppen durchschnittlich
	SET 5–10 (Petermann, 2010) UT6 Bildergeschichte	keine Signifikanzen zwischen den Gruppen	alle Gruppen weit überdurchschnittlich
	SET 5–10 (Petermann, 2010) UT7 Satzbildung	keine Signifikanzen zwischen den Gruppen	alle Gruppen durchschnittlich
	SET 5–10 (Petermann, 2010) UT8 Singular-Plural-Bildung	keine Signifikanzen zwischen den Gruppen	alle Gruppen durchschnittlich
	SET 5–10 (Petermann, 2010) UT9 Erkennen/ Korrektur inkorrekter Sätze	*keine Signifikanzen zwischen den Gruppen*	*Experimentalgruppe unterdurchschnittlich* *Kontrollgruppe 1 unterdurchschnittlich* *Kontrollgruppe 2 durchschnittlich*
	TROG D (Fox, 2011)	keine Signifikanzen zwischen den Gruppen	alle Gruppen durchschnittlich
Deutsch	DERET 1–2+ (Stock & Schneider, 2008a)	keine Signifikanzen zwischen den Gruppen	alle Gruppen weit unterdurchschnittlich
	WLLP-R (Schneider et al., 2011)	keine Signifikanzen zwischen den Gruppen	Experimentalgruppe und Kontrollgruppe 1 durchschnittlich Kontrollgruppe 2 unterdurchschnittlich
Mathematik	*DEMAT 2+ (Krajewski et al., 2004)*	*keine Signifikanzen zwischen den Gruppen*	*alle Gruppen unterdurchschnittlich*
emotional-soziale Ebene Lehrereinschätzung	SDQ (Goodman, 2005) Gesamtproblemwert	keine Signifikanzen zwischen den Gruppen	Experimentalgruppe und Kontrollgruppe 1 unauffällig Kontrollgruppe 2 grenzwertig
	SDQ (Goodman, 2005) Prosoziales Verhalten	keine Signifikanzen zwischen den Gruppen	alle Gruppen unauffällig

Bereich	Verfahren	Signifikanz	Ergebnis
emotional-soziale Ebene Selbsteinschätzung	FEESS 1-2 (Rauer & Schuck, 2004) Soziale Integration	keine Signifikanzen zwischen den Gruppen	Experimentalgruppe durchschnittlich Kontrollgruppe 1 unterdurchschnittlich Kontrollgruppe 2 weit unterdurchschnittlich
	FEESS 1-2 (Rauer & Schuck, 2004) Klassenklima	keine Signifikanzen zwischen den Gruppen	Experimentalgruppe Kontrollgruppe 1 durchschnittlich Kontrollgruppe 2 unterdurchschnittlich
	FEESS 1-2 (Rauer & Schuck, 2004) Selbstkonzept der Schulfähigkeit	Signifikanz Experimentalgruppe und Kontrollgruppe 2	Experimentalgruppe signifikant besser als Kontrollgruppe 2 Experimentalgruppe, Kontrollgruppe 1 und Kontrollgruppe 2 weit unterdurchschnittlich
	FEESS 1-2 (Rauer & Schuck, 2004) Schuleinstellung	keine Signifikanzen zwischen den Gruppen	Experimentalgruppe und Kontrollgruppe 2 durchschnittlich Kontrollgruppe 1 weit überdurchschnittlich
	FEESS 1-2 (Rauer & Schuck, 2004) Anstrengungsbereitschaft	keine Signifikanzen zwischen den Gruppen	Experimentalgruppe Kontrollgruppe 2 weit unterdurchschnittlich Kontrollgruppe 1 durchschnittlich
	FEESS 1-2 (Rauer & Schuck, 2004) Lernfreude	Signifikanz zwischen Kontrollgruppe 1 und Kontrollgruppe 2	Kontrollgruppe 1 signifikant besser als Kontrollgruppe 2 Experimentalgruppe unterdurchschnittlich Kontrollgruppe 1 überdurchschnittlich Kontrollgruppe 2 unterdurchschnittlich
	FEESS 1-2 (Rauer & Schuck, 2004) Gefühl des Angenommenseins	keine Signifikanzen zwischen den Gruppen	Experimentalgruppe und Kontrollgruppe 1 durchschnittlich Kontrollgruppe 2 unterdurchschnittlich

Erläuterungen: SET 5-10 - Sprachstandserhebungstest für Kinder im Alter zwischen 5 und 10 Jahren (Petermann, 2010); UT - Untertest; TROG-D - Test zur Überprüfung des Grammatikverständnisses (Fox, 2011); UT ZN - Untertest Zahlen nachsprechen; UT BZF - Untertest Buchstaben-Zahlenfolgen;

HAWIK-IV – Hamburg-Wechsler-Intelligenztest für Kinder – IV (Petermann & Petermann, 2010a); FEESS 1–2 – Fragebogen zur Erfassung emotionaler und sozialer Schulerfahrungen von Grundschulkindern erster und zweiter Klassen (Rauer & Schuck, 2004); SDQ – Strengths and Difficulties Questionnaire (Goodman, 1997, 2005); DERET 1–2+ – Deutscher Rechtschreibtest für das erste und zweite Schuljahr (Stock & Schneider, 2008a); WLLP-R – Würzburger Leise Leseprobe – Revision (Schneider et al., 2011); DEMAT 2+ – Deutscher Mathematiktest für zweite Klassen (Krajewski et al., 2004)

4.3 Entwicklungsverläufe

4.3.1 Entwicklungsverläufe im Bereich der sprachlichen Entwicklung

Entwicklungszuwachs zwischen dem MZP 1 und dem MZP 2

Um einschätzen zu können, in wie weit sich in den einzelnen Gruppen ein Lernzuwachs nachweisen lässt, sollen im Überblick der Entwicklungszuwachs zwischen der Lernausgangslage und dem Lernfortschritt zum Ende des ersten Schuljahres dargestellt werden. Die Untertests 5 Fragen zum Text und 9 Erkennen bzw. Korrektur inkorrekter Sätze enthalten altersspezifische Aufgabenstellungen für Fünf- bis Sechsjährige und Sieben- bis Zehnjährige. Da die Mehrheit der Kinder zum ersten Erhebungszeitpunkt sechs Jahre alt war, sind diese Untertests aufgrund des Wechsels in der Aufgabenstellung in den Berechnungen nicht berücksichtigt. Dies hätte durch die veränderte Aufgabenstellung bzw. die unterschiedliche Itemanzahl zu einer Verzerrung der Ergebnisse geführt.

Im Vorfeld wurde mit dem Kolmogorow-Smirnov-Test auf Ebene der Grundgesamtheit kontrolliert, ob eine Normalverteilung vorliegt. Für die berücksichtigten Subtests des SET 5–10 (Petermann, 2010) ist innerhalb der Grundgesamtheit für zwei der Subtests (Subtest 2 Kategorienbildung und Subtest 6 Bildgeschichte) keine absolute Normalverteilung gegeben. Für alle anderen Subtests liegt eine Normalverteilung vor. Daher erfolgt die statistische Analyse über t-Tests für verbundene Stichproben je Gruppe. Für die Subtests, bei denen keine absolute Normalverteilung vorliegt, sollte die Interpretation der Daten vorsichtiger erfolgen. Es werden nur die Probanden berücksichtigt, die zu beiden Messzeitpunkten anwesend waren. Der Überblick der Lernzuwachsraten in Tabelle 45 zeigt, dass die Kinder der Experimentalgruppe und der Kontrollgruppe 1 in allen eingesetzten Subtests des SET 5–10 (Petermann, 2010) innerhalb des ersten Schuljahres signifikante Fortschritte erzielten. Bei den Kindern der Kontrollgruppe 2 ließ sich dies nur im semantisch-lexikalischen Bereich zeigen. Auf der morphologisch-syntaktischen Ebene haben sie in zwei der vier Subtests keine signifikanten Fortschritte gemacht. Schaut man sich den Lernzuwachs auf Subtestebene an, so zeigt sich, dass die Kontrollgruppe 2 in allen dargestellten Untertests den geringsten

Leistungszuwachs aufweist. Dagegen sind die Experimentalgruppe und die Kontrollgruppe 1 in ihrem Lernzuwachs vergleichbar (s. Tabelle 45).

Tabelle 45: *Lernzuwachs zwischen MZP 1 und MZP 2 in den Subtests des SET 5-10 (Petermann, 2010)*

Gruppe	N	M (1)	M (2)	Mittelwert-unterschied	SD 1	SD 2	T	Signifikanz (zweiseitig)
SET 5-10: Subtest 1 Bildbenennung								
Experimentalgruppe	25	29,00	34,16	5,16	4,58	2,56	5,35	p < .001
Kontrollgruppe 1	18	28,94	32,72	3,78	5,08	4,06	5,17	p < .001
Kontrollgruppe 2	21	28,95	31,81	2,86	4,62	2,8	4,05	p < .05
SET 5-10: Subtest 2 Kategorienbildung								
Experimentalgruppe	25	15,48	19,76	4,28	4,93	3,57	3,74	p < .05
Kontrollgruppe 1	18	15,50	21,06	5,56	5,21	5,25	3,66	p < .05
Kontrollgruppe 2	21	13,24	16,76	3,52	3,5	3,27	4,57	p < .001
SET 5-10: Subtest 4 Handlungssequenzen								
Experimentalgruppe	25	5,72	8,52	2,80	2,44	2,10	5,17	p < .001
Kontrollgruppe 1	18	6,06	8,39	2,33	2,24	1,88	4,0	p < .05
Kontrollgruppe 2	21	6,57	8,00	1,43	2,42	1,58	2,86	p < .05
SET 5-10: Subtest 6 Bildergeschichte								
Experimentalgruppe	25	6,36	7,24	0,88	1,93	0,78	2,60	p < .05
Kontrollgruppe 1	18	6,11	7,28	1,17	2,1	1,07	2,72	p < .05
Kontrollgruppe 2	21	7,33	7,57	0,24	0,73	0,93	0,96	p > .05
SET 5-10: Subtest 7 Satzbildung								
Experimentalgruppe	25	4,40	8,32	3,92	2,94	3,05	5,45	p < .001
Kontrollgruppe 1	18	3,83	8,06	4,22	3,28	3,56	6,35	p < .001
Kontrollgruppe 2	21	5,05	7,43	2,38	2,56	2,42	3,43	p < .05
SET 5-10: Subtest 8 Plural-Singular-Bildung								
Experimentalgruppe	25	9,04	11,80	2,76	2,86	3,24	3,94	p < .05
Kontrollgruppe 1	18	8,83	11,50	2,67	2,55	3,31	3,40	p < .05
Kontrollgruppe 2	21	9,95	11,14	1,19	3,07	2,94	1,26	p > .05

Erläuterungen: N – Anzahl; M – Mittelwert; SD – Standardabweichung; T – t-Test; p – Signifikanz; SET 5-10 – Sprachstandserhebungstest für Kinder im Alter zwischen 5-10 Jahren (Petermann, 2010)

Entwicklungszuwachs zwischen dem MZP 2 und dem MZP 3
Die Lernzuwachsraten zwischen dem Ende der ersten und der zweiten Klasse zeigen nun geringere Zunahmen, teilweise sind sogar regressive Entwicklungen zu verzeichnen. Die Kinder in der Experimentalgruppe haben keinen Lernzuwachs im Bereich der semantisch-lexikalischen Entwicklung. Dort sind in beiden Untertests rückläufige Entwicklungen erkennbar. Die Probanden der Kontrollgruppe 1 zeigen in der Bildbenennung (Subtest 1) und in der Kategorienbildung (Subtest 2) ebenfalls rückläufige Entwicklungstendenzen. Dagegen konnten die Kinder der Kontrollgruppe 2 im Bereich der semantisch-lexikalischen Entwicklung aufholen. Sie haben in beiden Subtests zum Wortschatz signifikante Lernzuwachsraten. In den Subtests zur syntaktisch-morphologischen Ebene des SET 5–10 (Petermann, 2010) und im TROG-D (Fox, 2011) sind die Lernzuwächse in den Gruppen tendenziell besser. Der Experimentalgruppe und der Kontrollgruppe 2 gelang es, sich in drei der fünf erhobenen Werte signifikant weiter zu entwickeln. Der Kontrollgruppe 1 gelang dies lediglich im Subtest 4 Handlungssequenzen (s. Tabelle 46).

Tabelle 46: Lernzuwachs zwischen MZP 2 und MZP 3 in den Subtests des SET 5–10 (Petermann, 2010) und im TROG-D (Fox, 2011)

Gruppe	N	M (1)	M (2)	Mittelwert-unterschied	SD 1	SD 2	T	Signifikanz (zweiseitig)
SET 5–10: Subtest 1 Bildbenennung								
Experimentalgruppe	25	34,16	33,56	-,60	2,56	3,22	,84	p > .05
Kontrollgruppe 1	17	32,65	30,65	-2,00	4,17	5,98	1,87	p > .05
Kontrollgruppe 2	21	31,81	33,00	1,19	2,8	2,55	-2,81	**p < .05**
SET 5–10: Subtest 2 Kategorienbildung								
Experimentalgruppe	25	19,76	19,44	-,32	3,57	4,37	,41	p > .05
Kontrollgruppe 1	17	20,65	19,35	-1,3	5,11	5,20	1,08	p > .05
Kontrollgruppe 2	21	16,76	19,05	2,29	3,27	3,88	-2,32	**p < .05**
SET 5–10: Subtest 4 Handlungssequenzen								
Experimentalgruppe	25	8,52	9,32	,80	2,10	1,95	-2,25	**p < .05**
Kontrollgruppe 1	17	8,18	9,82	1,64	1,7	1,43	-3,12	**p < .05**
Kontrollgruppe 2	21	8,00	9,33	1,33	1,58	1,68	-3.30	**p < .05**

Gruppe	N	M (1)	M (2)	Mittelwert-unterschied	SD 1	SD 2	T	Signifikanz (zweiseitig)
SET 5–10: Subtest 6 Bildergeschichte								
Experimentalgruppe	25	7,24	7,56	,32	,78	,71	-1,40	p > .05
Kontrollgruppe 1	17	7,29	7,24	-,05	1,1	1,09	0,25	p > .05
Kontrollgruppe 2	21	7,57	7,81	,24	,93	,40	-1,10	p > .05
SET 5–10: Subtest 7 Satzbildung								
Experimentalgruppe	25	8,32	9,44	1,12	3,05	1,61	-2,01	p > .05
Kontrollgruppe 1	17	7,94	8,24	,30	3,63	3,75	-,44	p > .05
Kontrollgruppe 2	21	7,43	8,76	1,33	2,42	2,23	-1,99	p > .05
SET 5–10: Subtest 8 Plural-Singular-Bildung								
Experimentalgruppe	25	11,80	13,80	2,00	3,24	2,08	-2,94	p < .05
Kontrollgruppe 1	17	11,47	12,49	1,02	3,41	2,64	-1,48	p > .05
Kontrollgruppe 2	21	11,14	13,76	2,62	2,94	2,53	-3,86	p = .001
TROG-D								
Experimentalgruppe	23	11,48	13,96	2,48	2,98	2,76	4,86	p < .001
Kontrollgruppe 1	17	11,94	14,29	2,35	2,14	3,62	3,64	p < .05
Kontrollgruppe 2	20	12,05	14,40	2,35	1,93	2,28	3,73	p = .001

Erläuterungen: N – Anzahl; M – Mittelwert; SD – Standardabweichung; T – t-Test; p – Signifikanz; SET 5–10 – Sprachstandserhebungstest für Kinder im Alter zwischen 5–10 Jahren (Petermann, 2010); TROG-D – Test zur Überprüfung des Grammatikverständnisses (Fox, 2011)

Im Anhang B der online zugänglichen Zusatzinformationen erfolgt die grafische Darstellung des Entwicklungsverlaufes für die einzelnen SET-5-10-Subtests zwischen den Gruppen sowie deren kurze Erläuterung.

4.3.2 Entwicklungsverläufe im Bereich der sozial-emotionalen Entwicklung

Entwicklungsveränderungen zwischen dem MZP 2 und dem MZP 3

Zum MZP 2 und zum MZP 3 wurden der SDQ (Goodman, 2005) und der FEESS 1–2 (Rauer & Schuck, 2004) eingesetzt.

Im Folgenden soll zunächst auf Veränderungen im SDQ (Goodman, 2005) eingegangen werden. Es zeigt sich, dass in der Experimentalgruppe und in der Kontrollgruppe 2 im Gesamtproblemwert keine signifikanten Veränderungen vorliegen. Dagegen konnte die Kontrollgruppe 1 ihren Problemwert hoch signifikant verringern (p < .001, zweiseitig). Die Kinder der Kontrollgruppe 1 haben somit in ihrer sozialen Entwicklung erhebliche Fortschritte erzielen können. Im prosozialen Verhalten zeigen sich im Vergleich zum MZP 2 innerhalb der einzelnen Gruppen keine signifikanten Veränderungen.

In den Subtests der FEESS 1–2 (Rauer & Schuck, 2004) gibt es für die Bereiche soziale Integration, Selbstkonzept der Schulfähigkeit, Anstrengungsbereitschaft, Lernfreude und im Gefühl des Angenommenseins in keiner der Untersuchungsgruppen signifikante Unterschiede zwischen den beiden MZP. Im Bereich Klassenklima zeigt sich in der Kontrollgruppe 2 eine signifikante Verschlechterung ($p < .05$, zweiseitig). Die Schüler der Experimentalgruppe sind in ihrer Schuleinstellung im Vergleich zum MZP 2 signifikant schlechter geworden ($p < .05$, zweiseitig). Für die Kontrollgruppe 1 zeigt sich keine signifikante Veränderung in den sozial-emotionalen Schulerfahrungen (Tabelle 47).

Tabelle 47: *Entwicklungsveränderung zwischen MZP 2 und MZP 3 im SDQ (Goodman, 2005) und im FEESS 1–2 (Rauer & Schuck, 2004)*

Gruppe	N	M (1)	M (2)	Mittelwert-unterschied	SD (1)	SD (2)	T	Signifikanz (zweiseitig)
SDQ Gesamtproblemwert								
Experimentalgruppe	25	10,64	10,28	,36	7,40	7,06	0,55	$p > .05$
Kontrollgruppe 1	18	13,67	9,67	4,00	5,89	5,87	3,94	**$p < .001$**[39]
Kontrollgruppe 2	21	10,24	12,67	2,43	6,55	8,45	-1,78	$p > .05$
SDQ Prosoziales Verhalten								
Experimentalgruppe	25	7,96	8,32	,36	2,17	1,77	-1,01	$p > .05$
Kontrollgruppe 1	18	7,22	6,72	,50	2,07	2,16	1,18	$p > .05$
Kontrollgruppe 2	21	8,29	8,10	,19	1,95	2,09	,34	$p > .05$
FEESS 1–2 Soziale Integration								
Experimentalgruppe	25	7,84	7,72	,12	1,80	2,80	,27	$p > .05$
Kontrollgruppe 1	17	8,24	6,88	1,35	2,80	2,71	1,45	$p > .05$
Kontrollgruppe 2	20	6,75	6,25	,50	2,81	3,12	,61	$p > .05$
FEESS 1–2 Klassenklima								
Experimentalgruppe	25	7,48	7,56	,08	2,00	2,22	-,16	$p > .05$
Kontrollgruppe 1	18	8,94	7,00	1,94	2,30	2,26	2,05	$p > .05$
Kontrollgruppe 2	20	7,75	6,20	1,55	1,80	2,88	2,58	**$p < .05$**

---

[39] Die Signifikanz ist positiv. Es liegt eine erhebliche Abnahme des Gesamtproblemwerts vor.

Gruppe	N	M (1)	M (2)	Mittelwert-unterschied	SD (1)	SD (2)	T	Signifikanz (zweiseitig)
FEESS 1–2 Selbstkonzept der Schulfähigkeit								
Experimentalgruppe	25	11,00	11,20	,20	2,67	2,55	-,30	p > .05
Kontrollgruppe 1	16	11,25	10,19	1,06	2,79	3,41	1,05	p > .05
Kontrollgruppe 2	20	10,00	8,05	1,95	4,17	4,45	1,30	p > .05
FEESS 1–2 Schuleinstellung								
Experimentalgruppe	24	10,63	8,58	2,04	3,81	4,76	2,29	**p < .05**
Kontrollgruppe 1	17	11,94	11,82	,12	2,02	2,40	,15	p > .05
Kontrollgruppe 2	19	8,16	9,21	1,05	4,39	4,52	-1,14	p > .05
FEESS 1–2 Anstrengungsbereitschaft								
Experimentalgruppe	23	10,26	10,17	,09	1,91	2,31	,16	p > .05
Kontrollgruppe 1	17	10,53	11,47	,94	1,90	1,90	-1,52	p > .05
Kontrollgruppe 2	20	9,15	9,55	,40	2,52	3,40	-,51	p > .05
FEESS 1–2 Lernfreude								
Experimentalgruppe	23	9,83	8,91	0,92	3,00	3,36	1,28	p > .05
Kontrollgruppe 1	17	11,47	11,00	,53	2,06	1,58	-,86	p > .05
Kontrollgruppe 2	19	8,53	7,95	,58	2,93	3,67	,64	p > .05
FEESS 1–2 Gefühl des Angenommenseins								
Experimentalgruppe	23	10,22	10,57	,35	2,92	2,92	-,46	p > .05
Kontrollgruppe 1	16	10,75	11,25	,50	2,46	1,53	-,75	p > .05
Kontrollgruppe 2	18	8,67	9,56	,89	2,93	3,43	-,82	p > .05

Erläuterungen: N – Anzahl; M – Mittelwert; SD – Standardabweichung; T – t-Test; p – Signifikanz; FEESS 1–2 – Fragebogen zur Erfassung emotionaler und sozialer Schulerfahrungen von Grundschulkindern erster und zweiter Klassen (Rauer & Schuck, 2004); SDQ – Strengths and Difficulties Questionnaire (Goodman, 1997, 2005)

Im Anhang B der online zugänglichen Zusatzinformationen erfolgt die grafische Darstellung des Entwicklungsverlaufes für die einzelnen Subtests des SDQ (Goodman, 1997, 2005) und des FEESS 1–2 (Rauer & Schuck, 2004) zwischen den Gruppen sowie deren kurze Erläuterung.

5 Diskussion und Schlussfolgerung

5.1 Diskussion

5.1.1 Methodenkritikische Reflexion der Ergebnisse

Nach der Darstellung und vor der Diskussion der Ergebnisse sollen nun noch einige kritische Anmerkungen hinsichtlich der angewandten Untersuchungsmethodik vorgenommen werden. Hiermit sollen Einschränkungen und mögliche Fehlerquellen in der Aussagekraft der vorliegenden explorativen quasi-experimentellen Feldstudie diskutiert und die Grundlage für die Interpretation der gewonnenen Ergebnisse verbessert werden. In den methodenkritischen Darstellungen werden die wesentlichen bereits im Text erwähnten Kritikpunkte der vorliegenden Studie angesprochen und zusammenfassend betrachtet. Ergänzend werden weitere bisher noch nicht aufgeführte methodische Kritikpunkte mit einbezogen.

Ein wichtiges Kriterium für die Gültigkeit der Untersuchungsergebnisse ist die interne und externe Validität. Intern valide ist eine Untersuchung, wenn sie kausal eindeutige Ergebnisse erbracht hat, und extern valide, wenn ihre Erkenntnisse über die Rahmenbedingungen der Untersuchung hinaus generalisierbar sind. Die externe Validität ist also hoch, wenn die Untersuchung in einer natürlichen Umgebung stattfindet (Bortz & Döring, 2006). Nach Bortz und Döring (2006) gelingt es jedoch nur selten, sowohl die interne als auch die externe Validität in einer Studie perfekt zu erfüllen. Da die vorliegende Feldstudie nicht unter Laborbedingungen, sondern in der natürlichen Umgebung der Probanden durchgeführt wurde, sind Störvariablen nur schwer zu kontrollieren und können Einfluss auf die Untersuchungsergebnisse genommen haben; die interne Validität dieser experimentellen Anordnung ist also im Vergleich zu der anderer Formen experimenteller Forschungsmethodik (z. B. Laborversuche) niedriger. Dagegen ist die externe Validität – die Repräsentativität und die Generalisierbarkeit – eher hoch anzusetzen.

Im Folgenden soll die interne Validität der vorliegenden Untersuchung nach den Vorschlägen von Bortz und Döring (2006, 502–504) systematisch betrachtet werden. Bei quasi-experimentellen Untersuchungen werden die Probanden nicht zufällig einer Untersuchungsgruppe zugewiesen. Sie leben in ihrer vorgegebenen Umgebung, hier unter den schulischen Bedingungen des RIM, der Sprachheilklassen und der Regelklassen. Daher besteht die Möglichkeit, dass sich die Untersuchungsgruppen nicht nur hinsichtlich der unabhängigen Variable, dem Beschulungssetting, sondern auch in weiteren Merkmalen systematisch unterscheiden. So wäre es beispielsweise möglich, dass die sozioökonomischen Verhältnisse der Eltern einen Einfluss auf die Ergebnisse haben (Gefährdung der internen Validität durch Selektionseffekte; Bortz & Döring, 2006).

Weitere Einschränkungen der internen Validität der vorliegenden Feldstudie entstehen durch die hohe Komplexität und den Innovationsgrad der implementierten Maßnahmen. Aufgrund der Vielzahl unterschiedlicher Förder- und Unterrichtsmethoden im RIM kann keine konkrete Aussage darüber getroffen werden, welche spezielle Maßnahme welche Wirkung auf welchen Schüler hatte. So ist es möglich, dass der Einsatz des Materials „Diagnose und Förderung im Schriftspracherwerb. Leichter lesen und schreiben lernen mit der Hexe Susi. Übungen und Spiele zur Förderung der phonologischen Bewusstheit" (Forster & Martschinke, 2001) größere oder zusätzliche Auswirkungen auf die phonologischen Fähigkeiten eines Kindes hatte als der Einsatz der P.O.P.T. (Fox, 2006). Unabhängig davon, dass positive Effekte beider Verfahren aus sprachheilpädagogischer Sicht sehr zu begrüßen sind, lässt sich in der Studie lediglich feststellen, ob das Gesamttreatment seine Wirkung auf bestimmte Fähigkeiten zeigt. Auf der anderen Seite kann aber auch davon ausgegangen werden, dass eine spezifische Förderung, wie beispielsweise die evidenzbasierte Therapie „Kontextoptimierung" zur Förderung grammatischer Fähigkeiten, auch spezifische Effekte bewirkt. Die umfangreichen Erhebungen zur Treatmentkontrolle (s. Punkt 3.3.3.2) verweisen auf eine recht unterschiedliche Umsetzung des Treatments in den einzelnen Klassen.

Nicht ausgeschlossen werden kann weiterhin, dass die für die Praxis ungewöhnlich zahlreichen Neuerungen zu einer Reduzierung der Wirksamkeit einzelner Materialien und Methoden geführt hat. Möglicherweise war der Einsatz bestimmter Maßnahmen, wie der des handlungsbegleitenden Sprechens, nicht adäquat umsetzbar, weil weitere Maßnahmen, wie die wöchentlich durchzuführenden CBM bei Kindern mit erheblichen Schwierigkeiten im Lesen, Rechtschreiben und in der Mathematik, zeitgleich vorbereitet und durchgeführt werden mussten. Zudem hatten die Pädagogen durch die Vielzahl zur selben Zeit eingeführter Neuerungen deutlich weniger zeitliche Ressourcen, um sich in einzelne Bereiche, Verfahren, Methoden, Computerprogramme oder Materialien mit einem qualitativ hohen Anspruch einzuarbeiten und eine entsprechende Effektivität durch Routine auszubilden (externe zeitliche Einflüsse). Dies ist ein immer wieder auftretendes Problem bei Schulinnovationen und Forschungen im Bereich der schulischen Förderung (Altrichter, Wiesinger & Kepler, 2005). Weiterhin ist davon auszugehen, dass im Kontext von Inklusion der Innovationsaufwand besonders hoch ist, da inklusiver Unterricht nur durch sehr komplexe Treatments umsetzbar ist. So sind Schüler mit unterschiedlichen Formen sonderpädagogischen Förderbedarfs zu berücksichtigen, Teile des Unterrichts werden gemeinsam durch Grundschul- und Sonderpädagogen umgesetzt und nicht mehr alleine verantwortet, es sind mehr rechtliche Vorgaben zu beachten u. v. a. m.

Weiterhin beeinflussen die in einem komplexen System wie dem der Schule nicht hinreichend zu kontrollierenden Störfaktoren die interne Validität. So können nur wenige überprüfbare Aussagen zur tatsächlichen Umsetzung bestimmter Therapieformate, deren Zeitumfang und deren Intensität getroffen werden. Auch die Wirksamkeit, die Intensität und der Umfang bestimmter unterrichtlicher Maßnahmen auf den Förderebenen I und II, die als Materialpaket unterschiedlichste, möglichst evidenzbasierte Unterrichtsmaterialien beinhalteten, kann nicht im Einzelnen überprüft werden.

Aussagen zur Effektivität der implementierten Maßnahmen sind durch Probleme in der Umsetzung von Maßnahmen zur Treatmentkontrolle erschwert. Die Möglichkeiten der Treatmentkontrolle wurden in einem maximal möglichen praktischen Ausmaß mit z. T. sehr umfangreichen Fragebögen, Hospitationen und Angeboten zur praktischen Begleitung umgesetzt. Jedoch ist eine umfassende, einzelne Maßnahmen erfassende Kontrolle im Bereich Schule schon aus Gründen der Beziehung zu den in der Praxis arbeitenden Pädagogen nicht gegeben, da es als eine unzulässige Kontrolle empfunden wird und nicht jede Innovation vorbehaltlos als Bereicherung der eigenen pädagogischen Leistungsfähigkeit Beifall findet (Terhart, 2013). Selbsteinschätzungen des Unterrichts durch die beteiligten Pädagogen und Hospitationen externer Personen lassen nur einen eingeschränkten Einblick in die tatsächliche Umsetzung des Treatments zu. Für künftige Forschungsprojekte ist die Planung eines Begleitforschungsdesigns zur Treatmentkontrolle zu empfehlen, das auf der Grundlage einer *baseline* Vergleiche zur Umsetzung in den Bereichen „Akzeptanz der Maßnahme", „Zunahme des Wissens" der beteiligten Pädagogen und „Umsetzung der Inhalte" in den täglichen Unterricht beinhaltet (Fischer, Kobarg, Dalehefte & Trepke, 2013).

Ein weiterer Kritikpunkt ist der wiederholte Einsatz der gleichen Messverfahren, insbesondere des SET 5–10 (Petermann, 2010) und des TROG-D (Fox, 2011). Beide Verfahren wurden aus Kostengründen und aus dem Grund der Vergleichbarkeit der Messergebnisse mehrfach eingesetzt. Die Wiederholungen der Übungen kann bei einzelnen Kindern zu einem Lerneffekt geführt haben, der sich in einer Erhöhung der Werte zeigt, welcher in der Realität, z. B. in der Spontansprache, nicht vorliegt. Die interne Validität ist folglich durch die Möglichkeit der Testübung eingeschränkt (Bortz & Döring, 2006).

Weiterhin muss bei der Interpretation der Ergebnisse beachtet werden, dass zwei Jahre für Veränderungen in einem Entwicklungsbereich, wie dem der

Sprache, bei Kindern im Grundschulalter nur eine kurze Zeitspanne sind. Bei einem größeren Zeitraum sind möglicherweise deutlichere Entwicklungen erkennbar, die in der vorliegenden Studie nicht oder lediglich tendenziell vorliegen und somit in ihrer Bedeutung nicht adäquat dargestellt werden können. Weiterhin könnten innerhalb der Zeitspanne von zwei Jahren auch Reifungsprozesse bei den Kindern in Gang gesetzt worden sein, die mit der Untersuchung nicht konfundiert sind (Gefährdung der internen Validität durch Reifungsprozesse; Bortz & Döring, 2006).

Beachtet werden sollte zudem, dass die Anzahl der Probanden in den einzelnen Untersuchungsgruppen gering ist. So haben an der Studie lediglich drei Sprachheilklassen teilgenommen, womit deutlich wird, dass diese Untersuchungsgruppe aus einem sehr homogenen Setting rekrutiert wurde. Durch die geringe Stichprobengröße werden kleine bis mittlere Effekte nicht sichtbar, wobei diese durchaus in einer hypothesengenerierenden Feldstudie von Bedeutung wären. Es lassen sich daher nur sehr vorsichtig Verallgemeinerungen über die Leistungsfähigkeit dieser Gruppe ableiten.

Eine Einschränkung der internen Validität kann weiterhin durch die mangelnde instrumentelle Reliabilität einiger Untersuchungsinstrumente vorliegen. So müssen die Subtests „Fragen zum Text" und „Bildergeschichte" des SET 5–10 (Petermann, 2010) als gering reliabel eingeschätzt werden (s. Punkt 3.5.3). In quasi-experimentellen Untersuchungen mit nichtrandomisierten Untersuchungsgruppen können zudem Regressionseffekte auftreten, die statistisch und nicht durch Treatmenteinflüsse bedingt sind (s. dazu 5.1.2).

Insgesamt lässt sich eine größere Anzahl der von Bortz und Döring (2006, S. 502f) aufgeführten „Gefährdungen der internen Validität" in der vorliegenden Untersuchung wiederfinden.

Die besondere Stärke der Studie liegt in ihrer externen Validität. Ungünstige Einflüsse auf die externe Validität sind eher gering. So können Stichprobenfehler, experimentelle Reaktivität und Pretesteffekte im Sinne der Beschreibung von Bortz und Döring (2006, 504) praktisch ausgeschlossen werden. Da die Studie in einem natürlichen Setting stattfand, ist davon auszugehen, dass ihre Ergebnisse über die Untersuchungssituation und die Probandengruppen hinaus generalisierbar sind. Die vorliegenden Ergebnisse können somit als ökologisch hoch valide angesehen werden.

Als explorativ angelegte hypothesengenerierende, quasi-experimentelle Feldstudie lassen sich begründete Vermutungen über die Tragfähigkeit des hier untersuchten Beschulungsansatzes, seine möglichen Stärken und Schwächen ableiten, die wiederum Hinweise für weitere Forschungsbemühungen geben. Berücksichtigt werden sollte auch, dass komplexe Innovationen gerade im Kontext von Inklusion charakteristisch sind. Insofern sind Hypothesen über die Wirkung sprachheil- und förderpädagogischer Maßnahmen in Kombination mit weiteren inklusiv orientierten Innovationen hoch praxis- und auch wissenschaftlich relevant.

In Untersuchungen konnte gezeigt werden, dass Kinder mit SSES neben den Einschränkungen auf den Ebenen der Aussprache, des Wortschatzes und der Grammatik, auch ein Entwicklungsrisiko im Erwerb mathematischer und schriftsprachlicher Fähigkeiten haben sowie verstärkt von emotional-sozialen Störungen betroffen sind (s. Punkt 2). Nicht erhoben wurde bisher, welches schulische Setting in besonders effektiver Weise die sprachlichen, schulischen und emotional-sozialen Kompetenzen der Kinder mit SSES fördert. Gerade mit Bezug auf eine Zunahme der inklusiven Beschulung für Kinder mit SSES ist diese Frage von hoher praktischer Bedeutsamkeit. Ausgehend von diesem Forschungsdefizit ergibt sich die Fragestellung der vorliegenden Studie, in wie weit sich die Sprachentwicklungsfortschritte, der Lernerfolg und die emotionale und soziale Lage von Schülern mit einem hohen Förderbedarf im Bereich Sprache unterscheiden, wenn sie im inklusiven Unterricht unter den Bedingungen des RIM *oder* in separierenden Lerngruppen, den Sprachheilklassen, *oder* im Regelunterricht der Grundschulen beschult werden. Die Ergebnisse dieser Untersuchung sollen nun in den fachlichen Gesamtzusammenhang eingeordnet werden und somit die aktuelle Forschungslage ergänzen. Da die vorliegende Studie drei Untersuchungsgruppen berücksichtigt, die mit verschiedenen Testverfahren aus vier Entwicklungs- bzw. Lernbereichen zu drei Messzeitpunkten untersucht wurden, handelt es sich um ein sehr komplexes Untersuchungsdesign mit dementsprechend vielschichtigen Ergebnissen. Daher sollen die Ergebnisse für die jeweiligen Bereiche – Sprachentwicklung, Schriftsprachentwicklung, Erwerb mathematischer Fähigkeiten, emotional-soziale Lage – zunächst jeweils bereichsbezogen diskutiert und anschließend detaillierter betrachtet werden. Um unnötige Redundanzen mit den nachfolgenden Punkten 5.1.6 (Schlussfolgerungen) und 5.1.7 (Ausblick für Forschung, Lehre und Praxis) zu vermeiden, erfolgt für die Bereiche eine kurze Wertung in Bezug auf die Effektivität des RIM und ggf. die Ableitung möglicher Modifikationen sowie Hinweise auf Forschungsdesiderate.

5.1.2 Diskussion der Ergebnisse im Bereich der sprachlichen Entwicklung

Die Forschungshypothese 1, in der eine unterschiedlich gut gelingende sprachliche Förderung der Kinder zwischen den Gruppen angenommen wurde, kann nicht bestätigt werden. Die Kinder im RIM, in den Sprachheilklassen und im Regelunterricht der Grundschulklassen entwickeln sich im phonetisch-phonologischen

(Hypothese 1a), im semantisch-lexikalischen (Hypothese 1b) und im morphologisch-syntaktischen Bereich (Hypothese 1c) in ähnlicher Weise. Signifikante Unterschiede gibt es zwischen den Gruppen in den vergleichbaren Sprachentwicklungsbereichen zum Ende der zweiten Klasse nicht (s. Tabelle 32, Tabelle 33 und Tabelle 34). Auch der sprachliche Lernzuwachs erfolgt annähernd analog. Darüber hinaus gelang es mit einer Ausnahme[40] allen Untersuchungsgruppen zum Ende der zweiten Klasse in den Subtests des SET 5–10 (Petermann, 2010), in den Subtests „Zahlennachsprechen" und „Buchstaben-Zahlen-Folgen" des HAWIK-IV (Petermann & Petermann, 2010a) sowie im TROG-D (Fox, 2011) durchschnittliche Altersnormwerte zu erreichen. Das bedeutet, dass es den Kindern mit SSES gelingt, ihren Sprachentwicklungsrückstand, zumindest in den meisten der recht umfassend erhobenen Bereiche, aufzuholen. Dabei muss dieses Ergebnis methodenkritisch mit Vorbehalt gesehen werden, da der häufige Einsatz des SET 5–10 (Petermann, 2010) möglicherweise einen Lernzuwachseffekt gebracht haben kann (s. Punkt 5.1.1).

> Es lässt sich als ein Hauptergebnis festhalten, dass sich zwischen den inklusiv beschulten Kindern im Rügener Inklusionsmodell, den Schülern der Sprachheilklassen und den Kindern im Regelunterricht in keinem der erhobenen Sprachentwicklungsbereiche bedeutsame Unterschiede ergeben. Die Sprachförderung gelingt, bezogen auf den Zeitpunkt zum Ende der zweiten Klasse, in allen Beschulungssettings in ähnlicher Weise. Darüber hinaus holen die Kinder mit SSES im Vergleich zu den Normierungsstichproben des SET 5–10 (Petermann, 2010) und des TROG-D (Fox, 2011) ihren Sprachentwicklungsrückstand auf.

Über die ersten zwei Jahre hinweg stellen sich innerhalb der Gruppen unterschiedliche Entwicklungsverläufe dar. Die Entwicklung der Kinder im Regelunterricht der Grundschule war zum Ende der ersten Klasse im semantisch-lexikalischen Bereich geringer als die der Kinder im RIM und in den Sprachheilklassen (s. Tabelle 30). Innerhalb der syntaktisch-morphologischen Entwicklung erwies sich der Lernzuwachs der Schüler im Regelunterricht in zwei der vier Subtests (Bildergeschichte, Singular-Plural-Bildung) als nicht signifikant (Tabelle 31). Diese Rückstände konnten die Kinder im Regelunterricht jedoch bis zum Ende der zweiten Klasse aufholen (Tabelle 34). Dagegen waren die sprachlichen Lernzuwachsraten der Experimentalgruppe und der Sprachheilklassen innerhalb der ersten Klasse größer als in der zweiten Klasse. Das Entwicklungsbild kehrt sich folglich um;

---

40 Die Experimentalgruppe und die Kontrollgruppe 1 erreichten im UT 9 Erkennen/Korrektur inkorrekter Sätze unterdurchschnittliche Leistungen.

mögliche Ursachen diesbezüglich werden in den nachfolgenden Ausführungen dieses Abschnitts aufgeführt.

Erfreulich ist, dass es in allen Schulsettings gelingt, die sprachliche Entwicklung in den Bereich der Durchschnittsnorm zu steigern. Aufgrund der Komplexität der Lernangebote in den Schulsystemen lässt sich nicht genau ableiten, welchen Anteil an dieser positiven Entwicklung nun der Unterricht und welchen die therapeutischen Interventionen haben (s. Punkt 5.1.1). Fest steht, dass die Kinder mit SSES innerhalb der ersten zwei Schuljahre grundsätzlich einen großen Sprung in den untersuchten Bereichen ihrer Sprachentwicklung machen konnten. Es ist zu vermuten, dass der Unterricht an sich sprachentwicklungsfördernd wirkt. Das könnte sich auf den Umfang der sprachlichen Lernangebote von mehreren Stunden täglich, auf die sprachlich klar vorgegebene Strukturierung der Lerninhalte und insbesondere darauf, dass Sprache auch als Lerngegenstand, nicht allein als Medium, interessant (gemacht) wird, beziehen (Mahlau & Blumenthal, 2014).

Gerade der sprachförderlich wirkende metalinguistische Aspekt (Jansen et al., 2010; Mayer, 2010; Reber, 2009; Reber & Schönauer-Schneider, 2009; Mayer, 2003; Romonath, 1998) ist im Unterricht der Schuleingangsphase enthalten, wenn beim Erlernen der Graphem-Phonem-Korrespondenz über phonologische Besonderheiten nachgedacht wird und im Sachkundeunterricht semantische Felder (z. B. Tiere des Waldes) und Kategorien wie Oberbegriffe (z. B. Nadelbäume vs. Laubbäume) erarbeitet werden. Nicht zuletzt lassen sich auch sprachliche Interferenzen thematisieren (Lorenz, 2005). Dieses scheint – mit aller Vorsicht betrachtet –, gemeinsam mit den therapeutischen Maßnahmen, die die individuellen Probleme der Kinder mit SSES in Einzel- oder Kleingruppenförderungen bearbeiten, hinsichtlich ihrer sprachförderlichen Wirkung eine recht gute Effektivität zu besitzen.

Auf der *phonologischen Ebene* zeigen sich am Ende der zweiten Klasse zwischen den Gruppen keine signifikanten Unterschiede in den zwei Subtests zum phonologischen Arbeitsgedächtnis des HAWIK-IV (Petermann & Petermann, 2010a, s. Tabelle 32). Alle Gruppen haben in etwa die gleichen Fähigkeiten im phonologischen Arbeitsgedächtnis. Erfreulich ist, dass die Mittelwerte der Gruppen im Altersnormbereich bzw. lediglich knapp darunter liegen. Dies ist insofern bedeutsam, als dass alle Untersuchungsgruppen zu Beginn der Klasse 1 weit unterdurchschnittliche Mittelwerte im phonologischen Arbeitsgedächtnis zeigten (s. Punkt 3.3.2). In den zum Ende der zweiten Klasse durchgeführten Subtests erscheint es so, als ob alle Untersuchungsgruppen innerhalb der Normwerte einen überdurchschnittlichen Entwicklungszuwachs hätten. Dabei ist jedoch zu beachten, dass die Messverfahren zum MZP 1 und MZP 3 unterschiedliche Aufgabenstellungen beinhalteten. Während zum MZP 1 Kunstwörter nachgesprochen wurden, haben die Schüler zum MZP 3 Buchstaben- und Zahlenfolgen geordnet und Zahlenreihen wiedergegeben. Bei der Interpretation der Daten muss folglich beachtet werden, dass ein Vergleich beider Werte nur sehr vorsichtig erfolgen kann. Die folgende Abbildung 23 spiegelt den Entwicklungszuwachs auf Basis der T-Wert-Normen wieder.

Abbildung 23: *Entwicklungsverlauf des phonologischen Arbeitsgedächtnisses zwischen Einschulung und Ende zweiter Klasse*

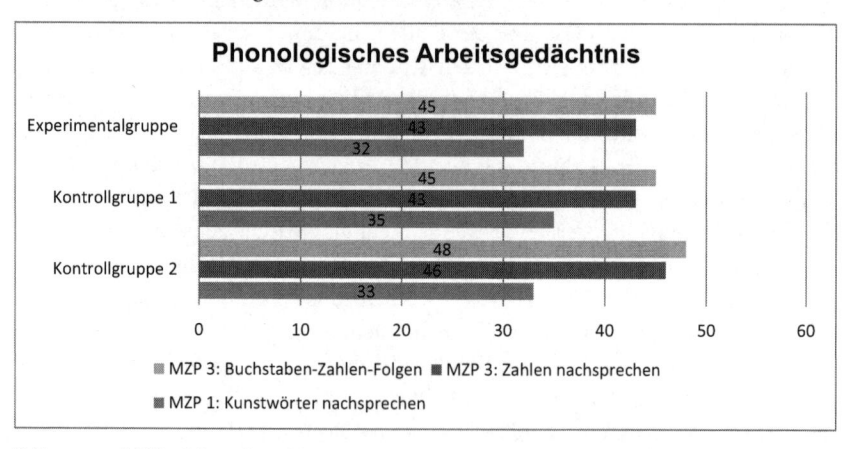

Phonologisches Arbeitsgedächtnis

Gruppe	MZP 1: Kunstwörter nachsprechen	MZP 3: Zahlen nachsprechen	MZP 3: Buchstaben-Zahlen-Folgen
Experimentalgruppe	32	43	45
Kontrollgruppe 1	35	43	45
Kontrollgruppe 2	33	46	48

Erläuterung: MZP – Messzeitpunkt

Innerhalb der (sonder)pädagogisch-entwicklungspsychologischen Fachwissenschaft wurde sich in den letzten Jahren mit dem Zusammenhang zwischen SSES und eingeschränktem phonologischem Arbeitsgedächtnis, wie unter Punkt 2.1.2.4 dargelegt, in unterschiedlichster Weise auseinandergesetzt. So wird vermutet, dass das eingeschränkte phonologische Arbeitsgedächtnis ursächlich für die geringe Wortlernfähigkeit der Kinder mit SSES ist (Schöler et al., 2003; Gathercole & Pickering, 2000; Hasselhorn et al., 2000; Hasselhorn & Werner, 2000; Schöler et al., 1998). Schöler et al. (2003) nehmen an, dass bei nahezu allen Kindern mit SSES Einschränkungen der Leistungsfähigkeit des Arbeitsgedächtnisses, genauer im auditiven Subsystem, der phonologischen Schleife, vorliegen. Dies wird bei den untersuchten Kindern dieser Studie zu Beginn der Schulzeit sehr deutlich. Auch hier hatten die Kinder aller drei Untersuchungsgruppen weit unterdurchschnittliche Leistungen im phonologischen Arbeitsgedächtnis. Erkenntnisse angloamerikanischer Studien (Gathercole & Baddeley, 1990a; 1990b) wiesen diesen Zusammenhang auch bei englischsprachigen sprachentwicklungsgestörten

Kindern nach. Die eingeschränkte Leistungsfähigkeit des phonologischen Arbeitsgedächtnisses scheint folglich sprachübergreifend zu sein. Bedeutsam ist, dass die Funktionseinschränkung im phonologischen Arbeitsgedächtnis in den Studien von Gathercole und Baddeley deutlich größer als der Grad ihrer SSES war. Auch dieser Befund tritt in der vorliegenden Untersuchung auf, denn die Kinder der Untersuchungsgruppen hatten zum Einschulungszeitpunkt deutlich geringere Leistungen im phonologischen Arbeitsgedächtnis als in den Subtests zur sprachlichen Entwicklung (s. Punkt 3.3.2). Ein weiterer wichtiger Zusammenhang wird zwischen der phonologischen Informationsverarbeitung und dem Schriftspracherwerb vermutet (Gasteiger-Klicpera & Klicpera, 2005; Plaza et al., 2002; Plaza, 1997; Catts, 1993). Die bei allen Gruppen der vorliegenden Untersuchung unterdurchschnittliche Lernausgangslage im Bereich des phonologischen Arbeitsgedächtnisses ist möglicherweise mit weiteren Komponenten zentraler Vorläuferfähigkeiten des Schriftspracherwerbs assoziiert (Mannhaupt, 2006) und stellt somit das zentrale Problem beim erschwerten Erlernen des Lesens und Schreibens dar, auf das noch genauer eingegangen werden wird.

Vor dem Hintergrund dieser empirischen Erkenntnisse erscheint das vergleichsweise gute Abschneiden im Bereich des phonologischen Arbeitsgedächtnisses der Kinder mit SSES der untersuchten drei Schulsettings der vorliegenden Untersuchung zum Ende der zweiten Klasse zunächst bemerkenswert. Methodenkritisch muss, wie bereits erwähnt, einschränkend diskutiert werden, dass beide eingesetzten Testverfahren zwar Fähigkeiten des phonologischen Arbeitsgedächtnisses prüfen, jedoch vermutlich unterschiedliche Bereiche dieses einen Konstrukts messen. Tests basieren auf hypothetischen Konstrukten und stellen den Versuch der operationalen Definition dieses hypothetischen Konstrukts dar. Unterschiedliche Aufgabenstellungen messen jeweils immer etwas andere Aspekte des Konstrukts, hier des phonologischen Arbeitsgedächtnisses. Somit muss davon ausgegangen werden, dass die veränderten Mittelwerte auch ein Artefakt durch die Anwendung unterschiedlicher Testverfahren sein könnten. So ist die Fähigkeit, Kunstwörter nachzusprechen etwas anderes als die Fähigkeit, Zahlenwörter nachzusprechen, da für das Kunstwörter nachsprechen keine semantischen Informationen genutzt werden können, wie es beim Zahlen nachsprechen durchaus der Fall sein kann, da Zahlen mit Inhalten semantisch verbunden sind.

Trotz dieser Interpretationsmöglichkeiten, ist das vorliegende Ergebnis durchaus als positiv zu werten. Es ist nicht auszuschließen, dass das Setting Schule eine förderliche Wirkung auf die Funktionalität des phonologischen Arbeitsgedächtnisses haben könnte. Das Abrufen der korrekten Graphem-Phonem-Korrespondenzen, die beim Erlesen von Wörtern ständig geforderte Aufrechterhaltung der phonologischen Wortfolgen im Arbeitsgedächtnis (phonologische Schleife), das

Auswendiglernen von schnell abzurufenden Lerninhalten, wie beispielsweise die Automatisierung der in der zweiten Klasse geforderten Einmaleinsaufgaben, und vieler weiterer Lernsituationen der ersten Grundschuljahre könnten möglicherweise einen Übungseffekt auf das phonologische Arbeitsgedächtnis haben. Diese Vermutung widerspricht der allgemeinen Ansicht, dass die Funktion des Arbeitsgedächtnis, im Gegensatz zu anderen Bereichen der phonologischen Informationsverarbeitung, wie den metaphonologischen Fähigkeiten (Wagner & Torgesen, 1987), nicht oder zumindest nur sehr schwer zu fördern ist. Für letztere entstanden auch im deutschsprachigen Bereich unterschiedliche Förderprogramme (Forster & Martschinke, 2008; Küspert & Schneider, 1999). Förderprogramme zur Funktionssteigerung des Arbeitsgedächtnisses gibt es dagegen nicht, obwohl sie, wie zahlreiche Studien zeigen, eine zentrale Rolle beim Erwerb des Wortschatzes, der Schriftsprache (Schöler et al., 2003; Plaza et al., 2002; Gathercole & Pickering, 2000; Hasselhorn, et al., 2000; Hasselhorn & Werner, 2000; Gathercole & Baddeley, 1990a, 1990b) und möglicherweise auch der mathematischen Fähigkeiten (Ritterfeld et al., 2013) spielen. Die Ergebnisse verweisen darauf, dass es unterschiedlich gut ausgeprägte Bereiche des phonologischen Arbeitsgedächtnisses geben könnte und diese sich möglicherweise unter bestimmten Förderbedingungen positiv entwickeln. Die vorliegenden Ergebnisse könnten als Anreiz dazu dienen, die eher verhaltene Diskussion zur Förderung des phonologischen Arbeitsgedächtnisses in der sonderpädagogisch-entwicklungspsychologischen Fachwissenschaft offensiver zu führen.

Trotzdem muss beachtet werden, dass die gezeigten Leistungen im phonologischen Arbeitsgedächtnis der Kinder mit SSES am Ende der zweiten Klasse nicht im mittleren, sondern im unteren durchschnittlichen bzw. mit einem T-Wert von 43 an der Grenze zum unterdurchschnittlichen Bereich liegen. Sie könnten aber zu diesem Zeitpunkt für wesentliche Lerninhalte als ausreichend erachtet werden. Es ist jedoch davon auszugehen, da zu Beginn der Schulzeit keine so günstige Funktionalität des Arbeitsgedächtnisses vorlag, dass die Leistungsfähigkeit zu einem Zeitpunkt, zu dem sie besonders wichtig für das Erlernen weiterer Fähigkeiten ist, nur unzureichend war. Es lässt sich vermuten, dass dies die Ursache für Probleme in weiteren Bereichen darstellen könnte. Denn die auf dem Arbeitsgedächtnis aufbauenden Funktionen (z. B. der Schriftspracherwerb, der automatisierte Abruf mathematischen Wissens) konnten nicht in ausreichender Weise bzw. im erforderlichen Zeitraum optimal entwickelt werden.

Zusammengefasst lässt sich feststellen, dass sich bei den Kindern mit SSES in allen Schulsettings die Leistungsfähigkeit des phonologischen Arbeitsgedächtnisses in vergleichbarer Weise zeigt. In Bezug auf die Zielsetzung der Arbeit, die

u. a. ermitteln möchte, ob der RTI-Ansatz auch im deutschsprachigen Bereich eine sinnvolle Orientierung darstellt, lässt sich feststellen, dass die Förderung des phonologischen Arbeitsgedächtnisses grundsätzlich zu gelingen scheint, aber nicht signifikant besser als in den in Deutschland bereits existierenden Schulsettings der Sprachheilklassen oder des Regelunterrichts. Bedeutsam für weitere Forschungsarbeiten ist es, herauszufinden, ob einer und wenn ja, welcher Aspekt der schulischen Förderung in besonderer Weise förderlich auf das phonologische Arbeitsgedächtnis wirkt. Von immenser Bedeutung wäre es, Förderprogramme zu entwickeln, die die Funktion des phonologischen Arbeitsgedächtnisses vor Beginn der schulischen Anforderungen auf eine ausreichende Funktionsfähigkeit steigern, um den betroffenen Kindern so den Erwerb weiterer, auf dem Arbeitsgedächtnis aufbauender Fähigkeiten (Schriftsprache), zu erleichtern. Sinnvoll erscheint es vor diesem Hintergrund, spezielle Übungen (Gedichte, Verse, Reimwörter erlernen) und Fördereinheiten (tägliche Spiele zur sprachlichen Förderung) zu Beginn der Schulzeit oder im letzten Kindergartenjahr zu berücksichtigen (Küspert & Schneider, 1999; Küspert, 1998).

Auf der *phonetischen Ebene* liegen zum Ende der zweiten Klasse ebenfalls keine signifikanten Unterschiede zwischen den Gruppen vor (Tabelle 32). Bedeutsam ist, dass die Mittelwerte der Kinder in Sprachheilklassen in ihrer Fähigkeit zur Lautbildung erheblich stärker streuen. Während zum Ende der zweiten Klasse die maximalen Lautbildungsfehler der Kinder im RIM bei neun, im Regelunterricht bei 16 liegen, zeigte in den Sprachheilklassen ein Kind noch 30 Lautbildungsfehler. Hinweise darauf, dass die Kinder in Sprachheilklassen deutlich eingeschränktere Leistungen auf der phonetischen Ebene aufweisen, als die Kinder im Setting des RIM, gab es schon zur Einschulung. Zu diesem Zeitpunkt wurde aus den beiden Gruppen eine Stichprobe gezogen und deren Lautbildungsfähigkeiten verglichen[41]. Es zeigte sich, dass die Kinder der Sprachheilklassen zu Beginn der Schulzeit hoch signifikant weniger Laute und Lautverbindungen richtig bilden konnten (M = 76%) als die Kinder auf Rügen (M = 97%). Dieses Ergebnis erscheint zunächst eher zufällig, da davon auszugehen ist, dass die Verteilung der Kinder mit Lautbildungsstörungen im gesamten Landkreis Rügen genauso hoch ist wie in anderen Bereichen des Bundeslandes M-V. Andererseits wohnen im Einzugsgebiet der Sprachheilklassen in Rostock und Stralsund sehr viel mehr Kinder, die möglicherweise eine größere Streuung von Lautbildungsproblemen aufweisen. Es könnte also sein, dass es mehr Kinder mit stark ausgeprägten

---

41 S. dazu Anhang A der online zugänglichen Zusatzinformationen: Teilstudie: Zusätzliche Ergebnisse der Lernausgangslage auf der phonetischen Ebene.

phonetischen Störungen im Einzugsgebiet der Kontrollgruppe 1 der vorliegenden Untersuchung gab. Besteht die Möglichkeit, Kinder in eine Sonderklasse einzuschulen, wird diese Option von den Eltern, deren Kinder eine offensichtliche, expressive, Sprachentwicklungsauffälligkeit aufweisen, vermutlich eher gewählt als von Eltern, deren Kinder eine weniger offensichtliche Symptomatik aufweisen, beispielsweise Kinder, welche einen geringen Wortschatz haben, aber deutlich artikulieren können und damit für ihre Umwelt besser verständlich sind. Möglicherweise liegt dies an der deutlicher wahrzunehmenden Symptomatik einer phonetischen Störung und an der daraus resultierenden eingeschränkten Verständlichkeit der Kinder. Die Aussage, dass Kindern mit SSES besonders durch Probleme im phonetisch-phonologischen Bereich auffallen, findet sich in der Fachliteratur wieder. Gerade im Vorschulalter weisen viele Kinder mit SSES massive Auffälligkeiten im Bereich der Aussprache auf (Fox, 2004). Dies zeigt sich zum Einschulungszeitpunkt gerade bei den Kindern der Sprachheilklassen auch in der vorliegenden Untersuchung. Die Überwindung phonetischer Auffälligkeiten stellt damit ein zentrales Förderziel sprachtherapeutischen Unterrichts dar (Reber & Schönauer-Schneider, 2009). Ein Altersnormvergleich erweist sich als schwierig, da Angaben zum Alter, in dem einzelne Laute realisiert werden sollten, in der Fachliteratur variieren bzw. ihnen eine unterschiedlich lange Entwicklungsspanne zugestanden wird (Fox, 2004; Weinert & Dittrich, 1989; Hacker & Weiß, 1986). So sind die Frikative /sch/ oder /z/ später im Erwerbsverlauf angesiedelt und schwieriger zu bilden als die Labiallaute /m/ oder /p/. Es kann davon ausgegangen werden, dass Kinder zum Zeitpunkt der Einschulung das Phoneminventar des Deutschen vollständig und richtig erworben haben sollten. Ausnahmen bei einzelnen, schwierigen Lauten und Lautverbindungen (/zw/) sind bei sechsjährigen Kindern noch im Rahmen einer normalen Entwicklung zu interpretieren (Fox, 2004). Am Ende der zweiten Klasse sollte jedes Kind phonetisch vollständig korrekt sprechen können. Das heißt, dass die Kinder, die in der vorliegenden Untersuchung nicht alle Laute der deutschen Sprache richtig realisieren, eine von der Norm abweichende Entwicklung aufweisen.

Zusammengefasst liegen – bezogen auf die Mittelwerte der Untersuchungsgruppen – zum Ende der zweiten Klasse sowohl bei den Kindern der Experimentalgruppe als auch bei den Kindern der beiden Kontrollgruppen nur noch geringe phonetische Auffälligkeiten vor. Auch die Kinder in Sprachheilklassen haben die massiven Störungen auf der phonetischen Ebene zum größten Teil überwunden. Vorsichtig interpretiert, zeigt sich hiermit ein erfolgreiches Gelingen der phonetisch-phonologischen Förderung in allen untersuchten Schulsettings, insbesondere in den Sprachheilklassen. Eine einzelfallbezogene Analyse zeigt aber auch, dass es Kinder gibt, die nach zwei Schuljahren weiterhin Formen von universellen Dyslalien aufweisen[42]. Einzelfallstudien sollten den Entwicklungsverlauf dieser Kinder genauer beschreiben. So können mit phonetischen Störungen auch entwicklungsdyspraktische Störungen verbunden sein, die einer Therapie bedürfen, welche über „normale", schulisch umsetzbare, Fördermaßnahmen deutlich hinausgeht. Unterstützend können Verfahren zur Lern- bzw. Entwicklungsverlaufsdiagnostik eingesetzt werden, die kurzfristige Rückmeldungen über Fördererfolge ermöglichen, um so die therapeutischen Verfahren individuell anpassen zu können.

Bezogen auf die Zielsetzung, im RIM Kinder mit einem hohen Förderbedarf im Bereich Sprache, zu denen auch phonetische Störungen gehören, erfolgreich zu fördern, kann von einem zufriedenstellenden Ergebnis ausgegangen werden. Im Vergleich zu den Kontrollgruppen liegen in der Experimentalgruppe zum Ende der zweiten Klasse die geringsten Lautbildungsprobleme vor, wobei methodenkritisch berücksichtigt werden muss, dass keine aussagekräftige Lernausgangslage zum Zeitpunkt der Einschulung existiert und somit nicht abgeleitet werden kann, dass der günstige Effekt auf der phonetischen Ebene nach zwei Schuljahren durch schulische Fördermaßnahmen bedingt ist. Die Erhebung einer Lernausgangslage im phonetischen Bereich sollte Gegenstand einer Nachfolgeuntersuchung zur Evaluation des RIM sein.

Auf der *semantisch-lexikalischen Ebene* entwickelten sich die Kinder der untersuchten drei Schulsettings im Untersuchungszeitraum ebenfalls positiv. Es lagen zum Ende der zweiten Klasse keine signifikanten Unterschiede zwischen den Gruppen vor (s. Tabelle 33), so dass vermutet werden kann, dass alle Schulformen in ähnlicher Weise auf die Entwicklung der semantisch-lexikalischen Fähigkeiten wirken. Dabei gelingt es den Kindern mit SSES in ihrer semantisch-lexikalischen Leistungsfähigkeit aufzuholen. Dieser Effekt war schon zum Ende der Klasse 1 festzustellen. Bereits nach einem Jahr lagen die Mittelwerte im durchschnittlichen Normbereich. Allerdings zeigen sich im Lernzuwachs der Kinder der verschiedenen Schulsettings unterschiedliche Verlaufsmuster. Während die inklusiv beschulten Kinder auf Rügen und die Kinder in Sprachheilklassen v. a. innerhalb der ersten Klasse Zuwächse des Wortschatzes aufwiesen, zeigte sich dies bei den Kindern des Regelunterrichts besonders deutlich in der zweiten Klasse.

---

42 Die deskriptive Statistik zeigt, dass es sich in der vorliegenden Studie um ein Kind (5%) in den Sprachheilklassen handelt. Dieses eine Kind konnte zum Zeitpunkt der Einschulung nicht einmal die Hälfte aller Laute und Lautverbindungen (44%) richtig aussprechen. Zum Ende der zweiten Klasse konnte es 71% (30 Fehlbildungen) aller Laute richtig realisieren.

Die erhobenen Daten lassen zwar auf ein generelles Ansteigen der Wortschatzleistungen und auf ein Annähern an die durchschnittlichen Normwerte schließen, zeigen aber entgegen der Erwartung einen sehr unsteten Entwicklungsverlauf sowohl auf T-Wert-Basis, als auch anhand der Rohwertdaten. So erstaunt die rückläufige Entwicklung zwischen dem Ende der ersten und der zweiten Klasse in der Experimentalgruppe und in den Sprachheilklassen. An dieser Stelle muss methodenkritisch der SET 5–10 (Petermann, 2010) betrachtet werden, denn die Unterschiede in der Leistungsfähigkeit könnten mit dem Messfehler der Subtests zur semantisch-lexikalischen Entwicklung des Verfahrens zusammenhängen. Bei quasi-experimentellen Untersuchungen zur Überprüfung von Veränderungshypothesen können die Ergebnisse durch Regressionseffekte verfälscht werden (Bortz & Döring, 2006). Ein Regressionseffekt liegt dann vor, wenn Werte die Tendenz aufweisen, sich bei einer wiederholten Messung zur Mitte der Merkmalsverteilung hin zu verändern. Die mangelnde Stabilität eines Merkmals, z. B. die semantisch-lexikalischen Fähigkeiten, kann dazu führen, dass wiederholte Messungen nicht perfekt miteinander korrelieren. Dies ist u. a. durch eine mangelnde Reliabilität der Messinstrumente erklärbar. Mit anderen Worten: die extremen Messwerte könnten durch Messfehler verursacht sein (Lexikon der Psychologie, o. J.). „Diese Veränderung erfolgt unabhängig vom Treatment" (Bortz & Döring 2006, 555).

Da der SET 5–10 (Petermann, 2010) normierte Aufgabenstellungen enthält, also den Kindern mit immer dem gleichen Wortlaut die zu bearbeitende Aufgabe erklärt wurde[43], kann der Untersucher als Störvariable ausgeschlossen werden. Materialien (vorgegeben), Umgebungsbedingungen (identische Schule und Förderräume) und Zeitpunkte (erste vier Unterrichtsstunden) wurden in der Untersuchungssituation ebenfalls konstant gehalten, um Aufmerksamkeit und Motivation der Kinder nicht zu stark zu belasten und die Ergebnisse gut vergleichbar zu machen. Im Gegenteil, es wurde im Vorfeld der Untersuchung davon ausgegangen, dass der häufige Einsatz des SET 5–10 (Petermann, 2010) eher zu einem (unerwünschten) Lerneffekt führen würde, der sich in einem konstanten Ansteigen der Leistungsfähigkeit zeige (s. Punkt 5.1.1). Dies ist jedoch in der vorliegenden Untersuchung nicht der Fall. Die Ergebnisse lassen eher vermuten, dass der Wortschatzzuwachs und die Ausdifferenzierung in Kategorien, z. B. Ober- und Unterbegriffe, bei Kindern mit SSES von Entwicklungssprüngen und teilweise auch regressiven Phasen geprägt sein könnten. Gleiches gilt für die rezeptive Anforderung, Fragen zu verstehen, obgleich die Entwicklungsverläufe

---

43 Mit Ausnahme des Subtests 5 Fragen zum Text, der innerhalb der Altersgruppen einen Anstieg im Aufgabenumfang aufweist.

hier etwas beständiger scheinen. Die rückläufigen Entwicklungsverläufe spiegeln sich nicht in den Angaben der Fachliteratur wieder. Dort werden Aussagen gemacht, die eher auf einen stetigen Zuwachs des Wortschatzkorpus hindeuten (u. a. Rothweiler, 2001a; Braun, 1999; Rothweiler, 1999), einzig Grimm (2003) weist auf Plateaubildungen bei Kindern mit SSES hin; auf *abnehmende* Fähigkeiten bei Kindern mit SSES wird nicht verwiesen. Eine mögliche Erklärung wäre, dass die sprachentwicklungsgestörten Kinder beim Abruf der Wörter zu den unterschiedlichen Zeitpunkten unterschiedlich starke Probleme, z. B. Wortfindungsstörungen, zeigten. Möglicherweise kannten sie das Wort, konnten es zu einem bestimmten Zeitpunkt auch abrufen – evtl. wurde es gerade verstärkt in der Schule thematisiert – zu einem späteren Zeitpunkt aber nicht. Nach Glück (2010) erschwert eine unvollständige Speicherung von semantischen oder phonologischen Merkmalen bzw. eine zu geringe Vernetzung der eingetragenen Lexeme die Aktivierung und den Abruf der Wörter. Grund für den nicht gelingenden Abruf könnte folglich sein, dass die Wörter nicht vollständig in ihrer phonologischen Form gespeichert oder durch andere, phonologisch ähnlich klingende Wörter überlagert wurden oder längere Zeit nicht mehr abgerufen werden mussten, da sie nicht für die aktive Kommunikation notwendig waren. Dies lässt sich sowohl für die produktive, als auch für die rezeptive Modalität vermuten, in dem bereits die Identifizierung von Wörtern nicht gelingt (Rothweiler, 2001b). Darauf verweisen die ebenfalls schwankenden Entwicklungsmuster im rezeptiven Subtest (Fragen zum Text). Wobei die hier stabileren Verläufe eher darauf hindeuten, dass der rezeptive Teil des mentalen Lexikons weniger stark von regressiven Entwicklungen betroffen ist, als der produktive Wortschatz.

Desweiteren könnte die innerhalb der zweiten Klasse nachlassende Entwicklung des Wortschatzes in den Klassen im RIM an einer Verschiebung der therapeutischen Ziele liegen, denn während in der ersten Klasse die Wortschatzförderung im Mittelpunkt des Unterrichts und der Förderung stand, wurde innerhalb der zweiten Klasse schwerpunktmäßig auf die Förderung morphologisch-syntaktischer Strukturen Wert gelegt. Dieses Vorgehen sollte den Kindern mit SSES ermöglichen, auf die Anforderungen im Fach Deutsch (Schwerpunkt Grammatik) der dritten Klasse gut vorbereitet zu sein. Möglicherweise führte diese Vorgehensweise zu einer Vernachlässigung der Wortschatzarbeit. Das vorliegende Ergebnis weist darauf hin, wie wichtig eine durchgängige und intensive Wortschatzförderung im Unterricht für Kinder mit SSES ist (Reber & Schönauer-Schneider, 2009). Berücksichtigt man eine explizite Ausdifferenzierung und Erweiterung des mentalen Lexikons zu wenig, hat dies möglicherweise nicht nur ein Stagnieren der Entwicklung auf der semantisch-lexikalischen Ebene zur Folge, sondern kann sogar regressive Entwicklungsverläufe begünstigen. Fazit ist, dass die Wortschatzförderung im Mittelpunkt eines jeden Unterrichts stehen sollte, denn nur das richtige Verstehen der Wörter sichert ein ausreichendes Aufgabenverständnis und nur das korrekte Produzieren der Wörter ermöglicht die erfolgreiche Kommunikation und damit auch den Lernerfolg der Kinder. Dies gilt für jede Beschulungsform. Insbesondere für die Förderung im RIM lässt sich schlussfolgern, dass in der zweiten Klasse die Wortschatzarbeit stärker berücksichtigt werden sollte, auch wenn curriculare Erfordernisse den pädagogischen Fokus auf andere Inhalte lenken. Regressive Entwicklungsmuster sind grundsätzlich zu vermeiden. Zu berücksichtigen ist auch, dass ein erheblicher Anteil der Kinder mit SSES im RIM innerhalb der zweiten Klasse nicht mehr sprachlich auf der Förderebene III gefördert werden konnte, da innerhalb der vier Wochenstunden sonderpädagogischer Förderung andere Förderbereiche, v. a. der Bereich der emotional-sozialen Entwicklung und zunehmend auch der Förderbereich Lernen, beachtet werden mussten. Ein zu verbessernder Aspekt im RIM ist folglich die ausreichende Zuweisung von sonderpädagogischen Förderstunden. Dies wird auch in zwei Fragebogenerhebungen zum Implementationsgrad und zur Annahme des RIM sowohl von den Grundschulpädagogen als auch von Eltern der im RIM beschulten Kinder angemahnt[44].

Innerhalb des Bereiches der *morphologisch-syntaktischen Ebene* zeigen sowohl Kinder mit SSES, die nach dem RIM beschult wurden, als auch Kinder in Sprachheilklassen, als auch Kinder im Regelunterricht eine vergleichbare, sich nicht signifikant unterscheidende, Entwicklung. Es ist in erfreulicher Weise zu verzeichnen, dass zwischen der Einschulung und dem Ende der zweiten Klasse mit Ausnahme des Erkennens und Korrigierens inkorrekter Sätze ein Anstieg der Leistungsfähigkeit in den unterschiedlichen morphologisch-syntaktischen Bereichen in den Bereich der Altersnorm zu beobachten ist (s. Tabelle 34). Dies betrifft sowohl die rezeptive als auch die produktive Modalität, sowohl die morphologischen als auch die syntaktischen Fähigkeiten.

Bezogen auf die Einschätzung der Sprachentwicklungsverläufe von Kindern mit SSES in der Fachliteratur erstaunt der recht gute Entwicklungsstand am

---

44 Die Befragungsergebnisse der Grundschullehrkräfte sprechen für überwiegend positive Erfahrungen mit der inklusiven Beschulung. In einer repräsentativen Elternbefragung zeigte sich, dass die Eltern der im RIM beschulten Kinder sowohl allgemein als auch in Hinblick auf die individuelle Förderung ihres Kindes mehrheitlich zufrieden sind. Trotzdem verweisen in offen zu beantwortenden Fragen beide Gruppen auf die Notwendigkeit einer höheren Förderstundenanzahl für die Forderebene III. Die quantitativen Ergebnisse sind unter http://www.rim.uni-rostock.de/uploads/media/10.Ergebnisse_FB-Elternzufriedenheit.pdf einsehbar.

Ende der zweiten Klassen bei allen untersuchten Gruppen. Nach Dannenbauer (2001b) gehen die sprachlichen Leistungen zwischen Kindern mit SSES und sprachlich normal entwickelten Gleichaltrigen scherenartig auseinander. Dies ist bei den Kindern der vorliegenden Untersuchung nicht der Fall. Anhand der Annäherung an die durchschnittlichen Normwerte innerhalb der Altersgruppen lässt sich vermuten, dass zumindest ein großer Teil der Kinder mit SSES in einigen Bereichen der Sprachentwicklung aufholt. Nach Aussagen in der Fachliteratur (Dannenbauer, 2001a, 2001b; Motsch, 2009, 2004; Schrey-Dern, 2007) ist im Schulalter v. a. der Bereich der Syntax und der Morphologie betroffen, deren Symptomatik so gravierend ist, dass sie das Hauptmerkmal der SSES darstellt. Auch in der vorliegenden Untersuchung zeigen sich tendenziell geringere Werte im Bereich der grammatischen Subtests im Vergleich zu den semantisch-lexikalischen Subtests des SET 5–10 (Petermann, 2010).

Vergleicht man in der vorliegenden Feldstudie den absoluten Zuwachs der morphologisch-syntaktischen Fähigkeiten zwischen der Einschulung (s. Tabelle 21) und dem Ende der zweiten Klasse (s. Tabelle 34) auf T-Wert-Basis, so wird deutlich, dass die Zuwächse sich zwischen den Gruppen unterscheiden. Das könnte v. a. daran liegen, dass die Kinder der Sprachheilklassen in der Lernausgangslage fast durchgängig geringere Fähigkeiten hatten als die Kinder im RIM und im Regelunterricht. Sie unterschieden sich zwar, bis auf den Subtest „Erkennen und Korrigieren inkorrekter Sätze", nicht signifikant von den Kindern der anderen beiden Schulsettings, waren aber zu Beginn der Studie dennoch weniger leistungsfähig, wie der Vergleich der Roh- und T-Werte zwischen den Gruppen zeigt (s. Tabelle 21). Diese Unterschiede konnten die in Sprachheilklassen geförderten Kinder bis zum Ende der zweiten Klasse aufholen, dies betrifft auch die zum Einschulungszeitpunkt signifikant geringeren Fähigkeiten beim Erkennen und Korrigieren inkorrekter Sätze. Gerade in den Bereichen des rezeptiven Satzverständnisses und auch der produktiven Satzbildung konnten die Kinder der Sprachheilklasse zu den anderen beiden Gruppen aufschließen bzw. diese in der Leistungsfähigkeit überholen (s. Tabelle 34).

Zusammenfassend kann vermutet werden, dass die Kinder der inklusiv beschulten Klassen auf Rügen in ihrer Sprachentwicklung vergleichbare Ergebnisse wie die Kinder in Sprachheilklassen erzielen. Die sprachliche Förderung unter den Bedingungen des RIM gelingt zufriedenstellend, die Kinder erzielen aber entgegen der Erwartung, die aus den Überlegungen, eine sprachanregende inklusive Umgebung und eine gezielte sprachtherapeutische Förderung zu verbinden, erfolgte, keine besseren Leistungen. Die Ergebnisse der Kinder mit SSES in Regelklassen sprechen dafür, dass der Unterricht einer „normalen" Grundschulklasse durchaus sprachentwicklungsförderliche Aspekte beinhaltet, zumal nach einer Vergleichsstudie der VERA[45]-Daten von 2009 bis 2013 (Voß, Blumenthal, Mahlau, Diehl, Sikora & Hartke, 2013) davon auszugehen ist, dass es sich um einen qualitativ sehr hochwertigen Unterricht in der Region Stralsund handelt. Vermutlich ist die Entwicklung der sprachlichen Leistungsfähigkeit der Kinder mit SSES in Regelklassen nur dann relativ erfolgreich, wenn die Qualität von Unterricht und Förderung gut ist. Voß und Kollegen (2013) stellen weiterhin fest, dass die Qualität der schulischen Förderung für die Lernbereiche traditionell auf Rügen geringer ist als in Stralsund. Die schulische Förderung hat unter dem Einfluss des RIM auf Rügen zugenommen. Somit kann sehr vorsichtig vermutet werden, dass sich auch die schulische Sprachentwicklungsförderung verbessert hat, dies jedoch unter dem Einfluss der sehr starken Vergleichsgruppe in Stralsund nicht statistisch sichtbar ist. Insofern ist der aktuelle Gleichstand beider Gruppen vermutlich nicht gleichzusetzen mit der Aussage, dass die Konzeption des RIM im Bereich Sprache auch nicht besser wäre als „zufälliger" Regelunterricht.

Die sprachanregende Umgebung bzw. der Unterricht einer inklusiven Klasse scheint daher nicht in jedem Fall der für die Sprachentwicklung alleinig ausschlaggebende Faktor zu sein, wichtig sind aller Wahrscheinlichkeit nach zudem gezielte sprachtherapeutische bzw. sprachheilpädagogische Maßnahmen. Die Maßnahmen im RIM, v. a. die Sprachentwicklungsförderung auf Ebene III, könnten sich auf der Grundlage der teilweise nicht zufriedenstellenden Entwicklungsverläufe noch verbessern. Wie bereits angeführt, sollte für alle betroffenen Kinder die spezifische Sprachförderung der Förderebene III in einem ausreichenden zeitlichen Umfang und mit einer guten Qualität nicht nur für den Zeitraum der ersten Klasse, sondern auch für die weiteren Grundschuljahre sichergestellt werden. Möglicherweise ließen sich so deutlichere Erfolge einer Sprachentwicklungsförderung im RIM erreichen.

Wie unter Punkt 3.6 (Störvariablen) berichtet, lässt sich leider nicht einschätzen, inwieweit Fördereffekte auf außerschulische Therapiemaßnahmen, wie logopädische Therapieangebote, zurückzuführen sind. Die Gruppen erhielten zu unterschiedlichen Anteilen eine logopädische Therapie, wobei die Kinder in Sprachheilklassen mit 67% den größten Anteil logopädisch geförderter Kinder hatten, während der Anteil der Kinder im RIM mit 36% und der der Schüler im Regelunterricht mit lediglich 29% wesentlich geringer war. In der vorliegenden

---

45 Bei den VERA – VERgleichsArbeiten in der Schule handelt es sich im Grundschulbereich um jährliche bundesweite Ergebungen zum Lernstand aller Drittklässler in den Fächern Deutsch und Mathematik.

Feldstudie konnte zwar erhoben werden, welche Kinder logopädisch therapiert wurden, mit welchen Verfahren dies geschah, wie häufig und wie lange die Kinder gefördert wurden, konnte jedoch nicht umfassend kontrolliert werden und stellt einen wesentlichen Kritikpunkt an dieser Untersuchung dar. Möglich ist es folglich, dass die additive, logopädische Förderung einen (in diesem Fall unerwünschten) Einfluss auf die Ergebnisse der vorliegenden Untersuchung hat. Weiterführende Untersuchungen sollten diese Störvariablen genauer kontrollieren.

5.1.3 Diskussion der Ergebnisse im Bereich der schriftsprachlichen Entwicklung

Auch die Forschungshypothese 2, die einen signifikant unterschiedlichen Leistungszuwachs in den Bereichen Lesen (Hypothese 2b) und Rechtschreiben (Hypothese 2a), annahm, lässt sich durch die Ergebnisse nicht belegen. Es zeigt sich, dass alle Probandengruppen am Ende der zweiten Klasse vergleichbare, sich nicht signifikant unterscheidende, Leistungen in den Bereichen Lesen und Rechtschreiben haben. Dabei lassen sich zwischen den Gruppen leichte Unterschiede im Entwicklungsverlauf feststellen.

> So lässt sich als zweites Hauptergebnis festhalten, dass sich der Schriftspracherwerb von Kindern mit SSES in den drei Beschulungssettings zum Ende der zweiten Klasse nicht signifikant voneinander, aber in Bezug auf die Normierungsstichprobe der WLLP-R (Schneider et al., 2011), unterscheidet. Das Erlernen des Lesens gelingt unter den Bedingungen des RIM und in den Sprachheilklassen tendenziell besser als im Regelunterricht. Die Entwicklung des Rechtschreibens vollzieht sich dagegen sowohl im RIM, als auch in den Sprachheilklassen und im Regelunterricht in vergleichbarer Weise, wobei in allen Untersuchungsgruppen eine unterdurchschnittliche Leistungsfähigkeit vorliegt.

So starten alle drei Untersuchungsgruppen mit einem erhöhten Risiko für den Schriftspracherwerb, wie die Ergebnisses des MÜSC (Mannhaupt, 2006) zeigen, und entwickeln innerhalb der ersten Klasse eine unterdurchschnittliche Leistungsfähigkeit sowohl im Lesen als auch im Rechtschreiben (s. Tabelle 22).

Für den Bereich des *Lesens* zeigen die Kinder mit SSES jedoch, wie auch schon bei den Ergebnissen zur sprachlichen Entwicklung, ein Aufholen innerhalb der Altersnormwerte der Normierungsstichprobe der WLLP (Küspert & Schneider, 1998) bzw. der WLLP-R (Schneider et al., 2011). Während zum Ende der ersten Klasse alle Untersuchungsgruppen unterdurchschnittliche Prozentränge aufwiesen (s. Tabelle 35), konnten die Kinder im RIM und in den Sprachheilklassen bis zum Ende der zweiten Klasse diesen Rückstand aufholen (s. Tabelle 37). Sie lesen nun auf dem Niveau der unteren Durchschnittsnorm der WLLP-R (Schneider et al., 2011). Die Kinder im Regelunterricht konnten ebenfalls ihre Lesefähigkeit verbessern, lesen aber zum Ende der zweiten Klasse noch im Bereich des Unterdurchschnittlichen. Betrachtet man die gemittelten Rohwerte der Gruppen zum Ende der zweiten Klasse, dann zeigt sich zwischen den Kindern im RIM (54 Wörter) und in den Sprachheilklassen (57 Wörter) ein Unterschied von drei Wörtern, der vermutlich im Unterricht kaum von Bedeutung sein dürfte[46]. Dass die Kinder im Regelunterricht lediglich durchschnittlich 48 Wörter lesen, könnte dagegen bereits eine die Lernleistung stärker negativ beeinflussende Rolle im Unterricht spielen. Da es sich bei der vorliegenden Studie um eine explorative Feldstudie handelt, sollen die Effektstärken trotz Nichtsignifikanz angegeben werden. Im Vergleich zwischen den Stralsunder und den Rügener Kinder mit SSES zeigt sich ein kleiner Effekt mit einer ES von d_{Cohen} = .3. Dabei handelt es sich nach Hattie (2013) noch nicht um einen erwünschten Effekt. Zwischen der Gruppe der Kinder aus Sprachheilklassen und der der Regelklassen liegt eine ES von d_{Cohen} =.45 (kleiner Effekt) vor. Nach Hattie (2013) gilt diese ES bereits als erwünschter Effekt und verweist darauf, dass der Unterricht in den Sprachheilklassen günstiger ist als der in den Regelklassen. Bei einer ES von d_{Cohen} = .4 handelt es sich um einen Leistungsunterschied, der in etwa einem Schuljahr entspricht (hattie, 2013). Nicht vergessen werden sollte trotzdem, dass eine dem T-Wert = 50 entsprechende durchschnittliche Leistung von ca. 90 Wörter normal wäre (Schneider et al., 2011) und dass alle drei Gruppen von Kindern mit SSES der vorliegenden Untersuchung diese Leistung im Mittel bei weitem nicht erreichen.

Es stellt sich die Frage, ob die tendenziell gelingende Förderung im Lesen der Kinder mit SSES auf einen bestimmten, gut geförderten Bereich zurückzuführen ist. So wird als zentrale Voraussetzung für das Lesen – in der WLLP-R (Schneider et al., 2011) müssen die Wörter synthetisch erlesen, von phonologisch bzw. graphematisch ähnlichen Wörtern diskriminiert und semantisch verstanden werden – sowohl das Leseverständnis als auch ein synthetisches Rekodieren benötigt. Nach Mayer (2012) gehören zum mehrdimensionalen Konstrukt des *„reading fluency"* die Lesegenauigkeit, die Lesegeschwindigkeit und das Leseverständnis. Je stärker diese Subkomponenten automatisiert sind, desto mehr kognitive Kapazitäten sind für das Leseverständnis vorhanden (Mayer, 2012) und desto schneller und korrekter gelingt die Bearbeitung von Leseaufgaben (Mayer, 2010; Hoover & Gough, 1990). Die im RIM und in den Sprachheilklassen eingesetzten Maßnahmen scheinen auf diese Aspekte einen förderlichen Einfluss gehabt zu haben. In beiden Beschulungssettings kommen Verfahren zum Einsatz, die sich auf die Prinzipien des

---

46 Es handelt sich dabei um eine zu vernachlässigende ES von d_{Cohen} = .15

Kieler Lese- und Rechtschreibaufbaus beziehen (Dummer-Smoch & Hackethal, 2007), welcher speziell für Kinder mit Sprachentwicklungsproblemen entwickelt wurde (s. Ausführungen in diesem Abschnitt weiter unten).

In der Fachliteratur (u. a. Mayer, 2010; Nation, 2009) wird das Sprachverständnis als zentrale Voraussetzung für das Leseverständnis diskutiert. So wurde in Untersuchungen festgestellt, dass ein geringes Leseverständnis generell mit Sprachproblemen im Bedeutungserwerb einhergeht (Nation, 2009), welches sich bei schwachen Lesern auch als „unbemerktes" Sprachproblem erweisen könnte (Nation & Snowling, 1997). In der vorliegenden Untersuchung wurden die Sprachprobleme der Kinder jedoch frühzeitig erfasst. Es lässt sich vermuten, dass die gut gelingende Förderung des Sprachverständnisses, wie die diskutierten Befunde der sprachlichen Förderung zeigen (s. Punkt 5.1.2), möglicherweise auch eine Verbesserung des Leseverständnisses, welche eine Komponente beim Umsetzen der Aufgabenstellung der eingesetzten Testverfahren ist, zur Folge haben.

In Bezug auf eine der Zielsetzungen der vorliegenden Studie, die die Passung des RIM auf die Erfordernisse der Kinder mit SSES evaluiert, kann festgestellt werden, dass dies für den Bereich der Leseentwicklung grundsätzlich gelingt. Die Förderung der Lesefähigkeit ist im RIM so gestaltet, dass es einer Risikogruppe für Schriftspracherwerbsstörungen (von Goldammer, Mähler & Hasselhorn, 2011; Schöler, 2011) möglich ist, ihre Leseleistung bis zum Ende der zweiten Klasse in den Bereich der Altersnorm zu steigern. Dabei ist zwischen der ersten und der zweiten Klasse ein Anstieg um sieben Prozentränge nachzuweisen. Eine effektive Förderung erhalten ebenfalls die Kinder in Sprachheilklassen, deren Leistungsfähigkeit sogar um 18 Prozentränge zugenommen hat. Zu hoffen ist, dass dieser Trend in der Leseentwicklung der Beginn eines Aufholens innerhalb der Altersnorm ist und sich die Kinder in den zukünftigen (Grund)schuljahren in ihren Leseleistungen noch weiter an die mittleren durchschnittlichen Fähigkeiten annähern können. Im Unterricht der Regelschule ist dieser Verlauf mit einer Zunahme von drei Prozenträngen weniger gut gelungen.

Eher negativ ist der Entwicklungsverlauf im Bereich der *Rechtschreibung*. Hier erreichen die Kinder mit SSES aller evaluierten Beschulungssettings sowohl zum Ende der ersten (s. Tabelle 35) als auch zum Ende der zweiten Klassen unterdurchschnittliche Werte (s. Tabelle 37). Darüber hinaus ist erschwerend ein Absinken der Leistungsfähigkeiten zwischen den beiden Messzeitpunkten zu beobachten. Die Kinder mit SSES entwickeln sich unabhängig von der Beschulungsform im Vergleich zur Normierungsstichprobe des DERET 1–2+ (Stock & Schneider, 2008a) geringer. Zur Interpretation dieses Ergebnisses muss beachtet werden, dass die untersuchten Kinder in ihrer Lernausgangslage sowohl in ihrer

Sprachentwicklung als auch in ihren Vorausläuferfähigkeiten für den Schriftspracherwerb Risikokinder waren, dass sie sozusagen doppelt beeinträchtigt in den Erwerb der Rechtschreibung gestartet sind. Es wäre zwar wünschenswert gewesen, dass der Entwicklungsrückstand der Kinder mit SSES im Bereich der Rechtschreibung – analog zur Leseentwicklung – durch pädagogisch-therapeutische Maßnahmen hätte kompensiert werden können. Doch ist dieser Anspruch nach einer Zeitspanne der Förderung von zwei Jahren vermutlich zu hoch gegriffen und bleibt als Ziel für die nächsten Grundschuljahre bestehen. Möglicherweise legen die didaktisch-pädagogischen Maßnahmen innerhalb der ersten beiden Grundschuljahre in allen drei untersuchten Beschulungsformen ihren Fokus eher auf eine gelingende Entwicklung der Lesefähigkeiten. Diese sind als grundlegend für das Aufgabenverständnis und damit für den Lernerfolg in weiteren Lernfächern zu betrachten. Verfahren zum Erwerb der Schriftsprache, wie beispielsweise der Kieler Lese- und Rechtschreibaufbau (Dummer-Smoch & Hackethal, 2007) bzw. der darauf aufbauende und im RIM eingesetzte Lese- und Rechtschreiblehrgang „Lulu lernt lesen"/„Lulu lernt rechtschreiben" (Tolkmitt, 2011; Tolkmitt, 2009; Tolkmitt, 2005), berücksichtigen Schwierigkeitsstufen, in denen definiert ist, welche Buchstaben und Wortstrukturen im Erwerbsprozess in welcher Reihenfolge vermittelt werden sollten. Dabei wird in der Anfangsphase verstärkt auf den Leselernprozess fokussiert. Die Rechtschreibfähigkeit ist in dieser Konzeption dagegen schwerpunktmäßig in den nachfolgenden Grundschuljahren zentrales Aufgabenfeld im Deutschunterricht der Grundschule.

Das vorliegende Ergebnis einer geringen Rechtschreibleistung in allen drei Untersuchungsgruppen reiht sich in eine lange Reihe von ähnlichen Ergebnissen zum Zusammenhang zwischen Spracherwerbsstörungen und Schriftspracherwerbsstörungen ein. In zahlreichen Studien wird über ungewöhnlich hohe Anteile von Rechtschreibstörungen bei Kindern mit SSES berichtet (u. a. Gasteiger-Klicpera & Klicpera, 2005; Behrnd & Romonath, 2003; Arand, 1998; Catts, 1993; Aram & Hall, 1989).

Es kann davon ausgegangen werden, dass Kinder mit einer SSES zur Entwicklung oder Kompensation zentraler Vorausläuferfähigkeiten für den Schriftspracherwerb, wie der phonologischen Informationsverarbeitung, wesentlich länger brauchen, als sprachlich unauffällig entwickelte Kinder. Wichtig ist die Erkenntnis, dass die Kinder mit SSES in ihrer rechtschreiblichen Leistungsfähigkeit nicht nur sehr schlecht starten, sondern auch keine positive Entwicklung im Sinne eines Aufholens innerhalb der Altersnorm zwischen dem Ende der ersten und der zweiten Klasse zu erkennen ist. Daher ist es unterrichtlich bedeutsam, dass die Schriftspracherwerbsprobleme, von denen ca. die Hälfte aller Kinder mit SSES betroffen ist (Gasteiger-Klicpera & Klicpera, 2005), von den Pädagogen didaktisch berücksichtigt werden und durch besondere evidenzbasierte Fördermaßnahmen, wie dem Einsatz des Marburger Rechtschreibtrainings (Schulte-Körne & Mathwig, 2009), Rechnung getragen wird. Darüber hinaus müssen weitere, bei Kindern mit SSES unzureichend entwickelte, Vorausläuferfähigkeiten des Schriftspracherwerbs in der Förderung berücksichtigt werden. So ist die bereits diskutierte, zum Einschulungszeitpunkt sehr geringe, Leistungsfähigkeit des phonologischen Arbeitsgedächtnisses zu beachten (Gasteiger-Klicpera & Klicpera, 2005; Plaza et al., 2002; Plaza, 1997; Catts, 1993; Gathercole & Baddeley, 1993a, 1993b). Schulte-Körne (2002b) nimmt an, dass basale Störungen u. a. innerhalb der auditiven Informationsverarbeitung für die Entwicklung einer Lese-Rechtschreibstörung verantwortlich sind. Dieser Aspekt einer ungünstigen Lernausgangslage für den Schriftspracherwerb lag in allen Untersuchungsgruppen dieser Studie vor und ist möglicherweise der bzw. ein Grund für die geringe Leistungsfähigkeit in der Rechtschreibentwicklung.

Zusammengefasst lässt sich festhalten, dass sich der in der Fachliteratur vielfach beschriebene Zusammenhang zwischen SSES und Schriftspracherwerbsstörung für den rechtschriftlichen Bereich auch in allen Gruppen der vorliegenden Untersuchung zeigt. Die in den Beschulungssettings implementierten Maßnahmen zur Verhinderung einer Lese-Rechtschreibstörung lassen sich nur für den Bereich des Lesens in der inklusiv nach dem RIM beschulten Gruppe und bei den Kindern in Sprachheilklassen nachweisen. In Bezug auf die Erwartung eines ansteigenden Entwicklungsverlaufes zeigt sich eine konzeptionelle Stimmigkeit zwischen dem RIM und den besonderen Lernvoraussetzungen der Kinder mit SSES für den Bereich Rechtschreibung nicht. Dies gilt allerdings auch für die Kinder in Sprachheilklassen und im Regelunterricht. Interessant zur Interpretation ist der Vergleich der Leistungsfähigkeit im Lesen und in der Rechtschreibung der Gesamtgruppe aller im Jahre 2010 eingeschulten Schülerinnen und Schüler Rügens (N = 441) und Stralsunds (N = 385), zu denen die Kinder der Experimentalgruppe und der Kontrollgruppe 2 gehören. So zeigen die jährlich stattfindenden Effektuntersuchungen zur Evaluation des RIM zwischen diesen beiden Gruppen eine durchgängig signifikante Überlegenheit der Stralsunder Vergleichsgruppe in der Rechtschreibung und vergleichbare Leistungen im Lesen (Voß et al., 2012), welche sich zum Zeitpunkt Ende Klasse 3 bestätigte (Voß et al., 2013). Auch die landesinterne Auswertung der im dritten Schuljahr durchgeführten VERA-Untersuchung zeigten deutlich bessere Leistungen der Stralsunder Schüler, die sich im Vergleich zu einer Gruppe[47] aller in M-V beteiligten Drittklässlern in

---

47 Gruppe aller Kinder aus M-V ohne die Kinder von Rügen und Stralsund.

Deutsch und Mathematik sogar als signifikant besser erwies. Eine Analyse der VERA Ergebnisse seit dem Jahr 2009 bestätigte die Vermutung, dass es sich bei der Region Rügen um einen "traditionell" gering leistungsfähigen Bereich handelt, da die VERA-Daten auf meist unterdurchschnittliche Leistungen verwiesen, und die Region Stralsund dagegen in jedem Jahr mindestens im Durchschnitt von M-V, meist sogar darüber, lag (Voß et al., 2013). Im Jahre 2013 zeigte sich jedoch ein erfreulicher Entwicklungstrend. Der Leistungsabstand der Rügener Kinder des Einschulungsjahrganges 2010 hatte sich im Vergleich zu den Stralsunder Kindern verringert und entsprach nun dem Landesdurchschnitt. Es lässt sich vermuten, dass unter dem Einfluss des RIM auf Rügen bei einer deutlich höheren Inklusionsquote eine höhere Leistungsfähigkeit erreicht wurde als vorher. „Die Rügener Schulen haben ihre Position in landesinternen VERA-Vergleichen unter dem Einfluss des RIM verbessert und zudem in Relation zu den Effekten bisheriger Fördersysteme gute Ergebnisse im Bereich inklusive Förderung erzielt" (Voß et al. 2013, 88). Bezieht man diese Erkenntnisse nun auf die Ergebnisse der spezifischen Teilgruppe von Kindern mit SSES in den jeweiligen Regionen, so lässt sich – bei aller angezeigten Vorsicht – ein optimistischeres Bild von der Leistungsfähigkeit der Rügener Schüler mit SSES zeichnen. Möglicherweise hat die vermutete Verbesserung der Unterrichtsqualität durch die Implementation des RIM auch positive Auswirkungen auf die Leistungsfähigkeit im Lesen und Rechtschreiben der Schüler mit SSES.

Trotz der letztgenannten Aspekte kann die Frage danach, ob in einem und, wenn ja, in welchem Schulsetting den Kindern mit SSES eine günstigere Entwicklung der Schriftsprache gelingt, aktuell erst sehr vorsichtig beantwortet werden; tendenziell zeigt sich im RIM und in den Sprachheilklassen eine günstigere Entwicklung als in den Klassen des Regelunterrichts. Es sollte jedoch der Verlauf weiterer Schuljahre abgewartet werden, um konkretere Aussagen treffen zu können.

Als Maßnahme zur Verbesserung der Fördermaßnahmen im RIM, könnte neben der implementierten Maßnahme zur Förderung metaphonologischer Fähigkeiten durch das Trainingsprogramm „Leichter lesen und schreiben lernen mit der Hexe Susi" (Forster & Martschinke, 2008) auch die Förderung weiterer Fähigkeiten zur phonologischen Informationsverarbeitung (Wimmer & Kronbichler, 2002), wie das phonologische Rekodieren, Beachtung finden. Für weitere Forschungsaufgaben ist die Frage danach interessant, welche Prädiktoren innerhalb der sprachlichen Fähigkeiten sich als besonders wichtig für den Schriftspracherwerb erweisen. Korrelations- bzw. Regressionsanalysen der Daten der vorliegenden Untersuchung könnten diesbezüglich Aufschluss darüber geben, welcher Bereich der sprachlichen Fähigkeiten in der Förderung bei Kindern mit

SSES besonders beachtet werden muss, da er gleichzeitig zentral bedeutsam für den Schriftspracherwerb ist.

5.1.4 Diskussion der Ergebnisse im Bereich der mathematischen Entwicklung

Die Forschungshypothese 2c, in der signifikante Unterschiede im Gelingen der mathematischen Förderung zwischen den Beschulungssettings angenommen wurden, kann ebenfalls nicht bestätigt werden. Die Kinder im RIM, in den Sprachheilklassen und im Unterricht der Regelgrundschule entwickeln sich hinsichtlich ihrer mathematischen Fähigkeiten in vergleichbarer Weise. Signifikante Unterschiede gibt es zwischen den Gruppen zum Ende der zweiten Klasse nicht (s. für die Ergebnisse der Klasse 1: Tabelle 36; s. für die Ergebnisse der Klasse 2: Tabelle 38). Der Entwicklungsverlauf ist ebenfalls in allen Gruppen ähnlich. Analog zu den Befunden zum Rechtschreiberwerb verringern sich die Leistungen der Kinder mit SSES zwischen dem Ende der ersten und der zweiten Klasse im Vergleich zu den Normierungsstichproben der verwendeten Testverfahren (Krajewski et al., 2004; Krajewski et al., 2002).

> Als drittes Hauptergebnis lässt sich festhalten, dass sich die mathematischen Fähigkeiten der Kinder mit SSES in den drei Beschulungsformen zum Ende der zweiten Klasse nicht signifikant voneinander unterscheiden. Auch der Entwicklungsverlauf vollzieht sich in vergleichbarer Weise, wobei ein Absinken der Fähigkeiten (T-Werte) in Bezug auf die Normierungsstichproben der eingesetzten Testverfahren zwischen dem Ende der ersten und der zweiten Klasse zu erkennen ist. Zum Ende der zweiten Klasse liegt in allen Gruppen eine unterdurchschnittliche mathematische Leistungsfähigkeit vor.

Die drei Untersuchungsgruppen beginnen den Mathematikunterricht mit ungünstigen Lernvoraussetzungen, wie die Ergebnisse des Verfahrens Kalkulie (Fritz et al., 2007) zeigen (s. Tabelle 23). So liegen die sprachentwicklungsgestörten Kinder im RIM und im Regelunterricht im unterdurchschnittlichen Leistungsbereich, die Kinder der Sprachheilklassen starten mit etwas günstigeren Voraussetzungen, die dem unteren Durchschnittsbereich entsprechen.

Zum Ende der ersten Klasse konnten alle Gruppen vergleichsweise gute Leistungen in den mathematischen Fähigkeiten erzielen. Im Vergleich zu den Prozentrangnormen in Kalkulie (Fritz et al., 2007) steigerten sich insbesondere die Gruppen im RIM und in den Regelklassen in den unteren Bereich der Durchschnittsnorm bezogen auf die Normierungsstichprobe des DEMAT 1+ (Krajewski et al., 2002); die Kinder der Sprachheilklassen konnten ihren Leistungsstand im unteren Normbereich aufrecht erhalten (s. Tabelle 36). Dies spricht für eine zunächst gute Passung zwischen den Lernvoraussetzungen der Kinder mit SSES und der curricularen Anforderung bzw. dem didaktischen Vorgehen des mathematischen Anfangsunterrichts in allen Gruppen. Bis zum Ende der zweiten Klasse verringern sich jedoch die mathematischen Leistungen der drei Gruppen bis in den unterdurchschnittlichen Bereich (s. Tabelle 38). Besonders der relative Leistungsabfall in den Sprachheilklassen, die mit durchschnittlichen Leistungen in der Lernausgangslage aufwarten konnten, erscheint bedenklich. Bezüglich der Passung des neu implementierten RIM lässt sich festhalten, dass für die Kinder mit SSES die Förderung im Bereich Mathematik in Klasse 1 zufriedenstellend, in Klasse 2 nicht ausreichend erscheint.

Woran könnte dies liegen? Wie bereits unter Punkt 3.6 in Bezug auf die Störvariablen diskutiert, könnte eine mögliche Erklärung für die Kinder im RIM sein, dass weniger Förderstunden der Förderebene II für den Bereich Mathematik zur Verfügung gestellt wurden (s. Tabelle 29). Während es in der ersten Klasse zwei Stunden pro Woche waren, lagen sie in der zweiten Klasse nur noch bei einer Stunde pro Woche. In den Sprachheilklassen und auch in den Klassen des Regelunterrichts könnte möglicherweise die Förderung auf andere Lern- bzw. Entwicklungsaspekte, wie dem des Lesens oder der Sprachentwicklung, gelegt worden sein. Die praktischen Erfahrungen zeigen, dass die Leistungsfähigkeit im Lernbereich Mathematik weniger im Aufmerksamkeitsfokus der Pädagogen steht, als beispielsweise die Leistungen im Lernbereich Deutsch, und dadurch auch weniger in Förderstunden berücksichtigt wird.

Die Ursache für die relative Leistungsverringerung der mathematischen Fähigkeiten könnte aber auch an den Anforderungen des Mathematikunterrichts der zweiten Klasse und den nicht dafür optimalen Lernvoraussetzungen der sprachentwicklungsgestörten Kinder liegen, wie sie von Ritterfeld et al. (2013) aufgezeigt werden. Während in der ersten Klasse noch mit viel Anschauungsmaterial der bis zum Ende des ersten Jahrganges geforderte Zahlenraum bis 20 visuell er- und bearbeitet werden kann, ist die Veranschaulichung im bis zum Ende der zweiten Klasse geforderten Zahlenraum bis 100 ungleich schwieriger, wenn auch noch möglich. Weiterhin können Kinder der ersten Klasse durch die – später uneffektiven – Zählstrategien in einer akzeptablen Zeit zum richtigen Ergebnis kommen (Hess, 2012; Häsel-Weise, Nührenbörger, Moser & Wittich, 2013). Es ist davon auszugehen, dass Kinder, die visuelle Mittel zum Rechnen benötigen und Zählstrategien einsetzen, in der zweiten Klasse sehr viel länger für die Bearbeitung der Aufgaben brauchen und dabei häufiger Fehler machen, als bei den Aufgaben innerhalb der ersten Klasse (Fazio, 1999). Auch sollten Schüler der zweiten Klasse zentrale mathematische Zusammenhänge automatisiert abrufen können. Kinder mit SSES haben dabei aufgrund ihrer Probleme im phonologischen Arbeitsgedächtnis sehr viel mehr Schwierigkeiten sich Ergebnisse, wie die der Einmaleinsaufgaben, einzuprägen und schnell und korrekt wiederzugeben (Schöler, 2011; Adams & Gathercole, 1996). Darüber hinaus verhindern möglicherweise auch sprachliche Probleme eine altersgerechte Entwicklung der mathematischen Fähigkeiten, wie Ritterfeld et al. (2013) in zwei aufeinander aufbauenden Studien nachweisen konnten. In deren Studien zeigten bereits sprachentwicklungsgestörte Kinder der ersten Klasse erhebliche Störungen in der Rechenfähigkeit, wobei sie für den Lernstoff der ersten Klasse sogar zwei Jahre Zeit hatten. Dabei wurden besonders Aufgaben, die die auditive Merkfähigkeit und die Abrufgeschwindigkeit belasteten (Kopfrechenaufgaben), schlechter gelöst. Ritterfeld et al. (2013) schlussfolgern, dass die Ursache für die mathematischen Lernschwierigkeiten in den sprachlichen Problemen der Kinder liegt und dass dies in der Beschulung bisher nicht ausreichend berücksichtigt wird. In deren Untersuchung sind trotz Eingangsklasse und spezifischer Sprachförderdidaktik die besonderen Probleme beim Aneignen mathematischen Wissens bei Kindern mit SSES nicht kompensiert worden. Diese Problematik zeigt sich in der eigenen Untersuchung erst ab der zweiten Klasse.

In Bezug auf die Passung zwischen den Lern- und Entwicklungsvoraussetzungen der Kinder mit SSES und den Anforderungen des Mathematikunterrichts soll im Folgenden das im RIM eingesetzte Lehrwerk „Das Zahlenbuch" (Wittmann & Müller, 2004) betrachtet werden. Die Zahlenbuchkonzeption zielt durch konkrete didaktische Überlegungen zu Übungsformaten darauf ab, den Bedürfnissen aller Schüler gerecht zu werden und ist nachweislich für lernschwache Schüler gut geeignet. Der Lehrer kann sowohl durch eine Vielzahl von differenzierenden Materialien „offen", aber auch mit den vorhandenen Materialien differenziert und explizit unterrichten. Die Materialsammlung zum „Zahlenbuch" beinhaltet Differenzierungsmaßnahmen durch Arbeitshefte, Aufgabensammlungen oder handlungsorientierte Übungsmöglichkeiten (Wittmann & Müller, 2010). Insgesamt ist das Zahlenbuch v. a. auf das Verstehen mathematischer Prozesse ausgerichtet, was durch eine Vielzahl visueller Veranschaulichungen unterstützt wird. Dies wird bis zum Ende der Klasse 1 entsprechend eingeführt. Nach der Sicherung grundlegender mathematischer Konzepte wird eine anschließende Automatisierung der Fähigkeiten angestrebt, die spätestens in Klasse 2 stattfinden muss. Diese hat das Ziel, das Arbeitsgedächtnis zu entlasten, um Kapazitäten für „höhere" Denkprozesse freizusetzen. Genau in diesem Bereich haben die Kinder mit SSES jedoch erhebliche Schwierigkeiten. Ihnen fällt es wesentlich schwerer, sich von einmal erlernten Strategien zu lösen und sich auf andere (effektiv-automatisierte) umzustellen. Sie haben dadurch weniger Kapazitäten im Arbeitsgedächtnis frei und benötigen mehr Zeit, was wiederum zu weniger bearbeiteten Aufgaben führt. Die im „Blitzrechenkurs" (Wittmann & Müller, 2008) beabsichtigte Automatisierung ist nicht bzw. unzureichend oder auch verspätet gegeben. Im RIM sollte folglich gerade im Bereich der zweiten Klasse eine verstärkte Förderung automatisierter Fähigkeiten durchgeführt werden. Diese gilt es in einer ausreichenden Anzahl von entsprechenden Förderstunden zu üben und didaktisch vor dem Hintergrund der eingeschränkten sprachlichen Verarbeitungs- und Handlungskompetenz der Kinder zu planen. Es wäre empirisch zu prüfen, ob die geäußerte Vermutung bei einer entsprechenden Umsetzung die erhofften Fördererfolge evoziert.

Fazio (1999) stellt fest, dass Kinder mit Sprachentwicklungsauffälligkeiten nicht erst mit Beginn der Grundschulzeit, sondern bereits davor eingeschränkte mathematische Vorausläuferfähigkeiten, v. a. fehlende Zählkompetenzen und Abrufstörungen, aufweisen. Dabei handelt es sich um persistierende Entwicklungsstörungen, die in ihrem Schweregrad eher zunehmen. In der vorliegenden Feldstudie zeigt sich dieser Entwicklungsverlauf in ähnlicher Weise. Auch hier lagen bereits vorschulisch unterdurchschnittliche Leistungen bzw. Leistungen im unteren Normbereich vor. Allerdings lässt sich nicht genau sagen, welche mathematischen Kompetenzen bei den Kindern der eigenen Untersuchung eingeschränkt waren. Die eingeschränkte Leistungsfähigkeit im Arbeitsgedächtnis (s. Subtests „Kunstwörter nachsprechen" des SET 5–10; Petermann, 2010; s. Tabelle 19) lässt jedoch vermuten, dass sich diese bei den untersuchten Kindern negativ auf den Erwerb mathematischer Fähigkeiten, insbesondere beim Abruf automatisierten Wissens, auswirkt.

Beachtet werden sollte auch, dass innerhalb der zweiten Klasse eine deutliche Zunahme von Fachwörtern erfolgt. Das Erlernen von Fachwörtern fällt den Kindern mit SSES besonders schwer, da diese häufig phonologisch komplex, also schwer zu merken und auch schwer auszusprechen, sind. Weiterhin sind sie umgangssprachlich unbekannt und inhaltlich abstrakt (Seiffert, 2012). Dieser, als Ursache für die mathematischen Erwerbsstörungen bei Kindern mit SSES in der Fachwelt auch als *Epiphänomen-Hypothese* diskutierte, Zusammenhang könnte ein weiterer Grund für die erheblich abfallende Leistungsfähigkeit der an dieser Untersuchung teilnehmenden Probanden sein. Möglicherweise schränken noch zusätzlich die zum Einschulungszeitpunkt sehr geringen Leistungen des phonologischen Arbeitsgedächtnisses den Erinnerungs- und Abrufeffekt bei Fachwörtern und komplexeren Rechenabfolgen ein (*Drittfaktor-Hypothese*). Da zudem wenig handelnde Erfahrungen und oft nur geringes semantisches Vorwissen – s. der geringe Wortschatz zu Beginn der Untersuchung und der „unstete" Entwicklungsverlauf innerhalb des zweiten Schuljahres – mit einem neu zu erlernenden Fachwort verbunden sind, wird das Einbinden des Lexems in das mentale Lexikon erschwert. Das rezeptive und produktive Beherrschen der mathematischen Fachsprache ist jedoch eine notwendige Voraussetzung für ein erfolgreiches Verstehen und Anwenden mathematischer Zusammenhänge und Regelhaftigkeiten (Lorenz, 1996), was vermutlich in den drei Untersuchungsgruppen im zweiten Grundschuljahr nicht ausreichend gegeben ist. Als Erklärung für die eingeschränkte Leistungsfähigkeit im Bereich Mathematik kommt sowohl die Epiphänomen- als auch die Drittfaktorhypothese in Frage. Für beide Ansätze lassen sich bei allen untersuchten Gruppen Evidenzen finden. Korrelations- bzw. Regressionsanalysen könnten innerhalb der vorliegenden Untersuchung Aufschluss über spezifische Zusammenhänge bringen, beispielsweise ob das phonologische Arbeitsgedächtnis als einschränkender „Drittfaktor" die Leistungsfähigkeit in Mathematik mitbedingt.

Zusammengefasst lässt sich für den Bereich der mathematischen Entwicklung ein eher nachdenklich stimmendes Ergebnis konstatieren. Der in der Fachliteratur beschriebene Zusammenhang zwischen spezifischer Sprachentwicklungsstörung und mathematischer Erwerbsstörung zeigt sich in allen Gruppen der vorliegenden Untersuchung. Analog zum Ergebnis zur Rechtschreibentwicklung haben die im RIM implementierten Maßnahmen zur Verhinderung mathematischer Probleme nicht im erhofften Maße Einfluss auf den Entwicklungsstand der Kinder. Hier sollten weitere Maßnahmen eingesetzt werden, die die besonderen Lernvoraussetzungen der Kinder mit SSES berücksichtigen, z. B. eine intensivierte rezeptive und produktive Erarbeitung der Fachwörter, eine piktografische Visualisierung schriftlicher mathematischer Aufgabenstellungen, Handzeichen für mündliche mathematische Aufgabenstellungen, spezifische Maßnahmen zum Ablösen vom zählenden Rechnen (Häsel-Weise et al., 2013), die Entwicklung von Merkstrategien bei schnell abzurufenden Aufgaben wie dem Einmaleins usw. Auch in den Sprachheilklassen und im Regelunterricht sind keine ausreichenden Maßnahmen ergriffen worden, die die mathematische Leistungsfähigkeit der Kinder mit SSES auf ein normales Niveau zu heben bzw. zu halten vermögen. Eine Forschungsaufgabe ist es daher, didaktische Modelle für den Mathematikunterricht bei Kindern mit Sprachauffälligkeiten zu entwickeln, die die Kinder mit SSES effektiver in ihrem Lernen unterstützen (s. dazu erste Überlegungen von Schröder, Möller & Ritterfeld, 2015). Der Zusammenhang zwischen gestörtem Spracherwerb und eingeschränkten mathematischen Fähigkeiten ist im deutschsprachigen Bereich ein wenig beachteter Forschungszweig und bedarf noch einer Vielzahl weiterführender, qualitativ und quantitativ ausgerichteter, Studien.

Ein Vergleich der vorliegenden Ergebnisse mit anderen Untersuchungen, die die Lernentwicklung von Kindern mit SSES im inklusiven Kontext berücksichtigen, ist, da weder national noch international Studien vorliegen, nicht möglich. Um trotzdem eine Einordnung in den Forschungsstand zu versuchen, sollen die Ergebnisse auf Studien anderer Förderschwerpunkte bezogen werden. Die Erkenntnisse der vorliegenden Untersuchung finden sich für den Förderschwerpunkt Lernen nicht. Praktisch alle deutschsprachigen Studien (u. a. Koch, Blumenthal & Tresp, 2012; Bless & Mohr, 2007; Wocken, 2005) zeigen für lernbeeinträchtigte Schüler durchgängig eine erfolgreichere Entwicklung der inklusiv beschulten Probanden in den Lernbereichen. In der vorliegenden Untersuchung für den Bereich Sprache lassen sich dagegen keine besseren Ergebnisse für die inklusive Beschulung feststellen. Sie sind unter den Bedingungen des RIM gleich gut wie in Sprachheilklassen, im Regelunterricht im Bereich der Leseentwicklung tendenziell geringer. Für den Förderschwerpunkt geistige Entwicklung haben Studien (u. a. Sermier Dessemontet, Benoit & Bless, 2011; Cole, Waldron & Majd, 2004) ein zumindest ähnliches Ergebnisprofil wie in der vorliegenden Untersuchung ermittelt. In der Studie von Sermier Dessemontet et al. (2011) konnten bei Kindern mit dem Förderschwerpunkt „Geistige Entwicklung" im inklusiven Setting unter den Bedingungen zusätzlicher sonderpädagogischer Förderung gleiche Lernerfolge erzielt werden wie in Spezialklassen.

5.1.5 Diskussion der Ergebnisse im Bereich der emotional-sozialen Entwicklung

Hinsichtlich emotionaler und sozialer Schulerfahrungen und im Bereich des sozialen Verhaltens zeigen sich zum Ende der zweiten Klasse unterschiedliche Entwicklungen innerhalb der untersuchten Gruppen. Die Forschungshypothese 3, in der unterschiedliche sozial-emotionale Schulerfahrungen (Hypothese 3a) und Unterschiede im sozialen Verhalten (Hypothese 3b) angenommen wurden, kann somit teilweise – abhängig von der Testskala – bestätigt werden. Auch der Entwicklungsverlauf unterscheidet sich zwischen den Gruppen der drei untersuchten Beschulungssettings.

Die Ergebnisse lassen vermuten, dass sich am Ende der zweiten Klasse die Kinder in Sprachheilklassen am Wohlsten fühlen, gefolgt von den Schülern im RIM. Die Kinder im Regelunterricht fühlen sich dagegen in ihren Klassen am Wenigsten wohl; sie zeigen zum Ende der zweiten Klasse in sechs der sieben Subskalen des FEESS 1–2 (Rauer & Schuck, 2004, s. Tabelle 42) unterdurchschnittliche oder weit unterdurchschnittliche Werte. Die Schüler in den Sprachheilklassen haben eine signifikant höhere Lernfreude, als die Schüler im Regelunterricht. Die Kinder im RIM weisen ein signifikant höheres Selbstkonzept der Schulfähigkeit auf, als die Kinder im Unterricht der Regelschule. Im SDQ (Goodman, 2005) weisen sowohl die Schüler im Regelunterricht als auch die Kinder im RIM und in den Sprachheilklassen normale Werte im prosozialen Verhalten auf. Das soziale Problemverhalten ist bei den Schülern mit SSES im RIM zu beiden Messzeitpunkten unauffällig, in den Sprachheilklassen ist es zum Ende des ersten (s. Tabelle 39), bei den Kindern im Regelunterricht zum Ende des zweiten Schuljahres grenzwertig (s. Tabelle 41). Zu den als „grenzwertig" klassifizierten Zeitpunkten liegen insbesondere Probleme mit Hyperaktivität vor.

Hinsichtlich des Entwicklungsverlaufs zeigt sich in allen Gruppen zwischen dem Ende der ersten und der zweiten Klasse in den sozial-emotionalen Schulerfahrungen ein sich verschlechterndes Bild. Dagegen konnten die Kinder in Sprachheilklassen den Gesamtproblemwert ihres sozialen Verhaltens im Vergleich zum Ende des ersten Schuljahres im zweiten Schuljahr hoch signifikant verringern (s. Tabelle 47). Auch wenn zum Ende der zweiten Klasse lediglich zwei Subtests des FEESS 1–2 (Rauer & Schuck, 2004) auf signifikante Unterschiede verweisen, lohnt sich in einer hypothesengenerierenden, explorativen Feldstudie eine differenzierte Aufschlüsselung der einzelnen Bereiche.

> Als viertes Hauptergebnis lässt sich festhalten, dass sich das „Selbstkonzept der Schulfähigkeit" (Rauer & Schuck, 2004) zwischen den Kindern im RIM und den Kindern im Regelunterricht zugunsten des RIM signifikant unterscheidet. Die „Lernfreude" (Rauer & Schuck, 2004) wird zwischen den Kontrollgruppen zugunsten der Sprachheilklassen signifikant. Es unterscheiden sich weiterhin die emotionalen Schulerfahrungen und das Sozialverhalten der Kinder in den drei Settings zum Ende der zweiten Klasse in Bezug auf die Vergleichswerte der Normierungsstichproben der eingesetzten Testverfahren. Die Kinder in Sprachheilklassen fühlen sich am Wohlsten, die Kinder im Regelunterricht haben überwiegend negative emotionale Schulerfahrungen. Die emotionalen Schulerfahrungen im RIM liegen zwischen denen der beiden anderen Settings. Der Entwicklungsverlauf unterscheidet sich ebenfalls zwischen den Gruppen. Tendenziell verschlechtern sich die emotionalen Schulerfahrungen zwischen dem Ende der ersten und der zweiten Klasse in allen Gruppen. Das soziale Problemverhalten wird zwischen der ersten und zweiten Klassenstufe in den Sprachheilklassen signifikant geringer, das prosoziale Verhalten bleibt in allen Gruppen im unauffälligen Bereich.

Die drei untersuchten Gruppen erweisen sich im sozialen Problemverhalten, welches emotionale Probleme, Hyperaktivität, Probleme mit Gleichaltrigen und Erwachsenen subsummiert, im Mittel durchgängig als unauffällig. Dabei ist in den Klassen mit einem Treatment, das spezifisch sprachheilpädagogische Maßnahmen berücksichtigt, und im RIM darüber hinaus noch Maßnahmen zur Förderung sozialer Kompetenzen, eine Problemabnahme zum Ende der zweiten Klasse hin zu beobachten. Wie in der Fachliteratur (Baker & Cantwell, 1987; Shapiro, 1982) beschrieben, sind bei einer großen Anzahl von sprachauffälligen Kindern bereits sehr früh psychosoziale Entwicklungsprobleme zu beobachten. Kinder mit SSES brauchen wesentlich länger, um soziale Situationen angemessen zu bewältigen, da ihnen die dafür notwendigen sprachlichen Strategien nicht ausreichend zur Verfügung stehen. Darüber hinaus treten mit den SSES eine hohe Anzahl komorbider Störungen, wie die der Aufmerksamkeit, die des Sozialverhaltens und die der emotionalen Befindlichkeiten auf. Amorosa (2008) geht von ca. 40% aller Kinder mit SSES aus, die erhebliche Probleme im emotional-sozialen Verhalten aufweisen. In der vorliegenden Untersuchung sind die Lehreraussagen zum sozialen Problemverhalten dagegen am Ende der ersten Klasse (Tabelle 39) etwas besser als es zu erwarten wäre (Baker & Cantwell, 1987; Shapiro, 1982). Unterstützend könnten die eingesetzten Maßnahmen im RIM und in den Sprachheilklassen gewirkt haben, sodass entgegen den Aussagen in der Fachliteratur (z. B. Beitchman et al., 2001) eine Verbesserung der sozialen Fähigkeiten zwischen den beiden Messzeitpunkten erreicht werden konnte. Die Kinder in Sprachheilklassen konnten den Gesamtproblemwert im Vergleich zwischen dem Ende der ersten und der zweiten Klasse sogar hoch signifikant verringern (s. Tabelle 47). Dagegen zeigen die Schüler im Regelunterricht ein zunehmendes Problemverhalten, welches möglicherweise am wenig sozial förderlichen Setting liegt und auch mit weiteren, im Bereich der emotionalen Schulerfahrungen noch zu diskutierenden, Umgebungsfaktoren verbunden sein könnte. Analog zu dem Ergebnis der Kinder im Regelunterricht beschreiben Studien (Tervo, 2007; Horwitz, et al., 2003; Paul & James, 1990) sprachauffällige Kinder als zurückgezogen und weniger sozial kompetent. Dadurch, dass die Kinder mit SSES sich in Konfliktsituationen weniger wirksam verbal behaupten können, kommt es häufiger zu unangemessenen, aggressiv ausagierenden, körperlichen Reaktionen. Sprache erfüllt ihre Funktion als Affekte kontrollierende Instanz nicht hinreichend (Grimm, 1999). In der Fachliteratur werden aber auch gegenteilige Befunde zitiert. So konnten Rescorla und Achenbach (2002) sowie Rescorla et al. (2007) keinen Zusammenhang zwischen dem Auftreten einer SSES und Verhaltensauffälligkeiten finden. Ähnlich wie in den Studien um Rescorla konnte in der vorliegenden Feldstudie zu keinem untersuchten Zeitpunkt eine Störung im Gesamtproblemwert und im prosozialen Verhalten nachgewiesen werden. Betrachtet man folglich lediglich die sozialen Problembereiche der Untersuchungsgruppen zusammenfassend (s. Tabelle 41), so stellen sie sich vor dem Hintergrund, dass Kinder mit SSES „Risikokinder ersten Ranges für die Ausbildung psychiatrischer Störungen" (Grimm 1999, 151) sind, als zufriedenstellend dar.

Eher bedenkliche Ergebnisse zeigen die sozial-emotionalen Schulerfahrungen der Kinder, die die in der Fachliteratur deutlich häufiger zitierten negativen

Erkenntnisse widerspiegeln (s. Konzept der negativen sozialen Spirale von M. Rice, 1993). Bereits zum Ende der ersten Klasse lassen sich im RIM und im Regelunterricht Hinweise auf negative Schulerfahrungen erkennen, wobei diese im Bereich des Regelunterrichts wesentlich ausgeprägter sind (s. Tabelle 40). Während die Kinder im RIM ihr *Klassenklima* als weit unterdurchschnittlich erleben, empfinden sich die Kinder mit SSES der Regelklassen weniger sozial integriert, haben ein weit unterdurchschnittliches Konzept hinsichtlich ihrer Schulfähigkeit, haben eine wesentlich schlechtere Schuleinstellung und sind weniger anstrengungsbereit. Der Unterschied zwischen den beiden Gruppen könnte am sich positiv auswirkenden Treatment zur Steigerung der sozialemotionalen Kompetenzen im RIM liegen, welches im Regelunterricht nicht durchgeführt wurde. So wurde im RIM das Förderprogramm „Lubo aus dem All!" (Hillenbrand, Hennemann & Hens, 2010) eingesetzt. Gegen diese Vermutung spricht, dass die Kinder mit SSES im RIM ausgerechnet ihr Klassenklima als unterdurchschnittlich einschätzen. Es wäre zu erwarten gewesen, dass diese FEESS 1–2-Subskala (Rauer & Schuck, 2004) durch das Trainingsprogramm positiv beeinflusst werden würde. Trotzdem könnten bestimmte Fördererfahrungen innerhalb des Trainingsprogramms zur Steigerung ihres Selbstkonzeptes und ihrer allgemeinen emotionalen Erfahrungen sowie zu Steigerung der emotionalen Kompetenzen der Mitschüler beigetragen haben. Dass die Kinder mit SSES im RIM zum Ende der zweiten Klasse ihr Klassenklima nun als durchschnittlich einschätzen, unterstützt diese Vermutung. Nach einer Studie von Knox und Conti-Ramsden (2003) sind Kinder mit Sprachauffälligkeiten drei Mal häufiger Mobbingopfer als sprachlich normale Gleichaltrige. Möglicherweise, und das wäre für die inklusive Beschulung sprachentwicklungsgestörter Kinder sehr wünschenswert, hat das Förderprogramm eine bessere soziale Integration der betroffenen Schüler bewirkt. Zum Ende der zweiten Klasse ist die soziale Integration der Rügener Kinder mit SSES durchschnittlich, wogegen die Schüler mit SSES im Unterricht der Regelklassen und in den Sprachheilklassen sich nicht ausreichend sozial integriert fühlen (s. Tabelle 42).

Die Kinder der Sprachheilklassen fühlen sich zum Ende der ersten Klasse in ihrem Schulsetting wohl, außer im Selbstkonzept der Schulfähigkeit weisen sie in keinem weiteren Bereich negative Befunde auf. Dies liegt möglicherweise am kleinen, sehr zugewandten Setting einer Sprachheilklasse, in der ausschließlich Kinder mit ähnlichen Problemen lernen. Außerdem besteht durch die individuell zu gestaltenden Förderstunden die Möglichkeit einer sehr persönlichen Zuwendung zu den Kindern, die zu den guten emotionalen Erfahrungen innerhalb der Schule beitragen könnten.

Am Ende der zweiten Klasse kommt es in allen Gruppen zu einer starken Verschlechterung der sozial-emotionalen Schulerfahrungen. Im RIM und im Regelunterricht zeigen sich in je einem Bereich signifikant negative Entwicklungsverläufe innerhalb des zweiten Schuljahres. So ist im RIM eine signifikante Verschlechterung der Schuleinstellung zu beobachten; in den Regelklassen ist eine signifikante Abnahme des Klassenklimas zu verzeichnen (s. Tabelle 47).

Die Kinder fühlen sich im Mittel in mehreren emotionalen Bereichen unwohl. Dies betrifft v. a. das *Selbstkonzept der Schulfähigkeit*. Hier zeigen sowohl die inklusiv im RIM, als auch die im Regelunterricht, als auch die separiert in Sprachheilklassen beschulten Kinder weit unterdurchschnittliche Ergebnisse. Es stellt sich die Frage, welche schulische Rahmenbedingung sich in allen drei Schulsettings zu diesem Zeitpunkt verändert und negative Auswirkungen auf das Selbstkonzept der Kinder mit SSES haben könnte? Eine Erklärungsmöglichkeit stellt das, in der Klasse 2 einsetzende, Benotungssystem dar. Die Kinder erhalten eine Bewertung, die einer sozialen Bezugsnorm entspricht, sie unterliegen dadurch sowohl in der Schule als auch zu Hause einem erhöhten Leistungsdruck. Aufgrund ihrer geringeren Lernvoraussetzungen (s. Punkt 3.3.2) und ihrem geringeren Leistungsvermögen (s. Punkt 4.1.2) empfinden sie sich selbst im Vergleich zur sozialen Bezugsgruppe möglicherweise weniger leistungsfähig und haben dadurch vermutlich weniger Lernfreude und ein geringeres Selbstkonzept. Dies scheint v. a. die Kinder in den Klassen des Regelunterrichts zu betreffen, die ein besonders geringes Selbstkonzept aufweisen, welches signifikant geringer ist, als das der ebenfalls inklusiv beschulten Schüler mit SSES im RIM. Auch Jerome et al. (2002) stellten in ihrer Untersuchung heraus, dass Kinder mit SSES sich selbst als deutlich inkompetenter und sozial weniger akzeptiert einschätzen als normal entwickelte Kinder. Als Ursache dafür sehen Fergusson und Lynskey (1997) die schulischen Lernprobleme, wie Lese-Rechtschreibstörungen, sowie die geringe verbale Selbstregulation und den niedrigen sozialen Status. Dieses Ergebnis der vorliegenden Untersuchung erscheint sehr praxisrelevant und sollte unbedingt bei der Beschulung von Kindern mit SSES, v. a. bei einer sozialen Bezugsnormorientierung in inklusiven Kontexten, berücksichtigt werden. So könnte es sinnvoll sein, Kindern mit Sprachentwicklungsauffälligkeiten individuelle Leistungsrückmeldungen im Sinne von motivierenden Beurteilungen zu geben (Sandfuchs & Wendt, 2013; Bönsch, 2013a, 2013b), so wie es im RIM für die besonders lernbeeinträchtigten Kinder der Förderebene III bereits treatmentkonform ist (Mahlau et al., in Vorb.).

Zudem bewirken die durch die Sprachprobleme verursachten schulischen Lernschwierigkeiten möglicherweise, dass die Kinder von den Peers zurückgewiesen werden. Darauf weist in der vorliegenden Untersuchung das sowohl bei den Kindern im Regelunterricht als auch bei denen im RIM vorliegende niedrige Selbstkonzept hin, das zu internalisierten Verhaltensauffälligkeiten, wie Zurückgezogenheit, Ängstlichkeit oder depressive Verstimmung führen könnte. Weiterhin können Kinder mit SSES weniger mit Gleichaltrigen in einen normalen sozialen Kontakt treten und diesen aufrechterhalten. Die Folge sind seltener funktionierende Freundschaften.

Im RIM und im Regelunterricht zeigen sich weiterhin Probleme in der *Anstrengungsbereitschaft* und in der *Lernfreude*. Auch dies könnte ursächlich mit einem als Überforderung empfundenen Leistungsanspruch zusammenhängen. Aufgrund der schlechteren Lernvoraussetzungen im Sprach- und Arbeitsgedächtnisbereich müssen Kinder mit SSES sehr viel mehr Zeit und Kraft aufwenden, um schulisch leistungsfähig zu sein, als ihre normal lernenden Klassenkameraden. Trotz dieses Mehraufwandes entsprechen die Ergebnisse ihrer Bemühungen oft nicht ihren eigenen Erwartungen. Zudem sehen sie, dass andere Kinder ihrer Klasse mit viel weniger Anstrengung bessere Leistungen erbringen als sie selbst. Die Kinder mit SSES könnten nach einer Reihe dieser Erfahrungen keinen Zusammenhang mehr herstellen zwischen ihren Anstrengungen und den Ergebnissen und somit in ihrem Bemühen, ihrer Motivation und ihrer Lernfreude nachlassen (Heckhausen & Heckhausen, 2010). Dies betrifft Kinder in den Sprachheilklassen aufgrund des homogenen Settings weniger stark bzw. nicht. Dort haben alle Kinder in ähnlicher Weise Probleme mit den Leistungsanforderungen, die von allen mit einem ähnlichen Aufwand bearbeitet werden. Der sich für Kinder mit SSES negativ auswirkende Vergleich mit normal lernen Kindern entfällt für die Kinder in Sprachheilklassen. Daher ist ihre Anstrengungsbereitschaft auch in der zweiten Klasse weiterhin gut, tendenziell sogar höher als in der ersten Klasse.

Die Kinder im Regelunterricht haben zudem Probleme in der *sozialen Integration* und im *Gefühl des Angenommenseins*, was sich vermutlich auf eine besondere Betonung ihres Förderbedarfs und auf ihre geringe schulische Leistungsfähigkeit zurückführen lässt. Eine zusätzliche pädagogische Förderung zu erhalten, wird häufig nicht als selbstverständlich angesehen, sondern als „besonders" und grenzt die Kinder von der Gesamtklasse aus. Huber (2009) untersuchte die Verteilung der sozialen Statuskategorien bei Kindern mit sonderpädagogischem und ohne sonderpädagogischen Förderbedarf, die in integrativen Schulformen unterrichtet werden. In seiner Untersuchung wurde deutlich, dass Kinder mit sonderpädagogischem Förderbedarf wesentlich häufiger abgelehnt werden als ihre Mitschüler ohne sonderpädagogischen Förderbedarf. Die betroffenen Schüler werden von den Klassenkameraden als „anders" wahrgenommen und nehmen sich selbst auch als unzureichend, weil förderbedürftig, wahr. Dazu kommt noch die Erfahrung einer geringen schulischen Leistungsfähigkeit, wie sie die Ergebnisse in den Lernbereichen Deutsch und Mathematik zeigen, die häufig mit negativen Rückmeldungen von Seiten der Lehrer verbunden ist, welche wiederum die soziale Integration der Kinder beeinträchtigen (Huber, 2011). Die soziale Integration sowie den Kindern ein Gefühl des Angenommenseins zu vermitteln, gelingt in den Schulen des RIM wesentlich besser, hier sind die Angaben durchschnittlich. Bezogen auf die Zielsetzung der vorliegenden Studie kann somit resümiert werden, dass es das RIM im Vergleich zum Regelunterricht besser versteht, Kinder mit hohem Förderbedarf im Bereich Sprache am Ende der zweiten Klasse sozial zu integrieren und wertzuschätzen.

Zusammengefasst lässt sich feststellen, dass die sozial-emotionale Entwicklung der Kinder in den Sprachheilklassen bis zum Ende der zweiten Klasse wesentlich günstiger verläuft als im RIM und im Regelunterricht. Im RIM gelingt es, die emotionalen Schulerfahrungen besser zu gestalten und die sozialen Probleme der Kinder mit SSES im Vergleich zum integrativen Kontext des Regelunterrichts geringer zu halten. Möglicherweise liegt dies am besonderen Treatment mit einem effektiven Classroommanagement (Evertson & Weinstein, 2006) sowie einer speziellen Förderung sozial-emotional besonders auffälliger Kinder durch entsprechende Förderprogramme (u. a. Lauth & Schlottke, 2009; Petermann & Petermann, 2008) auf der Förderebene III. Die emotionalen Schulerfahrungen der Kinder mit SSES im Regelunterricht sind dagegen am Ende der zweiten Klasse mit unterdurchschnittlichen oder sogar weit unterdurchschnittlichen Beurteilungen bei sechs von sieben Subtests so schlecht, dass dieses Setting pädagogisch hinterfragt werden sollte.

Die Unterschiede im Bereich der emotionalen und sozialen Entwicklung stellen in der vorliegenden explorativen Feldstudie ein wesentliches Ergebnis dar, da sich in den Lern- und Sprachentwicklungsbereichen zwischen den Beschulungsformen keine gravierenden Unterschiede zwischen den Gruppen zeigen, die eindeutig auf eine günstigere Beschulungsform hinweisen würden. Bezogen auf die Entwicklung der sozialen Kompetenzen und der emotionalen Schulerfahrungen sprechen die vorliegenden Ergebnisse eher für eine tendenziell bessere Passung zwischen dem Setting Sprachheilklasse und den besonderen Lernvoraussetzungen der Kinder mit SSES. Problematisch könnte es für die Kinder in Sprachheilklassen werden, wenn sie den „Schonraum" Sprachheilklasse verlassen müssen. So zeigen sich in Studien mit Kindern mit dem sonderpädagogischen Förderschwerpunkt Lernen (u. a. Haeberlin, Bless, Moser & Klaghofer, 1999) bezugsgruppenabhängige Effekte. Sobald der „Schonraum Förderschule" verlassen wird und die Kinder mit der Bezugsgruppe der normal entwickelten Altersgleichen verglichen werden, kommt es zu erheblichen Einbußen im Selbstkonzept und im emotionalen Wohlbefinden. Der „Schonraumeffekt" der Sprachheilklassen sollte bei der Interpretation der günstigen sozial-emotionalen Ergebnisse nicht vernachlässigt werden, da er sich durch die recht frühe Rückschulung der Kinder in Sprachheilklassen spätestens am Ende der Grundschulzeit aufheben könnte. Im RIM führen die implementierten Maßnahmen im Vergleich zu den Kindern mit SSES im Regelunterricht zu einer günstigeren emotionalen Entwicklung, von einer ausreichenden Stimmigkeit kann jedoch (noch) nicht gesprochen werden.

Das Wahrnehmen der besonderen sozial-emotionalen Problematik der Kinder mit SSES stellt sowohl die Praxis als auch die Forschung vor weitere Aufgaben. So sollten im inklusiven Kontext analog zum Treatment des RIM unbedingt Förderprogramme zum Training sozialer Kompetenzen durchgeführt werden, um die soziale Integration der Kinder mit hohem Sprachförderbedarf zu unterstützen. Im RIM sollten weiterhin Maßnahmen zur Stärkung des Selbstkonzepts und zur Verbesserung der Anstrengungsbereitschaft, wie beispielsweise ein häufiges, positives Lehrerfeedback, eingesetzt werden und negativ besetzte Handlungen, wie eine Zensurengebung, die sich an einer sozialen Bezugsnorm orientiert, möglichst unterlassen werden.

Innerhalb der Unterrichtsforschung ist die sozial-emotionale Lage von Kindern mit einem sonderpädagogischen Förderbedarf im Bereich Sprache noch in den Anfängen. Huber (2009) konnte zwar nachweisen, dass Kinder mit sonderpädagogischem Förderbedarf weitaus geringere soziale Akzeptanz in ihrer Klasse erfahren, als Kinder ohne sonderpädagogischen Förderbedarf. Er differenziert jedoch nicht zwischen den einzelnen Förderbedarfen, so dass nicht klar ist, wie stark Kinder mit sprachlichen Entwicklungsstörungen betroffen sind. Daher sollten Untersuchungen den Zusammenhang zwischen SSES und dem sozialen Status, dem Selbstkonzept und der Schuleinstellung differenzierter betrachten.

In Tabelle 48 werden die Ergebnisse der vorliegenden Untersuchung zusammenfassend dargestellt. Dabei wird Bezug auf die Ergebnisse am Ende der zweiten Klasse genommen.

Tabelle 48: Zusammenfassende Darstellung und Wertung aller Ergebnisse

Bereiche		Vergleich der			
		Norm			Settings
		Kinder im RIM	Kinder in SHK	Kinder im RU	
Sprachentwicklungsförderung*		+	+	+	RIM = SHK = RU
Lernbereich Deutsch	Lesen	+	+	−	RIM = SHK > RU
	Rechtschreiben	−	−	−	RIM = SHK = RU
Lernbereich Mathematik		−	−	−	RIM = SHK = RU
Emotionale und soziale Entwicklung	Soziale Entwicklung und prosoziales Verhalten	+	+	+	RIM = SHK = RU
	Emotionale und soziale Schulerfahrungen*	−	+	−	SHK > RIM > RU

Erklärungen: + – Norm erfüllt; − − Norm nicht erfüllt; * – basierend auf Gesamteinschätzung; > bzw. < – Vorteil einer Gruppe; = – kein Vorteil einer Gruppe; RU – Regelunterricht; RIM – Rügener Inklusionsmodell; SHK –Sprachheilklassen.

5.1.6 Schlussfolgerungen

Das zentrale Ziel der vorliegenden Feldstudie bestand zum einen darin, zu prüfen, ob sich Grundschulkinder mit SSES innerhalb dreier verschiedener Beschulungsformen in verschiedenen Leistungsbereichen unterschiedlich entwickeln. Zum anderen sollen auf der Grundlage der vorliegenden Erkenntnisse Hypothesen für weiterführende Studien abgeleitet werden. Vor dem Hintergrund des Untersuchungsrahmens, in dem diese Studie stattfand, kann nur ein kleiner Einblick in die genannten Zusammenhänge ermöglicht werden. Aus den Ergebnissen der Studie sollen nun Schlussfolgerungen für Forschung und Praxis gezogen werden. Es erfolgen eine allgemeine Wertung und Überlegungen zur Verbesserung der Konzeption des RIM für Kinder mit SSES. Weiterführende Hypothesen führen zur Benennung offener Forschungsfragestellungen und Hinweisen, die künftig in der Praxis Beachtung finden sollten.

Die Schlussfolgerung, dass eines der untersuchten drei Schulsettings den anderen überlegen ist, kann aus den vorliegenden Ergebnissen nicht eindeutig gezogen werden. Dazu sind die Entwicklungsstände in den zentralen Untersuchungsbereichen zwischen den betrachteten Gruppen der drei Beschulungssettings zu ähnlich. Offensichtlich wird, dass in allen Schulsettings die Sprachförderung auf allen sprachlichen Ebenen gelingt. Darüber hinaus findet die Sprachentwicklungsförderung in einer ausreichenden Qualität statt, denn es können zum Ende der zweiten Klasse überwiegend altersnormentsprechende Leistungen erreicht werden. Das signifikante Ansteigen der Sprachentwicklungsleistungen bis zum Ende der zweiten Klasse in den drei Untersuchungsgruppen ist erfreulich und lässt vermuten, dass der schulische Kontext einen Rahmen für die Entwicklung von rezeptiven und produktiven Sprachleistungen zu bieten vermag. Dies bezieht sich sowohl auf die Klassen im RIM, als auch auf die Sprachheilklassen, als auch auf die Kinder im Regelunterricht der Stralsunder Grundschulklassen.

Wie bereits in der Diskussion mehrfach angesprochen haben die landesinternen Daten der bundesweiten Vergleichsuntersuchungen (VERA) der Drittklässler (Voß et al., 2013) gezeigt, dass die Schüler im Schulamtsbereich Stralsund über die Jahre von 2009 bis 2013 mindestens durchschnittliche, oft auch überdurchschnittliche Ergebnisse in den Lernbereichen Deutsch und Mathematik erreichen konnte. Es ist also davon auszugehen, dass in Stralsund traditionell ein qualitativ guter bis exzellenter Grundschulunterricht gegeben wird. Die in den Sprach- und in den schulischen Lernbereichen erreichten Leistungen der Kinder mit SSES in den Stralsunder Regelklassen sollten folglich unter diesem Aspekt gewertet und können nicht auf jede beliebige Grundschulklasse verallgemeinert werden: Die mit dem RIM und den Sprachheilklassen verglichenen Leistungen wurden unter den Bedingungen eines nachgewiesenermaßen sehr guten Unterrichts erreicht.

Welche Grenzen haben die Ergebnisse für das RIM gezeigt und welche Folgerungen können daraus für ein verbessertes Beschulungskonzept nach dem RTI-Ansatz getroffen werden? Innerhalb des RIM sollten im Förderbereich Sprache besonders wirksame Therapieverfahren Einsatz finden; dazu wurde im Vorfeld der Untersuchung die Fachliteratur auf evidenzbasierte Therapieverfahren für die sprachlichen Ebenen gesichtet, die Evidenzen verglichen und die Praktikabilität der einzelnen Verfahren im schulischen Kontext beurteilt. Vergleicht man die Ergebnisse der Gruppen, zeigt sich jedoch bis zum Ende der zweiten Klasse keine Überlegenheit durch die in umfangreichen Fortbildungen vermittelten evidenzbasierten Therapieformate (Motsch, 2010; Reber & Schönauer-Schneider, 2009; Fox, 2004) im RIM. Wie bereits unter Punkt 2.5.4 vermutet, könnte es möglicherweise an den zu geringen Evidenzen der Verfahren liegen. Sie sind zwar in der Fachliteratur die aktuell am besten beurteilten Verfahren, die Evaluationsstudien erfolgten aber mit Ausnahme des Verfahrens „Kontextoptimierung" lediglich an sehr kleinen Probandengruppen bzw. anhand von Einzelfallanalysen und erreichen eine geringe Evidenzstufe. Die Entwicklung und Evaluierung von schulisch einsetzbaren Sprachförder- bzw. Sprachtherapieverfahren stellt eine sehr wichtige Aufgabe künftiger Forschungsbemühungen dar.

Eine weitere Ursache der fehlenden Überlegenheit dieser Verfahren könnte an der nicht ausreichenden praktischen Umsetzung im RIM liegen. So ist es denkbar, dass im schulischen Kontext die Verfahren zwar eingesetzt wurden, aber zeitlich nicht häufig genug, also z. B. nicht wöchentlich, und inhaltlich zu wenig intensiv. Wie unter Punkt 2.5.4 aufgezeigt und unter 5.1.1 methodenkritisch reflektiert, ist anzunehmen, dass das theoretische RIM-Konzept an seine praktischen Grenzen stößt, die sich u. a. auf die vergleichsweise geringen theoriebasierten und praktischen Erfahrungen der involvierten Grundschul- und Sonderpädagogen mit sprachentwicklungsgestörten Kindern beziehen und das weitere ungünstige Rahmenbedingungen beinhaltet. So beispielsweise, wenn aufgrund der vorherrschenden Problematik von lern- und verhaltensauffälligen Kindern die vier wöchentlichen Förderstunden der Sonderpädagogen zuungunsten der Kinder mit SSES geplant werden. In der Wahrnehmung der Pädagogen haben Kinder mit SSES möglicherweise einen geringeren Förderbedarf als Kinder mit gravierenden Problemen im Lernen und im emotional-sozialen Bereich und erhalten somit im inklusiven Kontext nicht die notwendige Aufmerksamkeit. Weiterhin haben die involvierten Pädagogen im Vorfeld der Untersuchung keine Erfahrung mit sprachentwicklungsgestörten Kindern gehabt. Die sprachförderlichen (z. B. Einsatz der Lehrersprache) bzw. sprachtherapeutischen Ansätze auf den drei Förderebenen sind somit möglicherweise noch nicht genug in die Unterrichtsroutine und -effektivität eingeflossen. In der weiteren Umsetzung des Modells sollten die speziellen Sprachfördermaßnahmen als feste Größe berücksichtigt werden, gerade auch im Hinblick auf die vergleichsweise schlechten sozialen und emotionalen Schulerfahrungen der Kinder im RIM und damit auf zu vermeidende Sekundärsymptomatiken im Verhaltensbereich. Überlegungen zur weiteren Verbesserung der Sprachentwicklungsleistungen der Kinder mit SSES können sich auf den Einsatz von Material zur Lernfortschritts- bzw. Entwicklungsfortschrittsmessung im Bereich Sprache beziehen. So werden an der Universität Rostock erstmalig Verfahren entwickelt und evaluiert, die den Entwicklungszuwachs auf der phonetischen bzw. phonologischen Ebene anhand von wöchentlich einsetzbaren Testverfahren ermitteln. Wie unter Punkt 2.5.4 als Chance für eine gelingende inklusive Beschulung konstatiert, könnte ein konsequenterer Einsatz solcher Materialien zu einer Steigerung der Sprachentwicklungsleistungen führen. Dieses sollte in den nächsten Jahren Aufgabe innerhalb der sprachheilpädagogischen Forschung und ein Element für ein verbessertes RIM-Konzept sein.

In ähnlicher Weise sind Schlüsse aus den Ergebnissen der schulischen Lernbereiche zu ziehen. Die schulische Förderung kann in keiner der drei Gruppen als ausreichend angesehen werden. Bezogen auf die Schulleistungsentwicklung zeigen die Datenanalysen, dass alle drei Beschulungsformen bis zum Ende der Klasse 2 bei Kindern mit SSES zu ähnlichen Ergebnissen führen. Diese liegen in den untersuchten Lernbereichen, verglichen mit der jeweiligen Normstichprobe, im unteren bzw. unter dem Durchschnittsbereich.

Um die im Ergebnisteil vorgestellten Erkenntnisse dieser Feldstudie durch qualitative Hinweise zu ergänzen, sollen die Lesefähigkeit, die Rechtschreibfähigkeit und die mathematische Leistung der Gruppen hinsichtlich ihrer Häufigkeit im unteren Leistungsquartil bzw. im weit unterdurchschnittlichen Bereich (PR ≤ 15) dargestellt werden. Betrachtet man die Häufigkeitsverteilung der erreichten Leseleistungen, so zeigt sich, dass in der Experimentalgruppe 46% (N = 12) der Kinder mit SSES Leistungen im unteren Quartil aufweisen und davon sogar 42% (N = 11) auf einem weit unterdurchschnittlichen Niveau lesen. Die Kinder der Sprachheilklassen zeigen tendenziell bessere Leistungen. So lesen nur 35% der Kinder (N = 6) im Bereich des unteren Quartils und davon fünf Kinder (29%) auf weit unterdurchschnittlichem Niveau. In den Klassen des Regelunterrichts lesen mit 67% (N = 14) besonders viele Kinder auf einem unterdurchschnittlichen Niveau, davon lesen 12 Kinder mit SSES (57%) sogar im weit unterdurchschnittlichem Bereich, und das, obwohl davon auszugehen ist, dass der Unterricht in Stralsund qualitativ recht gut ist (Voß et al., 2013). Dies zeigt, dass immerhin fast doppelt so viele Kinder im Regelunterricht im Vergleich zu den Sprachheilklassen im Bereich des Unterdurchschnittlichen bzw. des weit Unterdurchschnittlichen lesen. Das Erlernen des Lesens gelingt folglich in den Sprachheilklassen deutlich besser als im Regelunterricht, auch wenn sich keine signifikanten Unterschiede in den MANOVA (s. Punkt 4.1.2) zeigen. Die Kinder im RIM haben eher Leistungen, die zwischen diesen beiden Schulsettings liegen. Mit einem strukturierten, auf förderpädagogische Ansätze abgestimmten Konzept zum Erwerb der Schriftsprache wie in dem des RIM lassen sich folglich tendenziell etwas bessere Ergebnisse erzielen als ohne, auch wenn sie vermutlich nicht so viele Kinder erreichen wie nach der Konzeption des sprachtherapeutischen Unterrichts in den Sprachheilklassen.

Für den Bereich der Rechtschreibung ist die Häufigkeitsverteilung in allen Gruppen sehr bedenklich. So zeigen die Kinder mit SSES im RIM zu 92% (N = 23) unterdurchschnittliche Leistungen, d. h. dass lediglich zwei (!) Kinder (8%) aus der Gruppe des RIM Leistungen innerhalb der Altersnorm aufweisen. Insgesamt sind sogar 84% weit unterdurchschnittliche Rechtschreiber (N = 21). Die Kinder der Sprachheilklassen weisen zu 71% (N = 13) unterdurchschnittliche Leistungen auf, darunter sind zehn Kinder (53%), die weit unterdurchschnittlich sind. 86% der Schüler des Regelunterrichts zeigen unterdurchschnittliche Leistungen

(N = 18), 62% aller Kinder im Regelunterricht sogar weit unterdurchschnittliche Leistungen (N = 13). Auch hier zeigt sich, dass die Umsetzung des sprachtherapeutischen Unterrichts in den Sprachheilklassen im Vergleich zu den Schulsettings RIM und Regelklasse zu qualitativ besseren Ergebnissen führt.

Die Verteilung der mathematischen Leistungsfähigkeit in den Gruppen erweist sich in der Experimentalgruppe als zu 72% unterdurchschnittlich (N = 18) und zu 64% (N = 16) als weit unterdurchschnittlich. In den Sprachheilklassen zeigen 71% (N = 12) aller Kinder Leistungen im unteren Quartil, 53% (N = 9) haben weit unterdurchschnittliche mathematische Kompetenzen. Zum unteren Quartil der Gruppe im Regelunterricht gehören 67% der Kinder (N = 14), davon lernen 12 Kinder (57%) im weit unterdurchschnittlichen Bereich. Für die mathematische Leistungsfähigkeit lässt sich folglich eine recht ähnliche Verteilung zwischen den Gruppen konstatieren.

Eine mögliche Ursache könnte für die Befunde des RIM die in Deutschland noch nicht zum Unterrichtsalltag gehörenden, aber im RIM als verpflichtend angesehenen, Verfahren und Materialien liegen. Dies bezieht sich z. B. auf den Einsatz von CBM, deren Durchführung, Auswertung und Interpretation, sowie auf das sich daraus ergebende Ableiten von Förderzielen. Den im RIM involvierten Pädagogen waren Verfahren zur Lernfortschrittsdokumentation aus der Unterrichtspraxis vollständig unbekannt; sie konnten bis zum Start dieses neuen und besonderen Unterrichtsmodells keine Unterrichtsroutine dafür entwickeln, sondern mussten sich neu einarbeiten. Dies betrifft auch den Einsatz der Unterrichts- und Förderverfahren. Die meisten der als evidenzbasiert ausgewählten Verfahren waren den Grundschul- und Sonderpädagogen ebenso nicht vertraut. Weiterhin sollte beachtet werden, dass es nur sehr wenige Angaben hinsichtlich der Wirksamkeit der eingesetzten Unterrichtsmaterialien in der Fachliteratur gibt, keine Auswahl zwischen gleich evidenten Verfahren gegeben war und, z. B. beim Unterrichtsverfahren „Lulu lernt lesen" (Tolkmitt, 2011), die Evidenz eher auf Expertenmeinungen als auf einschlägigen Studien basiert. Daher ist der Baustein „Evidenzbasierte Verfahren" in keinem Bereich des RIM als mehr als ausreichend gelöst zu betrachten. Die eingesetzten Verfahren scheinen als Konglomerat nicht zu dem Ziel geführt zu haben, für Kinder mit SSES einen effektiveren und somit erfolgreicheren Unterricht, als er in den bisherigen Settings vorliegt, zu gestalten. Besonders in den Bereichen Rechtschreibung, Mathematik und im Entwicklungsbereich emotional-soziale Entwicklung, in denen im RIM unterdurchschnittliche Leistungen bei den Kindern mit SSES zu verzeichnen sind, sollten weitere und spezifischere Maßnahmen zum Einsatz kommen.

Festzustellen ist aber auch, dass das RIM grundsätzlich in der Praxis funktioniert und als Ansatz, ggf. mit den vorgeschlagenen Änderungen, weiter verfolgt werden sollte. Die Ergebnisse sollten vor dem Hintergrund einer regional eher leistungsschwachen Region betrachtet werden (Voß et al., 2013), die zudem noch einen hohen Grad an Innovation und zu den Erhebungszeitpunkten kaum Routine mit den implementierten RTI-Bausteinen aufwies. Möglicherweise sind die auf Rügen erreichten Ergebnisse im Vergleich zu den vorhergehenden Leistungsständen der Kinder mit SSES im Grundschulunterricht sogar recht gut. Es ist zu vermuten, dass das RIM an sich eine erfolgreiche Methode zur Förderung von Kindern mit SSES ist, einzelne Elemente gilt es zu verbessern.

Recht offensichtlich ist, dass die untersuchten Grundschulkinder neben den SSES in den ersten zwei Schuljahren weitere, teilweise generalisierte, Lernprobleme entwickeln und damit in mehrfacher Hinsicht entwicklungs- und lernbeeinträchtigt sind. Wie unter Punkt 2.1.2.2 dargelegt, zeigen Studien, dass eine besonders schwerwiegende Komorbidität bei SSES im Bereich des Schriftspracherwerbs zu beobachten ist (Catts, 1993; Klicpera et al., 1993). Unklar ist jedoch, welches Symptom der Sprachentwicklungsauffälligkeit welche Problematik im Schriftspracherwerb bedingt. Innerhalb der Forschung sollten detailliertere Untersuchungen, möglicherweise anhand einer Reihe von Einzelfallstudien, durchgeführt werden, die die Auswirkungen bestimmter Sprachauffälligkeiten auf eine bestimmte Problematik des Schriftspracherwerbs ermitteln. So könnten gezielter präventive Maßnahmen zur Verhinderung oder zur Minimierung von Schriftspracherwerbsstörungen bei Kindern ergriffen werden, die sonst zu massiven Lernbeeinträchtigungen führen.

Besonders ein mit einer SSES häufig einhergehendes eingeschränktes Sprachverständnis sollte in Unterricht und Therapie beachtet werden (Mahlau & Blumenthal, 2014). So ist zu vermuten, dass ein geringes Sprachverständnis den Schulerfolg maßgeblich beeinflusst, da in allen Schulfächern das Aufgabenverständnis beeinträchtigt ist und die Lerninhalte langsamer, unvollständiger und fehlerhafter erworben werden. Besonders folgenschwer ist, dass diese kumulierenden Probleme sich bereits im Anfangsunterricht der Grundschule zeigen und aller Wahrscheinlichkeit nach das weitere Lernen der Kinder mit SSES negativ beeinflussen. Wenn die sprachlichen Anforderungen des Deutschunterrichts in den höheren Schuljahren ansteigen – selbstständiges Erlesen von Aufgabenstellungen bzw. Fachtexten, Lösen mathematischer Textaufgaben –, könnten die Lernprobleme der Kinder mit SSES persistieren oder sogar zunehmen (ebd.).

Daraus ergeben sich umfassende Aufgabenstellungen für die Forschung. So sind adäquate didaktisch-pädagogische Modelle und Konzepte zu entwickelt und zu evaluieren, die die besonderen Lernvoraussetzungen der Kinder mit SSES berücksichtigen. In Pilotstudien sollten diese positiv evaluierten und theoriegeleiten Ansätze dann praktisch erprobt, damit auf ihre Wirksamkeit kontrolliert und anschließend weiter entwickelt werden. Ein erster Versuch diesbezüglich wurde mit dem RIM bereits verfolgt. Die sich daraus ergebenden Ergebnisse lassen jedoch den Schluss zu, dass für Kinder mit SSES innerhalb der vorliegenden Version des RIM an einer effektiven Unterrichtskultur noch Verbesserungsbedarf besteht.

> **Weiterführende Hypothese**
> *Die Lernförderung sollte für Kinder mit SSES noch spezifischer auf deren besondere Lernvoraussetzungen abgestimmt werden.*

Es stellt sich daher die Frage, welche Faktoren innerhalb der Untersuchungsgruppen einen Einfluss auf die sprachliche und schulische Entwicklung genommen haben könnten? Welche pädagogisch-therapeutischen Maßnahmen müssen vor oder zu Beginn der Schulzeit bei spezifisch sprachentwicklungsgestörten Kindern eingesetzt werden, um welche (bisher unzureichende) Lernvoraussetzung ausreichend zu entwickeln? Dazu sollen retrospektiv die Lernvoraussetzungen der Gruppen betrachtet werden. Die Analysen zeigen, dass 53% der Gesamtgruppe aller Kinder mit SSES im MÜSC (Mannhaupt, 2006) mehr als zwei Risikopunkte aufwiesen und damit Risikokinder für eine Lese-Rechtschreibstörung waren. Eine Analyse auf Subtestebene zeigt darüber hinaus, dass die Kinder mit SSES als Gesamtgruppe besonders große Schwierigkeiten in den Fähigkeiten hatten, die Farben inkongruenter Objekte anzukreuzen (59%), sowie Laute einem Wort zuzuordnen (43%). Demzufolge müssen Übungsformate die phonologischen Informationsverarbeitungsfähigkeiten trainieren, vor allem solche, die die Abrufgeschwindigkeit für semantische Informationen verbessern (Rekodieren semantischer Informationen aus dem Langzeitgedächtnis) und solche, die die metaphonologischen Fähigkeiten im engeren Sinne, also die Analyse von Einzellauten (Phonemanalyse), ausdifferenzieren. Da es sich um Voraussetzungen für den Schriftspracherwerb handelt, sollten diese Fähigkeiten vor dem Erwerb der Schriftsprache in ausreichender Qualität vorhanden sein und in altersgerechten Übungs- und Trainingsprogrammen aufbereitet werden, die vor dem Schriftspracherwerb Anwendung finden (Kindergarten, Vorklassen, flexible Schuleingangsphase). Die genauere Analyse der Subtests des MÜSC (Mannhaupt, 2006) zeigt auch, dass es Fähigkeiten gibt, die eine große Anzahl von Kindern mit SSES zu Schulbeginn im Vergleich zu den eben genannten phonologischen Informationsverarbeitungsfähigkeiten schon recht gut entwickelt hat. So können viele gut reimen (75%) und Silben segmentieren (75%), ca. drei Viertel aller Kinder mit SSES haben also die metaphonologischen Fähigkeiten im weiteren Sinne schon ausreichend entwickelt. Es stellt folglich eine Aufgabe dar, die phonologischen Informationsverarbeitungsleistungen jedes einzelnen Kindes genau zu analysieren, um zielgerichteter und effektiver an der Herstellung ausreichender Lernvoraussetzungen zu arbeiten. So braucht das eine Kind noch intensive Übungen zum Reimen und zum Silben segmentieren, um überhaupt erst einmal metaphonologische Fähigkeiten im weiteren Sinne zu entwickeln, das andere Kind benötigt dagegen Anreize zur Entwicklung metaphonologischer Fähigkeiten, die sich auf die Analyse von Phonemen beziehen. Das nächste Kind hat eher Probleme im phonologischen Arbeitsgedächtnis oder im phonologischen Rekodieren. Für einige der Kinder wird auch der Erwerb einfachster metaphonologischer Fähigkeiten, wie das Reimen, noch zu schwierig sein, da sie nicht über einen ausreichenden produktiven Wortschatz verfügen, der die Voraussetzung für die in diesem Förderprogramm zu übende Reimfähigkeit darstellt (Mahlau, 2008), für andere dagegen nicht mehr angemessen, da sie bereits ausreichende metaphonologische Fähigkeiten besitzen, ihr Problemfeld aber woanders, beispielsweise im Bereich des Abrufs aus dem semantischen Langzeitgedächtnis, liegt. Eine „Pauschalprävention" im Sinne des Einsatzes eines einzigen Förderprogramms wie „Leichter lesen und schreiben lernen mit der Hexe Susi" (Forster & Martschinke, 2008) erscheint folglich nicht bei allen Kindern mit SSES angebracht. Dies sollte im praktischen Kontext Berücksichtigung finden und auch als Inhalt eines überarbeiteten Treatments im RIM beachtet werden.

Die Lernvoraussetzungen in der Gruppe der Kinder mit SSES sind auch im Bereich Mathematik sehr viel geringer als in der Normierungsstichprobe des Testverfahrens „Kalkulie" (Fritz et al., 2007). Über die Hälfte aller Kinder (56%) mit SSES weist demnach ein erhöhtes Risiko auf, eine umfassende Lernstörung im mathematischen Bereich zu entwickeln. Das sind erstaunlicherweise etwas mehr Risikokinder für Lernstörungen im mathematischen als im schriftsprachlichen Fähigkeitsbereich. So müssen auch die Vorausläuferfähigkeiten in Mathematik, wie Mengenerfassung, Mengenvergleiche, Zählfähigkeit und Menge-Zahl-Zuordnung umfassend vorschulisch trainiert werden, um Lernstörungen zu minimieren oder zu verhindern. Die Förderprogramme „Mengen, zählen, Zahlen. Die Welt der Mathematik verstehen" (Krajewski, Nieding & Schneider, 2007) sowie „Kalkulie" (Fritz et al., 2007), welche im RIM eingesetzt werden, stellen einen Ansatzpunkt für die Förderung dar, der jedoch – schaut man sich die Ergebnisse zum Ende der zweiten Klasse an – bisher nicht ausreicht bzw. zu spät, nämlich erst zu Schulbeginn, erfolgt, wenn die Kinder bereits in das Mathematikcurriculum der Grundschule einsteigen sollen. Analog zu den Überlegungen zur effektiveren Förderung im Bereich Schriftsprache sind auch für den mathematischen Bereich Maßnahmen notwendig, die früher einsetzen bzw. zu einer erfolgreicheren Umsetzung der vorhandenen Förderprogramme führen.

> **Weiterführende Hypothese**
> *Die schulischen Lernvoraussetzungen der Kinder mit SSES sind so gering, dass sie eine frühere, spezifischere und individualisierte Förderung benötigen, um ausreichende Lernvoraussetzungen zu entwickeln bzw. um vorliegende Defizite zu kompensieren.*

Es lassen sich nachstehende Schlussfolgerungen ziehen: Die mathematischen Vorausläuferfähigkeiten bei Kindern mit SSES sollten besonders in den Fokus weiterer Forschungsbemühungen rücken, da bisher vergleichsweise wenige Forschungsergebnisse vorliegen. Innerhalb der Forschung könnten Untersuchungen stattfinden, die differenzierter als bisher Auskunft über die Lernvoraussetzung von Kindern mit SSES erteilen. Im Anschluss an die vorliegende Untersuchung könnten mit Hilfe des vorhandenen Datensatzes Korrelations- und Regressionsanalysen Aufschluss über spezifische Zusammenhänge und Wirkungen zwischen bestimmten sprachlichen, phonologischen und mathematischen Vorausläuferfähigkeiten und dem Erfolg in den Lernbereichen Deutsch und Mathematik geben, (deren Darstellung an dieser Stelle jedoch den Rahmen der Feldstudie überschreiten würde). Ganz offensichtlich haben Kinder mit SSES eine Anhäufung von Risiken in unterschiedlichen Entwicklungsbereichen, die genauer zu analysieren sind, um den Kindern vor dem Schulbeginn gezielter Unterstützung anbieten zu können.

Zu vermuten ist, dass Kinder mit SSES von einer Lernzeitverlängerung profitieren würden, um vor dem Erarbeiten des Grundschulcurriculums die Vorausläuferfähigkeiten ausreichend zu entwickeln. So ließen sich zusätzliche demotivierende Misserfolgserlebnisse bei den durch die SSES benachteiligten Kindern vermeiden und dem pädagogischen Primat, Kinder dort abzuholen, wo sie entwicklungsmäßig stehen, entsprechen. Dabei ist zu diskutieren, wie dies im Rahmen des Schulkontextes, z. B. durch additive Förderstunden, den Besuch einer flexiblen Eingangsstufe oder eher in einer homogeneren Lerngruppe im Sinne einer Vorklasse geschehen soll. Vermutlich ließe sich dies in allen Schulkontexten durchführen und sollte nach den regional vorhandenen Rahmenbedingungen entschieden werden. Schulen mit sehr wenigen sprachentwicklungsauffälligen Kindern könnten diesen eine Förderung innerhalb einer flexiblen Schuleingangsphase ermöglichen, Schulen mit einem sehr großen Einzugsgebiet sollten für Kinder mit SSES Vorklassen mit sprachtherapeutischem Schwerpunkt vorhalten. Nach einer Untersuchung von Sammons, Elliot, Sylva, Melhuish, Siraj-Blatchford und Taggart (2004) wirkt sich der Besuch einer Vorklasse auf die sprachlichen Kompetenzen der Kinder positiv aus. In deren Untersuchung konnten erhebliche Zusammenhänge zwischen der sprachlichen Kompetenz zum Zeitpunkt des Schuleintritts und der Dauer des Vorschulbesuchs festgestellt werden, wobei v. a. Kinder aus sozial benachteiligten Familien betroffen waren. Wichtig wäre über den schulischen Kontext hinaus eine effektive Zusammenarbeit mit Vorschuleinrichtungen (Kindergärten), die die Grundlagen für die späteren Leistungen in Mathematik sowie im Lesen und Schreiben legen und mit speziellen Maßnahmen die Entwicklung der Kindern mit SSES (Hartmann, 2002) unterstützen könnten. Besonders effektiv wäre vermutlich eine sehr frühe Förderung im Sinne einer „konzentrierten Inputtherapie" (Ward, 1999 zit. in Dannenbauer 2009, 113f). Nach Aussage von Dannenbauer (2009) ließen sich bei Interventionen zu einem sehr frühen Zeitpunkt in der Entwicklung (erste zwei Lebensjahre) eine SSES in vielen Fällen verhindern. Dabei führen die Eltern nach einem individuellen Programm täglich mindestens eine halbe Stunde eine gezielte Sprachanregung mit ihrem Kleinkind durch. Dies zu initiieren und zu begleiten ist Aufgabe von Frühförder- und Erziehungsberatungsstellen oder Logopädinnen und Logopäden.

Zu überlegen ist ferner, ob noch für weitere, sich häufig in Untersuchungen offenbarende, Einschränkungen im kognitiven Bereich und auf der Ebene der zentralauditiven Wahrnehmung und Verarbeitung (s. Punkt 3.3.2) spezielle Fördermaßnahmen implementiert werden sollten. Wie aus der Literatur bereits bekannt (Schöler et al., 2003; Hartmann, 2002), wurde auch in der Beschreibung der Untersuchungsgruppen der vorliegenden Feldstudie deutlich, dass bei den untersuchten Kindern neben den geringen sprachlichen Leistungen trotz eines Ausschlusses von kognitiven Störungen im Sinne einer Lernbehinderung (DIMDI, 2013) insgesamt geringe kognitive Fähigkeiten bestehen und sich Einschränkungen in der Verarbeitung sprachlicher Informationen zeigen.

So weisen die Kinder der Experimentalgruppe im Mittel einen IQ von 93, die Kinder in Sprachheilklassen einen mittleren IQ von 98 und die Kinder des Regelunterrichts einen mittleren IQ von 91 auf. Mit Ausnahmen der Stichprobe von Kindern in Sprachheilklassen liegen im Mittelwert geringere kognitive Fähigkeiten bei den Kindern mit SSES vor, als von der Durchschnittsnorm her zu erwarten wären. Deutlicher wird dieser Befund noch, wenn man sich die Verteilung genauer anschaut. So haben 77% aller nicht kognitiv unterdurchschnittlichen Kinder mit SSES einen IQ unter 100. Erschwerend kommt hinzu, dass mit dem CFT 1 (Weiß & Osterland, 1997) als Erhebungsinstrument ein nonverbaler Intelligenztest gewählt wurde, um die Kinder mit Einschränkungen in der Sprachentwicklung nicht zu benachteiligen. Demnach verfügt eine erhebliche Anzahl von Kindern mit SSES auch im nonverbalen kognitiven Bereich über eine geringe Leistungsfähigkeit. Dies bedeutet, dass nicht nur die sprachlichen, sondern auch bestimmte nonverbale Fähigkeiten (unterscheidende Merkmale erkennen, Zusammenhänge und Analogien bilden) bei Kindern mit SSES in der Förderung berücksichtigt werden sollten.

Untersuchungen sollten zeigen, welche nonverbalen kognitiven Leistungseinschränkungen Kinder mit SSES in besonderem Maße kennzeichnen und ob diese mit bestimmten unzureichenden verbalen Voraussetzungen zusammenhängen oder ob es sich um eine isolierte, zusätzliche, Störung handelt. Möglicherweise tritt bei Studien mit derartigen Fragestellungen das verbindende Element zwischen SSES und Lernstörungen zutage. Darauf aufbauend sollten Verfahren entwickelt werden, die die spezifischen kognitiven Einschränkungen von Kindern mit SSES gezielt abbauen oder kompensieren helfen. Dabei könnten die in den letzten Jahren entwickelten evidenzbasierten Verfahren zum Klauer Denktraining, wie beispielsweise die Form „Keiner ist so schlau wie ich" (Marx & Klauer, 2009; 2007) sowie „Denkspiele mit Elfe & Mathis" (Lenhard, Lenhard & Klauer, 2011) Unterstützung bieten, wobei immer die verbal von einem Pädagogen begleiteten Varianten zu bevorzugen wären. Klauer (2014) hat in einer Metaanalyse zum Klauer Denktraining nachweisen können, dass es in unterschiedlichen Settings und in unterschiedlichen Altersgruppen eine hohe Wirksamkeit besitzt und zudem positive Transfereffekte auf das schulische Leistungsvermögen hat. Darüber hinaus konnte in Studien mehrfach nachgewiesen werden, dass das Trainingskonzept zum induktiven Denken auch positive Auswirkungen auf die Sprachkompetenz von Schul- und Vorschulkindern hat (Marx, Keller & Beuing, 2011; Marx & Keller, 2010). Die Entdeckung von Regeln wird vor dem Hintergrund der Erkenntnisse sprachentwicklungspsychologischer Studien als eine wichtige Komponente des kindlichen Spracherwerbs betrachtet (Weinert & Grimm, 2008). Dies zeigt sich besonders nachhaltig in Sprachentwicklungsbereichen, in denen das Entdecken von Regeln (Grammatik) oder das Erkennen und Diskriminieren semantischer Merkmale (Wortschatzvernetzung, Oberbegriffe finden) eine wichtige Rolle spielen (Wöhlbier, Mahlau & Schöning, 2014). Somit könnte der Einsatz eines evidenzbasierten Verfahrens nach dem Format des Klauer Denktrainings positive Effekte auf die sprachlichen und kognitiven Fähigkeiten und auf die Schulleistung haben.

Weiterhin gibt es in der vorliegenden Untersuchung mit der Einschränkung im phonologischen Arbeitsgedächtnis erhebliche Evidenzen dafür, dass auch im Bereich der auditiven Wahrnehmung und Verarbeitung bei einer großen Anzahl von Kindern mit SSES Entwicklungsauffälligkeiten vorliegen. Analog zu den Ausführungen auf der nonverbalen kognitiven Ebene sollten auch hier spezielle Fördermaßnahmen berücksichtigt werden (s. dazu Böhme, 2008; Lauer,

2006; Nickisch, Heber & Burger-Gartner, 2005), die sowohl frühzeitig einsetzende, vorschulische als auch schulisch begleitende therapeutische Inhalte berücksichtigen. Anzumerken ist, dass es nicht bei jedem Kind gelingen wird, die vorhandenen Defizite abzubauen, sondern das es vermutlich bei vielen Kindern kompensierende Strategien sind, die es ihnen ermöglichen, erfolgreich am schulischen Lernen teilzunehmen.

> **Weiterführende Hypothese**
> *Die kognitiven und zentral-auditiven Entwicklungsvoraussetzungen der Kinder mit SSES sind geringer als es von der Altersnorm her zu erwarten wären und bedürfen einer besonderen Berücksichtigung in Unterricht und Förderung, um den betroffenen Kindern ein erfolgreiches Lernen zu ermöglichen.*

Im Bereich der emotionalen Schulerfahrungen und des sozialen Verhaltens lassen die Ergebnisse auf eine geringere soziale Einbindung und schlechtere emotional-soziale Schulerfahrungen der Kinder in inklusiv unterrichteten Klassen schließen. Die weitaus günstigeren Ergebnisse der Kinder in Sprachheilklassen sprechen dafür, dass sich Kinder mit SSES in kleineren Klassen mit Klassenkameraden, die eine ähnliche Sprachentwicklungs- und Lernproblematik haben, deutlich wohler fühlen (Schonraumeffekt). Vor dem Hintergrund der Bestrebungen zugunsten inklusiver Beschulungsformen Sprachheilklassen abzubauen, sollten Überlegungen angestellt werden, wie Kinder mit SSES auch in inklusiven Kontexten eine gesunde psychosoziale und emotionale Entwicklung erleben können.

Vergleicht man die Ergebnisse der beiden untersuchten inklusiven Kontexte des RIM und der Regelklassen, so wird deutlich, dass sich die Kinder mit SSES im RIM bereits emotional angenommener fühlen und sich als sozial weniger auffällig erweisen als die Kinder im Regelunterricht. Der Unterschied im Treatment des RIM besteht darin, dass gezielt zur Erweiterung der sozialen Kompetenzen Fördermaßnahmen, wie „Lubo aus dem All!" (Hillenbrand et al., 2010) sowie das KlasseKinderSpiel eingesetzt und Hinweise zu einem effektiven Classroom-Management gegeben wurden (Mahlau et al., 2012; Mahlau et al., 2011b). Mit „Lubo aus dem All!" (Hillenbrand et al., 2010) wurde ein empirisch gesichertes, wirksames und praxisnahes Präventionsprogramm implementiert, das sowohl entwicklungspsychologische als auch zahlreiche pädagogische Gesichtspunkte berücksichtigt. Insbesondere die weiterführenden Empfehlungen zum Classroom-Management, der konkrete Umgang mit Risikokindern und die Vorschläge zum Transfer in den Alltag unterstützten möglicherweise den Erfolg der Präventionsmaßnahme im RIM. Weiterhin erhielten die am RIM beteiligten Pädagogen konkrete Hinweise im Umgang mit aggressiven, aufmerksamkeitsgestörten und motivationsgestörten Kindern (Mahlau et al., 2011b) und wurden so vermutlich hinsichtlich einer effektiven Förderung dieser besonderen Kinder sensibilisiert, was sich wiederum positiv auf das Klassenklima und die emotionale Zugewandheit der Pädagogen ausgewirkt haben könnte. Der Erfolg aller implementierten Maßnahmen zusammengenommen vermag möglicherweise die tendenziell günstigeren emotional-sozialen Schulerfahrungen im RIM zu erklären. Die implementierten Maßnahmen zur Förderung der emotionalen Entwicklung und der sozialen Fähigkeiten weisen somit im RIM in die richtige Richtung.

> **Weiterführende Hypothese**
> *Kinder mit SSES benötigen spezielle und nachhaltige Hilfen, um eine gesunde emotional-soziale Entwicklung in der Schule zu gewährleisten.*

Daraus abgeleitet ergibt sich, dass Studien erfolgen sollten, die ganz konkret ermitteln, welche der implementierten Maßnahmen im RIM den höchsten Fördereffekt haben, welche Maßnahmen wenig wirksam sind und welche Aspekte die Förderung möglicherweise noch ergänzen müssten. Die Effektivität der emotional-sozialen Fördermaßnahmen könnte sich so noch steigern lassen. Dabei sollte nicht nur die Gruppe der Kinder mit SSES im Fokus der Untersuchungen stehen, sondern auch die sprachnormalen Alterskameraden, deren Umgang mit Kindern mit besonderen Auffälligkeiten maßgeblich zu deren „Wohlbefinden" innerhalb der Klassengemeinschaft beiträgt. Zudem muss anhand der vorliegenden Ergebnisse festgestellt werden, dass es pädagogisch kaum vertretbar ist, Kinder mit SSES ohne spezielle pädagogische Maßnahmen zur Förderung der emotionalen und sozialen Fähigkeiten im inklusiven Kontext zu unterrichten. Die Ergebnisse der Kinder mit SSES im Regelunterricht verweisen auf so schlechte sozial-emotionale Schulerfahrungen zu einem so frühen Zeitpunkt im Grundschulalter, dass eine nachfolgende Entwicklung schwerwiegender psychosozialer Probleme, im Sinne einer äußerst unerwünschten Sekundärsymptomatik, nicht nur nicht auszuschließen, sondern zu erwarten ist.

Im Folgenden soll die Konzeption des RIM auf der Grundlage der empirischen Erkenntnisse in einer Gesamtbetrachtung kritisch analysiert werden, um Ansatzpunkte für elaborierte Modifikationen zu finden.

Ein **erster Kritikpunkt** könnte sein, dass das implementierte Treatment nicht im erforderlichen Umfang oder in der erforderlichen Qualität pädagogisch-didaktisch aufbereitet wurde. So lässt zwar das in Grundschulen eingesetzte Spiralcurriculum die Wiederholung von Lerninhalten zu, um diese anschließend weiter zu führen, erweist sich möglicherweise aber für Kinder mit SSES als nicht ausreichend. Die Lernvoraussetzungen der Kinder mit SSES benötigen aufgrund des geringeren Arbeitsgedächtnisses, der geringeren nonverbalen kognitiven Fähigkeiten, des weniger ausdifferenzierten sprachlichen Langzeitgedächtnisses usw. mehr Zeit und häufigere Wiederholungsschleifen mit direkter Instruktion und intensiven Übungsphasen. Dabei müssen die eingeschränkten Wahrnehmungs- und Informationsverarbeitungsprozesse vor dem Hintergrund pädagogischer und psychologischer Aspekte didaktisch berücksichtigt werden. Diesen Gesichtspunkten wurde im RIM vermutlich zu wenig Beachtung geschenkt. Hospitationen zur Treatmentkontrolle haben gezeigt, dass der Vormittag durch lange Phasen offenen Unterrichts geprägt war, in denen zwar auf unterschiedlichem Niveau differenziert wurde, aber eine gezielte individuelle Anleitung einzelner Kinder oder Kleingruppen sowie intensive Übungsphasen häufig fehlten. Der Lehrer agiert im RIM mit dem Bereitlegen entsprechender Materialien eher als „Lernbegleiter" weniger als aktiver Gestalter der Lernprozesse der Schüler. Methoden des offen Unterrichts sind für Kinder mit SSES jedoch weniger geeignet, wenn sie nicht hochstrukturiert aufbereitet und pädagogisch eng begleitet werden (Hattie, 2013; Reber & Schönauer-Schneider, 2009). Im RIM sollten daher die sprachentwicklungsgestörten Kinder künftig in ihrem Lernweg expliziter geführt werden, in dem sie gezielt beim Erarbeiten neuer Inhalte angeleitet und Lerninhalte durch Übungsphasen so gesichert werden, dass sie automatisiert abrufbar sind. Bereits gefestigtes Wissen sollte auch später immer wieder wiederholt werden, um Vergessensprozessen entgegen zu wirken.

Ein **zweiter Kritikpunkt** ist in den im deutschsprachigen Raum fehlenden bzw. nur gering vorhandenen, evidenzbasierten Materialien zur Förderung der sprachlichen Leistungen zu sehen. Die Ergebnisse zeigen zwar im Mittelwert zufriedenstellende, da in allen Gruppen überwiegend der Altersnorm entsprechende Leistungen, zusätzliche Analysen offenbaren jedoch, dass noch eine erhebliche Anzahl der Kinder mit SSES unterdurchschnittliche bzw. weit unterdurchschnittliche Leistungen zeigen. So sind die im RIM eingesetzten Sprachtherapien zwar die aktuell auf der jeweiligen Sprachebene am besten evaluierten, sie sind aber mit Ausnahme der Kontextoptimierung (Motsch, 2010) nicht im schulischen Rahmen erprobt worden. Es ist davon auszugehen, dass sich die sprachtherapeutisch-logopädischen ganz erheblich von den schulischen Rahmenbedingungen unterscheiden. Im deutschsprachigen Bereich ist die Evidenzbasierungsdiskussion im sprachheilpädagogischen Bereich aktuell in vollem Gange (Beushausen, 2014; Hartmann, 2013a; 2013b; 2012), ohne das bisher im Kontext von Schule neben der Kontextoptimierung weitere evidenzbasierte Verfahren entwickelt und evaluiert worden wären. Hier herrscht ein erheblicher Mangel innerhalb der praktischen Förderung und stellt sich ein Forschungsdesiderat dar, welches die nächsten Jahre innerhalb der sprachheilpädagogisch-therapeutischen Wissenschaften berücksichtigt werden sollte, will man im Rahmen von Unterricht Kinder mit SSES effektiver fördern. So wären insbesondere Förder- und Trainingsmaterialien zur Verbesserung von Sprachverständnisleistungen eine wirksame ergänzende Maßnahme auf der Förderebene III innerhalb des RIM. Die Entwicklung und Erprobung von sprachtherapeutischen Fördermaterialien und -programmen im Kontext Schule sollte daher Aufgabe gezielter Interventionsstudien sein.

Noch wesentlich eingeschränkter ist im deutschsprachigen Raum die Auswahl an evidenzbasierten Unterrichtsmaterialien und Förderkonzepten in den Lernbereichen Deutsch und Mathematik. So wurde der Materialauswahl für das RIM in den Bereichen der schulischen Sprachförderung der Förderebenen I und II sowie in den Bereichen Deutsch und Mathematik häufig der empirische Gehalt der den Materialien zugrunde liegenden Theorien sowie Experteneinschätzungen (z. B. die von Reber, 2012; Tolkmitt, 2011; Reber & Schönauer-Schneider, 2009) zugrunde gelegt. Strenge empirische Wirksamkeitsnachweise der jeweiligen Konzepte und Materialien liegen gegenwärtig für die genannten Bereiche weder für die im RIM eingesetzten noch für andere im deutschsprachigen Raum erhältliche Verfahren vor (Mahlau et al., in Vorb.).

In den letzten Jahren sind jedoch im deutschsprachigen Bereich zu unterschiedlichen Elementen der RTI-Konzeption Forschungsbemühungen und Diskussionen in Gang. So befinden sich gegenwärtig eine Anzahl von Messverfahren zur Lernverlaufskontrolle (s. dazu Hasselhorn, Schneider & Trautwein, 2014) in der Erarbeitung bzw. in der Evaluation. Ebenso ist die Notwendigkeit der Entwicklung evidenzbasierter Förderverfahren in der Sprachheilpädagogik (s. dazu Hartmann, 2013b; Hartmann, 2012; Ullrich, 2010; Motsch, 2010; Kauschke, 2009) bzw. in der allgemeinen Sonderpädagogik (s. dazu Fingerle & Ellinger, 2008; Koch, 2008; Nußbeck, 2007b) Gegenstand der aktuellen Fachdiskussion. Es ist davon auszugehen, dass es in den kommenden Jahren eine größere Auswahl von wissenschaftlich geprüften Verfahren gibt, die die pädagogische Arbeit für dieses Element des RTI-Konzeptes unterstützt.

Als **dritten Kritikpunkt** gilt es, die Umsetzung des im RIM implementierten Treatments zu beleuchten. Die in umfangreichen Fortbildungen und nachfolgenden inhaltlichen Vertiefungsveranstaltungen geschulten Grundschul- und Sonderpädagogen hatten im Vergleich zu ihrer vorherigen Arbeitsweise eine erhebliche Erweiterung ihrer Aufgabenbereiche zu bewältigen. So sollten die Grundschulpädagogen sprachheilpädagogische Anteile in ihren Unterricht mit einfließen lassen, wobei unklar ist, in wie weit den einzelnen Pädagogen die Umsetzung gelangt. Fragebögen zur Treatmentkontrolle der Grundschulpädagogen (s. Punkt 3.3.3.2.1) spiegeln einen sehr guten sprachförderlichen Unterricht wieder, sind aber durch die Einschätzung eigener Verhaltensweisen subjektiv gefärbt. Hospitationen der Mitglieder der RIM-Projektgruppe in allen Projektklassen zeigten dagegen eher wenig anregende sprachförderliche Maßnahmen. In ähnlicher Weise ist die spezielle Förderung durch den Sonderpädagogen einzuschätzen. Es steht außer Frage, dass mit viel Engagement die Förderung der Kinder durchgeführt wurde, jedoch ist ein adäquater, qualitativ guter Einsatz von sprachtherapeutischen Verfahren und Methoden nicht in einigen Fortbildungen zu erlernen, sondern Bedarf der systematischen Übung mit vertiefendem Selbststudium, einer ausreichenden Supervision und einer gewissen Routine. Die Sonderpädagogen (s. Punkt 3.3.3.2.2) gaben an, dass sie in 44% der Förderstunden evidenzbasierte Therapieverfahren einsetzten, in 56% der Förderstunden dagegen nicht. Diese prozentualen Anteile waren für den Pilotjahrgang durchaus erwartungsgemäß, sollten aber künftig noch gesteigert werden, um eine höhere Fördereffektivität zu erreichen.

Insgesamt könnte sich die (noch) fehlende Routine und Unsicherheit in der Umsetzung in den bisher gewählten sprachheilpädagogischen Fördermaßnahmen als negativ erweisen. Schlussfolgernd daraus ergibt sich, dass die in den Klassen arbeitenden Pädagogen nicht nur theoretische Fortbildungen brauchen, sondern auch eine praktische Begleitung und Supervision. Diese sollte die Pädagogen v. a. bei der Auswahl kurz- und langfristiger Förderziele und in der praktischen Umsetzung von speziellen Fördermaßnahmen unterstützen.

So ist zusammenfassend zu konstatieren, dass sich die in Verbindung mit internationalen Forschungsergebnissen in der Fachliteratur (Tran et al., 2011; Burns et al., 2005; Donovan, 2002) beschriebenen Potenziale des RTI-Ansatzes nach zwei Untersuchungsjahren in den Lernbereichen und im Bereich der emotionalen und sozialen Entwicklung für Kinder mit SSES noch nicht ausreichend gezeigt haben (Voß et al., 2013; Voß et al., 2012). Die Erkenntnisse zur Teilstudie der Kinder mit SSES ordnen sich dabei in die Ergebnislage der Evaluation der Gesamtkonzeption zum RIM ein. Die Gründe vermuten Mahlau et al. (2014) in unterschiedlichen Schwierigkeiten innerhalb der praktischen Umsetzung. So zeigte sich, dass

- ein Teil der Lehrkräfte Schwierigkeiten hatte, das inklusive Förderkonzept als Ganzes umzusetzen.
- häufig ohne explizite Instruktionen, korrektive Feedbacks und tutorielle Unterstützungen bei Kindern mit Lernschwierigkeiten gearbeitet wurde.
- die Pädagogen große Schwierigkeiten hatten, die Ergebnisse diagnostischer Verfahren zu interpretieren und für Unterricht und Förderung zu nutzen.
- die mit dem RIM verbundenen Bausteine nicht vollständig beherrschte Innovationen für das deutsche Schulsystem darstellen (Mahlau et al., 2014).

Letzteres ist vor dem Hintergrund verständlich, dass die Unterrichtsforschung zum RTI-Konzept im deutschsprachigen Bereich erst am Anfang steht, während international (USA, Neuseeland, Australien) „seit mehreren Jahrzehnten in Anschluss an diesen Ansatz bzw. innerhalb einer stärker empirisch ausgerichteten Unterrichtsforschung Messverfahren sowie Unterrichts- und Fördermethoden wissenschaftlich erarbeitet wurden" (Voß et al. 2012, 100).

Weiterhin haben Fragebogenerhebungen mit den beteiligten Pädagogen ergeben, dass einzelne Elemente des RIM nicht angenommen wurden (u. a. Nutzen der kurzfristig einzusetzenden diagnostischen Verfahren, Hospitationen durch beratende Kollegen). Dieses Phänomen lässt sich in die vorliegenden Erkenntnisse der Bildungsforschung einordnen. So stellt Berman (1980) fest, dass bei komplexen Implementationsvorhaben mit hohem Innovationsgehalt häufig Konflikte zwischen den beteiligten Personen auftreten. Altrichter, Wiesinger und Kepler (2005) verweisen ebenfalls darauf, dass das Implementieren von Neuem eher selektiv gelingt. Die Schulen akzeptieren Elemente des Innovationsangebots leichter, die mit ihrer bisherigen Schulkultur eher vereinbar sind. Darüber hinaus weisen Altrichter et al. (2005) auf Probleme der Implementationsvorbereitung und -begleitung hin, die auch für das RIM zutreffen. So konnte bei der Konzeptentwicklung zum RIM nicht bedacht werden, dass die beteiligten Pädagogen keinerlei Vorbildung im Förderbereich Sprache hatten. Keiner der involvierten 16 Sonderpädagogen hatte vorher mit sprachentwicklungsgestörten Kindern praktisch gearbeitet und nur eine Sonderpädagogin hatte das Fach Sprachheilpädagogik überhaupt studiert. Innerhalb der Gruppe der Grundschulpädagogen hatte keiner bisher Erfahrung mit sprachentwicklungsauffälligen Kindern sammeln können. Im Zuge der praktischen Gestaltung zeigten sich eine Vielzahl vorher nicht bedachter Probleme zwischen der Konzeption und der praktischen Umsetzung. So führten die Grundschulpädagogen zwar zu 95% die monatlichen CBM im Bereich Lesen durch, aber nur 31% der Grundschullehrer setzte sie wöchentlich zur Kontrolle des Lernfortschritts förderbedürftiger Kinder auf der Förderebene II ein. Zudem konnten eine Anzahl der beteiligten Grundschulpädagogen die Ergebnisse nicht insofern interpretieren, als dass sie sie für die Unterrichts- und Förderarbeit genutzt hätten. Unterstützende Maßnahmen zur praktischen Begleitung waren sehr unwillkommen und konnten im Rahmen der ersten beiden Grundschuljahre, die in dieser Arbeit betrachtet werden, nicht zufriedenstellend umgesetzt werden.

Es ist davon auszugehen, dass die vorliegenden Ergebnisse zu einem Zeitpunkt erhoben wurden, der innerhalb eines Entwicklungsprozesses auf dem Weg zu einer inklusiven Schule liegt, der wiederum von Unsicherheit und teilweise fehlender

Akzeptanz für einzelne Elemente des Konzeptes geprägt ist. Eine jährlich durchgeführte Fragebogenerhebung, die die Akzeptanz der im RIM implementierten Maßnahmen als Ganzes und die Einstellung der Grundschulpädagogen zu einzelnen Fragen der Inklusion erhebt, bestätigt diese Vermutungen (s. Anhang C der online zugänglichen Zusatzinformationen). So hätten am Ende der ersten Klasse noch über 60% der befragten Grundschulpädagogen gerne wieder so unterrichtet, wie sie es vor der Einführung des RIM getan haben. Ein Jahr später waren es nur noch 36%. Grundsätzlich sollte daher davon ausgegangen werden, dass die beteiligten Pädagogen im Laufe der Zeit eine höhere Akzeptanz ausbilden und mehr Sicherheit im Umgang mit den „neuen" Elementen des Konzepts erwerben. Aufgabe der Forschung ist neben einer sehr praxisnahen wissenschaftlichen Begleitung, in der die einzelnen Elemente anwenderfreundlich weiter optimiert werden, auch die Evaluation der Implementation bzw. der Wirksamkeit des Konzeptes. Dabei spielt es eine wesentliche Rolle, inwieweit die erzielten Effekte vom Implementationsgrad der einzelnen Elemente des RIM (z. B. der Einsatz unterrichtsimmanenter Förderung durch die Lehrersprache) abhängen. Dieses sollte Gegenstand weiterer Forschungsbemühungen sein.

Zusammengefasst lässt sich ein differenziertes Bild von der Effektivität der Förderung von Kindern mit SSES im RIM zeichnen. Im RIM entwickeln sich die Kinder mit SSES in vergleichbarer Weise wie Kinder mit SSES in Sprachheilklassen. Das Ziel, ein Unterrichtskonzept zu entwickeln, in dem in einer inklusiven Grundschule Kinder mit dem Förderbedarf Sprache gemeinsam mit allen anderen Kindern des Einzugsbereiches lernen, ist somit grundsätzlich gelungen. Zentrale Aspekte, wie die Mehrebenenprävention, der Einsatz von Screeningverfahren und CBM, die Teamarbeit zwischen Grundschul- und Sonderpädagogen und evidenzbasierte Maßnahmen in den unterschiedlichen Lern- und Entwicklungsbereichen haben sich in der Praxis als machbar erwiesen. Einige, weiter oben sehr ausführlich behandelte Aspekte, bedürfen der Überarbeitung bzw. der Ergänzung. Eine besondere Stärke des RIM liegt vermutlich darin, dass nicht nur sprachförderliche Anteile beachtet werden, sondern die Förderung weiterer, häufig eingeschränkter Lernvoraussetzungen, wie die Probleme beim Erwerb der Schriftsprache, in der Mathematik oder sozial-emotionale Sekundärstörungen, bereits im Konzept enthalten ist und schulisch Beachtung finden. Eine Verbindung unterschiedlicher Förderbereiche und der grundsätzlich präventive Ansatz des RIM sind aus sprachheilpädagogischer Sicht sinnvoll und gelungen.

5.1.7 Ausblick für Forschung, Lehre und Praxis

Die inklusive Beschulung von Kindern mit erheblichen spezifischen Sprachentwicklungsstörungen stellt die Forschung, die Lehre und die Praxis vor besondere Aufgaben. Im nun folgenden Ausblick werden aus den bereits dargelegten Ergebnissen und Schlussfolgerungen Maßnahmen und Methoden abgeleitet, die künftig in Forschung, Lehre und Praxis Eingang finden sollten. Zum Schluss wird darüber reflektiert, ob es gelungen ist, die Ziele der vorliegenden Arbeit umzusetzen.

An verschiedenen Stellen der vorliegenden Arbeit wurde bereits auf Forschungsdesiderate eingegangen; die nun folgenden Ausführungen sollen diese ergänzen. Im Entwicklungsbereich Sprache fehlt es an validen Verfahren zur Lernverlaufsdiagnostik, die in kürzeren zeitlichen Abständen den Entwicklungsverlauf der Kinder im Bereich des aktuell bearbeiteten sprachlichen Förderziels zu kontrollieren vermögen. Dies stellt sowohl international als auch im deutschsprachigen Bereich ein Forschungsdesiderat dar. Insbesondere sprachwissenschaftliche Forschungseinrichtungen und Universitäten sind aufgefordert, Verfahren zur Verlaufskontrolle zu entwickeln, um so den sprachlichen Fortschritt der Kinder zu verfolgen, die therapeutischen Angebote kurzfristig zu optimieren und die unterrichtlichen Unterstützungsmaßnahmen anzupassen. Ein weiteres Desiderat ist im deutschsprachigen Bereich die Möglichkeit, die Sprachentwicklungsleistung der Kinder mittels Gruppenverfahren zu screenen. Aktuell kann lediglich zu Schulbeginn mit dem MSVK (Elben & Lohaus, 2000) eine zeitökonomische Sprachentwicklungsdiagnostik durchgeführt werden, Verfahren für das höhere Grundschulalter liegen nicht vor. Die Entwicklung von Gruppenscreeningverfahren zur Sprachdiagnostik sollte ebenfalls Gegenstand von Forschungsbemühungen sein.

Da es sich allgemein als schwierig erweist, für Studien zur sprachlichen Entwicklung hinreichend große sowie vergleichbare Untersuchungsgruppen zu rekrutieren, sollte den Fragen, welches schulische Setting bei welchen Kindern besonders wirksam ist und ob Kinder mit bestimmten Sprachentwicklungsauffälligkeiten (zumindest zeitweise) von einer besonderen Förderung profitieren, durch Studien mit geringer Probandenzahl oder auch durch Einzelfallanalysen, z. B. auf der Basis eines multiplen Grundratendesigns, nachgegangen werden. Diese Untersuchungen sollten die Lernentwicklung über einen längeren Zeitraum verfolgen, der mindestens den Grundschulbereich umfasst.

Um einen umfassenden Einblick in die Entwicklung von Kindern mit SSES zu erhalten, laufen innerhalb der Evaluationsstudie zum RIM Folgestudien, in denen die Entwicklungs- und Schulleistungsbereiche der weiteren Grundschuljahre berücksichtigt werden. So werden innerhalb der Folgestudien der vorliegenden Feldstudie Kompetenzen in den Bereichen Schriftspracherwerb und

Mathematik, dem phonologischen Arbeitsgedächtnis und in der sozio-emotionalen Entwicklung der höheren Grundschuljahre erhoben. Diesbezügliche Ergebnisse stehen jedoch derzeit noch aus. Geplant sind spezifische, qualitativ ausgerichtete Analysen, um Hinweise darauf zu bekommen, was in welchem Kontext tatsächlich an Förderung stattfand und wie gewirkt hat. Darüber hinaus sollten Untersuchungen mit kleineren Gruppen, die spezielle Sprachfördermaßnahmen erhalten, gebildet werden, um diese auf ihre Wirksamkeit zu kontrollieren. So sollte differenziert herausgearbeitet werden, ob und wie wirksam die Einzel- bzw. die Kleingruppenförderung der Förderebene III ist. Weiterhin wäre es notwendig, festzustellen, in wie weit die unterrichtsimmanenten sprachtherapeutischen Maßnahmen der Förderebenen I und II bereits ausreichend wirksam sind.

Interventionsstudien mit dem Ziel, Erkenntnisse zur Verbesserung der Förderung und des Unterrichts bei Kindern mit SSES zu erbringen, sollten unterschiedliche Studiendesigns verwenden, die – wie eben erwähnt – von Einzelfalldarstellungen auf der Grundlage multipler Grundratendesigns bis zu umfassenderen Evaluationsstudien reichen. In der vorliegenden Studie zur Evaluation des Sprachförderkonzeptes nach dem RIM spricht vieles dafür, diesen Ansatz modifiziert weiter zu verfolgen. So könnte aus den gewonnenen Erkenntnissen ein verbessertes Treatment entwickelt werden, welches insbesondere die abgeleiteten weiterführenden Hypothesen berücksichtigt. Die Erfahrungen aus der vorliegenden Feldstudie zeigen, dass ein zu evaluierendes Treatment sich auf *einen* der vorgeschlagenen Schwerpunkte (spezifischere Lernförderung, Förderung und Verbesserung der schulischen sowie kognitiven und zentral-auditiven Lernvoraussetzungen sowie spezielle und nachhaltige Unterstützungsmaßnahmen für eine gesunde sozial-emotionalen Entwicklung) beschränken sollte, um den Einfluss von treatmentindizierten Störfaktoren so gering wie möglich zu halten. Die Anzahl der sich aus dem natürlichen Kontext eines Unterrichtsalltags ergebenden Einflussvariablen ist auch bei einer geringen Anzahl gezielter Interventionen bereits hoch genug. Besonders wichtig erscheint nach den Erkenntnissen der vorliegenden Untersuchung ein Treatment, welches eine gute soziale Integration der Kinder in den inklusiven Unterricht zum Ziel hat. Einige Vorschläge für diesbezügliche Maßnahmen sind unter Punkt 5.1.5 aufgeführt und sollen an dieser Stelle kurz ergänzt werden. So erscheint es sinnvoll, in einem verbesserten Treatment im RIM klassenbezogene, schülerbezogene und lehrerbezogene Interventionen zu planen (Blumenthal & Marten, 2014, Marten, 2014). Klassenbezogene Interventionen könnten beispielsweise kooperative Lernformen oder kooperative Spiele (KlasseKinderSpiel, Hillenbrand & Pütz, 2008), Präventionsprogramme

(z. B. „Teamgeister – soziales und emotionales Lernen in der Grundschule", Wilms & Wilms, 2013 oder „Verhaltenstraining in der Grundschule", Petermann, Koglin, Natzke & von Marées, 2013) sein oder eine individuelle Bezugsnormorientierung enthalten. Ein Kind mit einer SSES und einem erhöhten Risiko für Sekundärsymptome im emotional-sozialen Bereich braucht zudem individuell zugeschnittene Unterstützungsmaßnahmen, wie eine spezifische Sprach- und Lernförderung und ggf. auch die Förderung sozialer Kompetenzen. Strategien, um Freunde zu finden und Freundschaften längerfristig zu halten, müssen gezielt geübt und Unterstützungsmaßnahmen ggf. auch von außen erfolgen. Lehrerbezogene Interventionen könnten sich auf ein statussteigerndes Lehrerverhalten, wie ein positives Lehrerfeedback, beziehen. Sinnvoll wäre es, nur eine Auswahl der aufgeführten Interventionsmöglichkeiten umzusetzen und umfassend zu kontrollieren, um feststellen zu können, welche Maßnahme tatsächlich wie wirkt. Damit eine hohe Rate der Treatmentumsetzung erreicht wird, sollten die Maßnahmen durch Fachkräfte fortgebildet, in der Praxis angeleitet und nachfolgend supervisiert werden.

Um ein solches Treatment zu evaluieren, sollte aufgrund des Standes der Theorieentwicklung eine hypothesenprüfende Interventionsstudie mit einem Zweigruppenversuchsplan (Interventionsgruppe und Wartekontrollgruppe) über ein Schuljahr mit Prä-Postdesign und anschließendem Follow-up durchgeführt werden. Wünschenswert wäre es, wenn die Probandenanzahl so gewählt werden könnte, dass auch mittlere Effekte sichtbar werden. Nach Rost (2005) benötigt man dafür N = 130 Personen, also pro Gruppe N = 65. Realistischer – und dennoch bei hypothesenprüfenden Studien notwendig – ist eine Planung mit N = 70 (pro Gruppe N = 35), bei der sich wenigstens große Effekte als statistisch signifikant absichern lassen. Im Prätest müssten relevante Entwicklungs- und Leistungsdaten aller Kinder erfasst werden, die Intervention (Treatment) könnte dann über ein halbes Schuljahr durchgeführt werden und zum Schulhalbjahr hinsichtlich ihrer Effektivität überprüft werden (Posttest). Ob die Intervention nachhaltig wirkt, sollte der sich am Ende des Schuljahres anschließende Follow-up-Test zeigen. Da es im Kontext von schulischen Interventionsstudien nicht möglich ist, Probanden zufällig den Gruppen zuzuweisen, handelt es sich um eine quasi-experimentelle Kontrollgruppenstudie (Bortz & Döring, 2006).

Voraussetzung für eine Interventionsstudie ist die Bereitschaft der Eltern, Schüler und der wichtigsten Lehrpersonen (Klassenlehrerinnen und Klassenlehrer) an einer solchen Studie mitzuwirken, da es mit einer Vielzahl an Neuerungen, zusätzlichem Arbeitsaufwand, Kontrollen und Bewertungen der eigenen Arbeit verbunden ist und man sich diesem Aufwand über einen längeren Zeitraum stellen muss. Abgeleitet aus der vorliegenden Feldstudie sind besonders wichtige Aspekte einer Interventionsstudie die Treatmentkontrolle und eine umfassende Erhebung von Störfaktoren, wie beispielsweise schulunabhängige therapeutische Interventionen (Logopädie, Kompetenztrainings der Kinder- und Jugendpsychiatrie, -psychologie). Die Kontrolle des Treatments sollte durch ein von Anfang an geplantes Begleitstudiendesign erfolgen und durch mehrere Erhebungsmöglichkeiten (Fragebögen zur eigenen Einschätzung, Videoanalysen, Hospitationen) abgesichert werden. Nur so lassen sich die notwendigen Rückschlüsse auf tatsächlich erfolgte Maßnahmen und deren Auswirkungen auf die Zielvariable (soziale Integration) ziehen. Auf der Grundlage des hier beispielhaft und sehr kurz umrissenen Vorgehens würden sich weitere Erkenntnisse für eine erfolgreichere Förderung von Kindern mit SSES ableiten lassen, die auch in der Lehrerausbildung berücksichtigt werden sollten.

Eine inklusionsorientierte Erneuerung der Lehrerausbildung hat ihre Grundlage in der im März 2013 zum dritten Mal novellierten Rahmenvereinbarungen der Kultusministerkonferenz (KMK). Darin wurde beschlossen, die Inhalte der Regelschullehrämter und der Lehrämter für Sonderpädagogik auf die Erfordernisse eines inklusiven Unterrichts zu überarbeiten und den künftigen Pädagogen ausreichende Handlungskompetenzen im Umgang mit förderbedürftigen Schülern zu vermitteln. Die KMK empfiehlt insbesondere die im RTI als grundlegend empfundenen Themen „Umgang mit Heterogenität", „Inklusion" und „Grundlagen der Förderdiagnostik" (Lindmeier, 2014).

Die universitäre Lehre sollte daher den RTI-Ansatz als eine Möglichkeit inklusiver Beschulung umfassend vermitteln. Auch wenn das deutschsprachige RIM und das US-amerikanische RTI sich aufgrund der unterschiedlichen rechtlichen und personellen Rahmenbedingungen und materiellen Voraussetzungen z. T. deutlich voneinander unterscheiden, sind einzelne Bausteine sinnvoll und effektiv für die Unterrichtspraxis. Diese Bausteine, z. B. Verfahren zur Lernfortschrittsmessung oder evidenzbasierte Fördermaterialien, gilt es an Universitäten und pädagogischen Hochschulen als Routineverfahren für die Unterrichtspraxis zu etablieren. Dazu gehören weiterhin Kenntnisse einer mehrere Bereiche umfassenden Sonderpädagogik sowohl für die künftigen Sonderpädagogen als auch für die künftigen Regelschulpädagogen. Kompetenzen für den inklusiven Unterricht, wie ein effektives Teamteaching, die Planung und Leitung von Förderplankonferenzen, Kenntnisse über den Aufbau eines Netzwerks zur Förderung, die Zusammenarbeit mit schulfremden Experten und weitere spezifisch sonderpädagogische Qualitätsmerkmale (vgl. v. Knebel, 2014: v. Knebel, 2013) sollten zukünftig Einzug in die universitäre Lehre finden und so wesentliche Inhalte des RTI-Ansatzes bzw. weiterer inklusiv orientierter Unterrichtskonzepte unterstützen.

Als besonders wichtig wird im RTI die Umsetzung effektiven und damit qualitativ hochwertigen Unterrichts angesehen. Daher sollten Strategien, Maßnahmen, Methoden und Materialien in der Vermittlung an die künftigen Pädagogen berücksichtigt werden, die sich als besonders wirksam herausgestellt haben. John Hattie erstellt in seiner Studie „Visible Learning" (Hattie, 2013; Hattie, 2008) eine Synthese von über 800 Meta-Analysen aus dem Bereich der Bildungsforschung. In dieser analysiert er 50.000 Studien[48] mit ca. 250 Millionen Schülern. Um die Frage beantworten zu können, welche Faktoren in welcher Stärke Einfluss auf die Schulleistungen haben, extrahiert Hattie 138 Faktoren, die mit der Lernleistung in Verbindung stehen und systematisiert diese in sechs Domänen. Es stellt sich heraus, dass v. a. die Lehrpersonen und der Unterricht bedeutsam sind. Die Klarheit der Lehrperson (d = .75), Micro-Teaching (d = .88) und eine positive Lehrer-Schüler-Beziehung (d = .62) sind besonders wirksam. Bestimmte Methoden des Lehrens versprechen einen hocheffektiven Unterricht. So ist der im RTI-Konzept verankerte Baustein der „Formativen Evaluation" mit einer Effektstärke von d = .90 sehr wirksam. Auch die im RTI auf den Förderebenen II und III beachteten „Interventionen für Lernende mit besonderem Förderbedarf" haben mit d = .77 eine nachweislich hohe Effektivität. Hattie entwickelte, bezugnehmend auf seine Forschungsbilanz, eine Unterrichtskonzeption eines nachhaltigen Lernens sowie eines wirksamen Lehrerhandelns (Hattie, 2014). Erkenntnisse aus dieser Studie sollten Eingang finden in die universitäre Lehre und in Lehrerfortbildungen, um eine Qualitätssteigerung des Unterrichts zu erreichen und auch um mit Fehlannahmen, z. B. offener Unterricht sei besonders sinnvoll (d = .01) oder geringe Klassengrößen wären günstiger als größere (d = .21), aufzuräumen.

Darüber hinaus sollte überlegt werden, wie eine inklusionsorientierte Lehrerbildung evaluiert werden könnte. Das im deutschsprachigen Bereich leider noch weitgehend unbekannte Rahmenkonzept zur Erforschung der „collaborative teacher education" könnte dafür hilfreiche Impulse geben (Lindmeier, 2014).

Im Bereich der Unterrichtspraxis sollten Überlegungen zur Umsetzung ausreichender diagnostischer und didaktischer Maßnahmen erfolgen, um das frühe

---

48 Der Vergleich der einzelnen Studien wurde durch die Umrechnung der Ergebnisse in Effektstärken (d) möglich. Nach Hattie liegt ein überdurchschnittlicher Lernerfolg vor, wenn d > .40, ein exzellenter Lernerfolg wenn d > .60. Hattie interpretiert die Effektstärke in Bezug zu einem „Umschlagpunkt" von d = .40 und setzt damit ein strenges Maß an, weil Lerneffekte nicht auf Zeiträume, sondern auf die tatsächlich stattgefundene Interventionsmaßnahme zurückzuführen sein sollten. Studien belegen, dass Lehrpersonen innerhalb eines Schuljahres einen Leistungszuwachs im Bereich von d = .20 bis d = .40 erzielen.

schulische Scheitern der besonders beeinträchtigten Kinder mit SSES zu verhindern oder zumindest zu minimieren. Überlegungen, um förderliche oder behindernde Entwicklungsfaktoren herauszufiltern, stellen mögliche Ansatzpunkte zur Verbesserung der Beschulungsbedingungen dar. So ist es besonders wichtig, die betroffenen Kinder von Anfang an zu identifizieren. Untersuchungen konnten zeigen, dass Kinder mit Sprachentwicklungsauffälligkeiten von den Grundschulpädagogen häufig nicht erkannt werden (Mahlau & Blumenthal, 2014). Ihre Probleme werden eher anderen Störungsbildern, wie Lernstörungen oder Auffälligkeiten im Bereich der emotional-sozialen Entwicklung zugeschrieben, als einer Primärstörung im Bereich Sprache. Dies betrifft v. a. Kinder mit Sprachverständnisstörungen. In der Untersuchung von Mahlau und Blumenthal (2014) zeigten Kinder mit Sprachverständnisstörungen im herkömmlichen Schulsystem bereits sehr früh Sekundärstörungen, die so erheblich sind, dass bereits zum Ende der zweiten Klasse bei fast einem Viertel der Kinder ein sonderpädagogischer Förderbedarf im Bereich Lernen oder emotional-soziale Entwicklung bzw. eine Lese-Rechtschreibstörung diagnostiziert wurde. Das Fallen der Kinder mit Sprachentwicklungsauffälligkeiten durch das diagnostische Raster des herkömmlichen Schulsystems ist verbunden mit einer nicht einsetzenden Förderung; dies gilt es in einem inklusiven Schulsystem zu verhindern.

So sollte zu Beginn der Schulzeit bei allen Kindern ein Eingangsscreening erfolgen und, bei Vorliegen einer unterdurchschnittlichen Sprachentwicklungsleistung, eine weiterführende spezifische Diagnostik. Innerhalb der Schulzeit muss dann der Entwicklungsfortschritt in praktisch sinnvollen Abständen durch weitere diagnostische Maßnahmen kontrolliert werden, um ggf. die pädagogisch-therapeutischen Maßnahmen anzupassen. Dabei steht die Praxis aktuell noch vor einem besonderen Problem, denn im deutschsprachigen Raum gibt es kein Gruppenscreening zur Erhebung der Sprachentwicklungsleistungen im Grundschulalter. Wie bereits erwähnt, ist der MSVK (Elben & Lohaus, 2000) für das Vorschulalter und den Schulbeginn normiert und kann daher, außer einmalig zu Schulbeginn, nicht häufiger eingesetzt werden. Aktuell kann also durch Gruppenverfahren der Sprachentwicklungsfortschritt der betroffenen Kinder nicht erfasst werden. Daher müssen im inklusiven Unterricht Rahmenbedingungen vorgehalten werden, die den Einsatz von Einzeltestverfahren in der Regelschule ermöglichen. Ohne einen fachlich entsprechend ausgebildeten Sonderpädagogen für jede inklusiv ausgerichtete Schule bzw. Klasse, der von Schulbeginn an additiv oder parallel laufende Förderstunden hat, ist dies nicht zu realisieren.

Hinsichtlich der schulischen Fördermaßnahmen sollte zwischen zwei miteinander verzahnten Bereichen der Mehrebenenprävention im RTI-Konzept unterschieden werden. In speziellen Förderstunden müssen zum einen gezielte sprachtherapeutische Angebote zur Erweiterung der individuellen sprachlichen Kompetenzen stattfinden (von Suchodoletz, 2013; Hachul & Schönauer-Schneider, 2012; Kannengieser, 2009; Reber & Schönauer-Schneider, 2009). Zum anderen sollten im Unterricht die häufig eingeschränkten Lernvoraussetzungen der sprachentwicklungsgestörten Kinder, wie sie sich auch in der eigenen Studie zeigen, durch besondere, differenzierende, Maßnahmen berücksichtigt werden. Diese Maßnahmen betreffen insbesondere den Deutschunterricht, aber auch in allen anderen Fächern gibt es bestimmte unterstützende Methoden (Reber & Schönauer-Schneider, 2009). Dazu zählen vereinfachte Texte mit kurzen Sätzen, Wörter mit eindeutigem Inhalt und einfacher phonologischer Struktur. Hilfe zur inhaltlichen Erfassung können illustrierende Bilder bieten, weiterhin kann eine größere Schrift und Silbenmarkierungen das Erlesen erleichtern. Zur Unterstützung des Sprach- und Aufgabenverständnisses sollten in allen Fächern Visualisierungen, sprachliche Umschreibungen, Gesten, Lautgebärden, farbliche Markierungen usw. eingesetzt und in jeder Lernphase gesichert werden.

Drüber hinaus sollte ein sehr ruhiges Klassenklima angestrebt werden, da Kinder mit SSES häufig Probleme mit der auditiven Wahrnehmung und Verarbeitung haben. Bei zu lauten und häufigen Hintergrundgeräuschen nehmen die betroffenen Kinder nicht mehr in ausreichender Weise die zentralen Inhalte des Unterrichts wahr bzw. müssen sich dabei sehr anstrengen und erschöpfen zu schnell. Auch die oft hinsichtlich ihrer positiven Merkmale empfohlenen offenen Unterrichtsformen sind für einen Unterricht mit sprachentwicklungsgestörten Kindern nur dann geeignet, wenn eine ruhige Arbeitsatmosphäre vorliegt, eine hoch strukturierte Vorbereitung der Aufgaben erfolgt, die für das betroffene Kind selbstständig zu erfassende Aufgabenstellung beinhalten, und der Lehrer ausreichend Zeit einplant, um sich einzelnen Kindern bzw. Kindergruppen, z. B. mit Übungen zur Grammatik oder zum Wortschatz, zu widmen.

Daneben sollte eine besondere Berücksichtigung der emotional-sozialen Lage der Kinder mit SSES erfolgen. Gezielte Maßnahmen zur Unterstützung der sozialen Integration, zur Erhöhung der Kommunikationsfähigkeit und des Selbstkonzeptes sollten in einem inklusiven Unterricht unbedingt geplant werden. So könnte von Anfang an auf die Einhaltung von Sprechregeln innerhalb der Klasse geachtet werden (Wir hören einander zu! Wir lassen den anderen aussprechen!). Partnerübungen, in welchen das sprachauffällige Kind seinen Partner wählen darf, und individuelle positiv formulierte Leistungsrückmeldungen (individuelle Bezugsnormorientierung) unterstützten den Aufbau eines gesunden Selbstkonzepts. In besonders „unsozialen" Klassen sollte ein Klassentraining zur Einhaltung sozialer Regeln und zur Erweiterung emotional-sozialer Kompetenzen erfolgen. Gerade mit Bezug auf Untersuchungen, die von einem stark erhöhten Anteil an Mobbingopfern (Law et al., 2004; Knox & Conti-Ramsden, 2003) bei Kindern mit SSES berichten, bietet sich ein solches Training und die strikte Einforderung sozialer Verhaltensweisen (Keiner wird ausgeschossen!) an.

Wichtig ist zudem die Zusammenarbeit aller Pädagogen mit weiteren Experten bzw. Bezugspersonen, wie z. B. Logopäden, Ergotherapeuten und den Eltern. Neben den sprachtherapeutischen und unterrichtlichen Maßnahmen ist zu überlegen, ob einzelne Kinder von Trainingsprogrammen profitieren, die beispielsweise der Förderung der kognitiven Fähigkeiten, der Aufmerksamkeitsleistungen oder der Steigerung der auditiven Wahrnehmung dienen. Diese Förderprogramme könnten als gezielt zu trainierende isolierte Fähigkeit auch außerhalb des schulischen Kontextes erfolgen (Logopäden, Ergotherapeuten, Kinder- und Jugendpsychologen), wobei eine Verzahnung der dort erworbenen Fähigkeiten, z. B. mit der Fähigkeit zum induktiven Denken und den schulischen Anforderungen wünschenswert wäre (Lenhard, Lenhard & Klauer, 2012; Strathmann & Jakubowski, 2011; Strathmann & Klauer, 2011; Strathmann, 1999a; Strathmann, 1999b).

Wichtige Voraussetzung für eine effektive Förderung von Kindern mit SSES im Kontext inklusiven Unterrichts nach dem RTI-Ansatz ist eine umfassende Aus-, Fort- und Weiterbildung der Regelschul- und Sonderpädagogen. Das erfordert spezielle Fortbildungen, in denen die sprachdiagnostische und sprachtherapeutische Kompetenz der Pädagoginnen und Pädagogen geschult wird. Von derartigen Maßnahmen würden auch Kinder mit anderen Entwicklungsauffälligkeiten profitieren, so z. B. Kinder mit geringen kognitiven Fähigkeiten, welche oft mit eingeschränkten Sprachverständnisleistungen und einem geringen Wortschatz einhergehen, Kinder mit Mehrsprachigkeit, Kinder aus sozial benachteiligten Familien, in denen ihnen wenig sprachliche Aufmerksamkeit zuteil wird, und Kinder mit Aufmerksamkeitsstörungen. Aus den Erfahrungen im RIM abgeleitet, sollte eine weiterführende Supervision der beteiligten Pädagogen mit Personen mit sonderpädagogischen Beratungskompetenzen über eine längere Zeitspanne erfolgen. Die Voraussetzung für eine adäquate Umsetzung inklusiver Beschulung sind gut ausgebildete, motivierte Regelpädagogen und Spezialisten, die effektiv zusammenarbeiten.

Trotz der noch bestehenden Kritikpunkte am RIM wird deutlich, dass die Lernentwicklung in einem inklusiven Rahmenmodell, wie es analog des US-amerikanischen RTI-Ansatzes im RIM realisiert wurde, gute Ansätze dafür bietet, Kindern mit sprachlichen Risiken eine positive schulische Entwicklung zu ermöglichen. Es ergeben sich aus pragmatischer Sicht durchaus Vorteile für eine inklusive Beschulung bei Kindern mit sprachlichen Entwicklungsstörungen. So kann sowohl eine wohnortnahe Beschulung als auch die Aufrechterhaltung bestehender Peerverbindungen nach der Unterrichtszeit realisiert werden (Mahlau & Blumenthal, 2014), was bei Kindern mit einem erhöhten Risiko für die sozial-emotionale Entwicklung von besonderem Wert ist. Zudem kann davon ausgegangen werden, dass eine weitaus höhere Identifikation von Risikokindern bereits zu Schulbeginn erfolgt, die mit einer kurzfristig einsetzenden Förderung verbunden ist. Nach Huber et al. (2013) liegen die Stärken des Konzeptes in der Auflösung des *wait-to-fail-Prinzips* und des Etikettierungs-Ressourcen-Dilemmas. Hartmann (2013a, 106) verweist darauf, dass RTI-Modelle ein gutes Potenzial für Früherkennung, Prävention und Intervention für Lese-Rechtschreibstörungen bieten. Allerdings ist der Einsatz des RTI-Prinzips ein fachlich anspruchsvolles und sehr komplexes Vorhaben, das nicht „von heute auf morgen" gelingen kann. Es bedarf unterschiedlichster und vielfältigster Voraussetzungen, die z. T. erst geschaffen werden müssen, um erfolgreich arbeiten zu können. So sind spezifischere empirische Erkenntnisse über wirksame methodische Vorgehensweisen, über Interventionsstrategien und -programme zu erarbeiten. Darüber hinaus sollten diagnostische Verfahren entwickelt werden, die Lernentwicklungen valide abbilden. Alles zusammen könnte als Praxistool den Schulen zur Verfügung stehen.

Ein weiterer Punkt sind die Rahmenbedingungen, in dem inklusiver Unterricht stattfinden kann. Um von den Schulen als sinnvoll und praktikabel bewertet zu werden, müssen Schulen, die inklusiv nach dem RTI-Ansatz arbeiten, mit entsprechenden personellen, zeitlichen und materiellen Ressourcen ausgestattet sein. Hier zeigen sich gravierende Unterschiede zwischen der Umsetzung des US-amerikanischen RTI und des RIM. Während in den USA eine umfangreiche Auswahl unterschiedlichster evidenzbasierter Unterrichts- und Therapiematerialien vorhanden ist, sind diese, wie bereits mehrfach angesprochen, in Deutschland gegenwärtig erst in der Erarbeitung. Auch das Mehrebenenpräventionsmodell wird in den US-amerikanischen Schulen anders umgesetzt. In den USA wird täglich in unterschiedlichen Leistungsgruppen eine spezifische Kompetenz (z. B. metaphonologische Fähigkeiten) differenziert gefördert, während dies aufgrund der wesentlich geringeren Stundenzuweisung im RIM nicht möglich ist (s. Punkt 3.6). Im RIM wird auf Kinder fokussiert, die besonders schwere Beeinträchtigungen im Verhalten, im Lernen und in den sprachlichen Fähigkeiten zeigen. Die Sonderpädagogen arbeiten mit den Kindern zu Schulbeginn und im Laufe der ersten Klasse präventiv, später dann, wenn der Abstand zwischen den Lern- und Entwicklungsleistungen der betroffenen Kinder im Vergleich zu den durchschnittlich entwickelten Kindern zu groß ist, zunehmend therapeutisch-intervenierend. Die wöchentlich ein bis zwei Mal stattfindenden sonderpädagogischen Maßnahmen sind möglicherweise für Kinder mit komplexen Beeinträchtigungen zu wenig wirksam.

Auch die Maßnahmen auf der Förderebene II sind als wichtige Ressource zur Förderung entwicklungsauffälliger Kinder zu betrachten und sollten entsprechend zeitlich umgesetzt werden. Im RIM konnte dies nur in der ersten Klassenstufe mit fünf zusätzlichen Förderstunden (zwei für Mathematik und drei für Deutsch) realisiert werden. Ab Klasse 2 wurden für die Förderebene II nur noch drei Stunden zur Verfügung gestellt, was im Vergleich zum US-amerikanischen RTI-Konzept sehr gering ist. In Anlehnung an die Ausführungen von Hartmann (2013a) sollten hier bessere zeitliche und personelle Rahmenbedingungen geschaffen werden, damit das RTI-Konzept seine Potentiale auch in Deutschland entwickeln kann.

Abschließend soll der Bezug zu den Zielsetzungen der vorliegenden Arbeit hergestellt werden. Einige Ziele können als umgesetzt betrachtet werden; andere Ziele wiederum, so ein inklusives Beschulungskonzept für den Förderschwerpunkt Sprache zu entwickeln, welches gegenüber den aktuellen Beschulungsmöglichkeiten empirisch nachgewiesen deutliche Vorteile bietet, gelang nicht im erwünschten Maße. Zu den aufgezeigten Beschränkungen wurden modifizierende Überlegungen zu unterschiedlichen Aspekten angestellt, die das bestehende Sprachförderkonzept im RIM verbessern helfen.

In der vorliegenden Arbeit konnte(n)

- die gegenwärtig vorhandenen theoretischen und empirischen Erkenntnisse zum Bereich der SSES und deren Zusammenhang mit weiteren Entwicklungsstörungen (Komorbiditäten) und zum Forschungsstand evidenzbasierter Fördermaßnahmen im Bereich der Sprachheilpädagogik analysiert werden,
- vor dem Hintergrund einer inklusiv orientierten Bildungspolitik und der besonderen sprachlichen und schulischen Voraussetzungen von Kindern mit SSES ein schulisches Sprachförderkonzept für die ersten zwei Grundschuljahre entwickelt werden, das wesentliche Bausteine (Mehrebenenmodell, Lernfortschrittsmessung, evidenzbasierte Fördermaterialien) des US-amerikanischen RTI-Ansatz integriert. Dabei gab es deutliche Beschränkungen in der Auswahl von evidenzbasierten Therapie- und Förderverfahren und von Verfahren zur Lernfortschrittsmessung, die in der deutschen Unterrichtspraxis erst seit wenigen Jahren oder z. T. noch nicht ihren Einsatz finden,
- auf der Basis eines Drei-Gruppen-Versuchsplanes mittels einer explorativ angelegten und hypothesengenerierenden quasi-experimentellen Feldstudie Erkenntnisse gewonnen werden, die den Einfluss unterschiedlicher Konzeptionen schulischer Förderung (a) unter den inklusiven Bedingungen nach dem RTI-Ansatz (RIM), (b) nach den Möglichkeiten des Regelunterrichts und

(c) den segregativen Bedingungen in Sprachheilklassen auf die Leistungs- und Entwicklungsfortschritte bei Kindern mit SSES aufzeigen. Somit konnten in der vorliegenden Untersuchung Hinweise zur Beantwortung der Fragestellung, ob in einem und, wenn ja, in welchem Schulsetting für Kinder mit SSES eine günstigere sprachliche, curriculare und sozial-emotionale Entwicklung erfolgt, gewonnen werden,
- die gewonnenen Erkenntnisse eines deutschen Sprachförderkonzeptes im Anschluss an den RTI-Ansatz mit bisherigen Formen der Förderung in Sprachheilklassen und im Regelunterricht gegenüber gestellt und detailliert in unterschiedlichen Bereichen der sprachlichen, schulischen und sozial-emotionalen Entwicklung verglichen werden,
- gezeigt werden, dass die Grundideen des RTI-Ansatzes auch im Förderbereich Sprache eine sinnvolle Orientierung für die praktische Arbeit darstellen, wobei Modifikationen in der Intensität der Förderung, in der Auswahl künftig zu evaluierender sprachlicher Förder-, Therapie- und Unterrichtsverfahren und im Einsatz von Lernfortschrittsmessungen angebracht sind. Dieses gilt es in der praktischen Umsetzung zum Wohle der betroffenen Kinder im Einzelfall zu erkennen und entsprechend zu handhaben.

Darüber hinaus wäre es wünschenswert, wenn die Ergebnisse der vorliegenden Arbeit Impulse für eine Diskussion und für weiterführende Studien zur Beschulung insbesondere von Kindern mit SSES innerhalb der Forschungsbereiche *Sprachheilpädagogik* und *Inklusionspädagogik* geben könnten.

Das RTI-Konzept bietet eine Rahmenstruktur für ein inklusives Schulsystem, in der die von Glück et al. (2014) formulierte Position der Deutschen Sprachheilgesellschaft zur inklusiven Beschulung von Kindern mit einem hohen Förderbedarf im Bereich Sprache bereits umfassend berücksichtigt wird. So erfolgen im RIM die Reduzierung sprachlicher Barrieren und die Erfassung individueller Förderbedarfe, auf die mit systembezogenen Maßnahmen von Beratungsprozessen bis hin zu sonderpädagogischem Unterstützungsbedarf mit therapeutischem Charakter reagiert wird. Eine „Pluralität der Wege", welche unterschiedlichste, flexibel kombinierbare Unterstützungsangebote beinhaltet, ist im RIM gewährleistet. Mit der Konzeption gelingt es, die in der UN-Behindertenrechtskonvention (2012) geforderte gemeinsame Beschulung von Kindern mit und ohne Förderbedarf im Bereich Sprache, umzusetzen, wobei die Qualität der Beschulung in wesentlichen Bereichen mit der in Sprachheilklassen vergleichbar ist. Für den deutschsprachigen Bereich sollten weitere passende Konzeptionen erarbeitet und empirisch erprobt werden. Die vorliegende Arbeit stellt für Kinder mit einem hohen Förderbedarf im Bereich Sprache einen ersten Schritt in diese Richtung dar.

6 Literaturverzeichnis

Aaron, P.G., Joshi, M. & Williams, K.A. (1999). Not all reading disabilities are alike. *Journal of Learning Disabilities, 32*, 120–137.

Adams, A.-M. & Gathercole, S.E. (1996). Phonological working memory and spoken language development in young children. *The Quarterly Journal of Experimental Psychology, 49a*, 216–233.

Altrichter, H., Wiesinger, S. & Kepler, J. (2005). Implementation von Schulinnovationen – aktuelle Hoffnungen und Forschungswissen. Abgerufen unter *http://paedpsych.jk.uni-linz.ac.at/internet/ORGANISATIONORD/ALTRICHTERORD/IMPLse2PlusLit.pdf* am 04.03.2014.

American Psychiatric Association (2013). *Diagnostic and Statistical Manual of Mental Disorders* (5th ed.). Arlingtion (VA): American Psychiatric Association.

American Psychiatric Association (2003). *Diagnostisches und Statistisches Manual Psychischer Störungen – Textrevision DSM-IV-TR* (Deutsche Bearbeitung und Einführung von H. Saß, H.U. Wittchen, M. Zaudig & I. Houben). Göttingen: Hogrefe.

Amorosa, H. (2008). Umschriebene Entwicklungsstörungen der Sprache. In B. Herpertz-Dahlmann, F. Resch, M. Schulte-Markwort & A. Warnke (Hrsg.). *Entwicklungspsychiatrie – Biopsychologische Grundlagen und die Entwicklung psychischer Störungen* (2. Aufl., S. 570–589). Stuttgart: Schatthauer.

Amorosa, H. & Noterdaeme, M. (2002). Effektivität der Behandlungen von Kindern mit ausgeprägten Sprachentwicklungsstörungen. In W. von Suchodoletz (Hrsg.). *Therapie von Sprachentwicklungsstörungen. Anspruch und Realität* (S. 70–82). Stuttgart: Kohlhammer.

Aram, D., Ekelman, B. & Nation, J. (1984). Preschoolers with language disorders: 10 years later. *Journal of Speech and Hearing Research, 27*, 232–244.

Aram, D. & Hall, N. (1989). Longitudinal follow-up of children with preschool communication disorders: Treatment implications. *School Psychology Review, 18*, 487–501.

Aram, D. & Nation, J. (1980). Preschool Language Disorders and subsequent language and academic difficulties. *Journal of Communication Disorders, 13*, 159–170.

Arand, B. (1998). Kindliche Sprachauffälligkeiten und Rechtschreibschwierigkeiten: Ein Vergleich der Rechtschreibleistungen von Schülern der Schule zur individuellen Sprachförderung und der Grundschule. *Die Sprachheilarbeit, 43*, 137–147.

Arbeitsgruppe Deutsche Child Behavior Checklist (1993). *Lehrerfragebogen über das Verhalten von Kindern und Jugendlichen. Deutsche Bearbeitung Teacher's Report Form (TRF) der Child Behavior Checklist. Einführung und Anleitung zur Handanweisung* (bearbeitet von Döpfner, M. & Melchers, P.). Köln: Arbeitsgruppe Kinder-, Jugend- und Familiendiagnostik (KJFD).

ASHA (2006). New Roles in Response to intervention: Creating Success for Schools and Children. Abgerufen unter *http://www.nasponline.org/advocacy/ New%20Roles%20in%20RTI.pdf* am 21.02.2014.

ASHA-Working Group on Auditory Processing Disorders (2005). (Central) Auditory Processing Disorders (Technical Report 2005/1). Abgerufen unter *www. asha.org/NR/rdonlyres-/8404EA5B-8710-4636-B8C4-8A292E0761E0/0/ v2TR_C APD.pdf.* am 15.02.2013.

ASHA (o.J.a). Information for speech language pathologists. Abgerufen unter *http://www.asha.org/slp/* am 05.09.2013.

ASHA (o.J.b). Response to Intervention. Abgerufen unter *http://www.asha.org/ slp/schools/prof-consult/RtoI/* am 05.09.2013.

Aster v., M.G., Kucian, K., Schweiter, M. & Martin, E. (2005). Rechenstörungen im Kindesalter. *Monatsschrift Kinderheilkunde, 153,* 614–622.

Aster v., M.G., Deloche, G., Dellatolas, G. & Meier, M. (1997). Zahlenverarbeitung und Rechnen bei Schulkindern der 2. und 3. Klassenstufe: Eine vergleichende Studie französischsprachiger und deutschsprachiger Kinder. *Zeitschrift für Entwicklungspsychologie und Pädagogische Psychologie, 29,* 151–166.

Astington, J.W. (2000). *Wie Kinder das Denken entdecken.* München: Reinhardt.

Backhaus, K., Erichson, B., Plinke, W. & Weiber, R. (2008). *Multivariate Analysemethoden. Eine anwendungsorientierte Einführung* (12. vollständig überarb. Aufl.). Heidelberg Springer.

Baddeley, A. (2012). Working Memory: Theories, Models, and Controversies. *Annual Review of Psychology, 63,* 1–29.

Baddeley, A. (2003). Working memory and language: an overview. *Journal of Communication Disorders, 36,* 189–208.

Baddeley, A. (2002). Is Working Memory Still Working? *European Psychologist, 7,* 85–97.

Baddeley, A. (2000). The episodic buffer: A new component of working memory? *Trends in Cognitive Science, 4,* 417–423.

Baddeley, A. (1997). *Human Memory.* Prentice Hall: Ingram.

Baker, L.B. & Cantwell, D.P. (1987). A prospective psychiatric follow-up of children with speech/language disorders. *Journal of the American Academy of Child and Adolescent Psychiatry, 26,* 546–553.

Bandura, A. (1997). Self-efficacy: Toward a unifying theory of behavioral change. *Psychological Review, 84*, 191–215.

Barrett, M. (1999). An introduction to the nature of language and to the central themes and issues and the study of language development. In M. Barrett (ed). *The development of language* (S. 1–24). Hove: Psychology Press.

Bates, C. & Nettelbeck, T. (2001). Primary school teachers' judgement of reading achievement. *Educational Psychology, 21*, 177–187.

Baumgartner, S. (2006). Sprachtherapie und Sprachförderung im Unterricht: Kritische Analyse und Konzeptbildung. *Die Sprachheilarbeit, 51* (6), 268–277.

Beitchman, J.H. & Brownlie, E.B. (2010). Language Development and its Impact on Children's Psychosocial and Emotional Development. In R. Tremblay, R. Barr & R. Peters (eds.). *Encyclopedia on Early Childhood Development* (S. 1–8). Montréal Quebec: Centre of Excellence for Early Childhood Development.

Beitchman, J.H., Brownlie, E.B., Inglis, A., Wild, J. & Mathews, R. (1994). Seven-Year Follow-up of Speech/Language-Impaired and Control Children: Speech/Language Stability and Outcome. *Journal of the American Academy of Child & Adolescent Psychiatry, 33* (9), 1322–1330.

Beitchman, J.H., Wilson, B., Brownlie, E.B., Walters, H. & Lancee, W. (1996). Long-term concistency in speech/language profiles: I. Developmental and academic outcomes. *Journal of the American Academy of Child and Adolescent Psychiatry, 35*, 804–814.

Beitchman, J.H., Wilson, B., Johnson, C. J., Atkinson, L., Young, A. & Adlaf, E. (2001). Fourteen-year follow-up of speech/language-impaired and control children. Psychiatric outcome. *Journal of the American Academy of Child and Adolescent Psychiatry, 40*, 75–82.

Berg, M. (2007). *Kontextoptimierte Förderung des Nebensatzerwerbs bei spracherwerbsgestörten Kindern*. Aachen: Shaker.

Berg, M. (2005). Förderung komplexer syntaktischer Fähigkeiten spracherwerbsgestörter Kinder. Dissertation. Pädagogische Hochschule Heidelberg. Abgerufen unter *http://archiv.ub.uni-heidelberg.de/volltextserver/6209/* am 15.02.2013.

Berger, F., Amorosa, H. & Scheimann, G. (1990). Psychiatrische Auffälligkeiten bei sprachauffälligen Kindern mit und ohne Minimale Zerebrale Dysfunktion. *Zeitschrift für Kinder- und Jugendpsychiatrie und Psychotherapie, 18*, 71–78.

Behrnd, S.-M., Steffen, M., Romonath, R. & Gregg, N. (2003). Untersuchungen zu phonologischen und orthografischen Verarbeitungsfähigkeiten von Jugendlichen mit schwerer Legasthenie aus der schulischen Intensivförderung. In Ministerium für Bildung, Wissenschaft und Kultur des Landes

Mecklenburg-Vorpommern (Hrsg.). *Optimierung von Lese-Rechtschreibfähigkeiten bei Legasthenikern im Jugendalter* (S. 135–157). Schwerin: Kultusministerium.

Beratungsstelle der Universität Bielefeld, Pädagogische Psychologie (2013). Informationen zu Dyskalkulie. Abgerufen unter *http://www.uni-bielefeld.de/ psychologie/ae/AE09/beratungsstelle-/dyskalkulie.html* am 22.01.2013.

Berman, P. (1980). Thinking about Implementation Design: Matching Strategies to Situations. In H. Ingram & D. Mann (Hrsg.). *Why Policies Succeed or Fail* (S. 205–227). Berkeley: Sage.

Berwanger, D. (2002). *Untersuchung der zeitlichen Diskriminationsfähigkeit bei Kindern mit einer Sprachentwicklungsstörung und/oder Lese-Rechtschreibstörung.* München: Ludwig-Maximilians-Universität, Medizinische Fakultät.

Beushausen, U. (2014). Chancen und Risiken einer evidenz-basierten Sprachtherapie. *Logos, 22* (2), 96–104.

Beushausen, U. (2009). *Therapeutische Entscheidungsfindung in der Sprachtherapie. Grundlagen und 14 Fallbeispiele.* München: Elsevier.

Bishop, D.M. (1983/1989). *TROG-Test for Reception of Grammar.* Age and Cognitive Performance Centre. University of Manchester. Manchester: D.V.M. Bishop.

Bishop, D.M., Adams, C. & Rosen, S. (2006). Resistance of grammatical impairment to computerized comprehension raining in children with specific and non-specific language impairments. *International Journal of Language and Communication Disorders, 41*, 19–40.

Bishop, D.M., Carlyon, R.P., Deeks, J.M. & Bishop, S.J. (1999). Auditory temporal processing impairment: Neither necessary nor sufficient for causing language impairment in children. *Journal of Speech, Language, and Hearing Research, 42*, 1295–1310.

Bishop, D.M. & Adams, C. (1990). A prospective study of relationship between specific language impairment, phonological disorders and reading retardation. *Journal of Child Psychology and Psychiatry and allied Disciplines, 31*, 1027–1050.

Black, P. & William, D. (1998). Assessment and Classroom Learning. *Assessment in Education, 5* (1), 7–74.

Bless, G. (2007). *Zur Wirksamkeit der Integration. Forschungsüberblick, praktische Umsetzung einer integrativen Schulform, Untersuchungen zum Lernfortschritt* (3. Aufl.). Bern, Stuttgart, Wien: Haupt.

Bless, G. & Mohr, K. (2007). Die Effekte von Sonderunterricht und gemeinsamem Unterricht auf die Entwicklung von Kindern mit Lernbehinderungen. In J. Walter & F.B. Wember (Hrsg.). *Sonderpädagogik des Lernens. Band 2. Handbuch Sonderpädagogik* (S. 375–383). Göttingen: Hogrefe.

Blumenthal, Y., Kuhlmann, K. & Hartke, B. (2014). Diagnostik und Prävention von Lernschwierigkeiten im Aptitude Treatment Interaction- (ATI) und Response to Intervention- (RTI-) Ansatz. In Hasselhorn, M., Schneider, W. & Trautwein, U. (Hrsg.). *Tests & Trends, NF Bd. 12. Formative Leistungsdiagnostik* (S. 61–82). Göttingen: Hogrefe.

Blumenthal, Y. & Marten, K. (2014). Soziale Integration von abgelehnten Kindern in einer Schulklasse – Diagnostik und Interventionen. In Y. Blumenthal, K. Mahlau & B. Hartke (Hrsg.). *Lernen nachhaltig fördern Klasse 4*. Universität Rostock.

Böhme, G. (2008). *Auditive Verarbeitungs- und Wahrnehmungsstörungen (AVWS) im Kindes- und Erwachsenenalter. Defizite, Diagnostik, Therapiekonzepte, Fallbeschreibungen* (2., vollständig überarbeitete Aufl.). Bern: Huber.

Bönsch, M. (2013a). *Erfolgreiches Lernen durch Differenzierung im Unterricht*. Braunschweig: Westermann.

Bönsch, M. (2013b). Binnendifferenzierung. *Grundschulmagazin, 4*, 41–42.

Bowerman, M. (1977). The acquisition of word meaning: an investigation of some current concepts. In P. Johnson-Laird & P. Wason (eds.). *Thinking: Reading in Cognitive Science* (S. 239–253). Cambridge. Mass.: Harvard University Press.

Borchert, J. (1996). *Pädagogisch-therapeutische Interventionen bei sonderpädagogischem Förderbedarf*. Göttingen: Hogrefe.

Bortz, J. (1993). *Statistik für Sozialwissenschaftler* (3. Aufl.). Berlin: Springer.

Bortz, J. & Döring, N. (2006). *Forschungsmethoden und Evaluation für Human- und Sozialwissenschaftler* (4. Aufl.). Berlin: Springer.

Bortz, J. & Döring, N. (1995). *Forschungsmethoden und Evaluation für Sozialwissenschaftler* (2. Aufl.). Berlin: Springer.

Bortz, J. & Schuster, C. (2010). *Statistik für Human- und Sozialwissenschaftler* (7. Aufl., S. 305–323). Berlin: Springe.

Boyle, J., Forbes, J. & O'Hare, A. (2009). Direct versus indirect and individual versus group modes of language therapy for children with primary language impairment: principal outcomes from a randomized controlled trial and economic evaluation. *International Journal of Language and Communication Disorders, 39*, 135–148.

Bräger, B. & Baumann, A. (2006). Psycholinguistisch orientierte Therapie (P.O.P.T.) und Ergänzung des Kontingenzmanagements bei Kindern zwischen 3;9 und 5;8 Jahren – Eine Therapieeffektstudie. Abgerufen unter *http://dl.dropboxusercontent.com/u/731925/ScriptiesTG/2006Braeger.pdf* am 04.03.2014.

Braun, O. (2005). Bildung, Erziehung und Unterricht in der Sprachheilpädagogik. In M. Grohnfeldt (Hrsg.). *Lehrbuch der Sprachheilpädagogik und Logopädie* (Band 5, S. 25–68). Stuttgart: Kohlhammer.

Braun, O. (1999). *Sprachstörungen bei Kindern und Jugendlichen. Diagnostik-Therapie-Förderung.* Stuttgart: Kohlhammer.

Brunner M. (2007). „Schuster, bleib bei Deinem Leisten", *HNO, 55,* 241–244.

Buch, S.R., Diener, C. & Sparfeldt, J.R. (2009). Kognitive Förderung. In A. Lohaus & A. Domsch (Hrsg.). *Psychologische Förder- und Interventionsprogramme für das Kindes- und Jugendalter* (S. 74–84). Heidelberg: Springer.

Burns, M.K., Appleton, J.J. & Stehouwer, J.D. (2005). Metaanalytic review of responsiveness-to-intervention research: Examining field-based and research-implemented models. *Journal of Psychoeducational Assessment. Special Issue: Response to Intervention, 23,* 381–394.

Burow, F., Aßhauer, M. & Hanewinkel, R. (1998). *Fit und stark fürs Leben. 1. & 2. Schuljahr.* Leipzig: Klett.

Buschmann, A. & Jooss, B. (2011). Frühdiagnostik bei Sprachverständnisstörungen. Ein häufig unterschätztes Störungsbild mit langfristig gravierenden Folgen für die Betroffenen. *Forum Logopädie, 25* (1), 20–27.

Buschmann, A., Jooss, B., Rupp, A., Feldhusen, F., Pietz, J. & Philippi, H. (2009). Parent-based language intervention fort two–year–old children with specific expressive language delay: A randomized controlled trial. *Archives of Disease in Childhood, 94,* 110–116.

Camarata, S.M., Nelson, K.E. & Camarata, M.N. (1994). Comparison of conversational-recasting and imitative procedures for training grammatical structures in children with specific language impairment. *Journal of Speech, Language, and Hearing Research, 37,* 1414–1423.

Campbell, N. & Skarakis-Doyle, E. (2007). School-aged children with SLI: The ICF as a framework for collaborative service delivery. *Journal of Communication Disorders, 40,* 513–535.

Carey, S. (1978). The child as word learner. In M. Halle, J. Bresnan & G.A. Miller (eds.). *Linguistic Theory and Psychological Reality* (S. 264–293). Cambridge, Mass.: MIT Press.

Catts, H.W. (1993). The Relationship between Speech-Language Impairments and Reading Disabilities. *Journal of Speech and Hearing Research, 36,* 948–958.

Catts, H.W., Fey, M.E., Zhang, X. & Tomblin, J.B. (2002). A longitudinal investigation of reading outcomes in children with language impairments. *Journal of Speech, Language and Hearing Research, 45,* 1142–1157.

Catts, H.W., Hogan, T.P & Adlof, S.M. (2009). Developmental Changes in Reading and Reading Disabilities. In H.W. Catts & A.G. Kamhi (eds.). *The Connections*

Between Language and Reading Disabilities (S. 25–40). New York: Psychology Press.

Catts, H.W. & Kamhi, A.G. (1999). Defining Reading Disabilities. In H. Catts & A.G. Kamhi (eds.). *Language and Reading Disabilities* (S. 50–72). Boston: Allyn & Bacon.

Catts, H.W. & Kamhi, A.G. (1989). The linguistic basis of reading disorders: Implications for the speechlanguage pathologist. *Language, Speech, and Hearing Services in Schools, 17,* 329–341.

Chermak, G.D. & Musiek, F.E. (1997). *Central auditory processing disorders: new perspectives.* San Diego: Singular.

Cholewa, J. (2010). Empirische Sprachheilpädagogik: Strategien der Sprachtherapieforschung bei Störungen der Sprachentwicklung. *Empirische Sonderpädagogik, 3,* 48–68.

Chuang Y.C., Hsu, C.Y., Chiu, N.C., Lin, S.P., Tzang, R.F. & Yang, C.C. (2011). Other impairment associated with developmental language delay in preschool-aged children. *Journal of Child Neurology, 26,* 714–717.

Cirrin, F.M., Schooling, T.L., Nelson, N.W., Diehl, S.F., Flynn, P.F., Staskowski, M., Torrey, T.Z. & Adamczyk, D.F. (2010). Evidence-Based Systematic Review: Effects of Different Service Delivery Models on Communication Outcomes for Elementary Scholl-Age Children. *Language, Speech, and Hearing Services in Schools, 41,* 233–264.

Clegg, J., Hollis, C., Mawhood, L. & Rutter, M. (2005). Developmental language disorders – A follow-up in later adult life. Cognitive, language and psychosocial outcomes. *Journal of Child Psychology and Psychiatry, and allied Disciplines, 46,* 128–149.

CSHA (California Speech-Language-Hearing Association's) (2002). Guidelines for the Diagnosis & Treatment for Auditory Processing Disorders. Abgerufen unter *Csha.org/Positionpapers/CAPD.pdf* am 10.02.2013.

Cohen, J. (1992). A power primer. *Psychological Bulletin, 112,* 155–159.

Cohen, J. (1988). *Statistical power analysis for the behavioral sciences* (2. Aufl.). Hillsdale, NJ: Erlbaum.

Cole, C.M., Waldron, N. & Majd, M. (2004). Academic progress of students across inclusive and traditional settings. *Mental Retardation, 42,* 136–144.

Compton, D.L., Gilbert, J.K., Jenkins, J.R., Fuchs, D., Fuchs, L.S., Cho, E. & Bouton, B.D. (2012). Accelerating chronically unresponsive children to tier 3 instruction: What level of data is necessary to ensure selection accuracy? *Journal of Learning Disabilities, 45,* 204–216.

Conti-Ramsden, G. & Botting, N. (2004). Social difficulties and victimization in children with SLI at 11 years of age. *Journal of Speech, Language, and Hearing Research, 47*, 145–161.

Conti-Ramsden, G., Botting, N., Simkin, Z. & Knox, E. (2001). Follow-up of children attending Infant language units. Outcomes at 11 years of age. *International Journal of Language and Communication Disorders, 36*, 207–219.

Conti-Ramsden, G. & Durkin, K. (2012). Language development and assessment in the preschool period. *Neuropsychology Review, 22*, 384–401.

Conti-Ramsden, G., Durkin, K., Simkin, Z. & Knox, E. (2009). Specific language impairment and school outcomes. I: Identifying and explaining variability at the end of compulsory education. *International Journal of Language & Communication Disorders, 44* (1), 15–35.

Dale, P.S., Price, T.S., Bishop, D.V.M. & Plomin, R. (2003). Outcomes of early language delay: I. Predicting persistent and transient language difficulties at 3 and 4 years. *Journal of Speech, Language, and Hearing Research, 46*, 544–560.

Dannenbauer, F.M. (2009). Prävention aus pädagogischer Sicht (inklusive linguistische und psychologische Perspektiven). In M. Grohnfeldt (Hrsg.). *Lehrbuch der Sprachheilpädagogik und Logopädie. Band 3. Diagnostik, Prävention und Evaluation* (S. 104–115). Stuttgart: Kohlhammer.

Dannenbauer, F.M. (2002). Grammatik. In S. Baumgartner & I. Füssenich (Hrsg.). *Sprachtherapie mit Kindern* (5. Aufl., S. 105–161). München: Reinhardt.

Dannenbauer, F.M. (2001a). Chancen der Frühintervention bei spezifischer Sprachentwicklungsstörung. *Die Sprachheilarbeit, 46*, 103–111.

Dannenbauer, F.M. (2001b). Spezifische Sprachentwicklungsstörung. In M. Grohnfeldt (Hrsg.). *Lehrbuch der Sprachheilpädagogik und Logopädie. Band 2. Erscheinungsformen und Störungsbilder* (S. 48–74). Stuttgart: Kohlhammer.

Dannenbauer, F.M. (1992). Zur Praxis der entwicklungsproximalen Intervention. In H. Grimm & S. Weinert (Hrsg.). *Methoden der Intervention bei dysphasischsprachgestörten Kindern: Theoretische und praktische Perspektiven* (S. 83–104). Stuttgart: Fischer.

Dannenbauer, F.M. (1989). Ist der kindliche Dysgrammatismus grammatisch? Zu den Sprachproblemen entwicklungsdysphasischer Kinder. *Die Sprachheilarbeit, 34*, 151–168.

Dannenbauer, F.M. & Chipmann, H.H. (1988). Spezifische Sprachentwicklungsstörung und symbolische Repräsentationsschwäche. *Frühförderung interdisziplinär, 2*, 67–78.

Deci, E.L. & Ryan, R.M. (1993). Die Selbstbestimmungstheorie der Motivation und ihre Bedeutung für die Pädagogik. *Zeitschrift für Pädagogik, 39*, 223–228.

de Cara, B. & Goswami, U. (2003). Phonological neighbourhood density: effects in a rhyme awareness task in five-year-old children. *Journal of Child Language, 30*, 695–710.

de Jong, P.F. & van der Liej, A. (2002). Effects of phonological abilities and linguistic comprehension on the development of reading. *Scientific Studies of Reading, 6*, 51–77.

de Montfort-Supple, M. (1998). The relationship between Oral and Written Language. *Folia Phoniatrica et Logopaedica, 50*, 243–255.

Dempsey, L. & Skarakis-Doyle, E. (2010). Developmental language impairment through the lens of the ICF: integrated account of children's functioning. *Journal of Communication Disorders, 43*, 424–437.

Deno, S.L. (2003). Developments in curriculum-based measurement. *Journal of Special Education, 37*, 184–192.

Deno, S.L. (1985). Curriculum-based measurement: The emerging alternative. *Exceptional Children, 52*, 219–232.

Deno, S.L., Fuchs, L.S., Marston, D.B. & Shin, J. (2001). Using curriculum-based measurement to develop growth standards for students with learning disabilities. *School Psychology Review, 30*, 507–524.

Deutsches Institut für Menschenrechte (2011). Stellungnahme der Monitoring-Stelle (31. März 2011). Eckpunkte zur Verwirklichung eines inklusiven Bildungssystems (Primarstufe und Sekundarstufen I und II). Empfehlungen an die Länder, die Kultusministerkonferenz (KMK) und den Bund. Abgerufen unter *http://www.institut-fuer-menschenrechte.de/fileadmin/user_upload/PDF-Dateien/Stellungnahmen/stellungnahme_der_monitoring_stelle_eckpunkte_z_verwirklichung_eines_inklusiven_bildungssystems_31_03_2011.pdf* am 10.10.2014.

Diamond, J.B. (2006). Where the rubber meets the road: Rethinking the connection between high-stakes testing policy and classroom instruction. *Sociology of Education, 80*, 285–313.

Diehl, K., Mahlau, K., Voß, S. & Hartke, B. (2012). *Das Rügener Inklusionsmodell (RIM). Konzeption einer präventiven und inklusiven Grundschule nach dem Response to Intervention-Ansatz (RTI)*. Rostock: Universität Rostock.

Dietze, T. (2013). Integration von Kindern mit sonderpädagogischem Förderbedarf. *Zeitschrift für Grundschulforschung. Bildung im Elementar- und Primarbereich, 1*, 34–44.

Dietze, T. (2012). Zum Stand der sonderpädagogischen Förderung in Deutschland – die Schulstatistik 2010/2011. *Zeitschrift für Heilpädagogik, 1*, 26–31.

Dilling, H., Mombour, W. & Schmidt, M.H. (1993; Hrsg.). *Internationale Klassifikation psychischer Störungen ICD-10 Kapitel V (F). Klinisch-diagnostische Leitlinien*. Bern: Huber.

Dilling, H., Mombour, W., Schmidt, M.H. & Schulte-Markwort, E. (2011; Hrsg.). *Internationale Klassifikation psychischer Störungen - ICD-10, Kapitel V (F) Diagnostische Kriterien für Forschung und Praxis* (8. überarb., Aufl.). Bern: Huber.

DIMDI (2013). Diagnose Deutsches Institut für Medizinische Dokumentation und Information. Abgerufen unter *http://www.dimdi.de/static/de/klassi/icd-10-gm/index.htm* am 10.01.2013.

DIMDI (2012). Diagnose Deutsches Institut für Medizinische Dokumentation und Information. Abgerufen unter *http://www.dimdi.de/static/de/klassi/diagnosen/icd10/-htmlgm2012/block-f80-f89.htm* am 11.06.2012.

Dixon, G., Joffe, B. & Bench, R. (2001). The efficacy of visualizing and verbalizing: Are we asking too much? *Child Language Teaching and Therapy, 17*, 127–141.

Dockrell, J.E., Lindsay, G. & Palikara, O. (2011). Explaining the academic achievement at school leaving for pupils with a history of language impairment: Previous academic achievement and literacy skills. *Child Language Teaching and Therapy, 27* (2), 223–237.

Dodd, B. (1995). *Differential diagnosis and treatment of children with speech disorder*. London: Whurr Publishers.

Dollaghan, C. (2007). *The handbook for evidence-based practice in communication disorders*. Baltimore: Paul H. Books.

Dollaghan, C. (1987). Fast mapping of normal and language-impaired children. *Journal of Speech and Hearing Disorders, 52*, 218–222.

Donlan, C., Cowan, R., Newton, E.J. & Lloyd, D. (2007). The role of language in mathematical development: evidence from children with specific language impairments. *Cognition, 103*, 23–33.

Donovan, M.S. (2002). *Minory students in special and gifted education*. Washington, D.C.: National Academy Press.

Dummer-Smoch, L. & Hackethal, R. (2007). *Kieler Leseaufbau. Handbuch und Übungsmaterialien*. Kiel: Veris.

Durkin, K., Conti-Ramsden, G. (2007). Language, social behavior, and the quality of friendships in adolescents with and without a history of specific language impairment. *Child development, 78* (5), 1441–1457.

Ebbels, S.H., van der Lely, H.K. & Dockrell, J.E. (2007). Intervention for verb argument structure in children with persistent SLI: A randomized control trial. *Journal of Speech, Language, and Hearing Research, 40*, 5–19.

Eckhart, M., Haeberlin, U., Sahli Lozano, C. & Blanc, P. (2011). *Langzeitwirkungen der schulischen Integration. Eine empirische Studie zur Bedeutung von Integrationserfahrungen in der Schule für die soziale und berufliche Situation im jungen Erwachsenenalter*. Bern: Haupt.

Eiber, M. (2010). *Satzverständnisstörungen im Grundschulalter. Theoretische Grundlagen und Interventionsmöglichkeiten.* München: Dr. Hut.

Eicher, I. (2009). *Sprachtherapie planen, durchführen, evaluieren. Praxis der Sprachtherapie und Sprachheilpädagogik.* München, Basel: Reinhardt.

Eisenbraun, A.-L. & Hintermair, M. (2011). Verhaltensauffälligkeiten bei Jugendlichen mit einer Auditiven Verarbeitungs- und Wahrnehmungsstörung (AVWS) – eine Pilotstudie mit dem Strengths and Difficulties Questionaire. *Sprachheilarbeit, 5/6,* 250–256.

Elben, C.E. & Lohaus, A. (2000). *Marburger Sprachverständnistest (MSVK).* Göttingen: Hogrefe.

Ellger-Rüttgardt, S.L. (2011). Sonderpädagogische Professionalität in einer inklusiven Schule – Historische Ankerpunkte und Stolpersteine und ihre Bedeutung für die Gegenwart. *Zeitschrift für Heilpädagogik, 2,* 55–60.

Enders, A. (2013). Italiens inklusive Schulen – ein Vorbild für Deutschland? *Zeitschrift für Grundschulforschung, 6,* 88–101.

Europaen Agency for Special Needs and Inklusive Education (2013). EuroNews on special needs education. Abgerufen unter *http://www.european-agency.org/sites/default/files/Euronews22-DE.pdf* am 04.03.2014.

Europäische Agentur für Entwicklungen in der Sonderpädagogischen Förderung (2003). Sonderpädagogische Förderung in Europa. Abgerufen unter *http://www.european-agency.org* am 11.04.2012.

Evertson, C.M., & Weinstein, C.S. (2006). Classroom management as a field of inquiry. In C.M. Evertson & C.S. Weinstein (Hrsg.). *Handbook of classroom management: Research, practice, and contemporary issues* (S. 3–16). Mahwah, NJ: Lawrence Erlbaum.

Expertenkommission M-V (2012). Bericht zur Entwicklung eines inklusiven Bildungssystems in Mecklenburg-Vorpommern bis zum Jahr 2020. Abgerufen unter *http://www.bildung-mv.de/export/sites/bildungsserver/downloads/BERICHT-BEGLEITGRUPPE-EPK-INKLUSION1.pdf* am 04.03.2014.

Fallon, K.A. & Katz, L.A. (2011). Providing Written Language Services in the Schools: The Time Is Now. *Language, Speech, and Hearing Services in Schools, 42,* 3–17.

Fazio, B.B. (1999). Arithmetic calculation, short term memory, and language performance in children with specific language impairment: A 5-year follow-up. *Journal of Speech, Language and Hearing Research, 42,* 420–431.

Fazio, B.B. (1994). The counting abilities of children with specific language impairment – a comparison of oral and gestural tasks. *Journal of Speech, Language and Hearing Research, 37,* 358–368.

Feinberg, A.B. & Shapiro, E.S. (2009). Teacher accuracy: An examination of teacher-based judgements of students reading with differing achievement levels. *Journal of Educational Research, 102*, 453–462.

Feinberg, A.B. & Shapiro, E.S. (2003). Accuracy of teacher judgements in predicting oral reading fluency. *School Psychology Quarterly, 18*, 52–65.

Fend, H. (1998). *Qualität im Bildungswesen. Schulforschung zu Systembedingungen, Schulprofilen und Lehrerleistung.* Weinheim: Juventa.

Fergusson, D.M. & Lynskey, M.T. (1997). Physical punishment/maltreatment during childhood and adjustment in young adulthood. *Children abuse and neglect, 21* (7), 617–630.

Fey, M.E. (1986). *Language intervention with young children.* San Diego: College-Hill.

Fingerle, M. & Ellinger, S. (2008). *Sonderpädagogische Förderprogramme im Vergleich. Orientierungshilfen für die Praxis.* Stuttgart: Kohlhammer.

Fischbach, A., Schuchardt, K., Brandenburg, J., Klesczewski, J., Balke-Melcher, C., Schmidt, C., Büttner, G., Grube, D., Mähler, C. & Hasselhorn, M. (2013). Prävalenz von Lernschwächen und Lernstörungen: Zur Bedeutung der Diagnosekriterien. *Lernen und Lernstörungen, 2* (2), 65–76.

Fischer, C., Kobarg, M., Dalehefte, I. & Trepke, F. (2013). Ein Unterrichtsentwicklungsprogramm wissenschaftlich begleiten. *Psychologie in Erziehung und Unterricht, 60*, 26–31.

Fletcher, J. M. & Vaughn, S. (2009). Response to Intervention: Preventing and Remediating Acadamic Difficulties. *Child Development Perspectives, 3 (1)*, 30–37.

Forster, M. & Martschinke, S. (2008). *Leichter lesen und schreiben lernen mit der Hexe Susi* (Band 2). Donauwörth: Auer.

Forster, M. & Martschinke, S. (2001). *Diagnose und Förderung im Schriftspracherwerb. Leichter lesen und schreiben lernen mit der Hexe Susi. Übungen und Spiele zur Förderung der phonologischen Bewusstheit.* Donauwörth: Auer.

Fox, A. (2011). *TROG-D. Test zur Überprüfung des Grammatikverständnisses* (5. Aufl.). Idstein: Schulz-Kirchner.

Fox, A. (2006). *Kindliche Aussprachestörungen. Phonologischer Erwerb – Differenzialdiagnostik – Therapie.* Idstein: Schulz-Kirchner.

Fox, A. (2005). *PLAKSS – Psycholinguistische Analyse kindlicher Sprechstörungen* (2. überarbeitete Aufl.). Frankfurt: Pearson.

Fox, A. (2004). *Kindliche Aussprachestörungen. Phonologischer Erwerb – Differenzialdiagnostik – Therapie.* Idstein: Schulz-Kirchner.

Fox, A. (2000). *The acquisition of phonology and the classification of speech disorders in German-speaking children. Unveröffentlichte PhD-Thesis.* Department of Speech Newcastle University.

Fritz, A., Ricken, G. & Gerlach, M. (2007). *Kalkulie. Handreichung zur Durchführung einer Diagnose.* Berlin: Cornelsen.

Fromm, W., Schöler, H. & Scherer, C. (1998). Jedes vierte Kind sprachgestört? Definition, Verbreitung, Erscheinungsbild, Entwicklungsbedingungen und -voraussetzungen der Spezifischen Sprachentwicklungsstörung. In H. Schöler, W. Fromm & W. Kany (Hrsg.). *Spezifische Sprachentwicklungsstörung und Sprachlernen. Erscheinungsformen, Verlauf, Folgerungen für Diagnostik und Therapie* (S. 21–64). Heidelberg: Winter.

Fuchs, L.S., Deno, S.L. & Mirkin, P.K. (1984). The effects of frequent curriculum-based measurement and evaluation on student achievement, pedagogy, and student awareness of learning. *American Educational Research Journal, 21,* 449–460.

Fuchs, L.S. & Fuchs, D. (1986). Effects of systematic formative Evaluation: A meta-analysis. *Exceptional Children, 53,* 19–208.

Fuchs, D., Fuchs, L.S. & Compton, D.L. (2012). Smart RTI: A Next-Generation Approach to Multilevel Prevention. *Exceptional Children, 78,* (3), 263–279.

Fuchs, L.S., Fuchs, D., Hamlett, C.L. & Ferguson, C. (1992). Effects of expert system consultation within curriculum-based measurement, using a reading maze task. *Exceptional Children, 58,* 436–450.

Fuchs, L.S., Fuchs, D., Hamlett, C.L. & Stecker, P.M. (1991). Effects of curriculumbased measurement and consultation on teacher planning and student achievement in mathematics operations. *American Educational Research Journal, 28,* 617–641.

Fuchs, D., Mock, D., Morgan, P.L. & Young, C.L. (2003). Responsiveness-to-Intervention: Definitions, Evidence, and Implications for the Learning Disabilities Construct. *Learning Disabilities Research and Practice, 18* (3), 157–171.

Fuchs, L.S. & Vauhgn, S. (2012). Responsiveness-to-Intervention: A Decade later. *Journal of Learning Disabilities, 45* (3), 195–203.

Gasteiger-Klicpera, B. & Klicpera, C. (2005). Lese-Rechtschreibschwierigkeiten bei sprachgestörten Kindern der 2.–4. Klassenstufe. In P. Arnoldy & B. Traub (Hrsg.). *Sprachentwicklungsstörungen früh erkennen und behandeln* (S. 77–95). Karlsruhe: Loeper.

Gasteiger-Klicpera, B. & Klein, G. (2006). *Das Friedenstifter-Training. Grundschulprogramm zur Gewaltprävention.* München: Reinhardt.

Gathercole, S. (1993). Word learning in language-impaired children. *Child Language, Teaching and Therapy, 9,* 187–199.

Gathercole, S. & Baddeley, A. (1995). Short-term memory may jet be deficient in children with language impairments: A comment on van der Lely & Howard. *Journal of Speech and Hearing Research, 38*, 463–466.

Gathercole, S. & Baddeley, A. (1993a). Phonological working memory: A critical building block for reading development and vocabulary acquisition? *European Journal of Psychology of Education, 8*, 259–272.

Gathercole, S. & Baddeley, A. (1993b). *Working memory and language*. Hillsdale, NJ: Erlbaum.

Gathercole, S. & Baddeley, A. (1990a). Phonological memory deficits in language-disordered children: Is there a causal connection? *Journal of Memory and Language, 29*, 336–360.

Gathercole, S. & Baddeley, A. (1990b). The role of phonological memory in vocabulary acquisition. *British Journal of Psychology, 81*, 429–454.

Gathercole, S. & Pickering, S. (2000). Working memory deficits in children with low achievement in the national curriculum at 7 years of age. *British Journal of Educational Psychology, 70*, 177–194.

Gauger, L.M., Lombardino, L.J. & Leonard, C.M. (1997). Brain morphology in children with specific language impairment. *Journal of Speech and Language Research, 40*, 1272–1284.

Gerlach, M., Fritz, A., Ricken, G. & Schmidt, S. (2009a). *Kalkulie. Trainingsprogramm Baustein 1*. Berlin: Cornelsen.

Gerlach, M., Fritz, A., Ricken, G. & Schmidt, S. (2009b). *Kalkulie. Trainingsprogramm Baustein 2*. Berlin: Cornelsen.

Gerlach, M., Fritz, A., Ricken, G. & Schmidt, S. (2009c). *Kalkulie. Trainingsprogramm Baustein 3*. Berlin: Cornelsen.

Gersten, R. & Dimino, J.A. (2006). RTI (Response to Intervention): Rethinking special education for students with reading difficulties (yet again). *Reading Research Quarterly, 41* (1), 99–108.

Giel, B. & Iven, C. (2009). Evaluationsforschung in der Sprachtherapie. In M. Grohnfeldt (Hrsg.). *Lehrbuch der Sprachheilpädagogik und Logopädie. Band 3. Diagnostik, Prävention und Evaluation* (S. 116–132; 2. Aufl.). Stuttgart: Kohlhammer.

Giel, B. & Iven, C. (2002). Evaluationsforschung in der Sprachtherapie. In M. Grohnfeldt (Hrsg.). *Lehrbuch der Sprachheilpädagogik und Logopädie. Band 3. Diagnostik, Prävention und Evaluation* (S. 116–132). Stuttgart: Kohlhammer.

Giesecke, H. (1993). *Das Ende der Erziehung*. Stuttgart. Klett.

Glass, G.V. (1976). Primary, secondary, and meta-analysis of research. *Educational Researcher, 5*, 3–8.

Gleuwitz, L., Grob, K. & Pilzweger, E. (2014). Handlungsbegleitendes Sprechen im Englischunterricht. *Praxis Sprache, 1,* 58–59.

Glück, C.W. (2010). *Wortschatz- und Wortfindungstest für 6 bis 10-Jährige. WWT 6–10* (2. Aufl.). München: Elsevier.

Glück, C.W. (2008). *Wortschatz- und Wortfindungstest für 6 bis 10-Jährige. WWT 6–10.* München: Elsevier.

Glück, C.W. (2003). Semantisch-lexikalische Störungen bei Kindern und Jugendlichen. Therapieformen und ihre Wirksamkeit. *Sprache Stimme Gehör, 27* (3), 125–134.

Glück, C.W. (2000). Von Lautfindungsstörungen und vom Langsamlesen: Wie Kinder mit semantisch-lexikalischen Schwierigkeiten ihre Lesewege gehen. *Die Sprachheilarbeit, 45,* 47–56.

Glück, C.W. (1998). *Kindliche Wortfindungsstörungen.* Frankfurt am Main: P. Lang.

Glück, C.W., Janke, B. & Theisel, A. (in der Durchführung). Forschungsprojekt: Ki.SSES = Kinder mit Spezifischer Sprachentwicklungsstörung. Abgerufen unter *http://www.ki-sses.de* am 04.03.2014.

Glück, C.W. & Obergföll, K. (2009). „ein-dei-dei (eins-zwei-drei)" Diagnostik des phonologischen Arbeitsgedächtnisses bei aussprachegestörten Kindern. *Sprachheilarbeit, 54,* 138–145.

Glück, C.W., Reber, K., Spreer, M. & Theisel, A. (2014). dgs-Positionspapier. Kinder und Jugendliche mit Förderschwerpunkt Sprache und Kommunikation in inklusiven Bildungskontexten. *Praxis Sprache, 1,* 5–7.

Glogowska, M., Roulstone, S., Enderby, P. & Peters, T.J. (2000). Randomised controlled trial of community based speech and language therapy in preschool children. *British Medical Journal, 321,* 923–405.

Goetze, H. (2007). Spieltherapeutische Orientierung in der heilpädagogischen Praxis. Ein Plädoyer für den vermehrten Einsatz einer heilpädagogischen Spieltherapie bei Risikokindern. In *Heilpädagogik.de (1)* (S. 3–5). Berlin: Berufsverband der Heilpädagogen (BHP) e. V.

Goldammer, A. v., Mähler, C. & Hasselhorn, M. (2011). Vorhersage von Lese- und Rechtschreibleistungen durch Kompetenzen der phonologischen Verarbeitung und der Sprache im Vorschulalter. In M. Hasselhorn & W. Schneider (Hrsg.). *Frühprognose schulischer Kompetenzen. Tests und Trends. Jahrbuch der pädagogisch-psychologischen Diagnostik* (Band 9, S. 32–50). Göttingen: Hogrefe.

Goodman, R. (2005). Fragebogen zu Stärken und Schwächen (SDQ-Deu). Abgerufen unter *http://www.sdqinfo.com/* am 04.03.2014.

Goodman, R. (1997). The Strengths and Difficulties Questionnaire: A research note. *Journal of Child Psychology and Psychiatry, 38,* 581–586.

Goswami, U. & Bryant, P.E. (1990). *Phonological skills and learning to read.* London: Lawrence Erlbaum Associates.

Gough, P.B., Hoover, W.A. & Peterson, C.L. (1996). Some observations on a simple view of reading. In C. Cornoldi & J. Oakhill (eds.). *Reading comprehension difficulties: Processes and Interventions* (S. 1–13). Mahwah, NJ: Lawrence Erlbaum Associates.

Grimm, H. (2003). *Störungen der Sprachentwicklung* (2. Aufl.). Göttingen [u. a.]: Hogrefe.

Grimm, H. (1999). *Störungen der Sprachentwicklung.* Göttingen [u. a.]: Hogrefe.

Grimm, H. (1994a). Sprachentwicklungsstörung: Diagnose und Konsequenzen für die Therapie. In H. Grimm & S. Weinert (Hrsg.). *Intervention bei sprachgestörten Kindern: Voraussetzungen, Möglichkeiten und Grenzen* (S. 3–32). Stuttgart: Fischer.

Grimm, H. (1994b). Entwicklungskritische Dialogmerkmale in Mutter-Kind-Dyaden mit sprachgestörten und sprachunauffälligen Kindern. *Zeitschrift für Entwicklungspsychologie und Pädagogische Psychologie, 26,* 35–52.

Grimm, H. & Wilde, S. (1998). *Sprachentwicklung: Im Zentrum steht das Wort.* In H. Keller (Hrsg.). Lehrbuch Entwicklungspsychologie (S. 445–473). Bern: Huber.

Grohnfeldt, M. (2011). Inklusion als fachspezifisches Aufgabengebiet von Sprachheilpädagogik und Sprachtherapie. *Sprache Stimme Gehör, 35,* 133–135.

Grohnfeldt, M., Reber, K. & Schönauer-Schneider, W. (2007). Sprachheilpädagogischer Unterricht – Unterrichtsprinzipien, Methoden und Unterrichtsplanung. *Sonderpädagogik in Bayern, 50* (3), 19–31.

Gross-Tsur, V., Manor, O. & Shalev, R.S. (1996). Developmental dyscalculia: prevalence and demographic features. *Developmental Medicine & Child Neurology, 38,* 25–33.

Grünke, M. (2012). Auswertung von Daten aus kontrollierten Einzelfallstudien mit Hilfe von Randomisierungstests. *Empirische Sonderpädagogik, 3/4,* 247–264.

Grunwell, P. (1987). *Clinical Phonology* (2. Aufl.) London: Croom Helm.

Gudjons, H. (2006). *Methodik zum Anfassen. Unterricht jenseits von Routinen.* Kempten: Klinkhardt.

Günther, H. (1992). *Integration sprachbehinderter Schüler in die Regelschule. Eine empirische Untersuchung zur schulischen Integration in der Einschätzung und Beurteilung durch Sprachheilpädagogen der Bundesrepublik Deutschland.* Köln: Spiess Volker GmbH.

Hachul, C. & Schönauer-Schneider, W. (2012). *Sprachverstehen bei Kindern. Grundlagen, Diagnostik und Therapie*. München: Urban & Fischer.

Hacker, D. & Weiß, K.H. (1986). *Zur phonemischen Struktur funktioneller Dyslalien*. Oldenburg: Arbeiter Wohlfahrt Verlag.

Haeberlin, U., Bless, G., Moser, U. & Klaghofer, R. (1999). *Die Integration der Lernbehinderten* (3. Aufl.). Bern, Stuttgart: Haupt.

Häring, M., Schakib-Ekbatan, K. & Schöler, H. (1997). Zur Diagnostik und Differentialdiagnostik von Sprachentwicklungsauffälligkeiten. *Die Sprachheilarbeit, 42*, 221–229.

Häsel-Weise, U., Nührenbörger, M., Moser, E. & Wittich, C. (2013). *Ablösung vom zählenden Rechnen. Fördereinheiten für heterogene Lerngruppen*. Stuttgart: Klett/Kallmeyer.

Haffner, U. (1995). *Gut reden kann ich. Das entwicklungsproximale Konzept in der Praxis*. Dortmund: modernes lernen.

Hall, P.K. & Tomblin, B. (1978). A follow up study of children with articulation and language disorders. *Journal of Speech and Hearing Disorders, 43*, 227–241.

Hansen, D. (1996). Sprachbehindertenpädagogik als empirische Wissenschaft – Einige kritische Überlegungen zu Theorie, Praxis und akademische Lehre. *Vierteljahreszeitschrift für Heilpädagogik und ihre Nachbargebiete, 65*, 160–173.

Hartke, B. (1998). Integrative schulische Erziehungshilfe – Bilanz und Perspektiven einer Entwicklung. *Sonderpädagogik, 28*, 146–156.

Hartke, B. (2005). Schulische Prävention - welche Maßnahmen haben sich bewährt? *Zeitschrift für Heilpädagogik, 56* (12), 470–481.

Hartke, B., Blumenthal, Y., Diehl, K., Mahlau, K., Sikora, S. & Voß, S. (2013). *Rügener Inklusionsmodell (RIM)/Präventive und Integrative Schule auf Rügen (PISaR): ein Zwischenbericht nach zwei Schuljahren*. Schwerin: Bildungsministerium Mecklenburg-Vorpommern.

Hartke, B. & Diehl, K. (2013). *Schulische Prävention im Bereich Lernen. Problemlösungen mit dem RTI-Ansatz*. Stuttgart: Kohlhammer.

Hartke, B., Diehl, K., Mahlau, K. & Voß, S. (2012). Prävention und Integration im Anschluss an den Response-to-Intervention-Ansatz (RTI): Das Rügener Inklusionsmodell (RIM). In K. Popp & A. Methner (Hrsg.). *Schülerinnen und Schüler mit herausforderndem Verhalten: Hilfen für die schulische Praxis* (S. 89–100). Stuttgart: Kohlhammer.

Hartke, B., Koch, K. & Blumenthal, Y. (2010). *Zur Wirksamkeit des Unterrichts mit schulisch gefährdeten Kindern in den Grundschulklassen und in Diagnoseförderklassen (DFK) – Ergebnisse der Mecklenburger Längsschnittstudie. Bericht zu den Ergebnissen der wissenschaftlichen Begleitstudie des Projekts*

"Primarstufe" – *Teil II*. Rostock: Institut für Sonderpädagogische Entwicklungsförderung und Rehabilitation.

Hartke, B. & Vrban, R. (2010). *Schwierige Schüler: 49 Handlungsmöglichkeiten bei Verhaltensauffälligkeiten* (4. Aufl.). Buxtehude: Persen.

Hartmann, E. (2013a). Schulweite Prävention von Lese-Rechtschreibschwierigkeiten im RTI-Modell: Ein Überblick. *Gemeinsam Leben, 2*, 100–108.

Hartmann, E. (2013b). Evidenzbasiertes Denken und Handeln in der Logopädie/Sprachheilpädagogik. State of the Art und Perspektiven. *Vierteljahreszeitschrift für Heilpädagogik, 4*, 339–343.

Hartmann, E. (2012). Wenn professionelle Expertise zu kurz greift: Auftakt zum Themenstrang „Evidenzbasierte Logopädie/Sprachheilpädagogik". *Vierteljahreszeitschrift für Heilpädagogik, 1*, 60–63.

Hartmann, E. (2002). *Möglichkeiten und Grenzen einer präventiven Intervention zur phonologischen Bewusstheit von lautsprachgestörten Kindergartenkindern.* Freiburg: Sprachimpuls.

Hartmann, E. & Müller, C. (2009). Schulische Prävention von Lernproblemen im RTI-Modell. *Schweizerische Zeitschrift für Heilpädagogik, 15*, 25–33.

Hartmann, E. & Studer, F. (2013). Wie effektiv sind metaphonologische Vorschultrainings zur LRS-Prävention bei Kindern mit lautsprachlichen Beeinträchtigungen? Eine Metaanalyse. *Empirische Sonderpädagogik, 1*, 42–68.

Hartung-Beck, V. (2009). *Schulische Organisationsentwicklung und Professionalisierung. Folgen von Lernstandserhebungen an Gesamtschulen.* Wiesbaden: VS-Verlag.

Hasselhorn, M., Grube, D. & Mähler, C. (2000). Theoretisches Rahmenmodell für ein Diagnostikum zur differentiellen Funktionsanalyse des phonologischen Arbeitsgedächtnisses. In M. Hasselhorn, W. Schneider & H. Marx (Hrsg.). *Diagnostik von Lese-Rechtschreibschwierigkeiten. Tests und Trends.* Jahrbuch der pädagogisch-psychologischen Diagnostik (Band 1, S. 167–181). Göttingen: Hogrefe.

Hasselhorn, M. & Schuchardt, K. (2006). Lernstörungen. Eine kritische Skizze zur Epidemiologie. *Kindheit und Entwicklung, 15* (4), 208–215.

Hasselhorn, M. & Werner, I. (2000). Zur Bedeutung des phonologischen Arbeitsgedächtnisses für die Sprachentwicklung. In H. Grimm (Hrsg.). *Sprachentwicklung. Enzyklopädie der Psychologie, Themenbereich C: Theorie und Forschung, Serie III Sprache* (Band 3, S. 363–378). Göttingen: Hogrefe.

Hattie, J. (2014). *Lernen sichtbar machen für Lehrpersonen. Überarbeitete deutschsprachige Ausgabe von „Visible Learning for Teachers".* Hohengehren: Schneider.

Hattie, J. (2013). *Lernen sichtbar machen. Überarbeitete deutschsprachige Ausgabe von „Visible Learning".* Hohengehren: Schneider.

Hattie, J. (2008). *Visible learning: A synthesis of over 800 meta-analyses relating to achievement.* London. Routledge.

Haynes, C. (1982). *Vocabulary acquisition problems in language disordered children.* Master thesis, Guys hospital Medical School, London: University of London.

Heckhausen, J. & Heckhausen, H. (2010). *Motivation und Handeln* (4. Aufl.). Berlin: Springer.

Heimlich, U. (2011). Inklusion und Sonderpädagogik. Die Bedeutung der Behindertenrechtskonvention (BRK) für die Modernisierung sonderpädagogischer Förderung. *Zeitschrift für Heilpädagogik, 2,* 44–54.

Heinze, A., Herwartz-Emden, L. & Reiss, K. (2007). Mathematikkenntnisse und sprachliche Kompetenz bei Kindern mit Migrationshintergrund zu Beginn der Grundschulzeit. *Zeitschrift für Pädagogik, 53,* 562–581.

Heinzl, C. & Seibt, S. (2014). Zusammenhänge zwischen semantisch-lexikalischen Fähigkeiten und mathematischen Kompetenzen. *Forschung Sprache, 2,* 4–19.

Helmke, A. (1988). *Münchener Aufmerksamkeitsinventar.* München: Paper/Max-Planck-Institut für Psychologische Forschung.

Helmke, A. & Renkl, A. (1992). Das Münchener Aufmerksamkeitsinventar (MAI): Ein Instrument zur systematischen Verhaltensbeobachtung der Schüleraufmerksamkeit im Unterricht. *Diagnostica, 38 (2),* 130–141.

Helmke, A. & Weinert, F.E. (1997). Bedingungsfaktoren schulischer Leistungen. In F.E. Weinert (Hrsg.). *Psychologie des Unterrichts und der Schule, Enzyklopädie der Psychologie: Themenbereich D, Praxisgebiete: Serie 1, Pädagogische Psychologie* (Band 3, S. 71–176). Göttingen: Hogrefe.

Hertel, S., Klug, J. & Schmitz, B. (2010). Quasi-experimentelle Versuchspläne. In H. Holling & B. Schmitz (Hrsg.). *Handbuch Statistik, Methoden und Evaluation* (S. 49–62). Göttingen: Hogrefe.

Hess, K. (2012). *Kinder brauchen Strategien. Eine frühe Sicht auf mathematisches Verstehen.* Stuttgart: Klett/Kallmeyer.

Hillenbrand, C., Hennemann, T. & Hens, S. (2010). *Lubo aus dem All! Programm zur Förderung emotional-sozialer Kompetenzen in der Schuleingangsphase.* München: Reinhardt.

Hillenbrand, C. & Pütz, K. (2008). *KlasseKinderSpiel. Spielerisch Verhaltensregeln lernen.* Hamburg: Edition Körber-Stiftung.

Hinz, A. (2013). Inklusion – von der Unkenntnis zur Unkenntlichkeit!? - Kritische Anmerkungen zu einem Jahrzehnt Diskurs über schulische Inklusion in Deutschland. Zeitschrift für Inklusion, 1-2013, Abgerufen unter *http://www.inklusion-online.net/index.php/inklusion-online/article/view/26/26* am 18.09.2014.

Hollenweger, J. & Kraus de Camargo, O. (2013). *Internationale Klassifikation der Funktionsfähigkeit, Behinderung und Gesundheit bei Kindern und Jugendlichen (ICF-CY)* (2. Nachdruck). Bern: Huber.

Hoover, W. & Gough, P. (1990). The simple view of reading. *Reading and writing: An interdisciplinary Journal, 2*, 127–160.

Horwitz, S.M., Irwin, J.R., Briggs-Gowan, M., Bosson Heenan, J.M., Mendoza, J. & Carter, A. (2003). Language delay in a community cohort of young children. *Journal of the American Academy of Child and Adolescent Psychiatry, 43*, 932–940.

Howell, J. & Dean, E. (1994). *Treating Phonological Disorders in Children: Metaphon-Theory to Practice* (2. Aufl.). London: Whurr.

Huber, C. (2011). Lehrerfeedback und soziale Integration. Wie soziale Referierungsprozesse die soziale Integration in der Schule beeinflussen können. *Empirische Sonderpädagogik, 1*, 20–36.

Huber, C. (2009). Gemeinsam einsam? Empirische Befunde und praxisrelevante Ableitungen zur sozialen Integration von Schülern mit Sonderpädagogischem Förderbedarf im Gemeinsamen Unterricht. *Zeitschrift für Heilpädagogik, 7*, 242–247.

Huber, C. & Grosche, M. (2012). Das response-to-intervention-Modell als Grundlage für einen inklusiven Paradigmenwechsel in der Sonderpädagogik. *Zeitschrift für Heilpädagogik, 8*, 312–322.

Huber, C., Grosche, M. & Schütterle, P. (2013). Inklusive Schulentwicklung durch response-to-intervention (RTI) – Realisierungsmöglichkeiten des RTI-Konzepts im Förderbereich Lesen. *Zeitschrift für Inklusion: Gemeinsam Leben, 2*, 79–90.

Hübner, K. (2014). *Sprachentwicklungsstörungen und Schriftspracherwerb: Untersuchung der phonologischen und orthographischen Verarbeitungs-(Fähigkeiten) von Schülern mit Sprachentwicklungsproblemen*. Dissertationder Humboldt-Universität. Berlin: Humboldt-Universität.

Humphreys, P., Kaufmann, W.E. & Galaburda, A.M. (1990). Developmental dyslexia in women: Neuropathological findings in three patients. *Annals of Neurology, 28*, 727–738.

Huntley, R.M., Holt, K.S., Butterfill, A. & Latham, C. (1988). A follow-up study of a language intervention program. *British Journal of disorders of Communication, 23*, 127–140.

Individuals With Disabilities Education Improvement Act (IDEIA, 2004). Abgerufen unter *http://idea.ed.gov/download/statute.html* am 04.03.2014.

IQWiG – Institut für Qualität und Wirtschaftlichkeit im Gesundheitswesen (2009). Abgerufen unter *https://www.iqwig.de* am 04.03.2014.

Irwin, J.R., Carter, A.S. & Briggs-Gowan, M.J. (2002). The social-emotional development of "late-talking" toddlers. *Journal of the American Academy of Child and Adolescent Psychiatry, 41*, 1324–1332.

Jacobs, C. & Petermann, F. (2007). *Rechenstörungen. Reihe: Leitfaden Kinder- und Jugendpsychotherapie* (Band 9). Göttingen: Hogrefe.

Jansen, H., Kondziolka, A. & Mayer, A. (2010). Phonologische Informationsverarbeitung und Schriftspracherwerb – eine empirische Untersuchung. *Sprachheilarbeit, 55*, 170–181.

Jerome, A.C., Fujiki, M., Brinton, B. & James, S.L. (2002). Self-esteem in children with specific language impairment. *Journal of Speech, Language, and Hearing Research, 45*, 700–714.

Johnson, C.J., Beitchman, J.H., Young, A., Escabar, M., Atkinson, L. & Wilson, B. (1999). Fourteen-year follow-up of children with and without speech/language impairments. Speech/language stability and outcomes. *Journal of Speech, Language, and Hearing Research, 42*, 744–760.

Juel, C., Griffith, P.L. & Gough, P.B. (1986). Acquisition of literacy: A longitudinal study of children in first and second grade. *Journal of Educational Psychology, 78*, 243–255.

Kannengieser, S. (2012). *Sprachentwicklungsstörungen. Grundlagen, Diagnostik, Therapie* (2. Aufl.). München: Urban und Fischer.

Kauschke, C. (2009). Evidenzbasierte Therapie bei semantisch-lexikalischen Störungen im Kindesalter. In U. de Langen-Müller, M. Hielscher-Fastabend & B. Kleissendorf (Hrsg.). *Sprachtherapie lohnt sich?! Zum aktuellen Stand der Evaluations- und Effektivitätsforschung in der Sprachtherapie* (S. 165–185). Köln: ProLog.

Kauschke, C. (2000). *Der Erwerb des frühkindlichen Lexikons. Eine empirische Studie zur Entwicklung des Wortschatzes im Deutschen.* Tübingen: Gunter Narr.

Kauschke, C. & Rothweiler, M. (2007). Lexikalisch-semantische Entwicklungsstörungen. In H. Schöler & A. Welling (Hrsg.). *Förderschwerpunkt Sprache (Handbuch der Pädagogik und Psychologie bei Behinderungen* (Band 3, S. 239–246). Göttingen: Hogrefe.

Kauschke, C. & Siegmüller, J. (2006). *Patholinguistische Therapie bei Sprachentwicklungsstörungen.* München: Urban & Fischer / Elsevier.

Kavale, K.A. (2005). Effective intervention für students with specific learning disabilities: The nature of special education. *Learning disabilities Research & Practice, 13*, 127–138.

Kavale, K.A. (1999). Effectiveness of special education. In C.R. Reynolds & T.B. Gutkin (eds.). *The handbook of school psychology* (S. 984–1024). New York: Wiley & Sons.

Kempen, G. & Hoenkamp, E. (1987). An incremental procedural grammar for sentence formulation. *Cognitiv Science, 11*, 201–258.

Kiese-Himmel, C. (1997). Sprachentwicklungsgestörte Kinder im Vorschulalter. Knapp vier Jahre später. *Zeitschrift für Kinder- und Jugendpsychiatrie, 25*, 73–81.

Kivirauma, J. & Ruoho, K. (2007). Excellence through special education? Lessons from the Finnish school reform. *International Review of Education, 53*, 283–302.

Klauer, K.J. (2014). Training des induktiven Denkens – Fortschreibung der Metaanalyse von 2008. *Zeitschrift für Pädagogische Psychologie, 28 (1–2)*, 5–19.

Klauer, K.J. (2011). Lernverlaufsdiagnostik – Konzept, Schwierigkeiten und Möglichkeiten. *Empirische Sonderpädagogik, 3*, 207–224.

Klauer K.J. (2006). Erfassung des Lernfortschritts durch curriculumbasierte Messung. *Heilpädagogische Forschung, 32*, 16–26.

Klauer, K.J. (1992). In Mathematik mehr leistungsschwache Mädchen, im Lesen und Rechtschreiben mehr leistungsschwache Jungen? Zur Diagnostik von Teilleistungsschwächen. *Zeitschrift für Entwicklungspsychologie und Pädagogische Psychologie, 24*, 48–65.

Klemm, K. (2009). *Gemeinsam lernen. Inklusion leben. Status Quo und Herausforderungen inklusiver Bildung in Deutschland*. Gütersloh: Bertelsmann Stiftung.

Klicpera, C. & Gasteiger-Klicpera, B. (1998). Die ersten Stadien der Entwicklung von Lese- und Rechtschreibschwierigkeiten. *Heilpädagogische Forschung, 24*, 163–175.

Klicpera, C. & Gasteiger-Klicpera, B. [unter Mitarb. von Schabmann, A.] (1993). *Lesen und Schreiben. Entwicklung und Schwierigkeiten*. Bern: Huber.

Klicpera, C., Schabmann, A. & Gasteiger-Klicpera, B. (2003). *Legasthenie. Modelle, Diagnose, Therapie und Förderung*. München: Reinhardt.

Klix, F. (1984). Über Wissensrepräsentation im menschlichen Gedächtnis. In F. Klix (Hrsg.). *Gedächtnis, Wissen, Wissensnutzung* (S. 9–73). Berlin: VEB Deutscher Verlag der Wissenschaften.

Knebel, U. von (2014). „Sprache kompetent fördern": Was macht sprachbehindertenpädagogische Kompetenz aus? In S. Sallat, M. Spreer & C. Glück (Hrsg.). *Sprache professionell fördern: kompetent-vernetzt-innovativ*. (S. 182–188). Idstein: Schulz-Kirchner.

Knebel, U. von (2013a). *Sprachbehindertenpädagogische Professionalität in der Inklusiven Schule? Fachgeschichtliche, administrative und professionalitätstheoretische Aspekte.: Mit Beiträgen von Vera Moser, Erwin Breitenbach, Ernst von Kardorff und Mechthild Richter.* Berlin: Logos.

Knebel, U. von (2013b). 100 Jahre Sprachheilschule – Errungenschaften und Anforderungen an sprachbehindertenpädagogische Fachlichkeit in der Schule. *Praxis Sprache, 4,* 227–234.

Knopp, E. & Hartke, B. (2010). Das Inventar Rechenfische – Anwendung, Reliabilität und Validität eines Verfahrens zur Erfassung des Leistungsstandes von Erstklässlern in Mathematik. *Empirische Sonderpädagogik, 2,* 5–25.

Knox, E. & Conti-Ramsden, G. (2003). Bullying risks of 11-year-old children with specific language impairment (SLI): Does school placement matter? *International Journal of Language and Communications Disorders, 38,* 1–12.

Koch, K. (2008). Evidenzbasierte Förderung mathematischer Kompetenzen. In S. Ellinger (Hrsg.). *Evidenzbasierte Förderung* (S. 85–108). Stuttgart: Kohlhammer.

Koch, K., Blumenthal, Y. & Tresp, T. (2012). *Diagnoseförderklasse (DFK) oder Grundschulklassen? – Die Schullaufbahnen gefährdeter Schüler im Vergleich* (Stand: 05.03.2012). Reader der Universität Rostock: Universität Rostock.

Kohn, J., Wyschkon, A., Ballaschk, K., Ihle, W. & Esser, G. (2013). Verlauf von Umschriebenen Entwicklungsstörungen: Eine 30-Monats-Follow-up-Studie. *Lernen und Lernstörungen, 2* (2), 77–89.

Kornmann, R. (2007). Förderung des Bewusstseins kommunikativer Kompetenzen bei Kindern und Jugendlichen mit erhöhtem Förderbedarf im Bereich Lernen und Entwicklung – eine pädagogische Herausforderung. *Zeitschrift für Heilpädagogik, 58* (12), 470–476.

Kotten-Sederquist, A. (1982). *Sprachbehindertenpädagogik im interdisziplinären Problemfeld lautsprachlicher Kommunikation.* Voces Amicorum Sovijärvi (S. 169–179). Helsinki: Mémoires de la Sociéte Finno-Ougrienne.

Krajewski, K. (2008). *Vorhersage von Rechenschwäche in der Grundschule* (2. Aufl.). Hamburg: Kovac.

Krajewski, K. (2003). *Vorhersage von Rechenschwäche in der Grundschule.* Hamburg: Kovac.

Krajewski, K., Liehm, S. & Schneider, W. (2004). *Deutscher Mathematiktest für zweite Klassen (DEMAT 2+).* Göttingen: Hogrefe.

Krajewski, K., Küspert, P., Schneider, W. & Visé, M. (2002). *Deutscher Mathematiktest für erste Klassen (DEMAT 1+).* Göttingen: Hogrefe.

Krajewski, K., Nieding, G. & Schneider, W. (2007). *Mengen, zählen, Zahlen. Die Welt der Mathematik verstehen.* Berlin: Cornelsen.

Krauthausen, G. (2007). Sprache und sprachliche Anforderungen im Mathematikunterricht der Grundschule. In H. Schöler & A. Welling (Hrsg.). *Sonderpädagogik der Sprache* (S. 1022–1034). Göttingen: Hogrefe.

Kreuz, A. (2000). *Metaphonologische Fähigkeiten und Aussprachestörungen im Kindesalter*. Frankfurt am Main: Lang.

Kultusministerkonferenz (KMK, 2004). *Bildungsstandards im Fach Deutsch für den Primarbereich. Beschluss vom 15.10.2004*. Darmstadt: Luchterhand.

Kühn, P. (2010). Wie entwickeln sich Late Talkers? Eine Längsschnittstudie zur Prognose der sprachlichen, kognitiven und emotionalen Entwicklung von Late Talkers bis zum Einschulungsalter. Dissertation. Ludwig-Maximilians-Universität zu München. Abgerufen unter *http://edoc.ub.uni-muenchen.de/11717/1/Kuehn_Philipp.pdf* am 04.03.2014.

Küspert, P. (1998). *Phonologische Bewußtheit und Schriftspracherwerb: Zu den Effekten vorschulischer Förderung der phonologischen Bewußtheit auf den Erwerb des Lesens und Rechtschreibens*. Frankfurt am Main: Lang.

Küspert, P. & Schneider, W. (1999). *Hören. Lauschen. Lernen. Sprachspiele für Kinder im Vorschulalter. Würzburger Trainingsprogramm zur Vorbereitung auf den Erwerb der Schriftsprache*. Göttingen: Vandenhoeck & Ruprecht.

Küspert, P. & Schneider, W. (1998). *Würzburger Leise Leseprobe (WLLP)*. Göttingen: Hogrefe.

Kuhlmann, K. & Hartke, B. (2011a). *Formative Erfassung der Rechtschreibleistung (FE-RS 2) im 2. Schuljahr*. Rostock: Universität Rostock.

Kuhlmann, K. & Hartke, B. (2011b). *Formative Erfassung der Lesefertigkeit (FE-L 2) im 2. Schuljahr*. Rostock: Universität Rostock.

Kuhlmann, K. & Hartke, B. (2011c). *Formative Erfassung arithmetischer Fähigkeiten im 2. Schuljahr*. Rostock: Universität Rostock.

Kushnir, C.C. & Blake, J. (1996). The nature of the cognitive deficit in specific language impairment. *First Language, 16*, 21–40.

Landerl, K. & Kaufmann, L. (2008). *Dyskalkulie. Modelle, Diagnostik, Intervention*. Stuttgart: Reinhardt.

Landerl, K., Wimmer, H. & Moser, E. (1997). *Salzburger Lese-und Rechtschreibtest (SLRT)*. Bern: Huber.

Lauer, N. (2006). *Zentral-auditive Verarbeitungsstörungen im Kindesalter* (3., vollständig überarbeitete Aufl.). Stuttgart: Thieme.

Lauth, G.W. & Schlottke, P.F. (2009). *Training mit aufmerksamkeitsgestörten Kindern* (6., vollständig überarbeitete Aufl.). Weinheim: Beltz.

Law, J., Dockrell, J., Williams, K. & Seeff, B. (2004). Comparing specialist early years provision for speech and language impaired children with mainstream nursery provision in the UK – an application of the Early Childhood Environment Rating Scale (ECERS). *Child: Care, Health, and Development, 30*, 177–184.

Law, J., Garrett, Z. & Nye, C. (2010). The efficiency of treatment for children with developmental speech and language delay/disorder: a meta-analysis. Abgerufen unter *http://onlinelibrary.wiley.com/o/cochrane/clsysrev/articles/CD004110/frame.html* am 04.03.2014.

Law, J., Kot, A. & Barnett, G. (1999). *A comparison of two methods for providing intervention to three year old children with expressive/receptive language impairment*. London: City University.

Lehmann, R. & Hoffmann, E. (2009). *BELLA. Ergebnisse der Berliner Erhebung der Lernausgangslagen arbeitsrelevanter Basiskompetenzen von Schülerinnen und Schülern mit Förderbedarf der Klassen 7–10 und der Jugendlichen in BQL und BQL/FL*. Berlin: Senatsverwaltung für Bildung, Jugend und Sport.

Lembke, E.S., McMaster, K.L. & Stecker, P.M. (2010). The Prevention science of reading research within a response-to-intervention model. *Psychology in the Schools, 47* (1), 22–35.

Lenhard, A., Lenhard, W. & Klauer, K.-J. (2011). *Denkspiele mit Elfe und Mathis. Förderung des logischen Denkvermögens für das Vor- und Grundschulalter*. Göttingen: Hogrefe.

Leonard, L.B. (1997). *Children with Specific Language Impairment*. Cambridge: MIT Press.

Leonard, L.B., Camarata, S.M., Pawslowska, M., Brown, B. & Camarata, M.N. (2008). The acquisition of tense and agreement morphemes by children with specific language impairment during intervention: Phase 3. *Journal of Speech, Language, and Hearing Research, 51*, 120–125.

Levelt, W.J.M. (1989). *Speaking: From Intention to Articulation*. Cambridge: MIT Press.

Lewis, C., Hitch, G.J. & Walker, P. (1994). The prevalence of specific arithmetic difficulties in 9 to 10 year old boys and girls. *Journal of Child Psychology and Psychiatry, 35*, 283–292.

Lexikon der Psychologie (o. J.) Begriff „Regressionseffekt". Abgerufen unter *http://www.psychology48.com/deu/d/regressionseffekt/regressionseffekt.htm* am 18.09.2014.

Liebers, K. & Seifert, C. (2012). Assessmentkonzepte für die inklusive Schule – eine Bestandsaufnahme. Zeitschrift für Inklusion 3. Abgerufen unter *http://www.inklusion-online.net/index.php/inklusion/article/view/166/156* am 01.08.2013.

Linderkamp, F. & Grünke, M. (2007). *Lern- und Verhaltensstörungen: Genese – Diagnostik – Intervention*. Weinheim, Basel: Beltz.

Lindmeier, C. (2014). Aktuelle bildungspolitische Bemühungen um eine inklusionsorientierte Erneuerung der deutschen Lehrerausbildung. *Zeitschrift für Heilpädagogik, 3*, 84-97.

Locke, J.L. (1997). A theory of neurolinguistic development. *Brain and Language, 58*, 265-326.

Locke, J.L. (1995). Development of the capacity for spoken language. In P. Fletcher & B. MacWhinney (eds.). *The handbook of child language* (S. 278-302). Oxford: Blackwell.

Locke, J.L. (1994). Gradual emergence of developmental language disorders. *Journal of Speech and Hearing Research, 37*, 608-616.

Löser, J.M. & Werning, R. (2013). Inklusion aus internationaler Perspektive – ein Forschungsüberblick. *Zeitschrift für Grundschulforschung, 6*, 21-33.

Lonnemann, J., Linkersdörfer, J., Hasselhorn, M. & Lindberg, S. (2011). Neurokognitive Korrelate der Dyskalkulie. *Kindheit und Entwicklung, 20*, 13-20.

Lorenz, J.H. (2005). Mathematikverstehen und Sprachrezeptionsstörungen in den Eingangsklassen. In P. Arnoldy & B. Traub (Hrsg.). *Sprachentwicklungsstörungen – Früh erkennen und behandeln.* XXVI. Kongress der dgs „Werkstatt Sprachheilpädagogik" (S. 184-195). Karlsruhe: von Loeper.

Lorenz, J.H. (1996). Ursachen für gestörte mathematische Lernprozesse. In G. Eberle & R. Kornmann (Hrsg.). *Lernschwierigkeiten und Vermittlungsprobleme im Mathematikunterricht an Grund- und Sonderschulen. Möglichkeiten der Vermeidung und Überwindung* (S. 19-35). Weinheim: Deutscher Studien Verlag.

Lüdtke, U.M. (2010). Sprachdidaktiktheorie – Vom Sprachtherapeutischen Unterricht zur relationalen Didaktik. Wie weiter in Zeiten der Inklusion? *Zeitschrift für Heilpädagogik, 3* (61), 84-96.

Lukow, H.-J. (2012). Dyskalkulie/Rechenschwäche: Wenn Mathe nur noch Angst macht. *Deutsches Ärzteblatt, 109* (6), 59.

Magnusson, E. & Nauclér, K. (1990). Can Preschool Data Predict Language-Disordered Children's Reading and Spelling at School? *Folia Phoniatrica, 42*, 277-282.

Mahlau, K. (2013). Vergleich zwischen inklusiven und separierenden Unterrichtskonzepten unter besonderer Berücksichtigung von Kindern mit spezifischer Sprachentwicklungsstörung: Lernausgangslage und erste Ergebnisse. *Forschung Sprache, 1*, 4-22.

Mahlau, K. (2012). Ein inklusives Unterrichtskonzept für den Förderschwerpunkt Sprache – das Rügener Inklusionsmodell (RIM). *Sprachheilarbeit, 3*, 147-154.

Mahlau, K. (2011). Screening morphologischer Fähigkeiten. Material der Universität Rostock. Abgerufen unter *www.lernfortschrittsdokumentation-mv.de/pdf-lounge/multiscreen/Screening-Testheft-Server.pdf.* am 20.03.2013.

Mahlau, K. (2010a). Elternfragebogen zur Anamnese der Sprachentwicklung. Material der Universität Rostock. Abgerufen unter *www.lernfortschrittsdokumentation-mv.de/pdf-lounge/Elternfragebogen_Sprachentwicklung.pdf.* am 04.03.2014.

Mahlau, K. (2010b). *Lautanalysebogen.* Unveröffentlichtes Material der Universität Rostock.

Mahlau, K. (2008). *Metaphonologische Fähigkeiten und ihre Bedeutung für den Schriftspracherwerb bei spezifisch sprachentwicklungsgestörten Kindern. Unter besonderer Berücksichtigung der Wortschatzentwicklung.* Berlin u. a.: Lang.

Mahlau, K. (unv.). *Therapiebasierte Lernverlaufsmessung im Förderschwerpunkt Sprache.* Arbeitsversion der Universität Rostock.

Mahlau, K. & Blumenthal, Y. (2014). Unterrichtliche Förderung von Kindern mit eingeschränktem Sprachverständnis. Eine vergleichende Studie zwischen Kindern des Rügener Inklusionsmodells (RIM) und des herkömmlichen Unterrichts. *Logos, S.* 84–95.

Mahlau, K., Blumenthal, Y., Diehl, K., Schöning, A., Sikora, S., Voß, S. & Hartke, B. (2014). Das Rügener Inklusionsmodell (RIM) – RTI in der Praxis. In M. Hasselhorn, W. Schneider & U. Trautwein, U. (Hrsg.). *Tests & Trends, NF Bd. 12. Formative Leistungsdiagnostik* (S. 101–125). Göttingen: Hogrefe.

Mahlau, K., Diehl, K., Voß, S. & Hartke, B. (2013). *Lernen nachhaltig fördern Klasse 3. Fortbildungseinheiten zur evidenzbasierten Gestaltung einer präventiven und integrativen Grundschule.* Rostock: Universität Rostock.

Mahlau, K., Diehl, K., Voß, S. & Hartke, B. (2012). *Lernen nachhaltig fördern Klasse 2. Fortbildungseinheiten zur evidenzbasierten Gestaltung einer präventiven und integrativen Grundschule.* Rostock: Universität Rostock.

Mahlau, K., Diehl, K., Voß, S. & Hartke, B. (2011a). Das Rügener-Inklusions-Modell – Konzeption einer inklusiven Grundschule. *Zeitschrift für Heilpädagogik, 11,* 464–472.

Mahlau, K., Diehl, K., Voß, S. & Hartke, B. (2011b). *Lernen nachhaltig fördern Klasse 1. Fortbildungseinheiten zur Gestaltung einer präventiven und integrativen Grundschule.* Rostock: Universität Rostock.

Mahlau, K. & Hensen, A. (2013). Erfahrungen in der Präventiven und Integrativen Schule auf Rügen (PISaR) im Förderbereich Sprache. *Praxis Sprache, 4,* 247–250.

Mahlau, K. & Jeschke, S. (2014). Welche Lernvoraussetzungen haben Kinder mit Sprachentwicklungsstörungen? Eine deskriptive Beschreibung von

Erstklässlern mit einem Risiko in der Sprachentwicklung. *Zeitschrift für Heilpädagogik, 11,* 416–424.

Mahlau, K., Sikora, S., Blumenthal, Y., Diehl, K., Voß, S. & Hartke, B. (2014). *Das Rügener Inklusionsmodell (RIM). Evidenzbasierte Gestaltung einer inklusiven Grundschule* (Arbeitstitel). Schwerin: Bildungsministerium Mecklenburg-Vorpommern (in Vorb.).

Mahlau, K., Voß, S. & Hartke, B. (2016, Hrsg.). *Lernen nachhaltig fördern Band 4. Grundlagen und Förderung im Bereich der sprachlichen Entwicklung.* Hamburg: Dr. Kovac.

Maier, U. (2010). Formative Assessment – Ein erfolgversprechendes Konzept zur Reform von Unterricht und Leistungsmessung? *Zeitschrift für Erziehungswissenschaft, 13,* 293–308.

Maier, U. (2009). *Wie gehen Lehrerinnen und Lehrer mit Vergleichsarbeiten um? Eine Studie zur testbasierten Schulreform in Baden-Württemberg und Thüringen.* Baltmannsweiler: Schneider.

Malecki, A. (2013). Sonderpädagogische Förderung in Deutschland – eine Analyse der Datenlage in der Schulstatistik. Abgerufen unter *https://www.destatis. de/DE/Publikationen/WirtschaftStatistik/BildungForschungKultur/SonderpaedagogischeFoerderung_52013.pdf?__blob=publicationFile* am 10.10.2014.

Mannhaupt, G. (2006). *Münsteraner Screening zur Früherkennung von Lese-Rechtschreibschwierigkeiten (MÜSC).* Berlin: Cornelsen.

Mannhaupt, G. & Jansen, H. (1989). Phonologische Bewußtheit. Aufgabenentwicklung und Leistungen im Vorschulalter. *Heilpädagogische Forschung, 15,* 50–56.

Marten, K. (2014). *Förderung der sozialen Integration – Interventionsansätze zur Verbesserung des sozialen Status von abgelehnten Grundschulkindern.* Masterarbeit der Universität Rostock.

Marx, E. & Keller, K. (2010). Effekte eines induktiven Denktrainings auf die Denk- und Sprachentwicklung bei Vorschulkindern und Erstklässlern in benachteiligten Stadtteilen. *Zeitschrift für Pädagogische Psychologie, 24,* 139–146.

Marx, E., Keller, K. & Beuing, R. (2011). Die Erzieherin als Trainerin. Effekte kombinierter Denk- und Sprachförderung in Kindertagesstätten. *Psychologie in Erziehung und Unterricht, 58,* 41–51.

Marx, E. & Klauer, K.J. (2011). *Keiner ist so schlau wie ich III. Ein Förderprogramm für Kinder.* Göttingen: Vandenhoeck & Ruprecht.

Marx, E. & Klauer, K.J. (2009). *Keiner ist so schlau wie ich II. Ein Förderprogramm für Kinder.* Göttingen: Vandenhoeck & Ruprecht.

Marx, E. & Klauer, K.J. (2007). *Keiner ist so schlau wie ich I. Ein Förderprogramm für Kinder.* Göttingen: Vandenhoeck & Ruprecht.

Marx, P., Weber, J. & Schneider, W. (2005). Langfristige Auswirkungen einer Förderung der phonologischen Bewusstheit bei Kindern mit Defiziten in der Sprachentwicklung. *Die Sprachheilarbeit, 50,* 280-285.

Mattingly, I.G. (1972). Reading, the linguistic process, and linguistic awareness. In J.F. Kavanagh & I.G. Mattingly (eds.). *Language by Ear and by Eye* (S. 133-147). Cambridge: MIT Press.

May, P. & Bennöhr, J. (2013). *Kompetenzerfassung in Kindergarten und Schule. Handbuch.* Berlin: Cornelsen.

Mayer, A. (2012). *Blitzschnelle Worterkennung. Grundlagen und Praxis.* Dortmund: Modernes Lernen.

Mayer, A. (2010). *Gezielte Förderung bei Lese- und Rechtschreibstörungen.* Basel: Reinhardt.

Mayer, A. (2003). Möglichkeiten der Sprach- und Kommunikationsförderung im Unterricht mit sprachentwicklungsgestörten Kindern. *Die Sprachheilarbeit, 48,* 11-21.

McLane, K. (o. J.). Curriculum-Based Measurement (homepage des National Centre for Learning Dysabilities). Abgerufen unter *http://www.ncld.org/students-disabilities/ld-education-teachers/curriculum-based-measurement* am 26.02.2014.

Medway council (o. J.). Abgerufen unter *http://www.medway.gov.uk/educationandlearning/schoolsandcolleges/supportinglearning/specialeducationalneeds/sencoordinatorrole.aspx* am 05.09.2013.

Menyuk, P., Chesnick, M., Liebergott, J., Korngold, B., d'Agostino, R. & Belanger, A. (1991). Predicting reading problems in at-risk children. *Journal of Speech and Hearing Research, 34,* 893-903.

Merzenich, M.M., Jenkins, W.M., Johnston, P., Schreiner, C., Miller, S.L. & Tallal, P. (1996). Temporal processing deficits of language-learning impaired children amelioretad by training. *Science, 271,* 77-81.

Miles, T.R. & Miles, E. (1999). *Dyslexia.* Buckingham: A hundred years on open University Press.

Montgomery, J.W. (1995). Examination of phonological working memory in specifically language-impaired children. *Applied psycholinguistics, 16,* 355-378.

Moor, A., Edwards, G., Halpin, D. & George, R. (2002). Compliance, resistance and pragmatism: the (re)contruction of schoolteacher identities in a period of intensive educational reform. *British Educational Research Journal, 28,* 551-565.

Motsch, H.-J. (2010). *Kontextoptimierung. Evidenzbasierte Intervention bei grammatischen Störungen in Therapie und Unterricht* (3. Aufl.). München: Reinhardt.

Motsch, H.-J. (2009). *ESGRAF-R. Modularisierte Diagnostik grammatischer Störungen – Testmanual.* München: Reinhardt.

Motsch, H.-J. (2005). Muss effektive Therapie eine "Wunderwaffe" sein – die theoretische Schwachstelle der Kontextoptimierung. *Die Sprachheilarbeit, 50,* 1, 26–28.

Motsch, H.-J. (2004). *Kontextoptimierung. Förderung grammatischer Fähigkeiten in Therapie und Unterricht.* München: Reinhardt.

Motsch, H.-J. & Schmidt, M. (2010). Interlanguage-Effekte in der Therapie spracherwerbsgestörter Kinder. *Vierteljahreszeitschrift für Heilpädagogik (VHN), 79,* 113–121.

Motsch, H.-J. & Ulrich, T. (2012). Wortschatzsammler und Wortschatzfinder. Effektivität neuer Therapieformate bei lexikalischen Störungen im Vorschulalter. *Sprachheilarbeit, 2,* 70–78.

Motsch, H.-J. & Ziegler, D. (2004). Kontextoptimierte Förderung grammatischer Fähigkeiten im basistherapeutisch orientierten Anfangsunterricht. In M. Grohnfeldt (Hrsg.). *Lehrbuch der Sprachheilpädagogik und Logopädie; Band 5 – Bildung, Erziehung und Unterricht* (S. 191–216). Stuttgart: Kohlhammer.

Murawski, W.W. (2009). *Collaborative Teaching in Secondary Schools – Making the Co-Teaching Marriage Work!* Thousand Oaks: Corwin Press.

Myklebust, J.G. (2006). Class placement and competence attainment among students with special educational needs. *British Journal of Special Education, 2,* 60–69.

Myschker, N. (2005). *Verhaltensstörungen bei Kindern und Jugendlichen. Erscheinungsformen. Ursachen. Hilfreiche Maßnahmen* (5. Aufl.). Stuttgart: Kohlhammer.

Nachtigall, C. & Wirtz, M. (1998). *Wahrscheinlichkeitsrechnung und Inferenzstatistik. Statistische Methoden für Psychologen Teil 2.* Weinheim: Juventa.

Nation, K. (2009). Connections Between Language and Reading in Children With Poor Reading Comprehension. In H.W. Catts & A.G. Kamhi (eds). *The Connections Between Language and Reading Disabilities* (S. 41–54). New York: Psychology Press.

Nation, K. & Snowling, M.J. (1997). Assessing reading difficulties: The validity and utility of current measures of reading skills. *British Journal of Educational Psychology, 67,* 359–370.

National Center on Response to Intervention (2012). Abgerufen unter *http://www.rti4success.org/essential-components-rti/multi-level-prevention-system* am 04.03.2014.

National Center on Response to Intervention (2010). Essential Components of RTI – A Closer Look at Response to Intervention. Abgerufen unter *http://www.rti4success.org/* am 13.01.2014.

National Center on Student Progress Monitoring (2013). Abgerufen unter *http://www.studentprogress.org/* am 04.03.2014.

Nauclér, K. & Magnusson, E. (1998). Reading and Writing Development: Report from an ongoing Longitudinal Study of Language-Disordered and Normal Groups from Pre-School to Adolescence. *Folia Phoniatrica et Logopaedica, 50,* 271–282.

Nelson, K.E., Camarata, S.M., Welsh, J., Butkowsky, L. & Camarata, M. (1996). Effects of imitative and conversational recasting treatment on the acquisition of grammar in children with specific language impairment and younger language–normal children. *Journal of Speech, Language and Hearing Research, 39,* 850–859.

Neumann, A. & Uhlig, G. (2004). Schreiben Sprachheilschüler anders als Regelschüler? *Die Sprachheilarbeit, 3,* 119–124.

Nickisch, A. (2010). Auditive Verarbeitungs- und Wahrnehmungsstörung (AVWS). In K. Götte & T. Nicolai (Hrsg.). *Pädiatrische HNO-Heilkunde* (S. 201–210). München: Urban & Fischer.

Nickisch, A., Gross, M., Schönweiler, R., Uttenweiler, V., am Zehnhoff-Dinnesen, A., Berger, R., Radü, H.J. & Ptok, M. (2007). Auditive Verarbeitungs- und Wahrnehmungsstörungen. Konsensus-Statement der Deutschen Gesellschaft für Phoniatrie und Pädaudiologie. *HNO, 55* (1), 61–72.

Nickisch, A., Heber, D. & Burger-Gartner, J. (2005). *Auditive Verarbeitungs- und Wahrnehmungsstörungen (AVWS) bei Schulkindern. Diagnostik und Therapie* (3. Aufl.). Dortmund: verlag modernes lernen.

Nußbeck, S. (2013). Evidenzbasierte Praxis. In U. Heimlich, R. Stein & F. B. Wember (Hrsg.), Handlexikon Lernschwierigkeiten und Verhaltensstörungen (S. 247–249). Stuttgart: Kohlhammer.

Nußbeck, S. (2007a). Sprachstörungen bei kognitiver Beeinträchtigung. In H. Schöler & A. Welling (Hrsg.). *Sonderpädagogik der Sprache* (S. 456–470). Göttingen: Hogrefe.

Nußbeck, S. (2007b). Evidenzbasierte Praxis – ein Konzept für sonderpädagogisches Handeln? *Sonderpädagogik, 37 (2/3),* 146–155.

Oakes, J. (2005). *Keeping track: How schools structure inequality* (2. Aufl.). London: Yale University Press.

Österreichische Gesellschaft für Sprachheilpädagogik (o. J.). Abgerufen unter *http://www.sprachheilpaedagogik.at/sitemap.php* am 12.09.2013.

Oxford Centre for Evidence-Based Medicine (2001). Abgerufen unter *http:// www.cebm.net/* am 05.03.2014.

Parsons, S., Law, J. & Gascoigne, M. (2005). Teaching receptive vocabulary to children with specific language impairment: a curriculum based approach. *Child Language Teaching and Therapy, 21* (1), 39–59.

Paul, R. & Cohen, D. (1984). Outcome of severe disorders of language acquisition. *Journal of Autism and Developmental Disorder, 14*, 405–421.

Paul, R. & James, D. (1990). Language delay and parental perceptions. *Journal of the American Academy of Child and Adolescent Psychiatry, 29*, 669–670.

Paul, R., Looney, S.S. & Dahm, P.S. (1991). Communication and socialization skills at ages 2 and 3 in "late-talking" young children. *Journal of Speech and Hearing Research, 34*, 858–865.

Petermann, F. (2010). *Sprachstandserhebungstest für Fünf- bis Zehnjährige (SET 5–10)*. Göttingen: Hogrefe.

Petermann, F. (2003). Legasthenie und Rechenstörung. Einführung in den Themenschwerpunkt. *Kindheit und Entwicklung, 12* (4), 193–196.

Petermann, F., Gerken, N., Natzke, H. & Walter, H.J. (2002). *Verhaltenstraining für Schulanfänger. Ein Programm zur Primärprävention von aggressivem und unaufmerksamem Verhalten bei Kindern in den ersten beiden Grundschulklassen.* Paderborn: Schöningh UTB.

Petermann, F., Koglin, U., Natzke, H. & von Marées, N. (2013). *Verhaltenstraining in der Grundschule. Ein Präventionsprogramm zur Förderung emotionaler und sozialer Kompetenzen* (2. überarbeitete Aufl.). Göttingen: Hogrefe.

Petermann, F. & Petermann, U. (2010a). *Hamburg-Wechsler-Intelligenztest für Kinder – IV (HAWIK-IV)* (3. Aufl.). Göttingen: Hogrefe.

Petermann, U. & Petermann, F. (2010b). *Training mit sozial unsicheren Kindern* (10., vollst. überarb. Aufl.). Weinheim: Beltz.

Petermann, F. & Petermann, U. (2008). *Training mit aggressiven Kindern* (12., vollst. überarb. Aufl.). Weinheim: Beltz.

Piaget, J. (1969). *Nachahmung, Spiel und Traum. Die Entwicklung der Symbolfunktion beim Kind.* Stuttgart: Klett.

Plaza, M. (1997). Phonological impairment in dyslexic children with and without early speech-language disorder. *European Journal Disorders of Communication, 32*, 277–290.

Plaza, M., Cohen, H., Chevrie-Muller, C. (2002). Oral Language Deficits in Dyslexic Children: Weaknesses in Working Memory and Verbal Planning. *Brain and Cognition, 48/2–3*, 505–512.

Positionspapier des vds (2010). Positionspapier des vds zu inklusiven Bildung. Aufgerufen unter http://www.verband-sonderpaedagogik.de/upload/pdf/vds/positionen/Posi_Inklusive-Bildung HV.pdf am 04.03.2014.

Proctor, B.E., Floyd, R.G. & Shaver, R.B. (2005). Cattell-Horn-Carroll broad cognitive ability profiles of low math achievers. *Psychology in the Schools, 42*, 1–12.

Ptok, M., Berger, R., Deuster, C. v., Gross, M., Lamprecht-Dinnesen, A., Nickisch, A., Radu, H.J. & Uttenweiler, V. (2000). Auditive Verarbeitungs- und Wahrnehmungsstörungen. Konsensus-Statement. *HNO, 48*, 357–360.

Rauer, W. & Schuck, K.D. (2004). *Fragebogen zur Erfassung emotionaler und sozialer Schulerfahrungen von Grundschulkindern erster und zweiter Klassen (FEESS 1–2)*. Göttingen: Hogrefe.

Rauer, W. & Schuck, K.D. (2003). *Fragebogen zur Erfassung emotionaler und sozialer Schulerfahrungen von Grundschulkindern dritter und vierter Klassen (FEESS 3–4)*. Göttingen: Hogrefe.

Reber, K. (2012). Sprachheilpädagogik und Sprachtherapie in inklusiven Settings. Perspektiven der Vernetzung zwischen Sprachheilpädagogik, Sprachtherapie und Regelschule. *Logos interdisziplinär, 20*, 264–275.

Reber, K. (2009). *Prävention von Lese- und Rechtschreibstörungen im Unterricht. Systematischer Schriftspracherwerb von Anfang an.* Basel: Reinhardt.

Reber, K. & Schönauer-Schneider, W. (2009). *Bausteine sprachheilpädagogischen Unterrichts*. Basel: Reinhardt.

Reif, S., Schulz, P. & Penner, Z. (2003). *Die Früherfassung von Risikokindern anhand des Elternfragebogens ELFRA-1: Ergebnisse aus der Deutschen Sprachentwicklungsstudie*. Unveröffentlichtes Manuskript, Charité-Universitätsmedizin Berlin, Humboldt Universität und Freie Universität Berlin.

Reschley, D. & Bergstrom, M. (2009). Response to Intervention. In T. Gutkin & C. Reynolds (Hrsg.). *The handbook of school psychology* (4. Aufl., S. 434–460). Hoboken: Wiley.

Rescorla, L. & Achenbach, T.M. (2002). Use of the Language Development Survey (LDS) in a National Probability Sample of Children 18 to 35 Months Old. *Journal of Speech, Language, and Hearing Research, 45*, 733–743.

Rescorla, L., Mirak, J. & Singh, L. (2000). Vocabulary growth in late talkers: lexical development from 2;0 to 3;0. *Journal of Child Language, 27*, 293–311.

Rescorla, L., Ross, G.S., McClure, S. (2007). Language Delay and Behavioral/Emotional Problems in Toddlers. Findings From Two Developmental Clinics. *Journal of Speech, Language, and Hearing Research, 50*, 1063–1078.

Rice, M.L. (1993). Social consequences of specific language impairment. In H. Grimm & H. Skowronek (Hrsg.). *Language acquisition problems and reading disorders: Aspects of diagnosis and intervention. Prevention and Intervention in Childhood and Adolescence* (S. 111–128). Berlin: Walter de Gruyter.

Rice, M.L., Haney, K.R. & Wexler, K. (1998). Family history of children with SLI who show extended optional infinitives. *Journal of Speech and Hearing Research, 41,* 419–432.

Ricken, G. (2009). Dyskalkulie. In A. Lohaus & H. Domsch (Hrsg.). *Psychologische Förder- und Interventionsprogramme für das Kindes- und Jugendalter* (S. 113–130). Berlin: Springer.

Rickheit, G. (1990). *Sprache und Wissen. Grundlagen zur Kognitiven Linguistik.* Opladen: Westdeutscher Verlag.

Riehemann, S. (2008). *Therapie fehlender Kasusfähigkeiten grammatisch gestörter Schüler in kontextoptimierten Unterrichtsphasen. Interventionsstudie in zweiten Klassen an Schulen mit dem Förderschwerpunkt Sprache.* Inauguraldissertation: Universität zu Köln.

Rißling, J.K., Mahlau, K., Hartke, B. & Petermann, F. (2014). Lernverlaufsdiagnostik und Effektivität schulischer Sprachförderung bei Erstklässlern mit Sprachentwicklungsstörungen. *Zeitschrift für Erziehungswissenschaft, 17* (3), 543–562 (DOI 10.1007/s11618-014-0568-4).

Ritterfeld, U., Lüke, T., Dürkoop, A.-L. & Subellok, K. (2011). Schulentscheidungsprozesse und Schulzufriedenheit. *Die Sprachheilarbeit, 2,* 66–77.

Ritterfeld, U., Starke, A., Röhm, A., Latschinske, S., Wittich, C. & Moser Opitz, E. (2013). Über welche Strategien verfügen Erstklässler mit Sprachstörungen beim Lösen mathematischer Aufgaben? *Zeitschrift für Heilpädagogik, 4,* 136–143.

Robey, R. (2004). A five-phase model for clinical-outcome research. *Journal of Communication Disorders, 37,* 401–411.

Robinson, R.J. (1991). Causes and associations of severe and persistent specific speech and language disorders in children. *Developmental Medicine and Child Neurology, 33,* 943–962.

Röhrig, B., du Prel, J.-B., Wachtlin, D. & Blettner, M. (2009). Studientypen in der medizinischen Forschung. *Deutsches Ärzteblatt, 106* (15), 162–168.

Romonath, R. (2000). *Reintegration von Absolventinnen und Absolventen der Sprachheilgrundschule in das Regelschulsystem. Eine empirische Untersuchung.* Aachen: Shaker.

Romonath, R. (1998). Metaphonologische Fähigkeiten bei aussprachegestörten Kindern. *Die neue Sonderschule, 3* (43), 170–183.

Romonath, R. (1993). Sprachdiagnostik bei kindlichen Aussprachestörungen aus sprachsystematischer, pädolinguistischer und sprechhandlungstheoretischer Sicht. *Die Sprachheilarbeit, 38,* 185–198.

Romonath, R. & Gregg, N. (2003). Auswirkungen phonologischer und orthografischer Verarbeitungsfähigkeiten auf die Lese- und Rechtschreibleistungen von Jugendlichen und jungen Erwachsenen. In Ministerium für Bildung, Wissenschaft und Kultur des Landes Mecklenburg–Vorpommern (Hrsg.). *Optimierung von Lese-Rechtschreibfähigkeiten bei Legasthenikern im Jugendalter* (S. 15–75). Schwerin: Ministerium für Bildung, Wissenschaft und Kultur des Landes Mecklenburg-Vorpommern.

Rost, D. (2005). *Interpretation und Bewertung pädagogisch-psychologischer Studien* (2. Aufl.). Weinheim/ Basel: Beltz.

Rothweiler, M. (2001a). *Wortschatz und Störungen des lexikalischen Erwerbs bei spezifisch sprachentwicklungsgestörten Kindern.* Heidelberg: Editions S.

Rothweiler, M. (2001b). *AWS und PWS. Aktiver und Passiver Wortschatztest.* Unveröffentlichte Arbeitsversion der Universität Hamburg.

Rothweiler, M. (1999). Neue Ergebnisse zum *fast mapping* bei sprachnormalen und sprachentwicklungsgestörten Kindern. In J. Meibauer & M. Rothweiler (Hrsg.). *Spracherwerb* (S. 252–276). Tübingen, Basel: Francke.

Ruppert, I. & Schönauer-Schneider, W. (2008). Unterscheidet sich sprachheilpädagogischer Unterricht vom Unterricht der Allgemeinen Schule? *Die Sprachheilarbeit, 6,* 324–333.

Rutter, M., Mawhood, L. & Howlin, P. (1992). Language delay and social development. In P. Fletcher & D. Hall (Hrsg.). *Specific Speech and Language Disorders in Children: Correlates, Characteristics and Outcomes* (S. 62–77). San Diego: Singular Publishing.

Sachse, S. (2007). Neuropsychologische und neurophysiologische Untersuchungen bei Late Talkers im Quer- und Längsschnitt. Abgerufen unter *http://edoc. ub.uni-muenchen.de/7058/1/Sachse_Steffi.pdf* am 04.03.2014.

Sackett, D., Rosenberg, W., Gray, J., Haynes, R. & Richardson, W. (1996). Evidence based medicine: what it is and what it isn't. *British Medical Journal, 312,* 71–72.

Safer, N. & Fleischman, S. (2005). How Student Progress Monitoring Improves Instruction. *Educational Leadership. (How Schools Improve), 62,* 81–83.

Sallat, S. & Spreer, M. (2011). Exklusive Förderung ermöglicht Teilhabe. *Die Sprachheilarbeit, 2,* 78–86.

Sammons, P., Elliot, K., Sylva, K., Melhuish, E., Siraj-Blatchford, I. & Taggart, B. (2004). The impact of pre-school on young children's cognitive attainments at entry to reception. *British Educational Research Journal, 30,* 691–712.

Sandfuchs, U. & Wendt, P. (2013). Die Verschiedenheit der Naturen. Differenzierung als Kennzeichen einer zeitgemäßen Schule. *Grundschule, 3,* 6–9.

Saß, H., Wittchen, H.-U., Zaudig, M. & Houben, I. (2003). *Diagnostisches und Statistisches Manual Psychischer Störungen – Textrevision-DSM-IV-TR (Dt. Bearb.).* Göttingen: Hogrefe.

Scarborough, H. & Dobrich, W. (1991). Development of children with early language delay. *Journal of Speech and Hearing Research, 33,* 70–83.

Schakib-Ekbatan, K. & Schöler, H. (1998). Florian, Tobias, Larissa, Andreas und Michael – Einzelfallanalysen. In H. Schöler, W. Fromm & W. Kany (Hrsg.). *Spezifische Sprachentwicklungsstörungen und Sprachlernen* (S. 223–250). Heidelberg: Edition Schindele.

Schmacke, N. (2000). Qualitätssicherung in der Medizin: Hintergründe einer aktuellen gesundheitspolitischen Diskussion. In G. Homburg, C. Iven & V. Maihack (Hrsg.). *Qualitätsmanagement in der Sprachtherapie. Kontrollmechanismus oder Kompetenzgewinn?* (S. 13–26). Köln: Prolog.

Schmidt, M. (2009). *Kontextoptimierte Gruppentherapie zur Förderung früher grammatischer Fähigkeiten in der Erst- und Zweitsprache: eine randomisierte Interventionsstudie.* München: Reinhardt.

Schmidtke, A., Schaller, S. & Becker, P. (1980). *Coloured Progressive Matrices.* Weinheim: Beltz.

Schneider, W., Blanke, I., Faust, V. & Küspert, P. (2011). *Würzburger Leise Leseprobe – Revision. Ein Gruppentest für die Grundschule (WLLP-R).* Göttingen: Hogrefe.

Schneider, W., Krajewski, K. & Schwenck, C. (2010). Rechenstörungen: Möglichkeiten der Prävention und Intervention. In W. von Suchodoletz (Hrsg.). *Therapie von Entwicklungsstörungen. Was wirkt wirklich?* (S. 129–152). Göttingen: Hogrefe.

Schneider, W. & Stefanek, J. (2007). Entwicklung der Rechtschreibleistung vom frühen Schul- bis zum frühen Erwachsenenalter. *Zeitschrift für Pädagogische Psychologie, 28,* 77–82.

Schnell, I., Sander, A. & Federolf, C. (2011). *Zur Effizienz von Schulen für Lernbehinderte. Forschungsergebnisse aus vier Jahrzehnten.* Kempten: Klinkhardt.

Schöler, H. (2011). Prognose schriftsprachlicher Leistungen und Risiken im Vorschulalter am Beispiel des Heidelberger Auditiven Screening in der Einschulungsuntersuchung (HASE). In M. Hasselhorn & W. Schneider (Hrsg.). *Frühprognose schulischer Kompetenzen. Tests und Trends. Jahrbuch der pädagogisch-psychologischen Diagnostik* (Band 9, S. 13–31). Göttingen: Hogrefe.

Schöler, H., Braun, L. & Keilmann, A. (2003). *Intelligenz: Ein relevantes differenzialdiagnostisches Merkmal bei Sprachentwicklungsstörungen?* (Arbeitsberichte aus dem Forschungsprojekt "Differentialdiagnostik" Nr. 14). Heidelberg: Pädagogische Hochschule, Fakultät I, Sonderpädagogische Psychologie.

Schöler, H., Fromm, W. & Kany, W. (1998). *Spezifische Sprachentwicklungsstörung und Sprachlernen. Erscheinungsformen, Verlauf, Folgerungen für Diagnostik und Therapie*. Heidelberg: Edition Schindele.

Schöler, H., Keilmann, A., Heinemann, M. & Schakib-Ekbatan, K. (2002). *Biographische und anamnestische Informationen sowie sprachliche und nichtsprachliche Leistungen bei 172 stationär behandelten schwer sprachentwicklungsgestörten Kindern* (Arbeitsberichte aus dem Forschungsprojekt "Differentialdiagnostik" Nr. 12). Heidelberg: Pädagogische Hochschule, Fakultät I, Sonderpädagogische Psychologie.

Schöler, H. & Schakib-Ekbatan, K. (2001). Sprachentwicklungsstörungen und Verarbeitungs- bzw. Lernstörungen. In M. Grohnfeldt (Hrsg.). *Lehrbuch der Sprachheilpädagogik und Logopädie. (Band 2) Erscheinungsformen und Störungsbilder* (S. 88–101). Stuttgart: Kohlhammer.

Schöler, H. & Spohn, B. (1998). Hören – Behalten – Nutzen: Die sprachunspezifischen Leistungen. In H. Schöler, W. Fromm & W. Kany (Hrsg). *Spezifische Sprachentwicklungsstörungen und Sprachlernen* (S. 177–222). Heidelberg: Edition Schindele.

Schöler, J. (1997). *Leitfaden zur Kooperation von Lehrerinnen und Lehrern – nicht nur in Integrationsklassen*. Hamburg: Dieck Verlag.

Schrey-Dern, D. (2007). Morphosyntaktische Entwicklungsstörungen. In H. Schöler & A. Welling (Hrsg.). *Sonderpädagogik der Sprache* (S. 232–238). Göttingen: Hogrefe.

Schröder, A., Müller, T. & Ritterfeld, U. (2015). Unter welchen Bedingungen lernen Kinder mit Spracherwerbsstörungen besonders erfolgreich im Mathematikunterricht? *Zeitschrift für Heilpädagogik, 66*, 24–35.

Schröder, M. & Schründer-Lenzen, A. (2012). Zur Wirksamkeit von Sprachförderung im Elementarbereich. *Zeitschrift für Grundschulforschung, 5*, 20–33.

Schulgesetz Mecklenburg-Vorpommern (2010). Abgerufen unter *http://www.landesrecht-mv.de/jportal/portal/page/bsmvprod.psml?showdoccase=1&doc.id=jlr-SchulGMV2010rahmen&doc.part= X&doc.origin=bs* am 04.03.2014.

Schulte-Körne, G. (2002a). Einleitung. In G. Schulte-Körne (Hrsg.). *Legasthenie: Zum aktuellen Stand der Ursachenforschung, der diagnostischen Methoden und der Förderkonzepte* (S. 7–9). Bochum: Winkler.

Schulte-Körne, G. (2002b). Neurobiologie und Genetik der Lese-Rechtschreibstörung (Legasthenie). In G. Schulte-Körne (Hrsg.). *Legasthenie: Zum aktuellen Stand der Ursachenforschung, der diagnostischen Methoden und der Förderkonzepte* (S. 13–42). Bochum: Winkler.

Schulte-Körne, G. (2001; Hrsg.). *Legasthenie: erkennen, verstehen, fördern*. Bochum: Winkler.

Schulte-Körne, G. & Mathwig, F. (2009). *Das Marburger Rechtschreibtraining* (4. durchgesehene und erweiterte Aufl.). Bochum: Winkler.

Schulte-Körne, G. & Ptok, M. (1998). Lese-Rechtschreibstörung. *Sprache-Stimme-Gehör, 22*, 1–2.

Schumann, B. (2013). Inklusive Bildung braucht inklusive Diagnostik! *E & W. S–H, 10*, 4–6.

Schwager, M. (2011). Gemeinsames Unterrichten im Gemeinsamen Unterricht. *Zeitschrift für Heilpädagogik, 3*, 92–98.

Schwenck, C. & Schneider, W. (2003). Der Zusammenhang von Rechen- und Schriftsprachkompetenz im frühen Grundschulalter. *Zeitschrift für Pädagogische Psychologie, 17* (3/4), 261–267.

Seiffert, H. (2012). Sprachassistenz im Mathematikunterricht. *Sprachförderung und Sprachtherapie, 2*, 72–80.

Seiffert, H. (2008). Wie therapeutisch ist sprachtherapeutischer Unterricht? Dimensionen sprachbezogener Interventionen im Unterricht bei Schülern mit dem Förderschwerpunkt Sprache. *Die Sprachheilarbeit, 3*, 147–153.

Sermier Dessemontet, R., Benoit, V. & Bless, G. (2011). Schulische Integration von Kindern mit einer geistigen Behinderung – Untersuchung der Entwicklung der Schulleistungen und der adaptiven Fähigkeiten, der Wirkung auf die Lernentwicklung der Mitschüler sowie der Lehrereinstellungen zur Integration. *Empirische Sonderpädagogik, 4*, 291–307.

Serniclaes, W., Sprenger-Charolles, L., Carré, R. & Demonet, J.-F. (2001). Perceptual discrimination of speech sounds in developmental dyslexia. *Journal of Speech, Language and Hearing Research, 44*, 384–399.

Shapiro, T. (1982). Language and the psychiatric diagnosis of preschool children. *Psychiatric Clinics of North America, 5* (2), 309–319.

Shriberg, L.D. & Kwiatkowski, J. (1988). A follow-up study of children with phonologic disorders of unknown origin. *Journal of Speech and Hearing Disorders, 53*, 144–156.

Siegmüller, J. (2008). *Therapie von kindlichen Wortfindungsstörungen nach dem Patholinguistischen Ansatz.* Beitrag auf dem 37. Jahreskongress des dbl in Aachen.

Siegmüller, J. & Kauschke, C. (2006). *Patholinguistische Therapie bei Sprachentwicklungsstörungen.* München: Elsevier.

Siegmüller, J., Kauschke, C., van Minnen, S. & Bittner, D. (2010). *Test des Satzverständnisses bei Kindern (TSVK).* München: Elsevier.

Snowling, M.J. (2009). Literacy Outcomes for Children With Oral Language Impairments: Developmental Interactions Between Language Skills and

Learning to Read. In H.W. Catts & A.G. Kamhi (eds). *The Connections Between Language and Reading Disabilities* (S. 55–76). New York: Psychology Press.

Snowling, M.J., Bishop, D.V.M., Stothard, S.E., Chipchase, B. & Kaplan, C. (2006). Psychosocial outcomes at 15 years of children with a preschool history of speech-language impairment. *Journal of Child Psychology, Psychiatry, and allied Disciplines, 47,* 759–765.

Sonderpädagogische Förderverordnung M-V (2009). Verordnung zur Ausgestaltung der sonderpädagogischen Förderung (Förderverordnung Sonderpädagogik – FöSoVO) vom 2. September 2009. Abgerufen unter *http://www.landesrecht-mv.de/jportal/portal/page/bsmvprod.psml?showdoccase=1&doc.id=jlr-SoF%C3%B6VMV2009rahmen&doc.part=X&doc.origin=bs&st=lr* am 04.03.2014.

Souvinier, E. & Förster, N. (2011). Effekte prozessorientierter Diagnostik auf die Entwicklung der Lesekompetenz leseschwacher Viertklässler. *Empirische Sonderpädagogik, 3,* 243–255.

Speck, O. (2011). Wage es nach wie vor, dich deines eigenen Verstandes zu bedienen! Ideologische Implikationen einer Schule für alle. *Zeitschrift für Heilpädagogik, 3,* 84–91.

Speech and Language Therapie. Support in Mainstream Schools (o. J.). Abgerufen unter *http://www.yor-ok.org.uk/Disability/Speech%20and%20Language%20Therapy%20Support%20in%20Mainstream%20Schools%20Apr%2010.pdf* am 10.09.2013.

Spohn, S., Spohn, B. & Schöler, H. (1998). *Spezifische Sprachentwicklungsstörung: Prozeß- oder Strukturdefizit der phonologischen Schleife?* (Arbeitsberichte aus dem Forschungsprojekt "Differentialdiagnostik" Nr. 6). Heidelberg: Pädagogische Hochschule, Fakultät I, Sonderpädagogische Psychologie.

Spreer, M. (2014). Versprachlichen und handlungsbegleitendes Sprechen in Unterricht und Therapie – theoretische Grundlagen. *Praxis Sprache 1,* 38–41.

Stackhouse, J. & Wells, B. (1997). *Children's Speech and Literacy Difficulties. A Psycholinguistic Framework.* Book 1. London: Whurr.

Statistisches Bundesamt (2013). Bildung und Kultur. Allgemeinbildende Schulen. Fachserie 11, Reihe 1. Abgerufen unter *https://www.destatis.de/DE/Publikationen/Thematisch/BildungForschungKultur/Schulen/AllgemeinbildendeSchulen2110100137004.pdf?blob=publicationFile* am 04.03.2014.

Statistisches Bundesamt (2012). Schulen auf einen Blick. Abgerufen unter *https://www.destatis.de/DE/Publikationen/Thematisch/BildungForschungKultur/Schulen/BroschuereSchulenBlick0110018129004.pdf;jsessionid=CB11D9760C6EF624B392273E198D3787.cae2?__blob=publicationFile* am 04.03.2014.

St Clair, M., Pickles, A., Durkin, K. & Conti-Ramsden, G. (2011). Longitudinal study of behavioral, emotional and social difficulties in individuals with a history of specific language impairment (SLI). *Journal of Communication Disorders, 44* (2), 186–199.

Stecker, P.M. & Fuchs, L.S. (2000). Effecting superior achievement using curriculum-based measurement: The importance of individual progress monitoring. *Learning Disability Research and Practice, 15*, 128–134.

Stecker, P.M., Fuchs, L.S. & Fuchs, D. (2005). Using curriculum-based measurement to improve student achievement: Review of research. *Psychology in the schools, 42*, 795–819.

Stevenson, J. & Richman, N. (1978). Behavior, language and development in three-year-old children. *Journal of Autism and Child Schizophrenia, 8*, 299–313.

Stock, C. & Schneider, W. (2008a). *Deutscher Rechtschreibtest für das erste und zweite Schuljahr (DERET 1–2+)*. Göttingen: Hogrefe.

Stock C. & Schneider, W. (2008b). *Deutscher Rechtschreibtest für das dritte und vierte Schuljahr (DERET 3–4+)*. Göttingen: Hogrefe.

Stothard, S.E., Snowling, M.J., Bishop, D.V.M., Chipchase, B.B. & Kaplan, C.A. (1998). Language-Impaired Preschoolers: A Follow-Up Into Adolescence. *Journal of Speech, Language and Hearing Research, 41*, 407–418.

Strathmann, A. (1999a). Denktraining bei Lernbehinderten: Transferiert es auf Intelligenz und Lernen? *Heilpädagogische Forschung, Band XXV, 3*, 129–139.

Strathmann, A. (1999b). Über die Effekte eines Strategietrainings bei verhaltensgestörten Schülern und Regelschülern. *Psychologie, Erziehung, Unterricht, 46*, 177–186.

Strathmann, A. & Jakubowski, K. (2011). Präventive Förderung kognitiver Kompetenzen in der Schuleingangsphase durch das Trainieren induktiver Denkstrategien durch das Training Keiner ist so schlau wie ich. In K. Mahlau, K. Diehl, S. Voß & B. Hartke (Hrsg.). *Lernen nachhaltig fördern Klasse I. Fortbildungseinheiten zur Gestaltung einer präventiven und integrativen Grundschule* (S. 299–333). Rostock: Reader Universität Rostock.

Strathmann, A. & Klauer, K.J. (2012). *LVD-M 2–4. Lernverlaufsdiagnostik Mathematik für die zweiten bis vierten Klassen*. Göttingen: Hogrefe.

Strathmann, A. & Klauer, K.J. (2011). Ein neues Programm induktiven Trainings für vorschulpflichtige Kinder: Was bringt es bei entwicklungsverzögerten Kindern in Förderschulen? *Psychologie in Erziehung und Unterricht, 58*, 52–62.

Strathmann, A. & Klauer, K.J. (2010). Lernverlaufsdiagnostik: Ein Ansatz zur längerfristigen Lernfortschrittsmessung. *Zeitschrift für Entwicklungspsychologie und Pädagogische Psychologie, 42*, 111–122.

Strathmann, A., Klauer, K.J. & Greisbach, M. (2010). Lernverlaufsdiagnostik. Dargestellt am Beispiel der Rechtschreibkompetenz in der Grundschule. *Empirische Sonderpädagogik, 2,* 64–77.

Subellok, K., Lüke, T. & Ritterfeld, U. (2013). Förderbedingungen von Schülerinnen im Förderschwerpunkt Sprache. *Zeitschrift für Heilpädagogik, 4,* 144–154.

Suchodoletz, W. v. (2013). *Sprech- und Sprachstörungen.* Göttingen: Hogrefe.

Suchodoletz, W. v. (2010). Therapie von Sprech- und Sprachentwicklungsstörungen. In W. von Suchodoletz (Hrsg.). *Therapie von Entwicklungsstörungen. Was wirkt wirklich?* (S. 57–87). Hogrefe. Göttingen.

Suchodoletz, W. v. (2008). Sprech- und Sprachstörungen. In F. Petermann (Hrsg.). *Lehrbuch der klinischen Kinderpsychologie* (4. Aufl., S. 223–237). Göttingen: Hogrefe.

Suchodoletz, W. v. (2006). Neue Studien zeigen: Training auditiver Funktionen für sprachgestörte Kinder ohne Nutzen. *Forum Logopädie, 20,* 18–23.

Suchodoletz, W. v. (2002). Ansprüche an eine Therapie sprachentwicklungsgestörter Kinder. In W. von Suchodoletz (Hrsg.). *Therapie von Sprachentwicklungsstörungen. Anspruch und Realität.* (S. 11–34). Stuttgart: Kohlhammer.

Szagun, G. (1993). *Sprachentwicklung beim Kind: eine Einführung* (5. Aufl.). München/ Weinheim: Beltz.

Tallal, P. (1980). Auditory temporal perception, phonics and reading abilities in children. *Brain and Language, 9,* 182–198.

Tallal, P., Allard, L., Miller, S. & Curtiss, S. (1997). Academic outcomes of language impaired children. In C. Hulme & M. Snowling (eds.). *Dyslexia. Biology, cognition and intervention* (S. 167–181). London: Whurr.

Tallal, P., Curtis, S. & Kaplan, R. (1989). *The San Diego Longitudinal Study: Evaluating the outcomes of preschool impairments in language development. Final Report.* Washington DC: NINCDS.

Tallal, P., Curtis, S. & Kaplan, R. (1988). The San Diego Longitudinal Study: Evaluating the outcomes of preschool impairments in language development. In S. Gerber & G. Mencher (eds.). *International perspectives on communication disorders* (S. 86–126). Washington, DC: Gallaudet University Press.

Tallal, P., Miller, S., Bedi, G., Byma, G., Wang, X., Nagarajan, S.S., Schreiner, C., Jenkins, W.M. & Merzenich, M.M. (1996). Language comprehension in language-learning impaired children improved with acoustically modified speech. *Science, 271,* 81–84.

Tallal, P., Miller, S. & Fitch, R.H. (1993). Neurobiological basis of speech: A case for the preeminence of temporal processing. *Annals of the New York Academy of Sciences, 682,* 27–47.

Terhart, E. (2013). Widerstand von Lehrkräften in Schulreformprozessen: Zwischen Kooperation und Obstruktion. In N. McElvany & H.G. Holtappels (Hrsg.). *Empirische Bildungsforschung. Theorien, Methoden, Befunde und Perspektiven* (S. 75–92). Münster u. a.: Waxmann.

Tervo, R.C. (2007). Language proficiency, development, and behavioral difficulties in toddlers. *Clinical Pediatrics, 46,* 531–540.

Teutsch, A. & Fox, A.V. (2004). Vergleich der Effektivität von artikulatorischer vs. phonologischer Therapie in der Behandlung kindlicher Aussprachestörungen: Eine Pilotstudie. *Sprache Stimme Gehör, 28,* 178–185.

Theisel, A. & Glück, C.W. (2014). Rahmenbedingungen der Beschulung sprachbeeinträchtigter Kinder in Deutschland – Ergebnisse einer Fragebogenerhebung. *Praxis Sprache, 1,* 19–26.

Theisel, A. & Glück, C.W. (2012). Hauptmerkmale eines entwicklungswirksamen Unterrichtsangebotes für sprachbeeinträchtigte Kinder in der Einschätzung von Experten. *Die Sprachheilarbeit, 1,* 24–34.

Thiel, M. (2005). *Phonetische und phonologische Störungen bei Kindern* (2. Aufl.). Springer: Berlin.

Tolkmitt, P. (2011). Die Arbeit mit dem Kieler Leseaufbau – Der Lehrgang „Lulu lernt lesen" und die Förderung im Lesen und Schreiben. In K. Mahlau, K. Diehl, S. Voß & B. Hartke (Hrsg.). *Lernen nachhaltig fördern Klasse 1. Fortbildungseinheiten zur Gestaltung einer präventiven und integrativen Grundschule* – Stand 15. März 2011 (S. 143–160). Rostock: Universität Rostock.

Tolkmitt, P. (2009). *Lulu lernt rechtschreiben.* Heinsberg: Dieck.

Tolkmitt, P. (2005). *Lulu lernt lesen und ich auch!* Heinsberg: Dieck.

Tomblin, J.B., Records, N., Buckwalter, P., Zhang, X., Smith, E. & O'Brien, M. (1997). Prevalence of specific language impairment in kindergarden children. *Journal of Speech, Language and Hearing Research, 40,* 1245–1260.

Tran, L., Sanchez, T., Arellano, B. & Swanson, H.L. (2011). A meta-analysis of the RTI literature for children at risk for reading disabilities. *Journal of Learning Disabilities, 44,* 283–295.

Tunmer, W.E. & Bowey, J.A. (1984). Metalinguistic awareness and reading acquisition. In W.E. Tunmer, C. Pratt & M.L. Herriman (Hrsg.). *Metalinguistic awareness in children* (S. 144–168). Berlin: Springer.

Ullrich, A. (2010). Evidenzbasierte Diagnostik phonologischer Störungen – Entwicklung und Evaluation eines Sprachanalyseverfahrens auf der Basis nichtlinearer phonologischer Theorien. Inauguraldissertation. Abgerufen unter *http://kups.ub.uni-koeln.de/3350/* am 04.03.2014.

Ullrich, A. & Romonath, R. (2008). Evidenzbasierte Entscheidungsprozesse in der sprachtherapeutischen Intervention. *Die Sprachheilarbeit, 53* (5), 274–283.

UN-Behindertenrechtskonvention (2012). Abgerufen unter *http://www.institut-fuer-menschenrechte.de/de/menschenrechtsinstrumente/vereinte-nationen /menschenrechts-abkommen/behindertenrechtskonvention-crpd.html* am 04.03.2014.

UN-Kinderrechtskonvention (2011). Abgerufen unter *http://www.auswaertiges-amt.de/cae/servlet/contentblob/358176/publicationFile/3609/UNkonvKinder1.pdf* am 04.03.2014.

Valtin, R. (1994). Ein letztes Lebewohl an die klassische Legasthenie. *Grundschulunterricht, 41*, 2–5.

VanDerHeyden, A.M., Witt, J.C. & Gilbertson, D. (2007). A multi-year evaluation of the effects of a Response to Intervention (RTI) model on identification of children for special education. *Journal of School Psychology, 45* (2), 225–256.

van Kleeck, A. (1982). The emergence of linguistic awareness: A cognitive framework. *Merrill-Palmer Quarterly, 28*, 237–265.

Vaughn, S., Cirino, P.T., Wanzek, J., Wexler, J., Fletcher, J.M., Denton, C.A. & Francis, D.J. (2010). Response to intervention for middle school students with reading difficulties: Effects of a primary and secondary intervention. *School Psychology Review, 39*, 3–21.

Vaughn, S., Linan-Thompson, S. & Hickman, P. (2003). Response to Instruction as a Means of Identifying Students with Reading/Learning Disabilities. *Exceptional Children, 69* (4), 391–409.

Vellutino, F.R., Scanlon, D.M., Small, S. & Fanuele, D.P. (2006). Response to Intervention as a Vehicle for Distinguishing Between Children With and Without Reading Disabilities: Evidence for the Role of Kindergarten and First-Grade Interventions. *Journal of Learning Disabilities, 39* (2), 157–169.

Verordnung der Studienkommission der Pädagogischen Hochschule Wien (2009). Curriculum für den Hochschullehrgang Sprachheilpädagogik. Abgerufen unter *http://www.sprachheilpaedagogik.at/curr.pdf* am 04.03.2014.

Verwaltungsvorschrift des Ministeriums für Bildung, Wissenschaft und Kultur (2009). Die Arbeit in der Grundschule. Abgerufen unter *service.mvnet.de/_php/download.php?datei_id=10865* am 04.03.2014.

Voß, S. (2013). *Curriculumbasierte Messverfahren im mathematischen Erstunterricht - Zur Güte und Anwendbarkeit einer Adaption US-amerikanischer Verfahren im deutschen Schulsystem.* Dissertation der Philosophischen Fakultät der Universität Rostock.

Voß, S., Blumenthal, Y., Diehl, K., Ehlers, K., Mahlau, K. & Hartke, B. (2013). Erste Evaluationsergebnisse des Projekts „Rügener Inklusionsmodell (RIM) – Präventive und Integrative Schule auf Rügen (PISaR)". *Gemeinsam Leben, 2*, 91–99.

Voß, S., Blumenthal, Y., Diehl, K., Ehlers, K., Mahlau, K. & Hartke, B. (2012). *Erste Evaluationsergebnisse des Projekts „Rügener Inklusionsmodell (RIM) – Präventive und Integrative Schule auf Rügen (PISaR)". Ein Zwischenbericht*. Universität Rostock.

Voß, S., Blumenthal, Y., Mahlau, K., Diehl, K., Sikora, S. & Hartke, B. (2013). *Evaluationsergebnisse des Projekts „Rügener Inklusionsmodell (RIM) – Präventive und Integrative Schule auf Rügen (PISaR)" nach drei Schuljahren*. Universität Rostock.

Voß, S., Blumenthal, Y., Sikora, S., Mahlau, K., Diehl, K. & Hartke, B. (2014). Rügener Inklusionsmodell (RIM) – Effekte eines Beschulungsansatzes nach dem Response to Intervention-Ansatz auf die Rechen- und Leseleistungen von Grundschulkindern. *Empirische Sonderpädagogik, 2*, 114–132.

Voß, S. & Hartke, B. (2014). Curriculumbasierte Messverfahren (CBM) als Methode der formativen Leistungsdiagnostik im RTI-Ansatz. In M. Hasselhorn, W. Schneider & U. Trautwein (Hrsg.). Tests & Trends, NF Bd. 12. *Formative Leistungsdiagnostik* (S. 83–99). Göttingen: Hogrefe.

Wagner, R.K. & Torgesen, J.K. (1987). The nature of phonological processing and his causal role in the aquisition of reading skills. *Psychological Bulletin, 101*, 192–212.

Walter, J. (2010). *Lernfortschrittsdiagnostik Lesen. Ein curriculumbasiertes Verfahren*. Göttingen: Hogrefe.

Watkins, A. (2007). Assessment in inklusiven Schulen. Bildungspolitische und praxisorientierte Aspekte. European Agency for Development in Special Needs Education. Odense, Middelfart: Europäische Agentur für Entwicklung in der sonderpädagogischen Förderung. Abgerufen unter *http://www.european-agency.org/publications/ereports/assessment-in-inclusive-settings–key-issues-for-policy-and-practice/Assessment-DE.pdf* am 04.03.2014.

Wehrmann, M. (2003). *Qualitative Diagnostik von Rechenschwierigkeiten im Grundlagenbereich Arithmetik*. Berlin: Dr. Köster.

Weindrich, D., Jennen-Steinmetz, Ch., Laucht, M.,Esser, G. & Schmidt, M.H. (2000). Epidemiology and prognosis of specificdisorders of language and scholastic skills. *European Child and Adolescent Psychiatry, 9*, 186–194.

Weiner, F. (1981). Treatment of phonological disability using the method of meaningful minimal contrast: two case studies. *Journal of Speech and Hearing Disorders, 46*, 97–103.

Weinert, H. & Dittrich, R. (1989). *Die Bekämpfung von Sprechfehlern* (10. Aufl.) Berlin.

Weinert, S. (2002). Therapie bei Sprachentwicklungsstörungen: Forschung und Praxis. In W. von Suchodoletz (Hrsg.). *Therapie von Sprachentwicklungsstörungen. Anspruch und Realität* (S. 46–69). Stuttgart: Kohlhammer.

Weinert, S. (2000). Beziehungen zwischen Sprach- und Denkentwicklung. In H. Grimm (Hrsg.). *Enzyklopädie der Psychologie: Themenbereich C Theorie und Forschung, Serie III Sprache, Band 3. Sprachentwicklung* (S. 311–362). Göttingen: Hogrefe.

Weinert, S. & Grimm, H. (2008). Sprachentwicklung. In R. Oerter & L. Montada (Hrsg.). *Entwicklungspsychologie* (S. 502–534). Weinheim: Beltz.

Weiß, R. & Osterland, J. (1997). *Grundintelligenztest CFT 1 – Skala 1* (5., revidierte Aufl.). Göttingen. Hogrefe.

Wember, F. & Prändl, S. (2009). *Standards der sonderpädagogischen Förderung*. München: Reinhardt.

Wendlandt, W. (1995). *Sprachstörungen im Kindesalter*. Stuttgart: Thieme.

Westdörp, A. (2010). Möglichkeiten des gezielten Einsatzes der Lehrersprache zum sprachfördernden Unterricht. *Die Sprachheilarbeit, 1*, 9–13.

Whitehurst, G.J., Fischel, J.E., Arnold, D.H. & Lonigan, C.J. (1992). Evaluation outcomes with children with expressive language delay. In S. Warren & J. Reichle (eds.). *Causes and effects in communication and language intervention* (S. 277–313). Baltimore: Brookes.

Whitehurst, G.J., Arnold, D.S., Smith, M., Fischel, F.E., Lonigan, C.J. & Valdez-Menchaca, M.C. (1991). Family history in developmental expressive language delay. *Journal of Speech and Hearing Research, 43*, 1150–1157.

Wilde, S. (1996). *Beziehungen zwischen kommunikativen und psychosozialen Kompetenzen im Vorschulalter. Eine vergleichende Untersuchung von dysphasischsprachgestörten und sprachunauffälligen Kindern*. Dissertation der Universität Bielefeld.

Willmann, M. (2011). Inklusion als Menschenrecht – Integration per Gesetz? *Sonderpädagogische Förderung heute, 56* (1), 33–50.

Wilm, H. & Wilms, E. (Hrsg.) (2013). *Teamgeister 3+4. Lehrerband – 3./4. Schuljahr*. Hamburg: vpm.

Wimmer, H. & Kronbichler, M. (2002). Legasthenie: Neurokognitive Erklärungen auf dem Prüfstand. In G. Schulte-Körne (Hrsg.). *Legasthenie: Zum aktuellen Stand der Ursachenforschung, der diagnostischen Methoden und der Förderkonzepte* (S. 89–100). Bochum: Winkler.

Wittmann, E.Ch. & Müller, G.N. (2010). *Verstehen und Trainieren 1. Grundaufgaben zum Zahlenbuch*. Stuttgart: Klett.

Wittmann, E.Ch. & Müller, G.N. (2008). *Blitzrechnen 1. Basiskurs Zahlen.* Stuttgart: Klett.

Wittmann, E.Ch. & Müller, G.N. (2004). *Das Zahlenbuch 1. Lehrerband.* Leipzig: Klett.

Wocken, H. (2006). Sonderpädagogischer Förderbedarf als systemischer Begriff. *Sonderpädagogik, 26,* 34–38.

Wocken, H. (2005). Andere Länder, andere Schüler? Vergleichende Untersuchungen von Förderschülern in den Bundesländern Brandenburg, Hamburg und Niedersachen (Forschungsbericht). Abgerufen unter *http://bidok.uibk. ac.at/download/wocken-forschungsbericht.pdf* am 04.03.2014.

Wocken, H. (1988). Kooperation von Pädagogen in integrativen Grundschulen. In H. Wocken, G. Antor & A. Hinz (Hrsg.). *Integrationsklassen in Hamburger Grundschulen* (S. 199–274). Hamburg: Curio Verlag.

Wöhlbier, M., Mahlau, K. & Schöning, A. (2014). Intelligenz- und Sprachförderung. In D. Jahreis (Hrsg.). *Basiswissen Inklusion. Bausteine einer Schule für alle.* (S. 25–42). Berlin/ Stuttgart: RAABE.

Wygotsky, L.S. (1974). *Denken und Sprechen.* Frankfurt am Main: Fischer.

Yuill, N. & Oakland, J. (1991). *Children problems in text comprehension.* Cambridge: Cambridge University Press.

Zimmermann, P. (2008). *Strategietherapie bei Vorschulkindern mit lexikalischen Störungen. Eine explorative Pilotstudie.* Unveröffentlichte Diplomarbeit. Köln: Universität Köln.

Zinder, D. (2012). *Inklusives Assessment im Übergang* (unv. Staatsexamensarbeit). Halle: Martin-Luther-Universität Halle-Wittenberg.

7 Abkürzungsverzeichnis

Abs.	Absatz
ADHS	Aufmerksamkeitsdefizit-/Hyperaktivitätsstörung
AHRQ	Agency for Healthcare Research and Quality
ANCOVA	analysis of covariance
ANOVA	analysis of variance
APA	American Psychiatric Association
APD	Auditory Processing Disorders
ASHA	American Speech-Language-Hearing Association
Art.	Artikel
AVWS	Auditive Verarbeitungs- und Wahrnehmungsstörung
CATE	Critical Appraisal of Treatment Evidence
CBM	curriculumbasierte Messverfahren/Messungen
CSHA	California Speech Language Hearing Association
CFT-1	Culture Fair Intelligence Test Skala 1
DEMAT 1+/2+	Deutscher Mathematiktest für erste Klassen/zweite Klassen
DERET 1-2+	Deutscher Rechtschreibtest für erste und zweite Klassen
DFK	Diagnoseförderklassen
dgs	Deutsche Gesellschaft für Sprachheilpädagogik
DIMDI	Deutsches Institut für medizinische Dokumentation und Information
DSM	Diagnostic and Statistical Manual of Mental Disorders (Diagnostisches und Statistisches Manual Psychischer Störungen)
EADSNE	European Agency für Development in Special Needs Education
EBM	Evidence based medicine
EBP	evidence based practice (Evidenzbasierte Praxis)
ELFE 1-6	Leseverständnistest für Erst- bis Sechstklässler
ES	Effektstärke
ESGRAF-R	Evozierte Sprachdiagnose grammatischer Fähigkeiten
FE	Förderebene
FE-AF 2	Formative Erfassung der arithmetischen Fähigkeiten im 2. Schuljahr
FEESS 1-2	Fragebogen zur Erfassung emotionaler und sozialer Schulerfahrungen von Grundschulkindern erster und zweiter Klassen
FE-L	Formative Erfassung der Lesefertigkeit

FE-RS	Formative Erfassung der Rechtschreibleistung
GRADE	Grading of Recommendations Assessment, Development and Evaluation
HAWIK-IV	Hamburg-Wechsel-Intelligenztest für Kinder Version IV
HSP	Hamburger Schreib-Probe
ICD-10	Internationale statistische Klassifikation der Krankheiten und verwandter Gesundheitsprobleme, 10. Revision
ICF-CY	Internationale Klassifikation der Funktionsfähigkeit, Behinderung und Gesundheit bei Kindern und Jugendlichen
IDEIA	Individuals With Disabilities Education Improvement Act
IEL-1	Inventars zur Erfassung der Lesekompetenz von Erstklässlern
IEP	Individueller Entwicklungsplan
IQ	Intelligenzquotient
IQWiG	Instituts für Qualität und Wirtschaftlichkeit im Gesundheitswesen
KEKS	Kompetenzerfassung in Kindergarten und Schule – Mathematik
Ki.SSES	Forschungsprojekt an Kindern mit spezifischer Sprachentwicklungsstörung in der Grundschule und in der Sonderschule „Sprache"
KLA	Kieler Leseaufbau
KMK	Kultusministerkonferenz
KRA	Kieler Rechtschreibaufbau
LDL	Lernfortschrittsdiagnostik Lesen
LLI	language-learning impaired
LRS	Lese-Rechtschreibstörung
LSL	Lehrereinschätzliste für Sozial- und Lernverhalten
LTM	long term memory
LVD-M 2–4	Lernverlaufsdiagnostik – Mathematik für zweite bis vierte Klassen
MAI	Münchener Aufmerksamkeitsinventar
MANOVA	multivariate analysis of variance
MLU	mean length of utterance
MSVK	Marburger Sprachverständnistest
MÜSC	Münsteraner Screening
M-V	Mecklenburg-Vorpommern
MZP	Messzeitpunkt
NRW	Nordrhein-Westphalen
o. J.	ohne Jahr

PCC	percentage consonants correct
PLAKSS	Psycholinguistische Analyse kindlicher Sprechstörungen
PmsA	Personal mit sonderpädagogischer Aufgabenstellung
P.O.P.T	Psycholinguistisch orientierten Phonologie Therapie
PR	Prozentrang
RCT	randomised controlled trials/Randomisierte Kontrollstudien
RIM	Rügener Inklusionsmodell
RTI	Response to Intervention
SDQ	Strengths and Difficulties Questionnaires/Fragebogen zu Stärken und Schwächen
SENCO	special educational needs coordinators
SET 5–10	Sprachstandserhebungstest für Kinder im Alter von fünf bis zehn Jahren
SEVE	Schulische Einschätzung des Verhaltens und der Entwicklung
SEVO	Schulische Einschätzung des Verhaltens online
SHK	Sprachheilklassen
SFB	Sonderpädagogischer Förderbedarf
SLI	specific language impairment
SLP	Speech-language pathologists
SLS	Salzburger Lese-Screening 1–4
SSES	Spezifische Sprachentwicklungsstörung
SFZ	Sonderpädagogisches/Sprachheilpädagogisches Förderzentrum
TaK	Training mit aggressiven Kindern
TmaK	Trainings mit aufmerksamkeitsgestörten Kindern
TRF	Teachers Report Form
TROG-D	Test zur Überprüfung des Grammatikverständnisses
TsuK	Training mit sozial unsicheren Kindern
TSVK	Test zum Satzverstehen von Kindern
UE	Unterrichtseinheiten
UNESCO	United Nations Educational, Scientific and Cultural Organization (Organisation der Vereinten Nationen für Bildung, Wissenschaft und Kultur)
UN	United Nations
UT	Untertest
WHO	world health organisation (Weltgesundheitsorganisation)
WLLP	Würzburger Leise Lese Probe
WLLP-R	Würzburger Leise Lese Probe-Revision
WWT 6–10	Wortschatz- und Wortfindungstest für 6- bis 10-Jährige

vds   Verband deutscher Sonderpädagogen e. V.
VERA   Vergleichsarbeiten
VSSP   visuospatial sketchpad

Statistische Kennwerte

ES   Effektstärke
F   Haupteffekt bei ANOVA
M   Mittelwert
max.   Maximum
min.   Minimum
N   Anzahl
P   Signifikanz
partielles η^2 Effektstärke des Haupteffektes bei MANOVA
PR   Prozentrang
SD   Standardabweichung
T-Wert   Normskala in psychologischen Testverfahren bei der M = 50 und SD = 10
V   Haupteffekt bei MANOVA

8 Abbildungsverzeichnis

Abbildung 1: Entwicklungstrend: Schüler mit sonderpädagogischem Förderbedarf im inklusiven Unterricht im bundesdeutschen Mittel und in M-V (Dietze, 2013; 2012) 20

Abbildung 2: Wortschatzerwerb bei sprachnormalen Kindern und Kindern mit SSES (nach Angaben von Braun, 1999) 32

Abbildung 3: Modell einer kumulativen Sekundärverzerrung des Symptombildes von Kotten-Sederquist (1982, 179) 40

Abbildung 4: Vereinfachtes Ursachenmodell zur Lese-Rechtschreibstörung nach Schulte-Körne (2002b, 14) 49

Abbildung 5: Subgruppen von Risikokindern im Schriftspracherwerb (nach Catts, Hogan & Adlof, 2009) 51

Abbildung 6: Modell des *working memory* (Baddeley, 2003; 2002; 2000) 66

Abbildung 7: "A speculative view of the flow of information from perception to working memory" (nach Baddeley 2012, 21) 68

Abbildung 8: Phasenmodell des Forschungsprozesses im sprachtherapeutischen Bereich nach Robey (2004, deutsche Übertragung in Cholewa 2010, 62) 87

Abbildung 9: Internale Struktur der Einträge im mentalen Lexikon (nach Levelt 1989, 182–188) 103

Abbildung 10: Inhalte sprachtherapeutischen Unterrichts 119

Abbildung 11: Einteilung der metasprachlichen Bewusstheit (nach Tunmer & Bowey, 1984) 127

Abbildung 12: Unterstützungsbereiche im Förderschwerpunkt Sprache (Glück et al., 2014, 5) 133

Abbildung 13: Grundmuster des *wait-to-fail*-Prinzips mit Ergänzung präventiver Maßnahmen in Anlehnung an Huber und Grosche (2012, 313) 142

Abbildung 14: Zentrale Elemente im Response-to-Intervention Ansatz (verändert aus Mahlau et al., 2011a) 152

Abbildung 15: Aufbau der Förderebenen nach dem RTI-Konzept 154

Abbildung 16: CBM-Graph richtig gelesener Wörter vor und nach einer Interventionsmaßnahme (McLane, o. J.) 162

Abbildung 17: Konzeption der Förderebenen, Schüleranteil und Erfolgserwartung (in Anlehnung an Mahlau et al., 2011a) 176

Abbildung 18: Verlauf der Eingangsdiagnostik im RIM für den Förderbereich Sprache (Mahlau, 2012) 186

Abbildung 19: Sprachheilpädagogische Förderangebote in Abhängigkeit vom individuellen Störungsprofil und vom Curriculum 188

Abbildung 20: Diagnostik zur Bestimmung der Kinder mit SSES 210

Abbildung 21: Treatmentkontrolle: Anteil geförderter Sprachentwicklungsbereiche Ende Klasse 2 (MZP 3) 234

Abbildung 22: Barretts Modell (1999) ergänzt um die basalen Fähigkeiten Verarbeitungsgeschwindigkeit und auditive Merkfähigkeit (zit. in Petermann, 2010) 242

Abbildung 23: Entwicklungsverlauf des phonologischen Arbeitsgedächtnisses zwischen Einschulung und Ende zweiter Klasse 324

9 Tabellenverzeichnis

Tabelle 1:	Evidenzhierarchie des Oxford Centre for Evidence-Based Medicine (2001)	83
Tabelle 2:	Grundtypen von Trainingsstudien im angloamerikanischen Sprachraum (Weinert 2002, 60)	96
Tabelle 3:	Übungsbereiche und Phasen der Wortfindungstherapie nach dem patholinguistischen Ansatz (Siegmüller, 2008)	105
Tabelle 4:	Evidenzkriterien nach Fingerle und Ellinger (2008, 90)	114
Tabelle 5:	Einordnung der beschriebenen Therapiekonzepte in die Evidenzhierarchie des Oxford Centre for Evidence-Based Medicine (2001)	115
Tabelle 6:	Zweigestuftes Entwicklungsmodell der metaphonologischen Fähigkeiten und Indikatoren (Forster & Martschinke, 2001)	129
Tabelle 7:	Techniken metasprachlichen Arbeitens (Auswahl nach Grohnfeldt, Reber & Schönauer-Schneider, 2007)	129
Tabelle 8:	Das Drei-Ebenen-Präventionskonzept des RIM für den Anfangsunterricht Klasse 1 und 2 für die Bereiche Deutsch, Mathematik und emotionale-soziale Entwicklung im Überblick	182
Tabelle 9:	Übersicht über den Fortbildungsumfang im RIM in den Klassen 1 und 2	183
Tabelle 10:	Therapiekonzepte auf der Förderebene III	193
Tabelle 11:	Übersicht über die Struktur der Gesamtstichprobe zu Schulbeginn 2010/2011	206
Tabelle 12:	Matrix zur Diagnosestellung „Verdacht auf SSES"	208
Tabelle 13:	Übersicht über die Verteilung der Untersuchungsgruppen	212
Tabelle 14:	Übersicht über die Geschlechterverteilung der Probandengruppen	212

Tabelle 15:	MZP 1 (Lernausgangslage): Deskriptive Statistik und Ergebnisse des Mittelwertvergleichs der Gruppen mit spezifisch sprachentwicklungsgestörten Kindern hinsichtlich des Alters	213
Tabelle 16:	MZP 1 (Lernausgangslage): Deskriptive Statistik und Ergebnisse des Mittelwertvergleichs der Gruppen mit spezifisch sprachentwicklungsgestörten Kindern hinsichtlich der Entwicklung der Intelligenz gemessen mit dem Culture Fair Intelligence Test (CFT 1, Weiß & Osterland, 1997)	214
Tabelle 17:	MZP 1 (Lernausgangslage): Deskriptive Statistik und Ergebnisse des Mittelwertvergleichs der Gruppen mit spezifisch sprachentwicklungsgestörten Kindern hinsichtlich der Risikopunkte im Elternfragebogen zur Anamnese der Sprachentwicklung (Mahlau, 2010a)	216
Tabelle 18:	MZP 1 (Lernausgangslage): Deskriptive Statistik und Ergebnisse des Mittelwertvergleichs der Gruppen mit spezifisch sprachentwicklungsgestörten Kindern hinsichtlich der Entwicklung der rezeptiven Sprachfähigkeiten erhoben mit dem Marburger Sprachverständnistest (MSVK, Elben & Lohaus, 2000)	218
Tabelle 19:	MZP 1 (Lernausgangslage): Deskriptive Statistik und Ergebnisse des Mittelwertvergleichs der Gruppen mit spezifisch sprachentwicklungsgestörten Kindern hinsichtlich der Entwicklung auf der phonologischen Ebene erhoben mit dem Subtest 10 Kunstwörter nachsprechen des Sprachstandserhebungstests für Kinder im Alter zwischen 5–10 Jahren (SET 5–10, Petermann, 2010)	219
Tabelle 20:	MZP 1 (Lernausgangslage): Deskriptive Statistik und Ergebnisse des Mittelwertvergleichs der Gruppen mit spezifisch sprachentwicklungsgestörten Kindern hinsichtlich der Entwicklung auf der semantisch-lexikalischen Ebene erhoben mit den Subtests 1 Bildbenennung, 2 Kategorienbildung, 5 Fragen zum Text des Sprachstandserhebungstests für Kinder im Alter zwischen 5–10 Jahren (SET 5–10, Petermann, 2010)	221

Tabelle 21:	MZP 1 (Lernausgangslage): Deskriptive Statistik und Ergebnisse des Mittelwertvergleichs der Gruppen mit spezifisch sprachentwicklungsgestörten Kindern hinsichtlich der Entwicklung auf der syntaktisch-morphologischen Ebene erhoben mit den Subtest 4 Handlungssequenzen, Subtest 6 Bildergeschichte, Subtest 7 Satzbildung, Subtest 8 Plural-Singular-Bildung und Subtest 9 Erkennen/ Korrektur inkorrekter Sätze des Sprachstandserhebungstests für Kinder im Alter zwischen 5–10 Jahren (SET 5–10, Petermann, 2010)	225
Tabelle 22:	MZP 1 (Lernausgangslage): Deskriptive Statistik und Ergebnisse des Mittelwertvergleichs der Gruppen mit spezifisch sprachentwicklungsgestörten Kindern hinsichtlich der Vorläuferfähigkeiten des Schriftspracherwerbs erhoben mit dem Münsteraner Screening (MÜSC, Mannhaupt, 2006)	227
Tabelle 23:	MZP 1 (Lernausgangslage): Deskriptive Statistik und Ergebnisse des Mittelwertvergleichs der Gruppen mit spezifisch sprachentwicklungsgestörten Kindern hinsichtlich der Vorläuferfähigkeiten in Mathematik erhoben mit Kalkulie – Teil 1 (Fritz, Ricken & Gerlach, 2007)	228
Tabelle 24:	Zusammenfassende Darstellung der Lernausgangslage	229
Tabelle 25:	Treatmentkontrolle: Fragebogen der Sonderpädagogen zum MZP 3 (Ende Klasse 2)	234
Tabelle 26:	Erhebungsplan mit Zeitablauf und Testverfahren	236
Tabelle 27:	Beschreibung der Untertests des SET 5–10 (Sprachstandserhebungstest für Kinder im Alter von 5–10 Jahren; Petermann, 2010)	240
Tabelle 28:	Subtest des SET 5–10 (Petermann, 2010) mit Cronbachs Alpha	242
Tabelle 29:	Förderstunden in Klasse 1 und 2	264

Tabelle 30:	MZP 2 Deskriptive Statistik und Ergebnisse des Mittelwertvergleichs der Gruppen mit spezifisch sprachentwicklungsgestörten Kindern hinsichtlich der Entwicklung auf der semantisch-lexikalischen Ebene erhoben mit den Subtests 1 Bildbenennung, 2 Kategorienbildung, 5 Fragen zum Text des Sprachstandserhebungstests für Kinder im Alter zwischen 5–10 Jahren (SET 5–10, Petermann, 2010)	267
Tabelle 31:	MZP 2: Deskriptive Statistik und Ergebnisse des Mittelwertvergleichs der Gruppen mit spezifisch sprachentwicklungsgestörten Kindern hinsichtlich der Entwicklung auf der syntaktisch-morphologischen Ebene erhoben mit den Subtest 4 Handlungssequenzen, Subtest 6 Bildergeschichte, Subtest 7 Satzbildung, Subtest 8 Plural-Singular-Bildung und Subtest 9 Erkennen/ Korrektur inkorrekter Sätze des Sprachstandserhebungstests für Kinder im Alter zwischen 5–10 Jahren (SET 5–10, Petermann, 2010) und mit dem Test zur Überprüfung des Grammatikverständnisses (TROG-D, Fox, 2011)	271
Tabelle 32:	MZP 3: Deskriptive Statistik und Ergebnisse des Mittelwertvergleichs der Gruppen mit spezifisch sprachentwicklungsgestörten Kindern hinsichtlich der Entwicklung auf der phonetisch-phonologischen Ebene erhoben mit dem Lautanalysebogen (Mahlau, 2010b) und dem Subtest Zahlen nachsprechen und dem Subtest Buchstaben-Zahlen-Folgen des HAWIK-IV (Petermann & Petermann, 2010a)	274
Tabelle 33:	MZP 3: Deskriptive Statistik und Ergebnisse des Mittelwertvergleichs der Gruppen mit spezifisch sprachentwicklungsgestörten Kindern hinsichtlich der Entwicklung auf der semantisch-lexikalischen Ebene erhoben mit den Subtests 1 Bildbenennung, 2 Kategorienbildung, 5 Fragen zum Text des Sprachstandserhebungstests für Kinder im Alter zwischen 5–10 Jahren (SET 5–10, Petermann, 2010)	276

Tabelle 34: MZP 3: Deskriptive Statistik und Ergebnisse des Mittelwertvergleichs der Gruppen mit spezifisch sprachentwicklungsgestörten Kindern hinsichtlich der Entwicklung auf der syntaktisch-morphologischen Ebene erhoben mit den Subtest 4 Handlungssequenzen, Subtest 6 Bildergeschichte, Subtest 7 Satzbildung, Subtest 8 Plural-Singular-Bildung und Subtest 9 Erkennen/ Korrektur inkorrekter Sätze des Sprachstandserhebungstests für Kinder im Alter zwischen 5–10 Jahren (SET 5–10, Petermann, 2010) und mit dem Test zur Überprüfung des Grammatikverständnisses (TROG-D, Fox, 2011) 280

Tabelle 35: MZP 2: Deskriptive Statistik und Ergebnisse des Mittelwertvergleichs der Gruppen mit spezifisch sprachentwicklungsgestörten Kindern hinsichtlich der Entwicklung auf der schriftsprachlichen Ebene erhoben mit dem Deutschen Rechtschreibtest für das erste und zweite Schuljahr (DERET 1–2+, Stock & Schneider, 2008a) und der Würzburger Leise Leseprobe (WLLP, Küspert & Schneider, 1998) 283

Tabelle 36: MZP 2: Deskriptive Statistik und Ergebnisse des Mittelwertvergleichs der Gruppen mit spezifisch sprachentwicklungsgestörten Kindern hinsichtlich der Entwicklung der mathematischen Fähigkeiten erhoben mit dem Deutscher Mathematiktest für erste Klassen 1+ (DEMAT 1+; Krajewski et al., 2002) 284

Tabelle 37: MZP 3: Deskriptive Statistik und Ergebnisse des Mittelwertvergleichs der Gruppen mit spezifisch sprachentwicklungsgestörten Kindern hinsichtlich der Entwicklung auf der schriftsprachlichen Ebene erhoben mit dem Deutschen Rechtschreibtest für das erste und zweite Schuljahr (DERET 1–2+, Stock & Schneider, 2008a) und der Würzburger Leise Leseprobe – Revision (WLLP-R, Schneider, Blanke, Faust & Küspert, 2011) 286

Tabelle 38:	MZP 3: Deskriptive Statistik und Ergebnisse des Mittelwertvergleichs der Gruppen mit spezifisch sprachentwicklungsgestörten Kindern hinsichtlich der Entwicklung der mathematischen Fähigkeiten erhoben mit dem Deutscher Mathematiktest für zweite Klassen (DEMAT 2+; Krajewski et al., 2004)	287
Tabelle 39:	MZP 2: Deskriptive Statistik und Ergebnisse des Mittelwertvergleichs der Gruppen mit spezifisch sprachentwicklungsgestörten Kindern hinsichtlich der emotional-sozialen Fähigkeiten erhoben mit den Subtest 1 Emotional Symptoms, Subtest 2 Conduct Problems, Subtest 3 Hyper-activity, Subtest 4 Peer Problems, Subtest 5 Prosocial Behavior des Strengths and Difficulties Questionnaires (SDQ, Goodman, 2005)	290
Tabelle 40:	MZP 2: Deskriptive Statistik und Ergebnisse des Mittelwertvergleichs der Gruppen mit spezifisch sprachentwicklungsgestörten Kindern hinsichtlich der Entwicklung auf der emotionalen Ebene erhoben mit Subtest 1 Soziale Integration, Subtest 2 Klassenklima, Subtest 3 Selbstkonzept der Schulfähigkeit, Subtest 4 Schuleinstellung, Subtest 5 Anstrengungsbereitschaft, Subtest 6 Lernfreude, Subtest 7 Gefühl des Angenommenseins des Fragebogen zur Erfassung emotionaler und sozialer Schulerfahrungen von Grundschulkindern erster und zweiter Klassen (FEESS 1–2, Rauer & Schuck, 2004)	294
Tabelle 41:	MZP 3: Deskriptive Statistik und Ergebnisse des Mittelwertvergleichs der Gruppen mit spezifisch sprachentwicklungsgestörten Kindern hinsichtlich der emotional-sozialen Fähigkeiten erhoben mit den Subtest 1 Emotional Symptoms, Subtest 2 Conduct Problems, Subtest 3 Hyper-activity, Subtest 4 Peer Problems, Subtest 5 Prosocial Behavior des Strengths and Difficulties Questionnaires (SDQ, Goodman, 2005)	298

Tabelle 42:	MZP 3: Deskriptive Statistik und Ergebnisse des Mittelwertvergleichs der Gruppen mit spezifisch sprachentwicklungsgestörten Kindern hinsichtlich der Entwicklung auf der emotionalen Ebene erhoben mit Subtest 1 Soziale Integration, Subtest 2 Klassenklima, Subtest 3 Selbstkonzept der Schulfähigkeit, Subtest 4 Schuleinstellung, Subtest 5 Anstrengungsbereitschaft, Subtest 6 Lernfreude, Subtest 7 Gefühl des Angenommenseins des Fragebogen zur Erfassung emotionaler und sozialer Schulerfahrungen von Grundschulkindern erster und zweiter Klassen (FEESS 1–2, Rauer & Schuck, 2004)	302
Tabelle 43:	MZP 2: Zusammenfassende Darstellung der Ergebnisse der Teilstudie zur sprachlichen Entwicklung nach einem Schuljahr	304
Tabelle 44:	MZP 3: Zusammenfassende Darstellung der Ergebnisse der Teilstudie zur sprachlichen Entwicklung nach zwei Schuljahren	307
Tabelle 45:	Lernzuwachs zwischen MZP 1 und MZP 2 in den Subtests des SET 5–10 (Petermann, 2010)	311
Tabelle 46:	Lernzuwachs zwischen MZP 2 und MZP 3 in den Subtests des SET 5–10 (Petermann, 2010) und im TROG-D (Fox, 2011)	312
Tabelle 47:	Entwicklungsveränderung zwischen MZP 2 und MZP 3 im SDQ (Goodman, 2005) und im FEESS 1–2 (Rauer & Schuck, 2004)	314
Tabelle 48:	Zusammenfassende Darstellung und Wertung aller Ergebnisse	354

Dieses Werk enthält zusätzliche Informationen als Anhang. Sie können von unserer Website heruntergeladen werden: http://dx.doi.org/10.3726/978-3-631-70366-3
Dazu müssen Sie den folgenden Freischaltcode eingeben: P55tg3.

BEITRÄGE ZUR SONDERPÄDAGOGIK

herausgegeben von Prof. Dr. H. Baier, Prof. Dr. K. Bundschuh,
Prof. Dr. M. Grohnfeldt, Prof. Dr. U. Heimlich, Prof. Dr. A. Leonhardt und
Prof. Dr. Reinhard Markowetz.; mitbegründet von Prof. Dr. A. Braun †

Die Bände 1-29 erschienen unter dem Reihentitel „Münchner Beiträge zur Sonderpädagogik".

Band 1 Hermine Englmeier: Eltern und die Schule für Lernbehinderte. Kausalattributionen zur Erklärung schulischer Leistungsresultate. 1986.

Band 2 Johannes Ammon: Die Behindertenarbeit der Neuendettelsauer Diakonissenanstalt von der Gründung (1854) bis zum Ersten Weltkrieg. 1986.

Band 3 Hans Straßer: Erziehungskunde in der Schule für Lernbehinderte. 1986.

Band 4 Elke R. Breuer-Schaumann: Kausalattribuierungen der Eltern von Kindern mit Lernbehinderungen. 1986.

Band 5 Hans Weigert: Pädagogische Interventionen bei drohenden und manifesten Lernbehinderungen in der Grundschule. 1987.

Band 6 Renate Schröder: AV-Medien im Unterricht an Schulen für Sprachbehinderte und Hörbehinderte. 1987.

Band 7 Herwig Baier / Günther Heil: Unterrichtsorganisation an Schulen für Behinderte. Ein Entwurf für die Schule für Lernbehinderte (Förderschule - Schule zur Lernförderung). 1988.

Band 8 Karl Liebrich: Die Vorbereitung der beruflichen Integration von Schulabgängern mit Lernbehinderungen im 10. Schulbesuchsjahr durch vorberufliche Bildungsmaßnahmen. 1989.

Band 9 Anton Huber: Erstsachunterricht in der Schule für Lernbehinderte als grundlegende Lern- und Entwicklungshilfe. 1989.

Band 10 Irene Baumann-Geldern-Egmond: Der Einsatz des Computers im Unterricht der Primarstufe der Schule für Lernbehinderte. 1990.

Band 11 Ursula Welscher-Forche: Das darstellende Spiel in der Schule für Lernbehinderte. 1990.

Band 12 Irmgard Lamprecht: Epilepsie - Schule - Beruf. Eine empirische Untersuchung der Einstellungen von Lehrern und Lehramtsstudenten zur Epilepsie und zu Epilepsiekranken sowie von Ärzten in bezug auf mögliche Schularten für epilepsiekranke Schüler. 1990.

Band 13 Edith Stephens / Richard Stephens: Schritte ins Leben. Aktive Rehabilitation bei Menschen mit geistiger Behinderung. 1996.

Band 14 Wolfgang Schrader: Heilpädagogische Heimerziehung bei Kindern und Jugendlichen mit Verhaltensstörungen und Lernbehinderungen. Eine Analyse unter Berücksichtigung familialer Sozialisation und alternativer Erziehungshilfen. 1991.

Band 15 Pansie Joy Bernkopf: Versuch der Gestaltung einer Lernbehindertenpädagogik für Jamaika in Anlehnung an das Sonderschulwesen in der Bundesrepublik Deutschland. Eine vergleichende Betrachtung der allgemeinen und Sonderpädagogik sowie eine innovative Behandlung der Lernbehindertenpädagogik der Bundesrepublik Deutschland und der Insel Jamaika. 1992.

Band 16 Thomas Störmer: Der Einsatz des Computers an der Schule für Körperbehinderte. 1993.

Band 17 Jörg Hauschildt: Menschenbilder im „Lehrplan zur individuellen Lernförderung". Aspekte von Menschenbildern im neuen „Lehrplan zur individuellen Lernförderung" der „Schulen für Kinder und Jugendliche mit individuellem Förderbedarf" in Bayern am Beispiel des Berufswahlvorbereitenden Förderunterrichts (BWFU): Entstehung, Kritik und Neuorientierung. 1994.

Band 18 Herwig Baier: Deutsche Sonderschulen und deutsche sozialpädagogische Einrichtungen in Böhmen, Mähren-Schlesien und der Slowakei bis 1945. Eine Dokumentation / Německé zvláštní školství a německá sociálně-pedagogická zařízení Cechách, na Moravě-Slezsku a na Slovensku do roku 1945. Dokumentace. 1998.

Band 19 Christian Wolfgang Glück: Kindliche Wortfindungsstörungen. Ein Bericht des aktuellen Erkenntnisstandes zu Grundlagen, Diagnostik und Therapie. 4., durchgesehene Auflage. 2010.

Band 20 Ellen Kunstmann-Reebs: Kooperation mit Eltern im Sonderpädagogischen Förderzentrum. Ein Handlungsmodell und seine Überprüfung. 1998.

Band 21 Kathrin Wilfert de Icaza: Schulische Integration Behinderter in Deutschland und Spanien. Ein empirischer Beitrag zur komparativen Sonderpädagogik. 1999.

Band 22 Gerald Kusche: Aggression und Gewalt an Schulen zur individuellen Lernförderung. Theorien und empirische Befunde zu einem aktuellen Thema. 2000.

Band 23 Tatjana Eckerlein: Förderschulen in Bewegung. Theoretische Grundlagen und analytische Exploration zur gegenwärtigen Situation der Haltungs- und Bewegungserziehung in sonderpädagogischen Diagnose- und Förderklassen und Schulen zur individuellen Lernförderung. 2000.

Band 24 Herwig Baier: Bibliografie zur Geschichte der Sonderpädagogik und des Sonderschulwesens in den Böhmischen Ländern. Bibliografie k dějinám zvláštní pedagogiky a zvláštního školství v českcých zemích. Deutsch – Tschechisch Tschechisch – Deutsch. Německo – česky česko – německy. 2001.

Band 25 Friedrich Haberkorn: Neurogene Entwicklungsstörungen in der Schulvorbereitenden Einrichtung für Entwicklungsverzögerte und Sprachauffälliger unter besonderer Berücksichtigung der Sensorischen Integration. 2001.

Band 26 Siegfried Schmidt: Medienkompetenz in der Förderschule. Theoretische Grundlagen schulischer Medienerziehung - aktive Videoarbeit als produktiv-praktische Methode. 2002.

Band 27 Josefine Maurus: Gesundheitserziehung bei unterschichtgeprägten Förderschülern mit Lernbeeinträchtigungen. Fakten – Perspektiven – Konzepte. 2005.

Band 28 Milada Vysoká: Ergänzender therapeutischer Unterricht für und mit Migranten. Hat ein interdisziplinärer Sprachunterricht Auswirkungen auf das Wohlbefinden und die psychosomatischen Symptome der Migranten? 2007.

Band 29 Ute Schikora: Wortschatz und Prosodie bei sprachauffälligen und sprachunauffälligen Kindern. 2010.

Band 30 Christina Ostertag: Rechenschwierigkeiten vorbeugen. Kinder mit Lernschwierigkeiten in der Entwicklung ihrer frühen mathematischen Kompetenzen unterstützen. 2015.

Band 31 Kathrin Mahlau: Zur Förderung von Kindern mit spezifischen Sprachentwicklungsstörungen nach dem Response-to-Intervention-Ansatz. Kontrollgruppenstudie zur sprachlichen, schulleistungsbezogenen und sozial-emotionalen Entwicklung in unterschiedlichen schulischen Settings. 2016.

www.peterlang.com